치유의 기적, 마음

치유의 기적, 마음

박홍모 · 이상만 공저

뱅크북

글쓴이의 변

　모든 사람들은 한결같이 건강에 대한 염려증과 항시 지나치리라 만큼 큰 관심을 갖고 있다. 만나면 건강하시지요, 건강은 최고의 축복입니다. 헤어지면서도 건강 잘 보전하세요. 모두의 최고 화두로 남아있음은 어쩔 수 없다. 왜 이런 현상이 빚어질까? 아마도 건강을 보존하기가 어려워서 같게 되는 현상은 아닐지, 최대의 관심사다.

　모두는 건강을 위하여 온갖 치료를 받는다. 게다가 운동을 열심히 하고, 식생활도 중시 여겨 조심한다. 보조 약품이나 영양제, 외부의 좋은 물질들을 가리지 않고 섭취한다. 건강에 대한 집착은 대단한데 대부분의 사람들은 한두 가지 혹은 그 이상의 질병을 앓고 있는 사람들이 주류를 이룬다. 뭔가 속 시원하게 해결책을 주지는 않은 것 같다.

　미국의 어느 저명한 의식 있는 의사들은 이렇게 말을 한다. 현대의학의 기존 치료법으론 만성병을 대략 15% 정도밖에 치료할 수 없다고 한다. 이것도 순수한 약물 혹은 수술 등의 시술에 의한 효과가 아니라고 한다. 이 약을 복용하면, 또는 이 수술을 받으면 좋아질 것이라고 하는 희망, 기대치에 의한 효과가 태반을 이룬다고 한다. 한마디로 프라세보 효과를 의미한다. 실제의 치료 효과는 거의 희박함을 의

사 자신들도 시인한다.

현대의학 발전은 누구도 부인할 수 없다. 그 기여도는 인정하지만 한계가 있음이 안타까울 뿐이다. 일테면 진단하고, 감염성 질환이나 외상을 치료하고, 긴급한 처치가 필요한 급성 질환은 비교적 관리가 잘되어 성공적 치료를 하고 있다고 본다. 하지만 만성병(고질병) 치료는 너무도 안타까운 수준이다. 치료가 되지 않는 대략 85%의 환자들의 양태는 무엇을 시사할까? 확실한 치료법이 아니라는 사실을 의미할 것이라 보여진다.

그의 반증으로 오늘날 환자 수는 줄어드는 것이 아닌, 오히려 양산되고 있다. 병원의 크기는 맘모스 적이고, 한 집 건너 병원은 산재해 있다. 의사 수는 부족하다고 아우성이고, 간호원 수도 부족하다고 한다. 왜 이럴까 산업과 의학이 발전되면 환자 수는 줄어들어야 하고, 질병의 수도 줄어들어야 하는 것이 온당할 텐데 현실 상황은 거꾸로 가고 있는 실정이다

여기서는 급성병은 배제를 하기로 한다. 어차피 어디가 째지고, 뼈가 부러지는 증상, 응급(구급) 질환은 즉각적으로 병원을 찾아 조치를

취하여야만 할 것이다. 그러나 만성병(고질병)들은 완전히 양상이 틀려진다. 만성병들이 쉽사리 치료가 안 되는 것은 어쩔 수 없는 결과로 드러난다. 암에서부터 모든 만성병(고질병), 심지어는 허리 염좌, 손발 저림 현상, 목이나 옆구리 결림, 무좀 증상이나 쥐나는 현상과 같은 소소한 증상도 쉽사리 치료가 안 된다.

왜 이럴까? 아마도 그의 원인을 배제함에 있다고 보여진다. 원인은 어디까지나 생활 습성에 따른, 그중에서도 제일 중요한 부분은 마음인 심리에 있음을 알 수 있다. 흔히 얘기하는 스트레스다. 스트레스는 우리의 몸, 마음, 영혼을 송두리째 교란을 시키고 있다. 일테면 한 번의 스트레스라도 육체인 몸을 완전히 관통한다. 시간을 두고 중첩된 스트레스는 수많은 부작용을 일으킬 수밖엔 없다.

최근에 발생된 스트레스만이 부정적 영향을 미치는 것이 아니다. 태어나면서부터 지금까지 줄곧 받아온 스트레스는 트라우마라는 이름으로 무의식에 저장되어 결정적 질병을 만드는 주범이 된다. 뇌 속에 집적된 트라우마는 수천, 아니 수만 가지에 이를 것이다.

이들 트라우마는 불행하게도 우리의 무의식에 송두리째 저장되어 있다. 시간이 흘러도 소멸 안 되고, 그대로 뇌에 축적돼 부정적 에너지로 저장되어 있다는 사실이다. 이들이 알게 모르게 작동을 하여, 결국 질병을 만드는 원흉이 되고 있다. 경험상 중병에서부터 소소한 질병까지도 거의 이들 트라우마가 작동하여 부정적 영향을 끼쳐서 질병이 생성됨을 알게 되었다.

암에서부터 온갖 만성병(고질병)을 비롯하여 소소한 허리 염좌, 손발 저림 현상, 목이나 옆구리 결림, 쥐나는 현상, 무좀 증상까지도 전반적으로 트라우마와 연결이 되어 있다는 사실이다.

암과 만성병인 비교적 비중이 큰 만성질환을 제외하고는, 위의 소소한 증상들이 트라우마인 스트레스와 연결되어 있다는 사실은 거의 알지를 못하고 있다. 그저 몸의 면역력이 떨어지고, 컨디션이 저하되면 오는 현상들이라고 단순히 생각한다. 가벼운 증상이니 어떤 조치를 하면 쉽사리 치료는 되기도 한다. 하지만 문제는 이러한 증상들이 자주 발생한다는데 있다.

필자는 이들 소소한 증상들을 한꺼번에 모든 트라우마 사라지라는 정화방법을 적용하여 지금까지 4~5년 혹은 수년이 지났지만 한 번도 다시 재발생하여 고통을 경험한 사실이 없다. 일테면 이들 허리 염좌, 손발 저림 현상, 목이나 옆구리 결림, 쥐나는 현상, 무좀 증상까지도 모두 심리인 트라우마의 영향을 받는다는 필자의 경험으로써 알게 된 사실이다.

오늘날 만성병(고질병)들이 하나같이 치료의 어려움을 겪고 있음은 모두가 인정할 것이다. 왜 돈이 없어서, 의료카드가 없어서 일까?

의학이 발전되면 환자수가 줄어드는 것이 상식이다. 하지만 환자수는 날로 급증하여 양산되고 있다. 어떤 뜻을 의미할까? 의학계의 현실이 뭔가 비정상 적으로 작동을 하고 있음이 드러나는 듯하다. 치료의 불합리함을 뜻한다. 모두는 이런 현실을 깨닫지 못하고, 그저 불확실한 방법들이 온전한 방법이라고 맹목적 믿음에 함몰되어 있다.

병이 생기는 것도 마음 즉, 심리의 작용이요, 치유도 마음의 작용일 뿐이다. 생명 활동 그 자체가 오로지 마음의 작동에 의한 결과다. 마음이 사라지면 육체의 모든 기능은 순간 정지된다. 바로 죽음이다. 마음이 사라지면 육체는 바로 시체가 된다. 마음이 없으면 병도 없다. 마음이 주체요, 육체는 마음 조작에 따라 좌지우지 된다. 우리의 생명력의 본질은 바로 마음이라는 사실을 의미한다. 병원에서는 환자의 증상만을 볼뿐, 마음을 얼마나 들여다볼까? 환자 자신의 마음은 자신만이 알 수 있고, 통제 또한 환자 자신의 몫이다. 여기에 함정이 있다고 본다.

어떤 시술이나 약을 복용하여 치료되는 힘은, 마음 작용 개입에 의한 결과다. 치료가 안 되는 것도 역시 마음의 작용 결과다. 시체에 어떠한 비싼 약제, 최고의 영양제를 주사하여도 시체는 조금도 움직이질 않는다. 생명력이 있어야지만 치유는 이루어진다는 점을 시사한다. 생명은 생명으로 다스림이 가장 적합하고 온당하다고 여겨진다. 가장 이상적이고, 효율적이며, 직접적 방법이라고 생각한다.

따라서 생명력의 본질은 바로 마음이기에 마음으로 치유를 시도함이 가장 이상적 치유가 될 수 있다. 마음이 존재해야지만 몸 안의 어떤 기능이나 작용은 가능해지기 때문이다. 그러니 마음을 배제하는 치료는 온당하지 않음은 당연한 귀결일 것이다. 어차피 질병의 원인은 대부분 마음인 심리이지 않는가?

오늘날 마음을 중시 여겨 치료하는 경우는 없다고 보여진다. 증상만을 처치하고 있는 실정이다. 위에서도 스트레스인 트라우마가 거의 모든 만성병의 원인이라고 하였던바, 원인을 중시하여 치료하는 배려가 필요할 것이다. 결론은 트라우마가 질병을 꽉 붙잡고서 놔주질 않으니 치료가 어려워진다. 이 강력한 사슬을 끊어주어야만 치료는 가능해진다. 이런 사실을 아는 사람이 얼마나 될까?

바로 질병의 원인이 마음인 심리인데 마음을 배제한 치료는 한마디로 온당치 못함을 증명한다라고 보여진다. 원인인 심리를 파악하여 그 고리를 끊어주면 의외로 질병은 쉽사리 치유된다.

필자는 40여년 마음공부를 하였다고 말을 하고 있다. 그런 과정 중 마음만으로도 질병이 치유된다는 사실을 알고부터 매진하여 공부한 셈이다. 11년 전쯤 『마음이 통하는 치유의 기적』 책을 저술하였고, 그 후 공부가 진전이 있어 『내 마음은 인류 최고의 의사』 책을 저술하였다. 계속 매진을 하다 보니 웬만한 질병들은 원인을 제어해주면 질병은 비교적 수월하게 치유된다는 사실을 재확인하게 되었다. 더불어 다양성을 강구하여 치유에 보탬이 되는 방법들을 터득하기 위하여 수많은 노력을 하였다.

그리고 『치유의 기적, 마음』의 원고를 작성하였다. 필자의 견해는 대부분의 질병이 마음인 스트레스에 의해서 기인된다고 하였다. 따라서 이를 제어하려면 마음을 다스리면 가능하다는 논리를 펴고 있다. 원인이 마음이면 답도 마음에서 찾아야 한다는 지극히 평범한 논리다. 마음이 원인인데 이를 약이나 물리적 방법으로 대처를 한다는 것은 상당히 어설픈 방법이라 여겨진다.

왜냐면 마음인 심리는 물질인 약이 통제할 수 없음을 알아야 할 필요가 있다. 마음은 물질을 지배하지만, 물질은 마음을 지배 통제할 수 없을 뿐이다. 병의 원인인 부정적 감정(괴로움, 분노, 슬픔 등)을 약으로 어떻게 통제를 할 수 있을까? 통제되었다면 대부분 질병은 치유되었을 것이다. 현실은 절대 그렇지 못하다. 그 결과 약이나 물리적인 방법이 온당치 않음이 증명된다라고 보여진다. 사람들은 이 사실을 전혀 모르고 있고, 간과하고 있음이 오늘의 현실이다.

따라서 치료는 더딜 뿐이고, 설령 치료된다고 해도 재발이 되든지 제3의 질병이 생긴다. 왜냐면 원인인 심리는 그대로 남아있으니 언제 또 작동할지 알 수가 없다. 그리고 증상만을 대처하려 하니 완치의 길은 어렵고, 그저 더 이상 심하지만 않게 현상 유지하는 정도에 주력한다. 반면 마음을 적용하면 원천적으로 원인이 송두리째 배제되니 치유는 신속하게 이루어지고, 완치 단계까지 확보된다.

필자는 처음엔 심리요법으로써 신념의 힘을 적용하여 치유하였다. 초기 증상들 하루 이틀 혹은 10일 정도 된 질병은 대략 30분에서 1시간 정도면 치유를 하였다. 몇 년 된 질병은 3일 정도면 치유를 하였다. 신념 무적이라는 말이 있듯이 신념은 질병 치유의 최고의 무기임을 경험상 확실하게 증명을 하는 계기가 되었다. 허나 여기에는 피치 못할 중대한 결함이 따른다.

첫째 신념을 고양시키기가 상당히 어렵다는 문제다. 특별한 공부가 따라야지 가능해진다. 많은 의식공부를 해야 하든지, 마음 수련을 해야지만 신념은 배양될 것이다. 두 번째 고양된 신념이라도 시간이 지나고 타성에 젖다보면 신념은 자연 약해진다. 약해진 신념으로는 병의 치유는 불가하다. 다시 신념을 재충전하려면 또한 많은 노력이 필요할 뿐이다. 신념의 방법만으로 일반인들이 병치유 하기에는 많은 제한과 한정이 뒤따르기에 제3의 방법을 강구함이 절실히 요구되었다.

따라서 고심 끝에 사기제어법(마음 해독법)인 필자만의 방법을 창안하게 되었다. 이는 마음만으로 우리 몸 안의 병을 만드는 부정적 물질들 일테면 요산, 젖산, 중금속, 전자파, 정전기, 냉기, 어혈(콜레스트롤, 중성지방, 혈전, 각종 찌꺼기), 혈관청소, 산성체질, 아드레날린, 코리티솔, 활성산소, AGE(당독소), 세라마이드, 엠토아, PDK1(노화와 암 유발 물질) 등 해로운 물질이 있다. 그리고 심리적 요인으로써 죄의식, 수치심, 콤플렉스, 잘못된 믿음, 트라우마 등이 있을 것이다. 이들은 한결같이 병을 만드는 부정적 물질이자 에너지다.

이들 에너지를 필자는 필자의 사기제어법을 적용하여 몸에서 정화 내지 제거할 수 있기에 질병을 치유할 수 있는 적합한 방법이라 말한다. 이 방법을 적용하면 얼마 안된 병은 30분 혹은 1시간, 만성병은 대략 10여일 안팎이면 치유가 된다. 순식간이다. 마음을 이용하면 일테면 원인을 제거하면 질병은 순식간에 사라진다. 증상만을 보는 방법이라면 이렇게 빨리 치료되는 경우는 없을 것이다.

이들 방법이 가능한 것은 책의 원고 내용에서 여러 번 피력하였듯이 성경과 불경의 심오한 이론을 약간 더 분석, 응용하여 터득하게 되었다. 그 방법이 가능한 사실은 양자역학에서 이미 수십 년 전에 증명한 사실이기에 충분히 객관적임을 말한다. 세상의 이치를 따르고, 과학이 증명한 사실이기에 조금도 정도에서 벗어나지 않는 지극히 상식적인 방법임을 자부한다.

그리고 이들이 가능한 원리는 세계적인 권위의 통합 의학자들 『요통혁명』 로널드 시걸 지음. 『통증 유발자 마음』, 『통증 혁명』 존 사노 박사 지음. 『왜 이유 없이 계속 아플까』 게리 캐플런, 도나 비치 지음. 『염증에 걸린 마음』 에드워드 볼모여 지음. 저서에서 이미 밝혀진 이론이다.

일테면 만성병이라면 구조적인 문제나, 치료가 잘못돼서 만성병으로 전환된다고 우리는 흔히 알고 있다. 이들 의학자들은 만성병은 치료가 안돼서 만성병이 되는 것이 아닌 원인이 부정적 심리에서 오기에 이들 부정적 심리를 다루지 못해서 만성병으로 남는다는 사실이다.

대부분 통증이나 질병은 심리에 의한 심신성이라고 진작부터 이들은 이론을 펴고 있다.

그리고 최근에 번역돼서 발간된 『너무 놀라운 작은 뇌세포 이야기』 도니 잭슨 나카지와 지음. 최가영 옮김. 에는 이들 내용이 한층 발전된 연구결과로 만성병의 원인이 대부분 뇌에서 부정적 심리에 의해서 발생 된다는 사실을 명확히 증명하고 있다. 점점 이러한 논리들이 부각되어 펼쳐지고 있으니 필자는 쾌재를 부르고 있다. 필자의 주장이 허구가 아니라 의학계에서도 서서히 인정을 하는 입장이라 큰 기대와 희망을 갖는다.

부정적 심리란 당연 스트레스를 일컫는다. 스트레스가 무의식에 쌓여 결국 트라우마가 된다. 때가 되면 이들 트라우마는 질병을 만드는 작용을 하게 된다. 트라우마의 감정 에너지가 중추 신경계의 신경아교세포(마이크로 글리아세포)에 과잉 영향 즉, 충격을 주면 여기서 염증이 만들어져 신체의 약한 부분으로 전달되어 질병을 만든다고 한다.

만약 이때 염증이 무릎으로 가면 관절염이 될 것이며, 어깨로 가면 오십견이 된다. 두뇌의 우울증을 관장하는 곳으로 염증이 전달되면 우울증이 될 것이며, 공황장애를 관장하는 부분으로 가면 당연 공황장애가 된다. 대부분의 치료가 안 되는 만성병(고질병)들이 트라우마의 영향이라는 사실을 위의 학자들은 진작 밝히고 있다. 치유의 성공사례도 이미 수천 건 이상 달하고 있다.

필자는 필자의 사기제어법(마음 해독법)을 위 학자들의 이론에 적용하여 본인이나 타인들의 질병을 완치 단계까지 치유시킨 경험이 상당수에 달한다. 그것도 수일 내로 치유함을 말이다. 그렇다고 필자의 이론이나 방법이 완전함을 말함은 아니다. 아직도 부족한 점이 있고, 더 해결해야 될 문제가 있음은 당연하다.

그리고 필자는 인체에 필요한 물질들을 마음으로 체내에 생성시켜 적절히 이용하고 있다. 치유에 상당한 도움을 주고 있다. 우리가 필요한 물질이 있으면, 식품을 먹든지, 약이나 화학물질을 이용하여 체내에 끌어들인다. 다른 방법으로는 필요한 물질을 체내에 끌어들여 생성시키는 방법은 아예 없다고 모두는 생각한다. 아예 그런 생각 자체도 하지 않는다. 그러나 마음공부를 하다 보니 자연스럽게 필요한 물질의 생성시키는 방법을 터득하게 되었다.

이는 전혀 터무니없는 일이라고 외면하겠지만, 부인 못 할 팩트이기 때문에 조금도 주저할 수가 없다. 왜 이런 현상이 가능한지 서술한 내용들을 분석하면 그 이치와 원리적인 부분에 어느 정도 공감이 가리라 본다. 물질 생성 소멸의 기원을 보다 심층적으로 이해하려고 한다면 해석은 가능하다고 본다. 이러한 사실도 우리의 잠재능력의 소소한 한 부분이라고 생각할 수 있다면 다행이라 여긴다.

그리고 모두가 생명력의 작용에 따라 생명 활동을 하고, 존재의미를 부여받기에 생명에 대해서 어느 정도의 공부는 필요하다고 본다. 우리 모두는 안타깝게도 생명에 대한 공부가 부족하기는 매한가지다. 우리의 교육체제가 그를 뒷받침하지 못하였기 때문이다. 생명에 대한 원리나 이치는 깊게 공부하지는 못할지언정, 생명은 어디에서 비롯되었고, 생명력의 작용과 그의 영향력은 어떤 것이며, 어떻게 생명력을 받아들여야 하는 정도는 공부의 필요성을 느끼게 된다. 이들 내용을 어느 정도 공부한다면 질병 치유의 첩경이 됨은 자명하다.

따라서 생명의 본질은 마음이기에 마음의 중요성은 더 말할 필요는 없을 것이다. 마음의 특성, 마음과 육체의 상관관계, 그의 영향력 등은 공부가 반드시 필요하다고 본다. 그리고 마음의 힘과 능력인 역량은 절대적이고 위대함 그 자체이기에 이를 배제할 이유는 전혀 없다고 본다.

이들 공부만 어느 정도 가능하다면 사실상 질병은 큰 문제가 안 된다고 본다. 육체는 마음 안에서 항시 헤엄을 치고 있다. 마음을 떠난 육체는 아무런 존재의미가 없음이다. 때문에 60조의 세포나 조직이나 모든 기관은 항시 마음에 의해서만 기능과 작용이 이루어지며 존재 자체가 가능하기 때문이다.

　다양한 질병 치유 방법들이 존재하고, 의당 그들 나름의 특이성은 존중하는 바이다. 그러나 심리인 원인을 인정하여 적용하는 사람들은 별로 없음을 알 수 있다. 가장 해결의 근본을 저버리고 있다고 여겨진다. 좀 더 생각을 달리해야 하리라 본다. 마음은 만법의 근본이라 하지 안했던가? 따라서 환자 수는 줄어들어야 하며, 국민의 건강 행복권은 확보되어야만 한다. 진정한 의료는 원인인 마음을 배제한 방법에서는 결코 긍정의 효과는 요원하리라 본다.

　필자는 이런 사유를 갖고서 원고 작성에 임하였다. 의학자가 아니기에 일반적인 치료 방법과는 해석과 적용방법이 상이하다. 다소 신비주의적인 경향으로 내용이 서술된 듯도 하지만 이는 조금도 허구라든지, 사실을 왜곡한 부분은 없다. 오로지 공부한 그대로의 사실만을 기술하였음을 피력한다. 보다 근원적인 문제에 접근하려는 시도로 보면 무방하지 않을까 싶다. 더불어 잠재능력의 일환인 자연치유능력을 발휘하자는 뜻이 클 것이다.

　그리고 이 책이 만들어지기까지 지대한 힘을 주신 이상만 선생이 계신다. 원래 심리를 공부하셨던 분으로 많은 자료와, 정보 제공에 물심양면으로 도움을 주셨다. 교정에도 참여하셨고, 출판과정을 주도하시어 이 책이 출간할 수 있도록 많은 배려를 하셨다. 아무튼 감사할 뿐, 그저 감사합니다라고 인사말을 올립니다.

박흥모.

목 차 _____

가. 이론적 배경

나. 마음 해독법(사기제어법)

다. 마음 치유의 또 다른 분야

가

이론적 배경

1장

생명이란 어떤 의미일까?

1. 노이로제는 生命생명의 빛.

a. 유년 시절의 암울함.

나는 충청도 옥천의 작은 시골 마을의 한집안 장남으로 태어났다. 태어날 때부터 몸이 허약하여 어른들의 걱정을 한 몸에 받고 자랐다. 몸에는 살집이 없이 키만 껑충한 모습이었다. 성격은 내성적이고 소심하여 부끄러움을 많이 탔다. 어려서부터 아버지의 엄한 모습에 항시 기가 죽어 얼굴 한번 제대로 들지 못했고, 가슴 한번 활짝 펴지 못한 채 성장기를 거쳤다 해도 과언이 아닐 정도로 심리적으로 늘 위축된 상태였다.

문제는 초등학교 2학년 때부터 시작되었다. 공부 때문에 발단이 되어 보름에 한 번꼴로 아버지께 매를 맞은 기억이 있다. 어린 마음이기에 우선 아이들하고 뛰어놀고 어울리는 일이 먼저였기에 공부는 관심 밖의 일이었다. 자연스레 아버지를 무서워하게 되었다.

아버지가 계실 땐 공부하는 척, 안 계시면 내 세상이다. 어쩌다 놀다가 들통이 나게 되면 아버지는 나를 꿇어앉히시고는 산수책을 꺼내 문제를 풀게 하셨다. 문제를 제대로 풀면 다행이지만, 풀지 못하는 날에는 즉시 매타작이 시작되었다. 아버지는 회초리로 온몸을 때리면서 말씀하신다. 왜 하라는 공부는 안하고 허구한 날 놀기만 하느냐고, 먹을 것을 안 먹였느냐, 옷을 안 입혔느냐고 말 하신다.

이런 일은 비일비재 하였지만 문제는 이런 과정을 거치면서, 공부는 하지 않고 아버지의 눈치만 보게 된다는 점이었다. 할머니 어머니의 말씀은 아예 안중에도 없다. 이러한 습관은 중학교까지 쭉 이어지게 되었다. 공부에 대한 아버지의 관심이 너무 커서 그런대로 남들한 테는 성적이 뒤지질 않을 정도로 유지는 하였다.

하지만 성적이 안 좋으면 손으로 꼽을 정도의 큰 사건들이 생기곤 하였다. 방학이 되면 누구나 마찬가지로 다들 마음이 들떠서 기대가 컸었지만, 나는 방학이 다가오기 며칠 전부터 불안에 떨어야 했다. 만약 성적이 나쁘면 한마디로 초상이 날 정도로 위기감을 느껴야 했으니 말이다. 그 초조감, 불안감의 긴장은 지금도 생각해보면 아찔할 정도다.

초등학교 2학년 봄방학 때였다. 그때는 2월 24일이 종업식 날이다.

이때 통지표(성적표)가 나왔다. 통지표를 보니 성적이 별로였다. 전까지는 미가 없었는데 한 과목에 미가 나왔다. (이때는 성적이 수, 우, 미, 양, 가로 표시 되었던 시절이었다.) 불안에 떨면서 겨우 성적표를 아버지께 보여드렸더니 보시자마자 당장 회초리를 가져오라고 호통을 치신다. 물불을 안 가리고 사정없이 때리신다.

한참을 때린 다음에 하시는 말씀이 집에서 나가라고 하신다. 그것도 옷을 다 벗고 나가라고 호통을 치신다. 옷을 다 벗고 내쫓긴 나는 하는 수 없이 울면서 대청마루 끝에 웅크리고 있었다. 아버지는 방문을 열고 나오신 뒤 그런 내 모습을 보고는 당장 대문 밖으로 나가라고 또 호통을 치신다. 별수 없이 없이 대문 앞 잿간 안으로 옷 하나 걸치지 않고 맨몸으로 쫓겨나게 되었다.

날씨가 2월 말이면 얼음도 다 녹지 않았고, 잔설도 있었던 추운 날씨였다. 우리 집이 동네 초입이고, 도로가 바로 옆이라서 사람들이 많이 왕래를 하였다. 어린 나이였지만 창피한 것은 알기에 잿간으로 몸을 피했던 것이다. 웅크리고 앉아서 부들부들 떨면서 대략 2시간은 있었던 것으로 기억된다. 할머니가 나오시면서 다음부터는 공부를 열심히 하라고 다독이며 집으로 데리고 들어가셨다. 이 사건은 여기서 일단락되었다.

초등학교 때는 거의 매일 운동장에서 아침 조회를 하였다. 몇 번인가 기억되지만 선생님이 너는 어깨 좀 펴라 하면서 어깨를 펴주었던 기억이 있었다. 벌써 심리적으로 위축되어있는 상태였기에 몸으로 나타남이 여실히 증명되어 졌다. 아버지는 항시 엄한 분이셨기 때문에 아버지께 남다른 애정을 느꼈던 기억은 별로 없다.

　말씀 한 번 따뜻하게 해주신 적이 거의 없고, 머리를 쓰다듬어 주거나 어깨를 토닥여 주거나 하다못해 손 한번 잡아주신 적도 없었다. 따뜻함을 느낄 수 있는 신체 접촉은 평생 없었던 걸로 기억된다. 수시로 매를 때리신 뒤에라도 따뜻한 말씀이라도 한마디 해주신다던지, 위로의 말씀을 해주시면 그나마 다행이었을 텐데 말이다. 언제나 매를 맞고 나면 그것이 끝이었고, 공부나 더하라고 호통을 치시는 것이 전부였다. 원래 무뚝뚝한 분이었기 때문에 아버지의 잔정을 느끼며 자랄 수가 없었다.

　옛날에는 대식구인지라 밥을 먹을 때는 큰 상, 작은 상으로 나뉘어 식사를 하였다. 큰 상에는 6~7명이 식사를 할 수 있었고, 어머니와 동생들은 작은 상에서 식사를 하였다. 그래도 나는 큰 상에서 식사할 수 있었지만 아버지가 계실 때는 항상 긴장 상태였다. 너 공부했냐 이 말이 나올까봐 조마조마 하면서 고개를 푹 숙인 채 밥을 먹기 일쑤였고, 멀리 있는 반찬은 젓가락도 제대로 댄 적이 없었다. 내 앞에 놓여 있는 반찬만 가져다 먹을 뿐, 빨리 먹고 자리를 피하는 것이 으레 습관이 되어버렸다.

　매사 이런 식으로 생활의 전반이 경색되어 심리적 공황의 연속이었다. 나이를 한 살 한 살 먹고 조금씩 생각할 여력이 생기면서부터, 머릿속에는 왜 아버지는 유독 저러실까? 하고 우려의 생각하는 버릇이 생겼다. 아버지는 다른 부모들과는 교육관이 완전히 달랐기 때문에 어린 나는 자연스럽게 그렇게 생각하는 습관이 몸에 배이게 되었다.

한번은 이런 일도 있었다. 초등학교 4학년 때의 일이다. 10월이 되어 벼를 추수할 즈음 집에서 약 1.5km 떨어진 산골짜기 논으로 놀러간 적이 있었다. 그 논들은 땅이 기름지고 물기가 많아 고래실이라 하여 농사도 잘 되지만, 미꾸라지와 우렁이(충청도 말로는 울뱅이)가 있어서 추수 때가 되면 많이 잡을 수가 있었기 때문이다. 그날은 아버지께서 마침 휴무날이라 집에 계시는 날이었는데, 아니나 다를까 쓸데없는 짓 하지 말고 집에 가서 공부나 하라고 말씀하신다.

아버지는 노는 것에 대한 용납을 못 하신다. 혼자 놀든 친구들이랑 놀든 아버지 앞이라면 무조건 노는 것을 중지하고 공부를 해야 했다. 명절날이나 특별한 행사 날을 제외하고는 노는 것을 허용 못 하신다. 그러다 보니 자연 눈치만을 보게 되었고, 아버지가 보실 때만 공부를 하는 척 시늉만 했을 뿐이다. 공부를 해야겠다는 마음은 전혀 들지를 않았다. 애들 노는 소리만 귀에 들릴 뿐 어떻게 하면 빠져나가서 같이 놀까, 엉덩이가 들썩들썩 안절부절이었다. 이것이 패턴화되어 완전히 습관화가 되어 버렸다.

논에서 미꾸라지를 잡지 못하고 어쩔 수 없이 집으로 돌아가야만 하였다. 가는 도중 일 년 선배 형을 만나 무심코 그 형과 놀게 되었다. 한 시간 정도 시간이 지났을 쯤 멀리서 아버지의 모습이 보였다. 같이 놀던 형도 화들짝 놀라서 빨리 집으로 가라고 할 정도로 나의 이런 실정을 모르는 사람이 없었다. 나는 노는 것을 중지하고 부리나케 집에 들어와서 공부하는 척하였다.

걱정이 많이 되었다. 혹시 나를 보았다면 분명 불호령이 떨어질 텐데 하는 생각을 하니 심장이 두근거린다. 아니나 다를까 집에 도착하자마자 내 이름을 부르며 당장 이리 나오라고 소리치신다. 아버지의 손에는 이미 회초리가 들려 있었다. 이놈의 새끼 공부하라고 했지 거기서 놀라고 했느냐고 야단을 치시더니 따라 나오라고 하신다.

대문을 나와 동네 입구 팽나무가 있는 큰길까지 따라가니 사정없이 회초리를 내려치신다. 자신이 잘못하였기에 꼼짝없이 맞아야만 하였다. 십여 대 때리시더니 옷을 벗으라 하셔서 하는 수 없이 윗도리를 벗었다. 바지도 벗으란다. 무슨 일이 일어날지 난감하여 주춤하였다.

회초리가 또다시 날라 왔기에 하는 수 없이 울면서 바지도 벗었다. 결국 팬티만 걸치게 되었다. 홀딱 벗고 동네 한바퀴 약 700m를 돌래? 아니면 팬티만 입고 동네 앞 큰길 1,500m를 돌래? 아버지의 명령이 떨어지자 난감하기 이를 데 없었다. 초등학교 4학년이면 알 것, 모를 것 다 알만한 나이인데 홀딱 벗고 뛰든, 팬티만 입고 뛰든 도저히 창피해서 할 수 없는 일이기에 멈칫멈칫할 수밖에 없었다. 빨리 결정하라고 또 때리신다. 달리 방법이 없었다.

나는 먼 길을 갔다오겠다고 하고서 뛰기 시작하였다. 오후 4시쯤이었고, 사람들이 많지는 않아 그나마 다행이었다. 그래도 이따금 사람들이 지나갔지만 모른척하고 울면서 뛰었다. 어린 마음에 저 사람들이 나를 보고 뭐라고 생각할까? 쟤는 울면서 왜 팬티만 입고 뛸까? 뭘 그리 잘못했기에 벌을 받고 있는 것일까?라고 생각하겠지. 혼자서 이런 생각을 하면서 뛰었다. 나에게는 큰 수치였다.

속으론 다시는 이런 불상사가 없게 공부를 열심히 해야 한다는 생각도 들었다. 일 년이면 한두 번씩은 이런 대형사고가 터진다. 하지만 이도 그때뿐이지 며칠 지나면 마음은 벌써 콩밭에 가 있고, 어떻게 하면 몰래 놀 수 있을까 하는 마음으로 되돌아간다. 그 일로 친구들 사이에는 "빤스 바람"이라는 별명이 생겼다.

물론 자식에 대한 기대치가 있고, 자식 사랑하는 마음이야 어느 부모라 한들 모자라겠는가. 하지만 아버지는 공부만 하라고 불호령을 내리셨기에 나는 숨이 막힐 지경이었다. 나에게 아버지는 두려움의 대상이자, 공포의 대상이면서, 원망의 그림자는 자꾸만 두터워진다. 참으로 어려운 가시밭길의 연속이다. 사실 아버지는 자식에 대한 왜곡된 교육관만 뺀다면 훌륭한 분이시다.

공직생활 하시면서 농사일도 힘들게 하셨고, 삼촌들 두 분 다 대학 뒷바라지를 하셨다. 5남매 자식 건사하시느라고 고생이 크다는 것은 어린 마음에서도 잘 알 수 있었다. 술 담배 전혀 하지 않으셨고, 오직 가정에만 충실하셨던 분이시다. 하지만 감사한 마음은 생기질 않았다. 부모이기 때문에 자식들을 위해서 뒷바라지하는 일은 당연한 처사라고 철부지였던 나는 그렇게 생각하곤 하였다.

b. 노이로제(신경쇠약)가 나타나다.

중학교를 졸업하고 고등학교에 진학 했을 때 내 덩치가 커지니 예전처럼 매를 대진 않으셨지만 본래의 엄한 태도만큼은 그대로였다. 아버지가 눈을 흘기시는 모습을 보면 무섭기 짝이 없었고, 나는 그럴 때마다 고양이 앞의 쥐처럼 경직이 되어버리곤 하였다. 고등학교 1학년은 그런대로 넘어갔지만, 대학을 가기 위하여 공부해야 한다는 일념이 가득했다.

헌 데 2학년 5월쯤부터 이상한 증상이 나타나기 시작하였다. 사람 앞에 나서면 표정이 굳어지고, 자연스런 미소 대신에 어설픈 미소가 나왔다. 의식적으로 통제가 되질 않는다. 한두 달이 지나도 이 증상은 사라지지 않고 불안감은 점점 마음의 짐이 되고 있었다. 그 당시 대전 고모님 댁에서 하숙을 하였고, 2주에 한 번씩 옥천의 시골집으로 내려가곤 하였다.

버스에서 내려 시골집 근처에 다 달아 아는 어른이라도 만나게 되면 자연스럽게 미소를 지으면서 인사를 해야 하는데, 어색한 미소가 흘러나온다. 쓴웃음에 가까운 미소를 짓는 자신의 모습, 그렇게 싫을 수가 없었다. 이런 모습들이 점점 두려워지기 시작하였고, 나에게는 풀기 어려운 커다란 숙제가 되어버렸다. 누구에게도 말하지 못했고, 혼자서 고민만 할 뿐이었다. 머릿속에는 이런 고통스러운 생각만이 자신도 모르게 점점 크게 자리를 잡는다.

특히 여러 사람 앞에 서야 할 상황이 오면 며칠 전부터 고민해야 했고, 어떻게 하면 여러 사람 앞에 당당하게 자연스러운 모습을 보일까 하는 걱정과 두려움이 앞서며 잠을 설치기까지 하였다. 소화가 잘되지 않기 시작했고, 속까지 쓰린 증세가 나타났다. 신경 과다로 인한 위산과다 분비로 위장병이 생긴 것이다. 진료를 받고, 약을 처방받았지만 쉽사리 증상은 줄어들지 않고 사라지질 않는다.

병원이나 한의원에서 진찰을 받으면 노이로제(신경쇠약)라고 한다. 자연 신경을 많이 쓰니 신경성 위장병까지도 수반된 것이라 하였다. 참으로 암담하였다. 공부에만 전념하여도 부족할 판인데, 괜한 곳에 시간을 다 보내며 에너지 낭비만 하고 있으니 불안하기 짝이 없었다. 여기서 받는 스트레스는 점입가경일 수밖에 없다.

극단적인 생각까지 할 정도로 그 당시로선 도저히 헤어날 수 없을 것 같기에 어머니께 말씀드렸다. 아버지는 어렵기도 하였지만, 당신 때문에 이런 병이 생겼다는 원망과 미움이 컸기에 쉽게 이야기를 꺼낼 수가 없었다. 얘기를 들은 어머니는 세상에 그런 병이 어디 있느냐고 오히려 반문하신다. 병이라면 암이라든지, 중풍이라든지, 부상을 입었다든지 육안으로 보이는 증상만을 병으로 인정한다는 해석이다.

노이로제나 신경쇠약은 눈에 보이지 않는 것이니, 아예 없는 병으로 치부를 하고 쓸데없는 소리 하지 말라고 일축하신다. 한마디로 꾀병을 하고 있다는 식이다. 자신은 이 병으로 공부도 못하고, 괴로워서 극단적인 생각을 할 정도인데 어머니가 부정하시자 실망이 커 몸 둘 바를 몰랐다. 아버지 대신 어머니께라도 위안을 받으려 하였지만 수포로 돌아가니 마음의 상처만 가중되고, 커다란 실망만이 자리를 잡는다.

이런 증세는 대학, 군 생활, 직장생활, 결혼 전까지 이어졌다. 대인기피증, 건망증, 집중력 감소, 심한 우울함, 무기력 증상 등 헤어나기 어려운 지경이다. 특히 교수님이나 어려운 분들 앞에 서면 긴장이 되어 식은땀이 흐른다. 강의 시간에는 교수님의 강의를 열심히 듣는 듯

하였지만 머릿속에는 하나도 강의 내용이 들어오지 않았다. 시험공부를 밤새도록 하고도 시험지를 받으면 생각이 잘 나지 않기에 문제의 반도 제대로 풀지 못하는 일이 허다했다.

이때 좋은 기회가 생겼다. 부전공으로 교직을 선택하여 발달 심리학이라는 과목을 이수하였는데 교수님께서는 과제로 자신의 성장 과정을 8절지에 무제한으로 서술해오라고 하였다. 나는 쾌재를 불렀다. 할 말이 너무나도 많았던 것이다. 자신의 여태까지 괴로웠던 심정을 출생 시부터 기억되는 대로 8장의 분량으로 써냈다. 다른 사람들은 기껏해야 한두 장이다. 심지어는 남의 것을 베껴 쓰는 경우도 있었다. 이 과제로 인하여 A+ 학점을 받았다. 너무나 후련하였다. 처음으로 마음의 짐이 반은 사라진 듯 홀가분한 기분이었다.

군 생활, 직장생활에서도 우여곡절이 심하여 편치 않은 생활은 당연하였다.

직장생활을 하면서 경제적 여력이 생기니 자신의 질병을 치료키 위하여 여러 방법을 강구 하였다. 82년, 83년 당시에는 자연식품으로 현미효소, 스쿠알렌, 화분, 수산화마그네슘 등이 보급되고 있었기에 상황에 따라 이들을 복용하였다. 심적인 요인에는 전혀 도움이 되지 않고, 위장병이라든지 자율신경 실조증엔 그나마 효과가 있었다.

그 당시 실바 마인드콘트롤 수강도 하였지만 별반 효과는 없었다. 직장생활은 대인관계가 원만치 못하였고, 기술부 설계파트에서 근무를 하였는바 건망증과 집중력 부족으로 인하여 업무에 어려움이 많이 따랐다. 하는 수없이 많은 고심 끝에 사표를 내게 되었다.

c. 생명의 빛이 다가오다.

고등학교 시절부터 심적인 문제에 도움이 될까 해, 종교에 관심을 갖게 되었다. 기성 종교는 대부분 노크를 해보았지만 믿는 마음이 부족해서인지 별반 도움이 되지 못하였다. 직장을 나온 후 다른 직업도 가져보았지만 안정을 찾지 못하여 마산에 내려가서 생활하게 되었다. 여기서 우연히 알게 된 光明會광명회 모임이 있었다. 본부는 대구에 있었지만 당시 마산의 요가 도장에서 집회가 있었고, 내 또래의 회원들도 다수 있었다. 여기서 주로 논하는 얘기는 生命생명의 근원적인 내용이었다.

人間인간 본래의 본 모습은 나약하고, 보잘것없는 그런 하찮은 모습이 아니라고 한다. 이는 우리가 잘못 생각하기에 나약하고 불완전한 모습으로 나타날 뿐이지, 원래는 완전무결, 완전 원만한 위대한 존재라고 한다. 병이나 불행에 허덕이지 않는 무한한 힘과 능력을 지닌 무한 역량의 존재라고 말한다. 듣는 순간 가슴이 쿵하고, 용수철이 튀어 오르는 그런 충격을 받은 듯하였고, 마음이 심한 요동을 치는 느낌을 받았다.

그때까지는 살면서 그러한 생명에 대한 심오한 이야기는 어디서도 들은 적이 없었다. 비교적 독서도 많이 했다고 자부하건만, 그렇듯 마음에 큰 파장을 안겨주는 이야기는 처음이었다. 그 당시 요가 도장의 사범으로 있던 최양은 나하고 나이도 같고, 생명에 대한 공부가 많이 진척이 있었기에 상담도 여러 번 받았다. 40권으로 수록되어있는 "生命생명의 實相실상" 책도 소장하고 있어서 빌려서 보게 되었다.

그 책을 읽어가는 순간 생명 저변의 심오한 이치와 원리, 마음 법에 대한 새로운 특이한 정보이기에 이런 진리가 있었구나 하고, 주옥같은 말씀들에 감탄을 금할 수가 없었다.

　보통의 일반적인 생각으로 우리네 삶은 태어나 성장하고, 사회생활을 하며 부딪치는 고뇌, 번민, 희로애락을 느끼는 것, 그것이 삶의 모습이라 생각했었다. 그러다가 나이가 들면 병들어 죽어가는 것이 바로 우리의 본 모습이라고 단순히 생각했을 뿐이다. 누구든 큰 차이는 없을 것이다.

　책을 읽어가며 새로운 진리의 맛을 보게 되자 한없이 빠져들게 되었다. 경탄을 금할 수가 없었다. 넋 놓고 환희를 맛보면서 그야말로 신세계를 경험하게 된 것이다. 빠른 속도로 책은 독파되어 졌다. 책을 읽다가 이런 경험도 하였다. 원래 새벽에 깨서 책을 보는 것이 오랜 습관으로 남아있었다. 책을 읽다 보면 졸리게 된다. 불을 켜둔 채 잠시 잠이 들었다 깨보면 항시 머리가 띵하게 아픈 경험을 줄곧 하였다. 매번 느끼는 것이기에 이것도 마음에서 오는 것이 아닌가 하는 의구심이 들었다.

　그렇다면 잠들기 전에 암시를 넣어보면 어떨까? 책을 읽다가 잠이 들어 깨보면 평상시처럼 머리가 맑은 상태로 유지될 것이라는 암시를 넣으면서 잠이 들었다. 깨어보니 전처럼 아픈 것이 아니고, 평상시와 별반 차이가 없는 머리가 맑은 상태였다. 아! 바로 이런 것이구나! 마음먹기에 따라 신체의 반응도 변화가 따른다는 나름 커다란 깨달음을 경험하였다. 그 후로는 한 번도 머리가 띵하는 경험은 더 이상 없었다.

결국 20여일 만에 40권의 책을 다 읽었다. 광명회의 지우 회 모임에도 참여하였고, 2주에 한 번 일요일마다 열리는 대구 광명회 본부 회장님의 강의도 청강하였다. 질의응답 시간도 주어졌고, 그런 시간 들이 너무도 벅찬 축복의 시간이 되고도 남았다. "光明광명"이라는 소 책자도 여러 권 구입해 주위의 사람들에게 나눠 주기도 하였다. 이런 시간 들을 보내게 되자 내면에 횃불같은 긍정의식이 충만 되어져 자 연 마음이 안정되어간다.

대구 광명회 본부에서 주관하는 연성회라는 2박3일의 행사에도 참 여하였다. 여기에는 "일본 생장의 집" 강사 두 분이 참여하였고, 이분 들이 강의할 땐 회장님이 통역을 직접 하였다. 중간 중간에 있는 의식 행사 중에는 부모님에 대한 감사행 시간이 있었다.

神신에게 감사하고, 조상님과 부모님에게 감사하고, 천지 만물에 감사하란 뜻은 익히 알고 있었다. 감사행은 수시로 감사합니다. 감사 합니다. 감사합니다. 라고 그동안 무수히 많이 행하였다. 허나 나는 아버지에 대한 감사는 쉽사리 허용되지 않았다. 아버지의 엄한 성격 으로 인하여 심리적 위축으로 20여 년간의 시간 들을 인고의 험한 고 통 속에서 살아왔기 때문이다.

하지만 생명의 실상 책에서는 신께 감사해도 부모님께 감사하지 않 으면 신의 뜻에 어긋난다고 한다. 나와 가장 가까운 분이고, 나라는 존재도 이들 덕분에 비롯된 것이며, 따라서 가장 소중한 분이시기에 이분들께 감사치 않으면 신께 감사하여도 아무 소용이 없다는 뜻이다. 부모님이 계시고, 조상님이 계시고, 그다음에 신이라는 존재로 이어지기 때문에 이 단계를 인식하지 못하고 건너뛸 수 없다는 해석이다.

근본이 잘못돼 있으니 神신만을 애타게 불러본들 대답을 들을 수가 없다는 의미심장함을 내포한다. 나는 아버지 감사합니다. 감사합니다. 하였지만 진정으로 감사의 마음이 우러나와서가 아니었다. 그저 감사해야 한다니까 형식적으로 하는 행위에 불과했다.

감사행 시간에 150여 명 되는 참석자들에게 수건이 하나씩 들려졌다. 이는 그 자리에 계시진 않지만 부모님을 생각하고 등을 닦아드리는 행위를 하면서 아버님 감사합니다. 어머님 감사합니다, 하고 행하는 것이다. 시간은 약 15분간으로 의식이 시작되었다.

시작하자마자 5초도 되지 않아 여기저기서 통곡 소리가 흘러나온다. 처음엔 의아해하면서 분위기에 동조되려고 노력을 하였다. 어느 순간부터 내가 잘못한 일들이 하나둘씩 떠오르면서 눈물이 나기 시작하였다. 그리고 아버지의 고생하시던 모습이 떠오르면서 자식들을 위하여 가족을 위해서 헌신하고 희생하시던 모습들이 선명해지기 시작한다.

아! 내가 불효자였구나. 진정 부모 뜻 하나 제대로 받아주지 못하고, 거역 아닌 거역만 하여 부모 속만 썩인 그런 자신의 모습이 한없이 죄스럽기만 하였다. 어린 철부지의 마음뿐이었다는 것을 깨달으면서 한없는 회한의 눈물을 흘리며 통곡을 하였다. 지금 글을 쓰고 이 순간에도 눈물이 나와 잠시 중단해야만 할 것 같다. 원망뿐이던 아버지는 이미 18년 전쯤에 돌아가셨다.

짧은 시간이었지만 많은 생각들이 스치고 지나갔다. 여태까지 아버지에 대한 부정적인 생각들만 가득했고, 그런 생각들이 뇌리를 떠나지 않고 항시 맴돌기만 하였었다. 그러나 아버지의 참모습이 보이기 시작하자, 그것이 진정 부모의 사랑이었다는 것을 알게 된 것이다. 마음이 한없이 가벼워진 듯 하면서 거기서 해방된 듯한 홀가분한 기분이 들었다.

이런 깨달음을 주시려고 아버지는 일찍이 그런 험난한 시련을 주셨던가. 그 길은 참으로 길고 험한 가시밭길이었다. 그동안 응어리지고 찌들었던 묵은 감정들이 썰물처럼 쫙 빠져나간 느낌이 들었다. 조금이나마 남아있는 감정의 찌꺼기 들은 이해와 통찰을 통하여 다스리면 될 것 같았다. 해결의 실마리를 드디어 잡았기에 자신은 쾌재를 불렀다.

이젠 이 그늘에서 벗어날 수 있고, 드디어 해방되었구나 하는 자신감이 충만해지면서 희망의 빛을 가슴속에 가득 채우기 시작하였다. 연성회를 계기로 생명의 본 모습에 대한 이해가 정립되면서 한층 성숙해진 자신의 모습을 볼 수 있었기에 흐뭇하였고, 이는 더욱더 정진할 수 있는 계기가 되었다.

85년 여름에 잠시 시골집에 들리게 되었다.

저녁이 되어 어머니가 칼국수를 만드시니, 불을 때주고 약간의 도움을 드리면서 어머니에게 말씀을 드렸다. 요즘 건강은 어떠시냐 했더니 위장이 쓰리면서 소화가 잘 안돼서 불편을 느낀다고 하신다. 장남인 필자가 객지에서 허송세월을 보내는 듯하면서, 장가도 못가니 얼마나 마음이 불편하실까? 그런 이유로 인해 몸이 불편하시리라 생각이 드니 마음이 한없이 무거워졌다.

필자가 말씀드렸다. 그 당시 의식공부에 푹 빠져있던 상황이었다. 감사함을 느끼는 표현의 중요성을 알고 있었기에, 감사함을 찾아보자고 제의했다. 아버지가 건강하시고, 가족들이 웬만하니 다행이고, 땅마지가 있어 먹고사는데 크게 어려움이 없는 상태고, 공기가 있어 살수 있고, 햇빛이 있어 곡식에 도움을 주고, 식량이 있어 걱정이 없고, 살 집이 있어서 불편함이 없고, 가축이 있어 도움을 주고 등등 천지만물이 우리를 위하여 존재하니 감사하지 않을 수 없지 않느냐고 말하였다.

그러면서 감사합니다. 감사합니다라고 감사행을 반복해보자고 권유를 하면서 감사행을 같이 하였다. 대략 30분 정도는 실행한 듯하였다. 자연 기분은 한껏 고조되어있는 상태다. 어머니에게 지금 기분이 어떠시냐고 물었더니 속이 쓰리던 증상이 많이 완화가 된듯하고 기분도 좋아지셨다고 하신다.

식사 후 사랑방에서 혼자 자게 되었다. 여름철이라 모기가 많아 잠들기가 어렵다는 점은 이미 짐작하고 있었다. 공교롭게도 모기장도 없는 상태였다. 문득 생각해보니 내가 지금 감사행을 하여 기분은 잔뜩 고무되어있는 상태고, 모기도 내가 해치려는 생각이 없으면, 나를 물지 않을 것이라는 생각이 문득 들었다. 한마디로 천지 만물과 화해를 해보자 하는 심정이었다. 팬티만 입고 잠을 청하면서 천지 만물에게 감사합니다. 천지 만물이여 감사합니다. 라고 감사행을 다시 시작하였다.

모기들은 윙윙거리면서 몸에 한두 마리씩 물려고 앉기도 하였다. 모기를 잡으려고 손은 대지 않고, 가만히 주시하니 물지는 않고 잠시 머물다가 사라지는 듯하였다. 여기에 고무되어 감사행을 더욱 강하게 해주었다. 그러면서 잠이 들어 새벽녘에 잠에서 깨어나서 어제저녁의 일을 생각해보았다.

불을 켜고서 확인해보니 모기가 약하게 물은 듯한 자국이 서너 군데 보이지만, 완전히 물린 자국은 여기저기 살펴보아도 전혀 없었다.

아! 이런 것이구나. 세상의 이치가 이런 것이구나 하고 감탄사가 절로 나왔다. 내가 모기를 잡으려는 생각을 않자, 모기도 나를 물지 않는다는 사실이 바로 세상의 이치라는 큰 깨달음을 얻는 계기가 되었다.

그 당시엔 왜 이런 현상이 빚어질까 하는, 원리적인 측면에선 전혀 이해할 수가 없었다. 양자역학을 공부하니 자연스럽게 이해가 되어진다. 양자역학에 대해선 뒤에서 자세히 서술되어 진다.

결혼 후 집사람은 나의 심리적 사실을 알게 되었을 때, 많은 위로와 격려를 해주었다. 그런 마음에 힘을 얻어 상태가 많이 호전되어 갔다. 그리고 아버지에 대한 감사 행은 자연스럽게 이루어졌다. 아버지는 인생에서 가장 중요한 마음공부를 시키기 위하여, 그토록 엄한 모습만 보여주었나 하는 생각이 든다. 힘든 순간일수록 더욱 깊은 수렁에 빠져들게 한 뒤, 스스로 헤쳐 나갈 수 있는 지혜를 알게 해주려 하신 분이 바로 아버지였던 것이다.

자연의 섭리에 대해서 공부하였고, 생명의 이치와 이념에 대해서 알았고, 삶의 어려운 길을 헤쳐 나갈 수 있는 지혜를 배우려 노력하였다. 이보다 더한 삶의 보배가 있을까? 지금은 그저 아버지 감사합니다. 감사합니다가 저절로 나온다. "아버지 감사합니다!"

2. 생명의 중요성에 대해서.

우리는 살아가면서 대부분 병의 굴레에서 자유로울 수 있는 사람은 별로 없을 것이다. 누구든 나이가 들고 노쇠해지면 질병은 수반되며, 고통을 받으면서 삶은 어려움에 봉착하게 된다. 이것이 生老病死생로병사의 하나의 과정이라면 어쩔 수 없이 받아드려야만 하는가라는 의문이 들 수도 있을 것이다. 여기서 벗어나는 길은 없을까?

병은 일상의 생활 상태에 따른 결과이기에, 그래도 살아온 과정들을 돌이켜 본다면 병으로부터 회피의 방법은 충분히 찾을 수도 있으리라 본다.

이는 조화에서 벗어나고, 지금까지 균형을 이루던 질서가 위태로워지기 때문에 발생한다. 조화가 깨지는 것은 마음의 일그러짐 즉, 흐트러짐에 의해서 일어나는 것이며, 그 결과 몸속에서는 단지 질병이라는 이름으로 발생할 뿐이다.

우리 몸은 의식 없이는 존재 자체가 불가능하고, 활동 역시 할 수 없으며, 의식인 마음이 없다면 또한 병에 걸릴 수도 없다.

병은 인간의 의식 속에서 더 이상 정상적이지 않거나 조화를 이루지 못하고 있음을 알려주는 하나의 신호다. 이렇게 내면 의식의 균형이 깨져있는 상태는 결국 몸을 통해 증상으로 나타난다. 달리 표현하면 영혼의 균형이 깨졌음을 말한다.

인간의 의식은 외부의 영향으로 흔들릴 수밖에 없다. 감정과 에고에 의해 흔들린다. 영혼의 균형이 깨졌다는 말은 우리 안의 생명력에 이상 기류가 흐른다는 얘기다. 어딘가 막히고 꼬여있음을 말해준다. 영혼의 힘은 생명력을 일컫는다. 생명 존재의 근원은 영혼이 존재하기 때문이다.

따라서 생명에 대해서 진지하게 생각해야 할 필요가 있을 것이다.

앞서 필자의 유년 시절 성장 과정이 암울하여, 결국 노이로제(신경쇠약)라는 인생 최대의 난제를 떠안게 되어 엄청난 삶의 시련에 봉착되었음을 표현하였다. 성장하면서 필요 이상의 과중한 심리적 억압은, 자신 내면의 무의식에 부정적 상념들이 차곡차곡 쌓일 수밖에 없을 것이다. 이의 영향으로 내면 심연에는 심한 뒤틀림에 의한 생명 흐름의 왜곡을 가져왔음은 당연한 귀결이다. 그 결과 내부의 부정적 요인들이 발동하여, 신체 외부로 질병의 모습으로 나타나게 되었다.

질병이 있음은 생명 흐름의 왜곡에 따른 결과임을 알 수 있는 대목이다. 우리가 건강할 때도, 질병이 존재하여 고통을 받을 때도 항시 생명력의 범주에서 우리의 삶은 이루어진다. 이는 생명력 속에서 항시 헤엄치고 있음을 의미다. 한마디로 생명력을 벗어나서는 삶은 이루어질 수가 없는 것이다. 이때는 바로 죽음이다. 어찌 되었든 우리 삶의 본원이자 근원은 생명력이라는 확고불변의 실체를 자각해야 할 필요가 있다.

필자가 노이로제의 극심한 고통에서 벗어날 수 있는 시초는 바로 생명에 대한 공부를 하면서 비롯되어 졌다. 질병 자체가 마음 즉, 부정적 심리에 의해서 왔기에 마음을 분석하여 들여다볼 충분한 가치가 있음은 틀림이 없다. 왜냐면 생명의 본질은 바로 마음이기 때문이다. 원인인 마음을 헤아릴 수 있음은 생명력의 본질을 이해하자는 뜻과 상통한다.

따라서 질병이 있음은 생명력의 흐름에 어떤 문제가 따르기에, 이 생명력을 면밀히 분석하고 해석하는 안목이 필요하다고 본다.

그 결과 생명력 인식의 확대를 위하여 좀 더 관심을 가져볼 필요가 있을 것이다.

우리가 생각하는 생명은 과연 어떤 것일까?

현대에 들어서며 물질만능주의가 만연하기 시작하였다. 겉으로 보인는 모습만 중시하는 경향은 여지없이 드러난다. 보이지 않는 부분은 애써 외면하는 듯하다. 일테면 타인을 의식하여 보이는 모습을 중요시하며 살아가고 있다. 이는 우리 안의 진정한 모습인 마음을 눈여겨보는 사람은 흔치않고, 五感오감(시각, 청각, 촉각, 미각, 후각)의 범주에서 벗어나지 못한 채, 육체만의 쾌락과 즐거움을 찾는 경우가 다반사일 것이다.

육체의 필요 충족만을 위해 막연히 하루하루를 살며, 그것만이 인생의 정도이자 참모습이라 대부분 여기면서 살아간다. 내면의 소중한 것을 애써 무시한 채 보이기 위한 겉모습만 가꾸려 애쓰는 그 모습은 어쩌면, 가까운 미래에 있을 우리 모두의 모습일지 모르겠다. 불경에는 生老病死생로병사 즉, 인간이 반드시 겪어야 한다는 네 가지 고통이 있다. 이는 태어나서 늙게 되고, 병들고, 때가 되면 죽는 것을 말한다. 이것은 삶의 본질인 것처럼 여겨지지만 실제로 내면을 들여다보면 그렇지 않다.

물질인 육체에 중심을 두고 사는 삶은, 무지 속에서 헤매는 뜬 구름 잡는 식의 삶일 것이다. 물질은 끊임없이 변화하지만 결국에는 사라지는 것이고, 육안으로 보이는 물질은 원래 없는 것이라고 불경에 色卽是空색즉시공이란 말이 있지 않은가? 물질 즉, 육체의 그 순수 자체만 놓고 보았을 때, 의식도 없고, 느낌도 없고, 감각도 없고, 성질도 없다. 아무런 힘도 능력도 없는 단순한 물질 덩어리일 뿐이다. 육체 그 자체로선 혼자 스스로 살아갈 수 없으며, 스스로 존재할 수 있는 힘 역시 없다. 어떤 치유할 수 있는 힘도 능력도 없는 무기력한 존재일 뿐이다.

여기에 마음이라는 실체가 개입되어야만 비로소 육체는 존재감을 느낄 수가 있다. 마음의 움직임에 따라 육체는 화학적 물리적 변화를 가져오면서 제 기능을 발휘할 수 있다. 마음이 없으면 제 역할을 전혀 할 수 없으며, 아무 쓸모도 없는 무기력한 존재가 되어버린다. 바로 죽음이다.

따라서 마음은 육체의 주인이자 우리 모두의 주인이다. 더불어 마음은 모든 것을 창조할 수 있고, 치유할 수 있는 힘 또한 소유하고 있다. 우리가 이러한 이치를 제대로 알고 인식해야 하는 이유는 스스로의 자존감과 인간 본연의 참모습인 實相실상을 알 수 있기 때문이다.

생명이란 어떤 것일까. 보거나 만질 수도 없고, 더구나 맛을 보거나, 냄새 또한 맡을 수가 없다. 오감으로는 확인이 불가한 無形무형의 존재다. 지구가 처음 탄생했을 때를 생각해보자. 처음엔 펄펄 끓는 용광로의 불구덩이였을 것이다. 수천도의 온도가 서서히 식으면서 지구라는 형상이 만들어졌으며, 이때는 아마도 생명체라고는 전혀 없는 無무의 상태이었음이 틀림없다. 한마디로 絶對無절대무라는 표현이 타당하다.

우리는 알 수 없지만 아무것도 없는 무의 상태에서 생명은 시작되었음을 어렴풋이 추측해볼 수 있다. 생명의 발원지는 어디일까? 생명은 다른 물질에서 태어난 것이 아님은 확실하다. 그 당시 마그마가 식은 것 외는 다른 물질은 아예 존재할 수 없었기 때문이다. 단순히 어떤 것으로부터 태어났을 것이라 추측해볼 수밖에 없을 것이다.

그러니까 생명은 물질에서 비롯된 것도 아니요, 처음부터 어떤 형상이 있던 것도 아니라는 사실이다. 물질계에서 출현한 것이 아니라, 아무것도 없는 절대 무에서 태어났다고 볼 수밖에 없다. 절대 무란 아마도 불가사의한 실재를 말함이요, 이는 우주의 힘, 자연의 힘, 혹은 신(창조주)의 영역이라 표현됨이 옳을 것이다.

여기서 신(창조주)의 영역이란 참으로 존재하는 實在실재를 일컫는다. 바로 신의 영역 즉, 神신으로부터 생명은 태어났음을 짐작할 수 있다. 그러기에 완전함을 상징한다. 생명은 신으로부터 태어났기에 더불어 완전한 것이다. 일테면 완전무결한 위대한 존재가 생명임을 의미한다. 뜨거운 용광로의 열 속에서도 멸하지 않는 것이 생명이다. 물질이 아니라는 사실이다. 그래서 불멸을 뜻한다. 영원불멸함이 생명의 참모습임을 알 수 있다.

생명은 줄거나 늘어나지도 않는 처음과 한결같이 똑같은 존재이기에 변함이 없는 영원함을 말한다. 생명은 오감을 통해서 알 수가 없을 뿐더러, 물질을 초월해서 그저 있을 뿐인 것이 생명의 모습이라는 사실이다. 생명은 그 자체로써 존재함을 말한다. 생명은 그저 있을 뿐인 존재인 것이다.

생명을 말할 때 흔히들 모두는 육체를 생명이라 말한다. 그 안에 들어있는 의식이나 마음을 생명이라 여기는 사람들은 그리 흔치 않을 것이다. 하나의 생명체를 눈여겨본다면 그 안에는 생명력이 있음을 알 수 있다. 생명의 근원은 어디서 알 수 있을까. 한 그루 나무의 근원이 되는 씨앗이 있다고 하자. 씨앗이라는 물질을 매개로 하여 흙 속에 묻혀, 양분과 수분을 흡수하면서 생명력을 바탕으로 싹을 틔워 성장하면서, 한 그루의 나무가 된다.

이 씨앗이 생명이냐 하면 그렇지 않다는 점이다. 씨앗이 생명이 아니라 씨앗 속에 생명이 있음을 알아야 한다. 씨앗은 하나의 형태인 모습에 불과할 뿐이다. 나무의 형체인 모습은 처음부터 씨앗 속에 내재돼 있는 것이며, 한 그루의 나무의 성숙한 모습은 물질 면에 나타난 이미지에 불과하다. 그러므로 생명은 씨앗 속에 존재하는 어떤 것이며, 보거나 만질 수가 없는 무형의 靈영적 존재이기에 물질이 될 수는 없다.

즉 생명은 자기 자신을 나타내 보이게 하는 힘을 가지고 있다. 성숙한 한 그루 나무 자체는 생명이라고 할 수 없고, 생명력은 그 안에 있음을 알 수 있다. 나무 안의 생명력에 의해 나무는 성장하고, 꽃을 피우고, 열매를 맺게 된다. 눈에 보이는 나무라는 형태는 단지 생명이 표현한, 생명의 결과물로 나타난 모습일 뿐이다.

우리 인간도 정자와 난자가 결합되어 잉태된다. 그 미세한 세포의 결합체 내에서도 알 수없는 신비롭고 경이로운 모습을 내포한다. 동시에 보이지 않는 생명력의 활동으로 인간은 태어나고 성장하면서 하나의 생명체로 존재하게 된다. 세포들이 성장하고 자라는 데는 그에 따른 엄밀한 구상이 있고, 그 안에는 형용할 수 없는 불가사의한 신비로운 힘이 있음이 틀림없다. 신비로운 힘이 바로 생명력이라 할 수 있을 것이다.

여기서 육체는 보이지 않는 어떤 힘 즉, 생명력을 근거로 하여 여러 가지의 모습으로 변화한다. 태어나서 성장하고, 늙고, 병들고 죽는 것이 바로 그 결과다. 하지만 변화하는 현상계 즉, 육체는 실제의 참모습이 아닐 것이다. 우리가 알고 있듯이 인간의 세포는 분열과 사멸을 계속한다. 때가 되면 모든 세포는 새로운 세포로 교체된다. 그 주기는 보통 7~10년으로 본다. 태어날 때 우리가 가지고 있는 원래의 모습과는 완전히 다르다.

육체는 끊임없이 변화하지만 이러한 변화가 가져오는 모습은 우리의 진정한 모습이라 할 수 없다. 육체는 변화하지만 그 안에서 조금도 변함이 없고, 흔들림 없는 생명력만이 참모습이자 실재임을 알아야 한다. 그 실재는 우리의 내면에서 우리를 살리고, 살게 하는 순수한 힘이다. 본연의 참된 모습을 실재라 일컫는다.

정자와 난자가 결합하여 하나의 씨앗(수정체)이 잉태된다. 이미 표현하였듯이 그 씨앗이 생명이냐면 그렇지 않다는 점이다. 씨앗 속에 생명이 존재할 뿐, 씨앗 그 자체는 형태인 하나의 모습에 불과할 뿐이다. 육체라는 형태의 이미지는 씨앗 속의 보이지 않는 영체 속에 있음을 알 수 있다. 그래서 육체는 생명이 아닌 물질 면에 나타난 하나의 형체이자 이미지일 뿐이다.

생명은 볼 수도 만질 수도 없기에 물질이 될 수 없고 靈영인 것이다. 생명은 자기 자신을 표현할 수 있고, 자신을 퍼트리는 힘이 있다. 육체라는 특별한 물질 덩어리가 있어서 생명이라고 하는 작용이 발현했던 것이 아니다. 생명이라고 하는 눈에 보이지 않는 불가사의한 실체가 있어서, 그 생명의 산물로서 육체가 발생했다고 하는 이치다. 생명 表現표현이 바로 육체다. 생명이 본질이자 근원이고, 육체는 생명이 만든 가시적 존재일 뿐이다.

팔다리, 머리, 오장육부 신체의 모든 부분은 생명 표현이다. 육체는 생명 그 자체가 표현된 모습일 뿐이다. 또는 육체는 생명 또는 마음의 흔적으로 비롯된 존재라 할 수 있다. 마음이 근본 근원인 본바탕임을 뜻한다. 마음이 없으면 육체는 존재할 수 없고, 마음이 있어야만 비로써 육체는 존재감을 나타낼 수 있기 때문이다.

그래서 마음만을 주체로 삼아, 오직 마음의 작용에 의해서만 졸졸 따라다니는 그런 육체는 마음의 그림자라 표현할 수 있는 것이다. 따라서 육체의 본질은 영이요, 마음이다. 본질이 영이면 육체 또한 영이라 표현할 수 있음이 타당하다고 보여진다. 일테면 마음과 육체는 동전의 양면과 같이 분리될 수 없는 불가분의 관계에 있는 하나인 일원적인 존재이기 때문이다.

여기서 生命생명이나 靈영 혹은 마음은 엄연한 개념 차이가 있지만 넓은 의미에서 하나로 봐도 되리라 본다. 어차피 생명의 본질은 마음이기 때문이다. 마음이 본질이요, 육체는 그림자 즉 이미지이기에 마음이 주인이요, 육체는 종이자 시녀인 것이다. 마음이 활동할 수 있는 도구이자 그릇이다.

육체의 성질이나 형태는 마음 조작의 결과물이고, 육체에 성질을 부여하는 것은 물질이 아닌 오직 마음인 생각뿐이다. 생각에 따라 육체는 변화하기 때문에 생각이 육체를 지배한다는 사실을 알 수 있다. 육체는 생각에 의해 반드시 변화 내지 영향을 받는다. 육체는 마음 즉, 생각 표현의 결과물이기 때문에 그러한 이치가 성립된다.

따라서 인간 본바탕의 근원은 마음이기에 영적 존재라는 사실을 알아야 할 필요가 있다. 나라는 존재는 육체가 아니고 바로 영체라는 엄연한 사실이다. 이해하기 어려울 수도 있겠지만 "나는 육체가 아닌 마음이다" 라고 표현을 할 수도 있을 것이다. 본질이 마음이요 마음으로 만들어진 것이 육체니까 가능한 표현이다. 따라서 육체는 진정한 존재인 보이지 않는 근원에서 비롯된 하나의 의상인 옷에 불과하다.

성경에도 분명히 명시하였다. 창조주의 말씀 즉 마음으로 만물(인간의 육체도 포함)이 만들어졌다 하였다. 불경에도 空卽是色공즉시색 즉, 공은 마음으로 색인 물질(인간의 육체를 포함)을 만들었다는 진리의 말씀이 있다. 나의 본질은 육체가 아니고 마음이라는 엄연한 사실이다. 모든 것의 나타남은 마음 표현이다. 따라서 존재하는 유일한 실체는 오로지 생명인 마음뿐이다. 마음을 제외한 모든 것은 환영에 불과한 것이다.

생명이 정확히 무엇인지는 알기는 어렵다 해도, 생명의 본질과 이념이 무엇이며, 생명의 본질이 추구하는 바를 우리는 탐구내지 분석을 해야 할 필요는 있을 것이다. 생명이라는 본질은 한 번도 자신을 떠나 존재한 적은 없었다. 오직 자신의 내면에서 면면히 흐르는 항시 존재하는 지고 지성이다. 그런 생명의 존재의미를 자각하자는 뜻이다. 그러면 의식의 폭은 조금씩 확장되리라 본다.

3. 우리의 참모습은 어떤 것일까?

이는 보이지 않지만 우리를 태어나게 하고 살게 하는 내 안에 존재하는 생명력은, 자연의 힘과 우주의 힘을 창조하신 창조주의 힘일 것이다. 이 창조주의 힘을 거북할 수도 있겠지만 표현상 함축의 의미로 神신이라(특정 종교를 말함은 아니다. 가장 알기가 쉽고 이해를 돕기 위한 표현이라고 생각을 한다면 좋을 것이다. 참고로 필자는 종교가 없음을 말한다.) 칭하자. 신으로부터 생명을 부여받았으니 인간은 어차피 창조주의 산물 즉, 신의 산물이다. 변명의 여지없이 신의 아들이자 자식이다.

인간이 존재한다는 이치는 신의 생명력에 의함이다. 이는 부정할 수 없는 확고 불변한 진리라고 본다. 신은 전지전능, 무소부재, 완전무결, 완전 원만한 위대한 힘을 소유하고 있다. 병이나 고통에 시달리거나 불행할 수 없는 한 치의 부족함도 없는 절대적으로 완전한 존재임이 틀림없다. 따라서 신의 산물인 우리 인간 역시 불행이나 병이 존재해서는 안 되는 완전무결한 존재일 수밖에 없다. 이 사실을 인정하든 그렇지 못하든 우리의 모든 문제는 여기서부터 비롯된다고 보아야 할 것이다.

사람들은 이런 대자연의 진리와 소중한 이치에 대해서 인식을 못한 채 살아가고 있다. 신의 무한한 힘으로 살고, 살려지고 있음에도 이런 생명의 존재 여부를 인식하지 못하는 것은 생명이 신의 작품이라는 사실을 모르고 있기 때문일 것이다. 생명은 아버지 어머니의 힘이 아닌 신으로부터 부여받은 힘이자 능력이다. 아버지 어머니는 생명을 부여받게 해준 하나의 인연이라고 생각하면 되리라 본다.

우리 안의 생명은 신의 생명과 성품, 성질, 성격이 같음을 짐작할수 있다. 그래서 신의 자식이자 산물이다. 육체는 변화하지만 육체속의 생명은 변화하지 않는다. 흔히들 사람이 죽으면 생명은 소멸된다고 생각한다. 하지만 사람이 죽으면 육체는 자연의 품으로 회귀 되지만, 육체에서 떠난 영혼은 소멸하지 않고, 그 생명의 에너지는 우주의 대양에 합류해 원래의 자리인 어느 일정한 부분에서 영원히 존속한다고 한다.

생명은 영원히 흔들림이 없는 불멸의 존재임이 틀림없다. 조상이있으면 우리가 있고, 또 우리의 후손이 있을 뿐이다. 이들을 영속적으로 이어주며 지탱하는 힘이 바로 생명의 힘이라 할 수 있다. 말하자면우리의 배후에는 그 생명의 위대한 힘이 항상 감싸 안고, 수호하고 있다는 얘기다. 또한 내 안의 생명과 끊임없이 소통되어 자신을 존재하게끔 한다는 사실이다.

그 생명이 가진 힘을 참 인간이라고 한다. 영원히 소멸하지 않는 인간이 참 인간이며, 실상 (불교에서 말하는 모든 존재의 참된 본연의진실을 의미함, 즉 있는 그대로의 참모습을 일컬음)이라고 한다. 기독교적인 표현으로 한다면 천국이라고 할 수도 있을 것이다.

육신은 끊임없이 변화하지만 결국 사라진다. 일시적일 뿐 영원과는거리가 먼 한순간만이 존재할 뿐이다. 생명은 신의 생명 즉, 신의 아들이라는 대자연의 진리를 분명히 인식해야 한다. 그것은 존재하는 모든 것의 근원이자, 지고한 지성과 신성을 소유하고 있다. 따라서 육신 속의 생명만이 실제로 완전무결하기 때문에 영원히 존재할 뿐이다. 그 외에 다른 어떤 것도 영원히 존속하는 것은 있을 수가 없다.

양자역학에서도 말한다. 영혼의 미립자는 절대온도(-273도)에서도 사라지지 않고, 진공 속에서도 꿋꿋이 버틴다고 말한다. 바로 實在실재한다는 뜻이다. 변함이 없고, 영원불변하니 실재라 표현을 한다. 그것은 생명만이 갖는 유일한 특성이다. 완전 원만, 완전무결한 존재임을 일컫는다. 이것이 생명의 참모습이라고 말할 수 있다.

모두는 신의 아들이라 하였다. 신은 완전무결하니 신의 산물인 인간도 완전무결해야 하고 병이나 고통이나 불행에서 허덕여서는 안 된다는 결론에 이른다. 자신의 진정한 핵심은 내면의 신성을 일컫는 생명이다. 내 안의 완전무결한 생명의 힘을 자각하여 본연의 참모습이 무엇인가를 알아야 할 필요가 있다. 그런 자각이 들게 되면 병과 불행은 없다는 진리를 인식할 수 있을 것이다.

신은 善선이기에 병이나 불행을 만들지 않는다. 병이나 불행은 惡악일 뿐이다. 악은 우리 인간의 부정적인 상념이 만든 결과물이다. 인간은 자유의지를 갖고 태어났기에 내면에 선과 악이 동시에 공존한다. 결과적으로 누구의 탓도 아닌 내 책임이라는 엄연한 사실이다.

신은 이 세상 모든 물질을 창조하였다. 그것은 선의 결과물이다. 그래서 신이 만들지 않는 병, 불행은 애당초 없는 것임을 알아야만 할 필요가 있다. "병은 없다, 병은 존재할 수 없다." 왜냐하면 신이 만든 것만이 存在존재에 들기 때문이다.

따라서 병은 인간의 부정적인 의식에 의하여 만들어졌기 때문에 결국 병은 없는 것임을 알 수 있다. 병은 신이 만들지 않았기에 *存在*존재에 들지 않기 때문이다. 이 사실을 제대로 자각하고 믿기만 하면 병으로부터 자유로 와질 수 있는 큰 힘이 된다.

우리는 생명에 대해서 단순히 세상에 태어나서 성장하고, 늙으면 당연히 병이 들고, 죽게 된다는 생로병사의 과정만을 생각하였다. 그 외 어떤 이념이나 원리를 부각시키는 다른 면은 생각지 못하였다. 좀 더 그 내면의 심층부를 이해하며 자각해야 할 필요가 있는 것이다. 그러면 의식의 확대는 당연히 이루어질 수밖에 없다.

따라서 질병에 대한 개념도 지금까지와는 다른 시각이 전개됨은 확실하다. 질병은 그리 무서운 존재만은 아니라는 자각이 분명 들게 된다. 질병은 내면 악의 산물이라고 하였기에, 오직 자신의 부정적 생각이 만든 결과물이다. 그 부정적인 생각들만 분석하여 정화하고 해체시키면 통제는 얼마든지 가능해진다. 생각이 모든 것을 지배하고 제어하기 때문이다.

그리고 인간은 신의 자식이라고 하였기에 무한한 가능성을 소유하고 있음을 인식할 수 있다. 자신의 삶을 창조하는 이는 누구인가? 바로 나 자신이다. 자신의 모든 것, 자신이 경험했던 모든 것은 내면의 *神性*신성에서 비롯된 생각을 통하여 창조되었다. 당신의 모든 생각은 앞으로의 당신의 운명을 창조한다. 당신의 모든 이해력이나 통찰력은 삶이라고 하는 당신의 길을 창조한다. 당신의 생각이나 느낌은 삶에 그대로 나타날 것이다. 그것은 당신안의 지성인 신성에 의해서 비롯되기 때문이다.

그리고 내면의 신성은 위대함의 그 자체이기에 무한한 역량을 소유하고 있다. 때문에 이를 인정하고, 개발해야 하는 일이 우리의 소명이자 책무다. 내 안의 무한한 지혜, 힘과 능력이 신성과 연결되어 존재하기에 가능한 일이다. 보다 완벽으로 가는 길을 갈고 닦아야 한다. 이러한 사실을 믿고 실천한다면 우리의 한 차원 높은 삶의 창조는 당연히 따라올 것이다.

4. 내 안의 생명의 위대성에 대하여 이해를 하자.

생명은 자기 자신을 표현할 수 있고, 그러한 생명 표현이 바로 육체다. 일테면 팔다리, 오장육부, 머리 부분이 다 생명 표현의 한 부분이다. 육체라는 특별한 물질 덩어리가 있어서 생명이라고 하는 작용이 발현하는 것이 아니고, 생명이라고 하는 눈에 보이지 않는 불가사의한 實在실재가 있어서 그 생명의 산물로서 육체가 발생한다고 하는 이치다. 이미 앞에서 공부하였다.

생명은 본질이자 근원이고 육체는 생명이 만든 결과물이다. 육체는 생명 또는 마음의 그림자고 표현할 수 있다. 생명의 본질은 마음이기에 마음이 없으면 육체 혼자는 존재할 수 없고, 마음이 있어야만 육체는 비로소 존재할 수 있다. 그래서 마음만을 주체로 삼아 졸졸 따라다니는 육체는 마음의 그림자라고 표현하였다.

그러기에 당신의 몸을 당신이라고 생각할 수 있겠는가? 그렇지 않다. 몸은 당신의 진정한 존재인 보이지 않는 근원인 생명의 흐름을 표현하는 하나의 옷이자 도구인 수단에 불과하다. 진정한 당신은 육신의 내부에 있는 개성적 자아 즉, 지고지순한 지성인 생명이다. 따라서 육체의 본질은 영이요, 마음임을 알 수 있다.

생명의 탄생에 대해서 종교를 인용하여 알아보자. 앞에서도 이미 표현하였다. 성경에는 이 세상 만물(인간의 육체도 포함)이 창조주의 말씀 즉, 마음으로 만들어졌다고 분명히 표현되었다. 불경에도 공즉시색 이라고 하였다. 여기서 공은 마음이고, 색인(육체를 포함) 모든 물질을 만들었다는 진리의 말씀이 있다. 이같이 생명은 창조주 즉, 절대자의 마음에 의하여 부여받았음을 알 수 있다. 창조주는 신이기에 신으로부터 생명을 부여받았으니 인간은 어차피 창조주의 산물 즉, 신의 산물이다. 변명의 여지없이 신의 아들이자 자식이다.

신은 말씀으로 이 세상 만물을 만들었다고 하였다. 우주를 만들고, 태양을 만들고, 지구를 만들면서 이들을 일사분란하게 운행을 시키고 있으며, 모든 생명체에 생명을 불어넣어 생명 활동을 수행하게 하는 힘이 신의 말씀 즉, 생명이다. 신으로부터 부여받은 인간의 생명은 신의 생명과 같음을 알 수 있을 것이다.

신은 어버이이기에 우리 인간은 어쩔 수 없이 신의 자식이다. 더불어 신의 생명이나 인간의 생명이 성질, 성격, 성품이 같음을 짐작할 수 있다. 따라서 신의 생명의 힘은 우리 생명의 힘과 일체이며 같다는 실로 중요한 사실이다. 그러니 우리 생명의 위대함이 바로 증명이 된다는 놀라운 사실을 말해준다.

인간이 존재한다는 이치는 바로 신의 생명력에 의함이다. 신은 전지전능, 무소부재, 완전무결, 완전 원만한 위대한 존재다. 고통이나 병, 불행에 시달릴 수 없는 한 치의 부족함도 없는 절대적으로 완벽한 존재임이 틀림이 없다. 따라서 신의 아들인 인간 역시 고통, 질병, 불행으로부터 시달려서는 안 되는 완전무결한 존재이어야만 한다. 이런 중대한 사실에 대해서 자각을 해야만 한다. 자신 존재의 근원을 알자는 얘기다. 우리는 이런 대자연의 소중한 이치를 인지하지 못한 채 살아가고 있을 뿐이다.

신의 무한한 힘으로 살고, 살려지고 있음에도 이런 생명의 존재 여부를 인식하지 못하는 것은 생명이 신의 성품이라는 사실을 모르고 있기 때문이다. 생명은 아버지 어머니의 힘이 아닌, 신으로부터 부여받은 힘이자 능력이다. 모두의 생명은 신의 생명과 성품, 성격, 성질이 같다고 하였다. 인간의 위대함의 표현은 여기에서 비롯된다. 그래서 신의 자식이자 신의 산물이라고 표현할 수 있는 것이다.

또한 인간은 만물의 영장이라고 말한다. 만물을 다스린다는 뜻으로 일테면 만물을 지배한다는 뜻일 것이다. 아마도 우주를 지배하고 우주를 다스리는 지혜로 해석이 될 수도 있다. 신의 능력과 힘을 그대로 계승 전수받은 존재가 인간임을 말한다. 이런 위대성을 소유하고, 우주의 주인이자 만물의 영장이기에 인간은 세상의 으뜸 존재로 표현된다.

인간은 일체 생명의 가장 으뜸이라고 하였다. 우주에 가득 차 있는 불가사의한 힘이 생명의 근원이자 본질이라는 사실을 깨닫는 것이 가장 중요한 핵심이다. 이 진리를 겉마음으로 알고 있는 사람도 있으나, 잠재의식 깊은 속에서까지 깨닫는 사람은 별로 없을 것이다. 그러기에 그 불가사의한 무한한 힘을 발휘하고 있는 사람은 그리 흔치 않다. 깨닫는 것만큼만 힘을 발휘할 수 있는 것이라 볼 수 있다. 인간은 결국 자기 자신을 깨닫는 자기 발전의 과정이자 역사라고 할 수 있다.

자신을 생각하길 별 볼 일 없는 그저 그런 존재라고 여기는 한 그런 나약한 존재가 될 것이다. 그리고 보다 큰 힘에 대해선 무력감이나 두려움이 따른다. 인간은 하찮은 존재가 아니라 우주를 만들고, 태양을 만들고, 지구를 만들어 그들을 질서정연하게 운행하는 창조주의 힘이 바로 자기 자신의 힘과 같다는 자각이 들 때, 인간의 나약함과 열등감은 사라진다. 이런 자각에 의하여 용기는 솟아나고 자신감이 넘쳐 어떠한 일이라도 훌륭하게 해낼 수 있다. 내 안에 무한한 지성과 전능의 힘이 존재함을 자각하는 일이 무엇보다 중요하다.

정신 의학자 칼융은 사람의 마음 구조는 표면의식, 개인 무의식, 집합 무의식의 세종류 의식으로 구분한다. 표면의식은 일상생활을 하면서 갖는 깨어있는 상태의 마음을 말한다. 개인 무의식은 태어나서 죽을 때까지의 모든 기억이나, 자기도 모르게 경험한 모든 내용이 기억으로 저장되어있는 의식이다. 집합 무의식은 우주 탄생 빅뱅의 순간부터 137억 년 우주 역사의 모든 기억을 저장하고 있다. 여기에 단세포로부터 시작하여 수억 년의 진화 과정을 거치면서 사람으로 진화된 모든 기억도 저장되어있다고 한다.

이 집합 무의식은 모든 인류가 동일하게 갖는 의식이다. 집합 무의식은 우주의 모든 정보가 포함되어 있기에 여기에는 무한한 사랑, 무한한 지혜, 무한한 에너지, 무한한 공급, 무한한 능력과 무한한 힘이 내재 돼 있다. 그래서 초월의식, 신의 의식, 우주의식이라 표현하기도 한다.

우리가 흔히 얘기하는 잠재능력이나 자연치유 능력은 바로 집합 무의식의 정보를 말한다. 그 안의 정보를 끄집어내어 적용하여야 한다는 이치다. 이러한 능력과 힘이 우리 안에 내재 돼 있기에 인간의 위대성을 말할 수 있다. 더불어 만물의 영장이라는 말도 이해와 해석이 되리라 본다.

자신의 내면에는 이런 위대함이 내재 돼 있음을 알아야 한다. 무한한 지혜와 무한한 능력, 무한한 힘을 소유하고 있는 존재임을 알아야 한다. 이런 위대한 역량의 존재임을 자각한다면 병이나 불행 정도에 쩔쩔매야 할 하등의 이유가 없는 것이다. 아무런 힘이 없는 그저 그런 별 볼 일 없는 존재라고 자신을 여기니까 병, 불행에 쩔쩔맬 수밖에 없을 뿐이다.

나라는 존재가 어떤 존재이고, 내 안에는 무엇이 내재 돼 있는지를 아는 것이 우리의 가장 크고 소중한 책무다. 내 안의 완전무결한 생명의 힘을 자각하여 원래 병, 불행이 없다는 진리를 깊이 명심해야 할 필요가 있다. 신은 완전무결하기에 병, 불행이 없지 않은가? 그로부터 생명을 부여받은 자식인 우리 인간도 병, 불행이 없는 완전무결한 존재임을 말이다.

　이들을 자각하여 신념화가 되면 생명의 위대함은 우리 안에서 영적 진동을 일으키면서 병 같은 하찮은 존재, 원래 없는 것쯤은 순식간에 봄눈 녹듯이 사라지게 한다. 끊임없이 열린 마음으로 자신의 육신의 벽을 뛰어넘어 그 뒤에 존재하는 영의 자각, 생명인 신성을 자각하는 자세만이 필요하다.

　이럴 때 무한한 힘과 능력을 발휘할 수 있는 것이다. 그 자각만이 우리를 진정 자유롭게 할 수 있는 힘이 된다. 여기에는 투명함과 순수성이 있어야 한다. 의심하지 않고 순수한 믿음만이 큰 힘을 발휘할 수 있다. 자신의 삶을 창조하는 이는 누구인가? 바로 자신이다.

　자신 안의 잠재된 능력을 개발하고, 자연치유 능력을 발휘한다는 의미는 자신 안에 무엇이 존재하는지를 깨닫고, 선택하는 것에 달려 있다. 우리는 나약하고 무기력한 존재가 아닌, 우주를 다스리고 지배할 수 있는 위대한 존재라는 사실을 자각하자. 그런 자각만이 진정 자신을 자유롭게 할 수 있는 큰 힘이 된다.

　우리는 육신의 모습만이 나의 진정한 모습이라고, 아니 참모습이라고 착각하면서 살아왔다. 여기에 사로잡혀 있다면 영원히 헤어 나올 수 없는 함정 속에서 허덕일 수밖에 없다. 이제는 벗어나야 한다. 육체는 그저 마음으로 인하여 만들어진 念염의 그림자일 뿐이다. 변화하며 사라지는 그런 하찮은 껍데기에 불과한 존재임이 확실하다.

　우리 모두는 生命생명의 참모습을 찾아야 한다. 바로 實相실상을 보아야 한다. 이는 곧 대생명이자 神신의 아들이라는 대 자각이므로 이 진리만 온전히 깨닫는다면 우리는 자유로워질 수가 있다. 이것이 진정 생명의 법칙이자 스스로 진면목을 찾을 수 있는 대자연의 진리이다.

2장

마음이라는 존재를 재인식하자

1. 마음의 본질을 깨닫자.

마음은 어떤 것일까? 마음은 무엇보다도 소중하다고 다들 인정을 한다. 일반적인 견해를 벗어나 또 다른 측면에서 마음에 대한 새로운 인식이 필요하리라 본다. 누구든 마음은 어디에 있을까 하고 몇 번쯤은 생각해보았을 것이다. 마음은 형체가 없기에 확인할 수는 없다. 마음은 심장에도 없고, 오장육부에도 없고, 머리에도 없다. 흔히들 마음은 머리에 있다고 생각한다. 머리를 분석한들 마음이라는 존재를 확인할 길은 없다. 어디서도 마음은 찾을 수가 없다. 눈에 보이는 현상의 세계에서 마음을 확인하는 것은 무의미할 뿐이다.

마음은 라디오 전파의 파장과 같다고 한다. 라디오의 파장은 눈에는 보이지 않지만 존재한다는 사실은 전혀 의문이 없다. 안테나를 설치하면 라디오에서 나오는 파장이 귀에 들리는 작용을 한다. 그렇듯이 마음은 눈에는 보이지 않지만, 인간의 신체라고 하는 수신 장치가 존재하면 자동적으로 작용하는 것이라 볼 수 있다. 일테면 라디오의 안테나 작용으로 소리가 귀에 들리듯이, 육체는 마음을 받아드리는 안테나 역할을 한다는 이치다. 따라서 우리의 두뇌는 직접적으로 마음의 파장을 수신하며, 기능을 수행하는 장치임을 일컫는다. 즉, 마음을 수신하는 장치가 두뇌라는 해석이다.

두뇌의 기능이 멈춘 상태에선 마음은 더 이상 작동하지 않는다. 마음을 수신하는 기능은 작동을 멈추고, 머물던 마음조차도 떠나게 된다. 이때를 우리는 죽음이라 표현한다. 죽음을 "돌아가신다"라고 말한다. 마음이 원래 있던 곳으로 되돌아간다는 의미일 것이다. 유계이든, 창조주가 존재하는 원래의 거처든 어디엔가 마음의 안식처가 있다고 보여진다. 따라서 우리는 마음을 잠시 빌려 쓰고 있는 것이 아닌가 싶다. 혹자는 말하였다. 마음은 인연에 따라서 왔다가 인연에 따라서 간다고 말이다.

『마음을 비우면 얻어지는 것들』의 김상훈 작가 책의 내용이다. 양자 물리학자들은 영혼의 99,9999%는 우주에 있고, 0,0001%만 육체에 들어 있다고 말한다. 육체의 부피만큼만 영혼이 들어있다는 얘기다. 다시 말해 우주가 우리의 영혼이자 진정한 두뇌라는 뜻이다. 우주 두뇌는 무한한 모든 정보를 갖고 있고, 모든 곳에 존재한다. 그래서 아인슈타인도 우주에는 완벽한 두뇌가 존재한다고 하였다. 정보는 우주에 떠 있는 영혼이 가지고 있으며, 두뇌는 이 정보를 받아쓰고, 재생산하는 기능만 수행한다고 한다.

셀드레이크 박사도 두뇌는 정보나 아이디어를 기억하거나 저장하는 장치가 아니라 우주에 저장된 정보를 꺼내 쓰는 장치라고 한다. 즉 두뇌는 정보가 저장된 도서관이 아니라 우주에 저장된 정보들을 송수신하는 기능을 할 뿐이라고 말한다. 마음의 기능은 이러한 과정을 거쳐 우리 몸에서 작용한다는 새로운 사실을 이해해야 할 필요가 있을 것 같다.

인간은 육체라는 별개의 개체 속에 마음이 깃들어 있는 따로따로의 존재가 아니다. 마음은 육체를 기관으로 해서 활동하고 있으며, 별개의 존재가 아닌 하나로 된 존재라는 의미다. 동전의 양면처럼 말이다. 육체 그 자체는 마음이 작용한 결과 생긴 산물이다. 바꿔 말하면 마음이 표현한 마음의 창조물이 육체다. 일테면 마음인 생각에 의해서 육체는 변화하며, 변화의 원동력은 생각이다. 지금 이 순간 자신의 모습은 자신이 선택했던 생각의 결과로 나타난 모습이다. 누구도 자신의 변화에 그렇게 되도록 도움을 주지는 않는다. 오로지 자신의 몫이다.

따라서 마음이 있어야 육체는 존재한다. 마음이 없으면 육체는 또한 잠시도 존재할 수가 없다. 마음속에서 육체는 헤엄을 치고 있다라는 얘기다. 육체가 마음을 품고 있는 것이 아닌, 마음이 육체를 품고 있음을 알 수 있다. 마음의 에너지는 육체의 모든 부분에 영향을 미친다. 60조개의 세포는 마음의 힘에 따라 그의 기능을 다한다. 육체의 조직이나 기관도 마찬가지다. 따라서 마음이 주인이요, 물질인 육체는 마음 안에 존재하는 객체이자 종이다. 육체는 오로지 마음이라는 생각의 영향만을 받는다. 개개인의 생각이 지배하고 있는 육체는 자신이 생각하는 방향에 따라서 반드시 그에 따른 변화함을 알 수 있다.

예를 들어보자. 화를 내면 바로 얼굴은 시뻘겋게 되고, 몸은 부들부들 떨린다. 공포에 떨면 얼굴은 창백해지고 식은땀이 나면서 소름이 돋아난다. 마음이 불편할 때 음식물을 먹으면 소화가 잘 안 된다. 슬프면 눈물이 나고, 기쁘면 당연히 웃음이 나온다. 몹쓸 병에 걸리면 죽을지도 모른다는 공포와 두려움에 휩싸여 점점 병은 심해지게 된다. 일테면 화도 마음이요, 공포도 마음이다. 마음의 상태에 따라서 육체는 반드시 화학적, 물리적 변화가 나타나며 그 결과가 그대로 표현된다.

이런 현상들은 육체와 마음은 따로따로 분리되어 있지 않고, 하나로 존재한다는 사실을 보여준다. 육체의 변화는 바로 마음인 생각의 반영이다. 마음이 바뀌면 육체는 그에 따른 변화를 하기에 마음이 주체이며, 마음이 시키는 대로 따라주어야만 하는 것이 바로 육체다. 육체인 몸속에서 마음은 자유자재로 움직이며 활동을 한다. 그 활동의 여파로 몸은 제 기능을 다하며, 존재감 또한 나타내게 된다.

그러니 마음이 본질이자 주인이요, 육체는 마음이 만든 마음이 활동할 수 있는 도구이자 그릇일 뿐이다. 육체는 마음을 통해서만 반응 내지 변화할 수 있기 때문이다. 결국 육체라는 존재는 시종일관 마음을 따라다녀야만 하는 마음의 그림자이자 흔적임이 분명하다. 마음과 육체는 이런 상관관계를 갖고 있음을 인식하여야 할 것이다.

우리가 눈으로 본다고 하는 것은 육체인 물질 즉, 안구, 수정체, 망막, 동공, 시신경 등이 작용을 하여 본다고 생각을 한다. 이들 물질인 안구, 수정체, 망막, 동공, 시신경 등은 느낌, 감각, 의식, 성질 등이 전혀 없다. 그러기에 물질인 이들에 의해서 볼 수 있다고 하는 것은 불가능하다. 세상을 볼 수 있는 것은 오로지 마음의 작용이다. 보고자 하는 마음이 있기에 가능하다. 보고자 하는 마음이 없으면 본다는 것은 아예 불가능하다. 결국 마음의 작용에 의해서만 가능한 일이다.

눈 자체, 물질 그 자체는 아무런 힘이 없고, 능력도 없다. 눈은 단지 보고자 하는 마음을 전달해주는 매개체이고, 본다고 하는 특성을 가진 기관이자 물질일 뿐이다. 더불어 듣기도 마찬가지다. 귀 또한 단순히 듣기 위한 전달 매개체일 뿐 마음을 통해서만 들을 수 있다. 혀도 마찬가지다. 맛을 느끼는 것은 역시 마음이다. 우리는 이런 관계를 좀 더 유심히 관찰해야 할 필요가 있다.

이런 사실만 제대로 인식을 한다면 병이란 별로 대수로운 존재가 아니라는 것을 알 수가 있을 것이다. 왜냐면 마음은 육체를 자유자재로 조절을 할 수 있는 능력과 힘이 있기 때문이다. 마음이 육체를 만들었으며, 절대적으로 지배를 하지 않는가? 따라서 병은 육체에 기생하는 한낱 보잘것없는 하찮은 존재다. 마음에 따라 변화하는 것이 우리 육체이기 때문에 치유는 얼마든지 가능함을 시사한다.

어차피 마음의 아픔이나 번뇌로 병이 생기게 되니, 마음의 아픔이 사라지면 병의 사라짐은 너무나 당연한 일이다. 원인이 마음이요 병은 결과다. 원인만 제거하면 결과는 당연히 사라진다는 해석이다. 그러니 치유의 방법을 마음에서 찾아야 함은 가장 이상적이고, 직접적인 방법이기에 가장 올바른 방법일 수밖에 없다.

현대 의학이나 과학은 나타난 질병의 증상만 치료를 시도하는데, 이는 원인 세계를 치료하는 것이 아니기 때문에 일정한 한계를 가지고 있다. 근원인 뿌리는 그대로 놔두니 결과는 어떠할까. 설사 치료가 됐다 할지라도 재발을 하든지 제3의 질병이 생길 수밖에 없지 않을까? 불확실하고, 부정확하고, 불완전한 방법이다. 모두는 이런 중요한 사실을 알지도 못하고, 또한 잘못된 인식에 함몰되어 어둠 속에서 헤매고 있는 셈이다.

성경에도 태초에 말씀이 계셨고, 이 말씀이 곧 하나님이라 하셨다. 말씀으로 이 세상의 만물을 만드셨다고 분명 명시를 하였다. 말씀은 마음변형을 의미한다. 창조주는 자신의 상념 또는 말씀에 의해 모든 만물을 만드셨다. 그 말씀 안에 생명이 있다고 말하였다. 그리고 창조주의 생명을 깃들게 해서 나타난 존재가 인간이다. 불경역시 空卽是色공즉시색이라 하였다. 空공이란 아무것도 없는 無무를 나타내고, 色색은 모든 형상있는 것 즉, 물질을 말한다.

아무것도 없는 무 즉, 공에서 일체인 색이 나타난다는 사실이다. 여기서 공은 없는 듯이 보이는 인간의 마음을 일컫는다. 바로 마음으로 인해서 이 세상의 형체 있는 것이 나타난다는 이치가 공즉시색이다. 인간의 육체 또한 마음으로 인해서 만들어졌다는 말씀이다. 무야말로 유의 근원임을 알 수 있다. 마음이야말로 모든 형상을 만드는 실체라는 사실이다. 육체는 마음으로 만들어진 가상적 존재(있는 듯이 보이지만 원래는 없는 것)로서 마음의 그림자라 표현을 할 수 있다. 마음이 없으면 육체는 바로 사라진다. 왜냐면 마음이 근원이자 본질이기 때문이다.

『행복을 부르는 365장』 다니구찌 마사하루 저에서. 최근 과학(양자역학)의 발전으로 물질은 조직, 분자, 원자, 미립자(소립자), 無무의 순서로 분리되면서 전환됨을 발견하였다. 분자는 원자의 결합에 의해서 성립이 되고, 원자는 미립자의 결합에 의해서 성립된다. 미립자는 무에서 돌연히 발생하고, 또 무로 돌아감이 발견되었다. 결국 물질은 무의 변형에 의해서 생긴다는 이치다.

그러나 단순한 무는 아무것도 없는 상태이므로 그 자체가 변형하려해도 변형을 할 수가 없다. 여기에는 어떠한 불가사의한 힘이 가해져서 물질은 무로 되고, 또 무는 물질로 변화되는 것이 아닌가 싶다. 불가 사이의 놀랄만한 예지의 힘이 가해져서 이런 결과가 온 것이라 생각된다.

그 예지의 힘은 바로 자연의 힘이자 신의 힘이라 추측을 할 수 있을 것이다. 또한 色卽是空색즉시공이다. 물질인 色색은 空공이다. 공은 無무이므로 바로 "물질은 없다"는 얘기다. 더불어 "육체는 없다"라는 말이 성립된다. 왜냐하면 육체인 물질을 잘게 쪼개면 분자를 지나고 원자를 지나 미립자의 단계에선 무로 전환되어 결국 無무가되니 물질은 없는 것이 된다. 따라서 육체라는 물질은 없는 것이다. "육체는 없다"라는 해석이 가능해진다.

육체를 보자. 모든 조직은 분자, 원자, 미립자 순으로 점점 작게 분리된다. 이들 분자, 원자, 미립자는 모두 마음속에서 헤엄을 치고 있다. 일테면 마음을 매개로 하여 이들은 움직인다. 이 마음은 영묘하고, 불가사의한 것으로서 모든 것을 움직이는 원동력이 된다. 나타나 있는 육체는 그 배후에 있는 마음이 운동한 그림자에 불과하다. 마음속에 일체가 있고, 일체의 운동이 있다. 우리의 팔다리의 근육, 오장육부, 뇌세포의 운동은 모두 마음인 생각 에너지가 지시하는 방향으로 움직인다.

마음이란 이런 존재임을 말한다. 물질인 육체는 오로지 마음의 작용에 의해서만 움직인다. 60조의 세포가 마음 에너지를 흡수하여 작용하며, 그의 기능을 다한다. 육체의 모든 조직이나 기관 또한 마음의 힘에 의해서만 움직이며 작동을 한다. 마음이 육체를 지배함을 알 수 있다. 그것도 절대적으로 철저히 지배한다는 논리다.

그리고 당신의 모든 생각은 앞으로 당신의 운명을 창조한다. 당신의 모든 느낌이나 감정은 삶이라고 하는 당신의 길을 창조한다. 당신이 어떤 생각을 하고 느끼건, 그것은 삶에 그대로 반영되어 현실이 된다. 당신은 누구인가? 당신은 생각하는 능력, 원하는 것을 추구하는 능력, 창조하는 능력을 소유하고 있다. 이들은 오로지 마음에서 비롯된다.

지금 이 순간에 당신의 모습은 과거 생각과 선택의 결과로 나타난 모습이다. 다른 것은 없다. 마음(생각)이라는 최고의 지성을 지닌 것이 바로 당신임을 말한다. 마음이란 이런 영묘함과 불가사의한 힘과 능력을 소유하고 있음을 보여준다.

2. 마음의 법칙은 무한을 달린다.

창조주(신)의 형상 없는 생명을 부여받은 인간은, 신의 최고의 자기실현이라고 표현을 한다. 신이 자기 자신을 만들려고 한 것이 바로 인간이라는 사실이다. 그러니까 신이 일체 만물의 창조주인 것처럼 인간도 또한 일체 만물의 창조주인 것이다. 생명의 본질이 마음이고, 인간의 마음 역시 신으로부터 부여받았기에 신의 마음이나 인간의 마음이 성질, 성격, 성품이 같다고 말하였다.

건물, 비행기, 자동차, 컴퓨터, 휴대폰, 식품, 약품, 생활용품 등등의 우리 주변의 모든 사물들은 인간에 의해서 만들어졌다. 그 창조의 원동력은 바로 마음이다. 마음으로 구상을 하고, 설계하여 이들은 만들어졌다. 잔잔한 마음의 신념과 굳은 의지로 만들어진 것이다. 그러나 단 한 가지 인간으로서 할 수 없는 것이 하나가 있는데, 그것은 바로 生命생명이다. 생명은 인간의 영역이 아닌 신의 영역이기 때문이다.

우리의 의식은 어떤 생각을 할 때, 우주 전체에 시공을 초월해서 전달된다. 빛은 1초에 30만 km를 간다. 1광년은 빛이 1년 동안 간 거리를 말한다. 10광년이든, 100광년이든 우리의 의식은 생각과 동시에 순간에 도달하는 엄청난 속도와 힘을 갖고 있다.

우주의 저편을 생각하면 생각은 순간 그곳에 가 있다. 흔히 말하는 염파念波를 지칭한다. 텔레파시도 이의 일종이다. 염파는 3차원을 벗어난 4차원, 5차원, 6차원 그 이상의 무한차원에서도 자유자재로 활동을 할 수 있는 힘을 갖고 있다고 한다. 반면 전자파는 3차원 안에서만 활동한다. 3차원을 벗어나선 방사할 수 없다고 한다.

일전에 모 방송에서 염력의 힘을 실험한 적이 있었다. 마음을 집중하면 알파파가 생성되는데 이때 알파파를 이용하여 선풍기를 돌리고, 비눗방울을 움직이게 하고, 전등을 켜기도 하며, 장난감 기차도 움직이는 실험이었다. 이는 마음의 힘을 객관적으로 드러내 보이게 하는 작은 시초로 보면 될 것이다.

그리고 말에는 언령이 있다고 우리는 선현들로부터 진작 배운바가 있다. 말에는 즉, 생각에는 영적인 힘이 있다는 귀중한 설명이다. 그래서 함부로 아무 말이나, 생각을 해서는 안 된다는 뜻이다. 그만큼 파급력이 크다는 것을 알아야 한다. 이는 타인에게 영향을 주지만 제일 먼저 자기 자신에게 더 큰 영향을 미치기 때문에 항상 신중을 기해 말과 생각을 하여야 한다는 뜻이다. 그리고 생각과 동시에 우주 저편까지 도달하니 말이다.

내 마음에서 좋은 파동의 에너지를 내보내야만 한다. 좋은 파동을 발산하면 우주의 좋은 에너지를 불러들이는 역할을 한다. 파동은 원래 자기와 유사한 에너지와 공명을 이루어 그들을 끌어들이는 속성이 있다. 긍정은 긍정을 부르고, 부정은 부정을 불러들인다. 끼리끼리 모인다는 얘기다.

여기서 우리의 의식이 항상 긍정만을 생각한다면 얼마나 다행일까? 안타깝게도 그의 내면을 보면 그렇지 못하다, 모른다, 능력이 없다, 힘이 없다. 돈이 없다, 나이가 많다, 귀찮다, 시기, 질투, 원망, 노여움, 증오, 슬픔, 외로움, 불안, 공포, 두려움, 자기학대, 콤플렉스, 잘못된 믿음, 수치심 등의 부정적인 생각이 우리 의식의 대부분을 차지한다. 이미 잠재의식 속에는 부정적인 의식으로 꽉차있다는 반증이다.

잠재의식의 용량은 현재의식의 6만 배가 된다고 한다. 일테면 에너지의 양이 6만 배가 된다는 의미다. 결국 이들 잠재의식 속의 부정적인 의식이 우리의 차후 생각을 이끌고, 운을 주도하게 됨은 당연한 결과다. 그러니 하는 일이 잘될 리가 없고, 불행과 병은 당연히 올 수밖에 없는 것이다.

어느 책을 보니 이들 부정적인 의식을 정화하려면 "감사합니다"를 5만 번 정도 해줘야지만 정화가 된다고 한다. 하루에 적어도 400~500회 정도는 "감사합니다"를 반복적으로 확언을 꾸준히 해줄 필요가 있다. "감사합니다"라는 문구는 몸과 마음에 쌓여있던 부정적인 에너지를 긍정적인 에너지로 바꾸어주는 힘이 있다고 한다.

"감사합니다"라는 말을 할 때마다 지금까지 했던 부정적인 말들이 하나씩 사라진다고 하니 꾸준한 확언이 필요하다. 부정적인 에너지가 정화되어야지만 하는 일이 잘 풀리고, 병도 치유될 수 있으니까 말이다. 오죽하면 긍정적으로 생각해야 한다는 말이 화두가 될까.

우리가 지녀야 할 가장 중요한 요인은 마음의 평화다.

이는 궁극의 목적이 되어야 한다. 마음의 평온과 평화만 이루어진다면 더 이상 바랄 나위가 없을 것이다. 우리의 삶을 위한 가장 순수한 이치이기 때문이다. 하늘은 스스로 돕는 자를 돕는다고 하였다. 우리의 파장이 올바르고 순수하면 우주의 파장과 동조되어 우주의 좋은 에너지를 끌어 모은다. 부와 행복 그리고 건강의 기운까지 얻게 될 것이다.

마음은 창조의 힘을 갖고 있다. 현상의 모든 실체는 마음에서 비롯되었기 때문이다. 그리고 원인 결과의 법칙을 따른다. 행복, 불행, 성공, 실패, 건강, 질병은 전부 과거의 마음의 결과물이다. 과거의 마음이 오늘의 현재를 만들었음은 분명하다. 흔히 하는 말로 씨 뿌린 대로 거둬들인다는 뜻이다. 바로 **唯心所現**유심소현이다. 현상은 마음의 나타남의 세계를 의미한다.

할 수 있다고 생각하면 할 수 있고, 할 수 없다고 생각하면 할 수없는 것이다. 건강을 생각하면 건강해질 것이고, 병을 생각하면 병이 오는 것은 당연하다. 그래서 마음은 모든 것을 창조하고, 모든 것을 주관하는 만법의 근본이라고 하지 않았는가.

우리가 어떤 것을 생각할 때, 이는 우리의 감정이나 운명을 변화시키는 힘이 된다. 우리들의 마음속은 정원의 꽃밭과 같아서 거기에 어떤 씨앗이라도 뿌릴 수가 있다. 마음의 꽃밭에 뿌리는 씨앗은 생각이라고 하는 씨앗이다. 마음속에 어떤 것을 생각하느냐에 따라서, 마음의 꽃밭에 뿌리는 씨앗은 결정 된다. 그 결과 나쁜 생각을 하게 되면 나쁜 일이 일어난다. 좋은 생각을 하면 당연히 좋은 결과가 나온다.

자기는 단지 마음속으로 좀 생각했을 뿐인데 하고 생각해도, 그것은 결국 씨앗을 뿌린 것이 된다. 우리의 생각은 이런 결과를 가져온다. 뿌린 대로 그것이 자라서 어떤 모습으로 나타난다는 뜻이다. 자신의 현재 모습은 결국 과거 생각의 산물임을 말한다.

상념 즉, 생각이 씨앗의 주체라 하였다. 그것은 눈에 보이지 않는 아주 소소하고 작은 씨앗이다. 이는 점점 성장해서 눈에 보이는 형상으로까지 나타나게 된다. 타인이 당신에게 나쁜 것을 주는 것은 아니다. 오직 마음의 꽃밭에 당신 자신이 뿌린 대로 결과가 나타나는 것이다. 그래서 좋은 상념을 뿌리는 것만이 좋은 열매를 맺기에 더 이상 머뭇거릴 필요가 없다.

우리 안에는 무한한 지성인 신성이 있기에, 어떤 일이라도 창조할 수 있다는 생각을 하자. 항상 내면의 무한한 힘과 능력을 인정하여, 무한력을 발휘할 수 있다고 생각하자. 당신의 내일은 당신이 오늘 어떤 생각을 하는가에 의해서 만들어진다.

당신이 하는 모든 말들이 미래를 만든다는 것을 이해하자. 말이란 생각으로 비롯된 하나의 형태다. 모든 것은 생각의 산물임을 말하며, 삶은 생각을 통하여 이루어진다. 왜냐면 생각은 당신 안의 신성과 연결되어 하나의 형태를 만들며 창조하기 때문이다.

지금 설령 나쁜 일이 있을지라도 우리 안에는 무한한 지성, 능력, 힘이 있기 때문에 좋은 일이 온다는 희망을 갖자. 좋은 일이 온다는 확신은 결국 좋은 일을 나타나게 하는 씨앗의 역할을 한다. 이런 생각만이 앞으로 나타나는 자신의 모습을 결정하기에 우리는 쓸데없는, 아무 가치도 없고, 나약하고 부정적인 생각은 가급 적 버리자. 매 순간 삶에서 일어나는 모든 일들은 자신 스스로 창조하기 때문이다.

다른 각도로 표현을 해보자. 마음은 우주에 가득한 양자 즉, 에너지를 물질로 변화시킬 수 있다. 양자들은 평소에 에너지인 파동으로 존재하다가 인간의 마음 레이다에 포착되는 순간, 물질인 입자로 바뀐다 한다. 전자 현미경을 통해 보면 공간에 퍼져있던 양자들이 우리의 마음 에너지에 반응해서 시선을 준 곳으로 빠르게 모여든다는 것이 확인되었다. 사람이 바라보면서 의식의 힘이 전달되는 순간 에너지는 변화하면서 물질화된다는 논리다. 과학은 여기까지 증명을 하고 있다고 한다.

우리의 의식인 생각은 물질을 만드는 원동력임을 알 수 있다. 여기에는 강한 집중력이 필요하고, 시간 또한 필요할 것이다. 인간이 만든 모든 물질들은 결국 이런 원리에 의하여 이루어진 결과물임을 짐작할 수 있다. 그리고 마음에 의해서 비롯된 현상 즉, 육체에 나타난 질병도 마찬가지로 마음의 반영이다. 마음이 없다면 병은 아예 없는 것이 된다. 병이라는 자체는 마음의 결과물임을 알 수 있다.

우리 몸 안에서 일어나는 반응이나 결과는 오로지 마음에 따른 결과다. 그러기에 얼마든지 마음으로 변화 시킬 수 있음은 타당하다. 왜냐면 마음이 육체인 물질을 만들었다고 하였다. 질병 또한 부정적인 의식이 만들었기에, 긍정적 의식인 마음으로서 사라지게 할 수 있음은 당연한 결과다. 원인도 마음이요 결과인 답도 마음이라는 단순한 논리다.

질병도 미립자의 단계에선 파동이자 에너지에 불과하지 않은가? 에너지는 마음으로서 얼마든지 조율이 가능하다고 하였다. 양자역학

편을 참조하면 이해에 도움이 될 것이다. 건강을 생각하면 건강해지는 것은 당연한 결과다. 병을 생각하면 병이 오고, 여기에 불안, 공포와 두려움이 다가오면 우리의 의식은 깊은 수렁으로 한없이 빠져들어 점점 쇠약해지고 병마의 늪에 허덕일 수밖에 없다.

데이비드 홉킨스의 『의식 혁명』 책 속에서 John Diamond 박사는 물리적인 자극뿐만 아니라 감정적이고, 지적인 자극에도 근육이 강화되거나 약화된다는 사실을 밝혀냈다. 미소는 근육을 강화시키고, 미워한다는 생각은 근육을 약화시킨다. 긍정의 생각은 근육을 빠른 속도로 강화하게 하고, 부정의 생각은 순간 근육을 약화시킨다.

더불어 부정적인 생각을 한 사람의 혈액을 채취해 세균을 배양하면 세균이 왕성하게 증식된다고 한다. 생리학적으로 1시간 정도 분노하고 있으면 80명을 죽일 수 있는 독소가 생긴다는 놀라운 사실이 밝혀졌다. 반면 긍정을 생각하면 세균을 죽일 수 있는 좋은 물질이 생성됨은 확실하다.

그리고 『양자역학』 책에서 미국의 신경과학자 퍼트는 어떤 생각을 하면 그 생각에 해당하는 신경물질(뉴로펩타이드)이 뇌에서 만들어 진다고 한다. 일테면 희망을 가지면 희망 물질, 기쁨을 느끼면 기쁨 물질, 슬픔을 가지면 슬픔 물질, 기대를 하면 기대 물질 등이 뇌에서 만들어 진다고 한다. 환자가 통증을 호소할 때 치료와는 전혀 무관한 가짜 약(위약)을 통증 치료의 특효약이라고 하면서 투여하면 실제로 통증이 없어지는 경우가 30~50% 관찰된다.

이같이 가짜 약이 치료 효과를 나타내는 것은 치료가 될 것이라고 믿는 마음이 뇌에 작용해 뇌로 하여금 엔돌핀, 엔케파린 이라는 통증을 없애주는 화학물질을 만들기 때문이다. 즉 마음이 뇌와 연결되어 나타나는 현상임을 알 수 있다.

스탠포드 의대의 립튼 부루스 교수는 우리의 생각이 유전자의 DNA까지도 변화시킨다는 사실을 밝혀냈다. 교수가 암 환자를 치료하면서 환자 자신이 마음을 바꾸어 좋아진다는 확신을 가질 때 유전자의 질서가 재배열된다고 하였다. 교수의 말에 의하면 우리의 생물학적인 형질은 DNA로부터 지배를 받는 것이 아니라, 오히려 DNA가 우리의 생각의 에너지와 세포 에너지로부터의 신호의 지배를 받고 있다고 한다.

즉 유전자의 변화를 위해선 생물학적인 치료법 대신, 마음을 바꾸는 것이 더욱 중요한 사실임을 얘기한다. 이는 곧 좋아진다고 믿는 마음이 세포를 변화시킨다는 해석이다. 세포에 영향을 주는 것의 가장 큰 핵심은, 마음인 생각의 에너지다. 마음이 육체를 만들었음은 물론이고, 지배하기에 충분히 설득력이 있다. 이런 논리는 후성 유전학에서 이미 밝혀진 이론이다.

필자의 예를 간단히 말해보자. 간혹 어느 부분에 통증을 느낀다면 그 부분을 의식하면서 신의 아들은 완전무결하다. 신의 아들은 완전원만하다. 병은 없다. 통증은 없다. 병은 없다. 통증은 없다. 병은 사라져라. 통증은 사라져라. 병은 사라져라. 통증은 사라져라.라고 차분히 암시(확언)를 여러 번 해주면서 사념을 해주면 믿음의 감정이 폐부에 와 닿는 느낌이 들게 된다.

그런 느낌이 들게 되면서 드디어 치유는 시작된다. 이때 믿음의 강도가 크면 클수록 치유가 강력해짐을 알 수 있다. 믿음이 결정적 작용을 한다는 것을 의미한다. 가벼운 증상은 10여분 정도만 해줘도 사라지고, 무거운 증상은 결과를 보며 더 시도를 해주면 짧은 시간 내에 거의 다 해결된다.

바로 믿는 마음이 몸에 영향을 주기 때문에 이런 결과가 나타난다. 믿음을 갖게 되면 도파민(백혈구를 생성하여 면역력을 증강 시키는 작용을 함), 세로토닌, 옥시토신과 같은 신경호르몬이 분비된다고 한다. 그리고 신경 펩티드(유사 단백질)인 엔돌핀, 엔케파린이 생성되어 통증을 억제하고, 효소들이 생성되어 치유는 순식간에 몇 시간도 아닌 수분이면 이루어지는 결과를 보여준다.

믿는 마음이 뇌에 연결되면 순간적으로 이러한 신경 전달 물질이 생성된다는 사실을 보여준다. 마음이 육체에 주는 영향력은 실로 극적임을 알 수 있다. 누구나 똑같이 적용되는 메커니즘이다. 실험을 해보면 충분히 알 수 있을 것이다.

이같이 마음에 의해서 육체는 즉각적인 결과의 모습으로 영향 받고 있다. 육체는 마음에 의해서만 변화하기 때문에 얼마든지 치유의 가능성을 엿볼 수 있다. 타고난 유전자는 바뀌지 않는다고 우리는 알고 있지만, 이젠 생각만으로도 유전자의 성향을 바꿀 수 있다는 사실을 알게 되었다. 내 안의 힘은 이렇게 소중하고 무한한 힘을 소유하고 있다. 바로 생명은 무한한 지성, 힘, 능력을 소유한 위대한 존재임을 알아야만 한다. 내 안의 능력을 끌어낼 수 있는 주체는 마음 즉, 생각이라는 도구다.

앞서도 언급을 하였지만 플라시보의 현상에 대해서 좀 더 알아보자. 『마음』이영돈의 저서에서 라이츠씨는 암에 걸려 거의 죽음 직전에 이른 중환자다. 그는 오렌지 크기의 암세포를 갖고 있었다. 어느 날 라이츠씨는 장액인 크레비오젠이 암에 효과가 있다는 새로운 사실을 알게 되어 의사에게 사정하다시피 하여 처방을 받았다. 며칠 후 라이츠씨는 간호사와 농담을 할 정도로 상태가 좋아졌다. 의사는 마치 종양이 가스렌지 위에 있는 눈덩어리처럼 녹아 내렸다고 한다.

하지만 두달 후 말의 장액은 가짜며 암에 효과가 없다는 의학 기사를 읽고서 암은 바로 재발 되었다. 의사는 두 배나 더 강한 크레비오젠이 있다며 주사를 놓아주었다. 여기서 재미있는 점은 의사가 투여한 주사는 물이었다고 한다. 그럼에도 불구하고 종양은 녹아버렸고 라이츠씨는 두 달여 동안 건강하게 지냈다. 얼마 후 크레비오젠이 전혀 효과 없다는 사실의 기사를 보고난 후 라이츠씨는 이틀 후에 죽었다 한다. 이 예는 의학계의 상징적인 얘기로 묘사되고 있다.

이처럼 진정으로 믿는 마음 즉, 신념의 중요성을 일컫는 사례다. 아무런 효과가 없는 약이지만, 새로 발견된 아주 훌륭한 약이라고 환자가 믿으면 그 믿는 마음의 크기에 비례해 암 덩어리도 순식간에 녹는다. 그러나 효과가 없다고 환자가 믿게 되면, 그 실망감 충격은 엄청난 결과를 초래할 뿐이다. 이들 내용은 바로 위약의 효과인 플라시보 효과를 말한다.

다음은 프랑스의 천문학자이면서 심령학자인 프라마리온 박사의 저서인 "미지의 세계"의 내용이다. 어느 젊은 부인이 살충제를 먹고 자살을 기도했다. 그녀는 자리에 누운 채 절명을 하고 말았다. 사인을 확인키 위하여 해부하였는데 위 속에 남아있는 살충제의 성분을 분석하여도 인체에는 전혀 해가 없는 물질임이 밝혀졌다. 이 부인은 결국 자신이 독약을 먹었다는 잘못된 믿음에 의해서 죽은 것이다.

또 하나의 사례를 보면 이번에는 어느 사형수를 실험에 이용했다. 사형수의 눈을 가리고 신체를 의자에 꽁꽁 묶어놓은 다음, 이제부터 목에서 피를 한 방울씩 떨어지게 하여 서서히 전신의 피를 빼내겠다고 선고를 하였다. 이렇게 선언을 하여 공포의 암시를 준 후 실험자는 죄수의 목에 바늘 끝으로 작은 상처를 내고 흡사 몸에서 피가 떨어지기라도 하듯, 그의 목에서 물이 바닥 위에 한 방울씩 소리를 내며 떨어지도록 장치를 해두었다. 6분쯤 경과한 후에 "자, 이제 당신의 혈액 중 3분의 2는 없어졌다"라고 암시를 주자 사형수는 그 말을 믿었고 두려운 나머지 절명을 하였다고 한다.

이와 같은 내용 들이 의미하는 바는 인간은 감각을 지니고 있기에 부수적으로 일어나는 연상작용에 따라 신념이 동요되었음을 알 수 있다. 신념에 의하여 죽기도 하고 살기도 한다는 사실이다. 이처럼 마음은 우리가 생각하는 것 이상으로 알 수 없는 극과 극의 무한영역에서 활동하며 영향을 준다. 더불어 종잡을 수 없는 변화무쌍한 힘을 가지고 있는 것이 마음이다.

믿음이 크면 암 덩어리도 순식간에 녹는다고 하였다. 살충제도 아닌 약을 살충제로 오인하여 목숨을 잃었다. 사형수의 목에서 피가 나온다고 위장을 하여 체내의 혈액 중 3분의 2가 빠졌다고 암시를 주니 사형수는 결국에 절명하고 말았다. 삶과 죽음에 이르는 영역에서 마음의 동요에 따라 어쩔 수 없이 결정적 영향을 받는다. 마음의 메커니즘은 알 수 없는 기이한 현상일 뿐이다.

사람이 목숨을 잃는다는 점은 반드시 물리적인 심한 충격을 받아야만 가능한 것이 아님을 보여준다. 마음만으로도 얼마든지 목숨을 잃을 수 있음을 알 수가 있다. 이는 바로 불안과 두려움, 공포심이 합쳐진 결정적인 결과다. 生생과 死사 그 안에 존재하는 모든 영역은 마음에 의해서 결정되므로 마음이 萬法만법의 근본이며, 창조주라는 사실을 말하고 있다.

따라서 우리가 해야 할 일은 우리 안의 천분을 믿어야 한다는 사실이다. 그것은 바로 생명의 순수의미의 자각을 말한다. 자신 안에 무한한 힘과 능력인 역량이 내재되어 있으므로 그것을 끌어내기만 하면 무한한 힘이 나온다는 사실을 믿어야 한다. 당신에게 무한한 힘이 나오지 않는 것은, 자신의 힘을 깨닫는 것을 미망(흙, 먼지)으로 억누르고 있든지, 그것을 퍼내는 노력을 하지 않기 때문이다.

당신은 자유자재함으로 모든 것은 당신의 마음 여하에 달려있다. 또한 당신이 무한한 힘을 표현하려고 한다면 그 누구도 방해할 수 없다. 당신에게 베풀어져 있는 무한한 힘을 충분히 자유롭게 사용하는 일이야말로 권리이자 능력이다. 그것의 사용 여부는 당신의 선택 여하에 달려있을 뿐이다. 결정권은 오로지 당신 몫이다. 이런 내용 들을 내면의 의식 속으로 깊이 받아드리자.

3. 우리의 내면에는 무한한 힘과 능력을 소유하고 있다.

보통은 내 안의 능력이 얼마나 되는지 어떤 역량을 지니고 있는지 누구나 몇 번쯤은 생각했을 것이다. 그 내면을 세밀히 분석할 수는 없지만, 우리는 보통 잠재능력이나 자연치유 능력이라는 말을 비교적 자주 사용한다. 이 말이 시사하는 바는 우리 안에는 그런 능력을 소유하기에, 그 같은 표현을 할 수 있다고 보여진다. 그런 능력이 없다면 애당초 그런 말은 할 수가 없는 것이다.

왜냐면 아는 만큼 보인다고 흔히들 말한다. 내 안에 소유하고 있으니 그런 말을 할 수가 있는 것이다. 그러나 이런 말은 누구든 쉽게 표현을 하지만 실제로 자신에게 적용하여 능력을 발휘하는 경우는 흔하게 볼 수는 없다. 특별한 사람들의 전유물인 것처럼 그렇게 생각을 하는 것 같다. 안타까운 점이 많음을 시사한다.

주위를 보자. 이들 능력을 발휘한 예를 든다면, 내면의 위대한 힘을 발휘한 예수와 석가가 있다. 그들은 육신의 모습으로 태어나 한결같이 고행을 하였든지, 수행을 하였든지 그들만의 큰 깨달음으로 인하여 오늘의 성현의 모습으로 우뚝 솟아있다.

그리고 아리스토텔레스, 소크라테스, 톨스토이, 헤밍웨이, 모짜르트, 베토벤, 미켈란젤로, 레오나르도 다빈치, 에디슨, 아인슈타인 등등 많은 이들이 그들만의 능력을 발휘해 귀감이 되고 있다. 주위를 보더라도 비교적 큰 업적 내지 능력을 발휘한 사람들이 더러는 드러난다.

하지만 그들만의 소유물이 아닌 우리에게도 그런 능력과 힘을 누구든지 내면에 똑같이 소유하고 있다는 사실이다.

어떤 사람이든 모든 것을 창조할 수 있는 잠재된 힘과 능력인 지성을 소유하고 있다. 생각하고 느낄 수 있으며, 창조의 능력인 신성의 본질을 가지고 있는 사람은 바로 당신이다.

누구든 무한한 능력과 힘인 위대한 역량을 지니고 있음을 말한다. 우리 존재를 단순히 육체만을 한정해서 말한다면 이런 얘기는 할 수가 없을 것이다.

육체는 단순히 물질이기에 물질 그 자체는 아무런 힘도 능력도 없기 때문이다. 육체는 어느 부분이 됐든 느낌, 감각, 의식, 성질이 없다. 그 자체로서 어떤 힘이나 능력을 전혀 발휘하지 못한다. 스스로 자신조차도 표현할 수 있는 힘이 없고, 마음을 통해서만 비로소 자신을 표현할 수가 있을 뿐이다.

마음 없이 혼자서는 존재할 수도 없고, 아무런 기능이나 역할 또한 수행할 수가 없다. 그런 육체를 우리는 자신이라고 너무도 쉽게 표현하고 있다. "육체가 자신이다." 그런 결과 내면의 본질의 힘을 볼 수 있는 안목이 자연스럽게 상실되었음이 분명하다. 그러기 때문에 큰 능력을 발휘하지 못하고, 그저 그런 인간으로 전락해야 한다고 말할 수 있다. 너무도 큰 오류를 범하고 있으면서 의식조차도 못하고 있다. 따라서 그런 잘못된 의식은 배제하고, 내면의 찬란한 빛인 다이아몬드를 찾는 것이 우리의 소명이 될 것이다.

육체가 존재한다는 자체는 바로 우리 안에는 생명이 함께하고 있다는 뜻이다. 생명력이 있기에 육체는 부분 부분 다 제 역할을 해낸다. 우리 몸 안의 각 기관이나 조직은 잠시도 멈춤이 없이 한평생을 움직이며 자기의 소임을 다한다. 음식물을 먹으면 소화되어 혈액을 만들고, 에너지를 만들어 활동할 수 있게 해준다. 필요 없는 물질은 땀, 오줌, 대변으로 배출한다. 혈관의 길이는 무려 50만 km가 된다. 이들 혈액이 한 바퀴 도는데 40초면 가능하다고 한다. 생각하는 힘 등 이처럼 생명체로서 활동하고 유지할 수 있음은 바로 생명력의 힘에 의한 결과다.

정자와 난자가 만나서 하나의 씨앗이 형성된다. 이때 도처에 분포되어있는 생명력에 이 씨앗은 투영되어 생명력을 지니게 된다. 어머니의 뱃속에서 생명의 분화는 시작된다. 씨앗 속의 어느 부분이 육체의 어느 부분으로 정확히 분화될지는 아무도 알 수가 없다. 오직 치밀한 설계도에 의한 생명력만이 분화를 결정하게 된다.

생명력의 힘에 의해서 팔 다리가 형성되고, 머리와 오장육부의 각 장기가 분화되어 형성된다. 그런 과정을 거쳐서 우리 몸은 이루어진다고 볼 수 있다.

그 결과 우리 몸의 각 부분은 생명력의 힘에 따라서 분화되고 만들어졌기 때문에 생명 표현이라고 할 수 있다. 심장이 그렇고, 위장이나, 머리, 팔다리가 다 생명력의 표현이다. 중요한 점은 생명이란 볼 수도 없고, 만질 수도 없고, 느낄 수도 없는 무형의 존재다. 일테면 靈영적인 존재라는 의미다. 바로 영이다.

그러기에 물질은 전혀 생명이 될 수가 없다. 우리 몸의 각 부분은 생명의 표현이기에 심장, 위장, 머리등의 모든 부분은 반드시 생명력이 존재한다. 따라서 인체의 모든 부분은 생명력의 표현이므로 영적 존재, 영성체라고 표현할 수도 있다. 심장이 영이요, 위장도 영이고, 머리도 영이다.

우리 몸의 각 부분은 생명의 표현이라고 하였다. 또한 각 부분은 영적존재, 영성체라고 말하였다. 이 생명에 대해서 잠시 알아보자. 일반적인 생명론은 태어나서 성장하고, 나이가 들면 병들고 죽는 것이 우리가 흔히 생각하는 생명론이라 볼 수 있다. 단순히 이렇게만 생각한다면 큰 의미는 없을 뿐이고, 큰 힘을 발휘하지 못한다. 좀 더 그 안의 내면을 들여다볼 필요가 있다.

앞에서 이미 설명되었다. 정자와 난자가 결합할 때 도처에 분포되어있는 생명력에 투영된다고 하였다. 이때의 생명력은 우주의 힘이자, 자연의 힘을 창조하신 창조주의 힘이라고 할 수 있다. 이를 통틀어 신의 힘이라고 표현을 하기로 하였다. 우리 생명은 신으로부터 부여받았기에 신의 생명이 우리 안에 내재 돼 있다는 얘기다. 일테면 신의 성품, 신의 성격, 신의 성질을 우리 안에는 누구나 똑같이 소유하고 있다는 증거다.

신의 성품이 내재 돼 있는 우리라면 이미 인간은 육체적인 존재를 뛰어넘어 그 뒤에 존재하는 불가사의한 영적 인간임을 의식하여야만 한다. 보편적으로 우리 삶은 육체적인 측면만을 추구하고 있다. 단순히 오관에 의해 보고, 만지고, 듣고, 맛을 보고, 냄새를 맞는 영역에서 생활한다고 볼 수 있다. 흔한 말로 보이는 것만을 인정한다. 보이지 않는 것은 애써 외면을 한다. 보이지 않는 것의 위대함을 대부분 사람들은 모르고 있다. 모든 현상은 보이지 않는 곳에서 탄생되었음을 기억해볼 필요가 있다.

우리 안에는 무한한 힘과 능력을 소유하고 있다고 말하였다. 이 의미는 내안에는 찬란하고 장엄한 생명력이 존재한다는 논리로 귀결된다. 생명력이란 신의 성품, 신의 성격이라 하였다. 바로 神性신성임을 의미한다. 아버지 어머니의 능력이 아닌 신의 힘이자 능력이다. 아버지 어머니는 단지 생명력을 받을 수 있게 해준 연결자이자 하나의 인연이라고 말하였다. 우리는 신이 우리에게 생명력을 부여하면서 창조되어 진 바로 신의 아들딸이다.

이는 전지전능, 완전 원만, 완전무결, 완전한 이상의 위대한 존재가 바로 우리임을 말한다. 우주를 만든 힘, 태양과 지구를 만든 힘, 또한 이들을 운행시키는 힘, 모든 생명체에 생명을 불어넣어 생명 활동을 하게 하는 힘은 내 안의 생명과 동질의 같은 힘이다. 신의 힘과 능력이 그대로 우리에게 전수되었다는 믿지 못할 사실이다. 이같이 상상을 초월한 위대한 힘과 능력인 역량이 내 안에 존재함을 인식하자. 우리라는 존재는 그런 위대한 존재다.

우리 내면의 의식을 보자. 의식은 현재의식, 잠재의식 (무의식), 집합 무의식(초월의식, 신의 의식 혹은 우주의식)으로 구성되어 있다. 이 우주의식에는 137억년의 우주 역사 탄생의 비밀부터, 지금까지의 모든 기억이 내재 돼 있다고 한다. 일테면 모든 정보가 의식 속에 있음을 의미한다. 이 얘기가 시사하는 바는 신의 지혜와 힘과 능력인 위대한 지성이 똑같이 우리 안에 존재함을 반증한다는 사실이다. 그런 능력이 있기에 인간의 위대함을 말할 수 있는 것이다.

모든 사람 안에는 그와 같은 힘과 능력을 소유하고 있다는 사실을 우리는 자각하여야 한다. 잠재능력이자. 자연치유 능력임을 말한다. 최근에 흔히 얘기하는 흙수저, 금수저의 얘기는 크게 잘못된 인식이라고 생각한다. 우리 안에는 이런 위대한 힘과 능력을 이미 다 갖고 태어났는데 부모가 물질적 힘이 있다 해서 금수저고, 힘이 없다고 해서 흙수저라는 표현은 한마디로 어불성설이다. 겉으로 보이는 면만 인정하려고 한다. 내면에 소유하고 있는 진면목의 위대함은 아예 외면한다. 한마디로 눈뜬 소경이다.

스스로 자괴감에 빠져 자학할 필요는 없다. 우리 안에는 그보다 더한 다이아몬드 수저를 누구나 다 갖고 태어났다는 사실을 알아야 할 것이다. 그들 능력 있는 부모라 할지라도 부모의 부모들은 다들 능력이 있는 금수저였을까? 아마도 그들 대부분은 흙수저였을 가능성이 클 것이다. 그들 능력 있는 부모들도 결국 자신 안의 다이아몬드를 찾은 결과는 아닐까?

우주를 설계하고 창조한 위대한 신의 생명은, 바로 당신 안의 생명과 일체다. 신은 말씀의 힘으로 만물을 창조하였고, 우리도 말의 힘 즉, 마음으로 만물을 창조한다. 건물, 비행기, 자동차. 컴퓨터, 휴대폰, 생필품, 식품, 의약품 등의 온갖 사람이 만든 물질은 모두 다 한결같이 마음에서 비롯된 것이다.

즉, 이들을 만든 원동력이 마음이라는 뜻이다. 육체도 환경도 모두 자신의 마음 즉, 생각의 힘에 의해서 좌우된다. 생각이 모든 것을 창조하는 원동력이다. 생각만이 현재의 자신을 만들고, 자신 주위의 환경을 불러들일 뿐이다. 오로지 생각만이 내 삶의 주체임을 자각해야 한다.

질병 측면으로 들어가 보자. 모두는 신의 아들이라고 하였다. 신은 완전 원만 완전무결한 존재다. 신이 암에 걸리고, 중풍에 걸리고, 당뇨에 걸려서 쩔쩔매는 나약한 존재라면 그런 쩨쩨한 신은 없음이 타당하다. 신이라는 의미를 부여조차 안 할 것이다. 신은 완전 원만, 완전무결하니 병이나 불행은 애당초 없을 뿐이다. 신에게는 병은 아예 존재하지 않는다. 우리 인간은 신의 자식이라고 하였다. 어버이가 병이 없으면 당연히 자식인 인간도 병이 없어야만 한다. 똑같이 완전 원만, 완전무결해야만 한다.

이 완전 원만, 완전무결한 존재를 실상이라 말한다. 우리 본연의 실체의 참모습이다. 우리의 실상은 이렇게 병에 걸려서도, 불행에 허덕여서도 안 된다는 사실이다. 누구든 두 세계에 발을 들여놓고 있다. 하나는 보이는 세계고, 다른 하나는 보이지 않는 세계다. 보이는 세계는 현상의 세계이고, 보이지 않는 세계는 영적 세계를 일컫는다. 지금 나타나 있는 현상은 보이지 않는 영적 세계에서 탄생 된다고 말하고 있다. 따라서 이 보이지 않는 영적 세계를 실상이라고 표현한다.

실상은 본질의 참된 세상을 말한다. 이미 실상은 완전무결 완전 원만하다고 말하였다. 그 실상에서의 완전함을 시크릿의 법칙에 의하여 현상의 세계로 끌어내 사용하기만 하면 된다. 흔히 말하는 시크릿의 법칙이 이런 원리임을 알 수 있다. 실상 안에 모든 해답은 이미 준비되어 있다. 그 안에는 행복, 성공, 건강의 완벽함이 존재한다는 사실이다. 따라서 실상의 완전함을 자각하여 밖으로 끌어내어, 내 것으로 만드는 것이 우리의 가장 큰 소중한 과제다.

우리는 이런 사실을 전혀 모르고 있다. 우리 안에는 별다른 힘이 없다고 인정하여, 오직 밖인 외부에서만 해결책을 찾으려고 한다. 약을 먹어야 하고, 수술하여야 하며, 깊은 산속의 산삼과 같은 약재를 복용하여야만 병이 낫는다고 믿고 있다. 이런 현상도 생각의 한 형태다. 그것만이 옳다는 제한된 생각의 결과물이다.

그렇게 제한되고 한정적인 생각의 위험이 얼마나 큰지 모르고, 사람들은 자기모순에 빠져 허우적대고 있을 뿐이다. 외부의 힘이란 내부의 생명력에 비하면 비교조차도 할 수 없는 먼지만도 못한 미약한 힘이다. 생명력이란 그 어떤 힘도 넘볼 수 없는 만고불변의 위대한 가치이자 역량이다. 위대한 생명력을 믿고 따라야만 한다.

육체를 살리는 힘은 인간 내부의 생명력에 있다. 생명력이 없으면 아무리 좋은 약이나, 좋은 식품을 먹어도 전혀 효과가 없다. 시체에 산삼을 주고, 최고의 영양제를 투여하고, 가장 비싼 주사를 놓아도 시체는 아무 반응도 움직임도 없다. 이는 바로 생명력인 마음이 있어야지만 치유가 가능하고, 치유하는 원동력이 마음에 있다는 사실을 나타낸다.

상처가 나서 수술을 하고 꿰맨 후 살이 돋아나 아물고, 피부가 원상

회복되는 힘은 역시 생명력에 의지할 수밖에 없다. 생명력만이 모든 성분을 일정한 인체 형태로 조직하는 지혜이자 지성이다. 그것은 눈으로는 보이지 않지만 놀랄만한 분석력, 조직력, 회복력을 가지고 있다.

　"바로 이 생명력의 본질이 우리의 마음이다." 마음인 생각에 의하여 우리의 육체는 시시각각 변화를 하게 된다. 화를 내면 얼굴은 씨뻘개진다. 공포에 떨면 피부에는 소름이 돋아나고 얼굴은 창백해진다. 기분이 나쁘면 소화가 잘 안 된다. 즐거우면 웃음이 나온다. 슬프면 눈물이 나는 것은 당연한 이치다. 병을 생각하면 병이 되고, 건강을 생각하면 건강해지는 것은 당연하다.

　왜냐면 육체는 마음으로 만들어졌기에, 마음에 의해서만 육체의 모든 조직이나 기관이 통제되어 변화한다. 마음에 따른 육체의 변화는 마음이 육체를 그런 형태로 바꾸면서 만들었다는 뜻이다. 마음의 지배를 반드시 받아야 하는 것이 우리의 육체다. 몸은 시키는 대로 반응할 뿐이고, 그 결과는 그대로 드러난다. 그리고 마음이 육체에서 떠나면 육체라는 장치는 그대로 있지만, 그의 기능은 멈춘다. 바로 죽음이다. 마음이라는 자체는 이렇게 소중하고, 우리의 주인이자 수호신이며, 이는 바로 생명력이라는 뜻이다.

　필자의 경험을 말하자면 마음 법을 알고부터 거의 모든 필자 자신의 질병은, 마음을 적용하여 비교적 수월하게 처치하였다. 하루 이틀 혹은 열흘정도 된 질환은 10여분에서 30분정도면 사라지게 했던 경험이 있다. 설사, 어깨통증, 감기, 피부병, 이석증, 두통, 어지럼증, 위장병, 피로감, 허리통증, 심장의 두근거림, 초조함, 불안증, 숙취, 담 결림, 쥐나는 현상, 팔다리 저림증 등등 오래되지 않은 증상들은 거의 30분 전후로 사라지게 했다.

그리고 만성병들은 13년 된 비염, 5~6년 된 무릎 통증, 3년 된 오십견, 10여년 된 무좀, 치질, 구내염, 치주염, 사구체 신염, 우울증, 공황 장애, 몇 달 된 위장병 등등은 대략 3일 정도나 수일 정도면 다 사라졌다. 한마디로 순식간이라고 할 수 있다. 이런 내용의 결과는 모든 사람이 다 똑같이 갖고 있는 능력이다. 단지 그들은 믿지 않을 뿐, 믿고서 행동하면 모든 사람들이 이와 같은 힘을 발휘할 수 있는 것이다. 그것은 생각인 마음의 결과물이다.

마음을 이용하여 치유하면 상상을 초월하는 속도로 치유된다. 여기에 중요한 핵심 포인트가 있다고 보여진다. 마음이 육체를 만들었다고 반복해서 말하였다. 바로 마음이 육체고, 육체가 마음이요 동전의 양면과 같이 하나로 이루어진 존재다. 중요한 핵심은 마음이 주인이요, 육체는 마음의 그림자이자 종이자 시녀라는 사실이다.

육체가 상처를 입으면 즉, 위장이 상처가 나서 쓰리든지, 통증이 있든지, 더부룩함은 위장에 있는 마음이 그만큼의 상처를 입고 있다고 보여진다. 일테면 위장에 있는 마음이 평온하지 못하고, 불편하다고 보면 될 것이다.

이때 위장의 마음만 평온하게 해주면 통증은 사라진다. 왜냐면 원인은 위장에 있는 불편한 마음이기 때문이다. 상처가 난 위장은 쉽게 바꿀 수가 없지만, 그 안의 마음은 얼마든지 쉽게 바꿀 수가 있다. 통증이나 어떤 아픔이 있더라도, 그것은 마음의 작용이라고 하였기 때문에 마음을 바꿔주면 치유가 가능해진다. 그 방법은 뒤에서도 여러 번 설명이 되니 여기서는 생략하기로 하자.

따라서 통증은 위장인 물질은 전혀 느낄 수가 없는 것이다. 위장에 신경이 있던, 근육이 있던, 혈액이 있고, 세포가 있다 한들 이들은 물질이기 때문에 물질 자체는 통증, 느낌, 감각, 의식을 전혀 느낄 수가 없는 것임을 알아야 한다. 물질 그 자체는 어떤 기능이나 능력을 발휘할 수 있는 힘이 전혀 없기 때문이다.

통증은 위장에 있는 마음만이 느낄 수 있을 뿐이다. 위장의 주인인 마음이 평온해지니, 아니 본래의 정상적인 마음으로 되돌아가니 통증은 쉽게 사라진다. 주인인 마음이 편안해지니 그림자인 육체는 마음의 상태에 따라서 변할 수밖에 없으니 건강으로 돌아선다. 이런 이치를 질병에 적용한다면 의외로 쉽게 질병이 치유됨을 당신도 알게 될 것이다. 어색하게만 보지 말고 손해 볼일이 없으니 한번 시험적으로 적용해보시라!

예를 들어보자. 위장에 상처가 나고, 염증이 있고, 궤양으로 위장벽이 뚫리는 현상이 있다고 치자. 이때 그곳 위장에 만약 마음이 없는 상태라면 통증이나 아픔 혹은 어떤 자각증세라도 느낄 수가 있을까? 전혀 아니올시다. 위장에 성질이 있는 것처럼 느껴지는 것은 오직 마음의 작용일 뿐이다. 시체는 마음이 없으니 아픔이나 통증을 못 느끼듯 말이다.

그리고 사람들은 위장엔 마음이 없다고 생각하는 경향이 있다. 우리가 장기 이식을 하면 내 마음이 아닌 기증자의 마음이 자주 떠오른 다고 말한다. 기증을 받은 본인의 생각이 아닌 기증자의 이질적인 마음이 떠오른다는 사실이다. 이미 알려져 있는 현상이다. 그러기 때문에 위장이나 모든 조직은 마음이 깃들어져 있다는 사실을 입증한다.

위장에는 마음과 동시에 육체인 물질이 이렇게 상호작용을 한다. 어느 부분이 아프면 그 부분의 마음이 불편한 상태라는 것을 암시한다. 마음이 통증과 병을 주관하기 때문이다. 마음의 중요함을 새삼 느끼게 된다. 마음이 육체를 지배한다! 그것도 절대적으로 지배를 한다는 사실이다. 그러기에 마음이 육체를 통제 조율이 가능함을 시사한다.

필자는 위장은 마음이요, 심장도 머리도 마음이고, 모든 인체의 조직이나 기관들은 다 마음으로 표현된다고 믿고 있다. 어차피 인체의 모든 조직이나 기관은 생명 표현이라고 했기 때문이다. 지금에 와서는 자연스럽게 이런 이치로 이해를 하게 된다. 이런 내용을 이해하는 사람은 아직은 없지 않을까 싶다.

이같이 서술을 하였으나 결론은 우리 안의 잠재능력, 자연치유 능력을 개발함을 말하고자 함이다. 우리는 자연치유능력에 대해선 누구든 말을 한다. 표현도 쉽게 하지만 과연 얼마나 많은 사람들이 사연치유능력을 개발하여 적용하고 있는지 의문이 간다. 필자는 이들 방법을 자연치유능력으로 보고자 한다. 어차피 내 안의 숨겨진 능력을 끄집어내어 발휘하는 것이기 때문이다. 이런 부분도 우리의 잠재능력이라면 더 바랄 나위가 없을 것이다.

우리 내면에는 지금 이 순간에도 생명력이 흐르고 있다. 그 생명의 힘으로 살고 있고, 또한 살려지고 있을 뿐이다. 내 힘으로 되는 것은 없다. 60조의 세포를 일사분란하게 조율을 하고, 오장육부의 기능을 수행하고, 음식물을 소화 시켜 양분을 만들어 에너지를 공급하고, 불필요한 부분은 땀과 대소변으로 배출을 한다. 혈액을 만들고, 머리카락이 길어지며, 손톱이 자라나는 현상도 한결같이 내 힘으로 되는 것은 아니다. 생각하는 힘도 마찬가지다. 내 안의 누군가에 의해 이 순간에도 그의 힘으로 인하여 모든 것은 이루어진다. 그 힘이란 무엇일까? 바로 생명력임을 알 수 있다.

그 생명이 신의 생명과 일체라는 뜻이다. 지구를 만들고, 태양을 만들고, 천체를 만들어 운행 시키는 힘이 바로 창조주의 힘인데, 그 힘과 똑같은 힘이 우리 안에 존재한다는 사실이다. 그 힘의 근원은 우리 안의 생명이고, 생명의 본질은 마음이라고 하였다. 생명력을 표현하는 것은 바로 마음인 생각이다.

우리라는 존재는 이렇게 위대함을 소유하고 있음을 알아야 한다. 그 위대함을 아는 것을 참모습을 안다고 표현한다. 생명이 내 안에서 소리 없이 면면히 흐르고 있다.

4. 잠재의식의 힘은 위대한 능력을 발휘한다.

사람들은 잠재능력에 대해서 쉽게 표현을 한다. 그러나 현실에서 잠재능력을 개발하는 것은 그리 쉬운 일이 아님을 모두 인식하고 있다.

잠재력의 실현은 자신이 원하는 것을 자기에게 끌어당기는 힘을 말한다. 앞에서 설명한 시크릿의 끌어당김 법칙이 적용된다.

이 힘은 자신의 내부에 잠재해 있는 능력임을 이해해야 한다. 누구나 이 힘은 똑같이 갖고 있는 능력이다. 단지 형태가 없는 곳에서 끌어내는 힘이기에 다소 어려움이 따른다. 그 과정을 확인할 수도 없고, 이해하는데 어려움도 있기에 사람들은 쉽게 접근을 하지 못한다.

우리가 필요로 하는 힘은 우주 공간에 이미 에너지로서 가득하다고 한다. 물론 그 에너지는 내 안에도 분명히 존재하는 일종의 정보다. 해당되는 정보는 자신의 의식 속에 이미 소유하고 있다. 단지 우리가 그 에너지를 감지하지 못할 뿐이다. 그러나 그 에너지를 인식하고, 사용하는 방법을 제대로 터득만 한다면 여러 면에서 유용하게 사용할 수가 있을 것이다. 이는 하나의 형태의 에너지를 다른 형태로 바꾸어 원하는 어떤 모습으로 탈바꿈시키는 능력임을 말한다.

그 에너지를 이용하려면 일단 잠재의식이라는 문을 통과해야 한다. 통과하는 과정이 다소 어려움이 따르기 때문에 문턱이 높다고 인식하여 사람들은 미리 겁을 먹는다. 그래서인지 주변을 살펴보면, 이 능력을 개발하여 적용하는 사람들은 그리 흔치 않은 것 같다.

창조의 힘이란 생각의 에너지를 변화시켜, 필요로 하는 목표에 힘을 실어주는 능력이다. 이때의 수단과 방법은 현재 의식인 마음에 의하여 가능해진다. 마음을 적절히 이용하면 원하는 생각이 현실화되어 이루고자 하는 목표는 드디어 달성된다. 이를 위해선 우리가 소원하고 염원하는 의식이 잠재의식을 통과하여 집합 무의식에 도달해야 한다. 따라서 집합 무의식에 저장된 에너지인 정보와 공명을 이루어, 마침내 창조의 위력은 발휘된다.

정신 의학자 칼융은 사람의 마음 구조는 표면의식, 개인 무의식(잠재의식), 집합 무의식 세 종류의 의식으로 구분된다고 하였다. 표면의식은 일상생활을 하면서 갖는 깨어있는 상태의 마음을 말한다. 개인 무의식은 태어나서 죽을 때까지의 모든 기억이나, 자기도 모르게 경험한 모든 내용이 기억으로 저장되어있는 의식이다. 집합 무의식은 우주 탄생의 빅뱅의 순간부터의 137억년 우주 역사의 모든 기억을 저장하고 있다고 한다.

이 집합 무의식은 모든 인류가 동일하게 갖는 의식이다. 집합 무의식은 우주의 모든 정보가 포함되어 있기에 여기에는 무한 에너지, 무한 사랑, 무한 지혜, 무한 공급, 무한능력과 무한 힘이 내재 돼 있다. 인간이 위대함은 이런 힘과 능력을 소유하고 있기 때문이다. 그래서 초월의식, 신의 의식, 우주의식이라 표현하기도 한다.

우리가 흔히 얘기하는 잠재능력이나 자연치유 능력은 바로 집합 무의식의 정보를 말한다. 이 잠재능력을 개발하려면 결국 집합 무의식과 연결되어야 하며, 그 안의 정보를 끄집어내어 이용할 수 있어야 한다는 논리다.

인간의 생명은 우주로부터 부여받았다. 아버지 어머니는 생명을 부여받을 수 있게 해준 하나의 인연이자 연결고리임을 알 수 있다. 따라서 나의 생명은 우주에 존재하는 전체 생명의 일부분이기 때문에 우주의 무한한 에너지, 무한한 사랑, 무한한 지혜, 무한 공급, 무한한 힘, 무한한 능력과 항상 연결되어 있다. 한마디로 우리라는 존재는 무한한 힘과 능력을 소유한 위대한 존재임을 일컫는다.

그리고 인간은 창조주(신)의 피조물이기 때문에 신의 자식, 신의 아들이라고 표현하였다. 신은 완전무결하니 그의 자식인 인간 또한 완전무결해야 함은 너무도 당연한 이치일 것이다. 병이나 불행, 고통에서 허덕여서는 안 되는 그런 존재임을 잊지 말아야 한다. 인간은 신의 성품으로 이루어진 신성의 존재이기에 병이 없음을 반드시 인식해야 한다.

이 생명의 힘이 바로 집합 무의식이라고 말할 수 있을 것이다. 여기에는 모든 정보가 다 들어있다고 하였다. 이 정보가 있다는 것을 인식하고, 이 정보에 우리는 주파수를 맞추기만 하면 된다. 우리는 지금 이 순간에도 생명력을 공급받고 있다. 생명력의 공급이 잠시라도 중단된다면 이미 이 세상 사람이 아닐 것이다. 생명력의 공급이 일 분만 중단되어도 심장은 박동을 멈춰 생명은 정지된다. 10분만 중단되어도 폐의 활동은 이미 정지된 상태가 된다. 바로 죽음이다.

우리는 끊임없이 80년, 90년 생을 마감하는 순간까지 잠시도 조금의 빈틈도 없이 철두철미하게 생명력을 공급받고 있다. 이는 누군가로부터 항시 수호를 받고 있다는 엄청난 축복이자 행운이다.

바로 개인의식과 우주의식이 항상 연결되어 끊임없이 소통하고 있다는 사실을 보여준다. 이 생명의 에너지를 양자역학에서는 양자 에너지 정보장이라 표현하고, 동양에서는 氣기라고 표현한다.

우리가 잠재능력을 발휘하려면 집합 무의식의 정보를 끌어내야 한다고 하였다. 이는 현재 의식이 잠재의식을 통과하여 집합 무의식에 도달해야만 이들은 성취된다. 중요한 요건인 관문은 잠재의식이라고 하였다. 이 말이 시사하는 바는 잠재의식이 온갖 잡다한 부정적 의식들로 혼탁 되어있기 때문에 자체의 힘만으로는 문을 열어줄 수 없는 상태가 되어있다는 것이다.

순수성이 훼손되어 우리가 원하는 일들이 이루어질 수 없는 상황으로 변질되어있다. 적어도 잠재의식이 문을 열려면 잠재의식 자체가 순수성을 확보해야만 한다. 잠재의식이 순수의식으로 정화가 되어야 한다는 이치다. 이의 요건은 현재 의식에 달려있다.

우리 의식을 살펴보자. 의식이 항상 긍정만을 생각한다면 얼마나 다행일까? 안타깝게도 그의 내면을 보면 그렇지 못하다, 모른다, 능력이 없다, 힘이 없다. 돈이 없다, 나이가 많다, 귀찮다, 시기, 질투, 원망, 노여움, 증오, 슬픔, 외로움, 불안, 공포, 두려움, 자기학대, 콤플렉스, 잘못된 믿음, 수치심, 트라우마 등의 부정적인 생각이 우리 의식의 대부분을 차지한다. 이미 잠재의식 속에는 부정적인 의식으로 가득 차 있어서 오염이 되어있음을 알 수 있다.

잠재의식의 용량은 현재의식의 6만 배가 된다고 하였다. 일테면 에너지의 양이 6만 배가 된다는 뜻이다. 결국 이들 잠재의식속의 부정적인 의식이 우리의 차후 생각을 이끌고, 운을 주도하게 됨은 당연한 결과다. 따라서 이들 부정적인 의식들이 방해하여 집합 무의식에 도달을 못하게 하는 결정적 작용을 한다. 잠재의식 속에는 이미 흙탕물로 잔뜩 오염이 돼 있다는 얘기다. 이들 흐려진 흙탕물이 집합 무의식과 연결을 못하게 하는 방해꾼이 된다. 그러니 하는 일이 잘될 리가 없고, 불행과 병은 당연히 올 수밖에 없다.

하나의 예를 들어보자. 『정신분석으로의 초대』라는 책의 내용이다. 오스트리아 빈에서 태어난 21세의 한 여성의 예다. 이 여성은 예쁘고, 똑똑하고, 지적인 처녀였다. 그런데 아버지가 늑막염에 걸려 사경을 헤맬 적에 헌신적으로 간호를 하다가 병을 얻게 되었다고 한다. 그 병의 원인이 심인성이기 때문에 원인을 찾을 수 없었다. 그것은 공포증에서 비롯되었는데 6주 동안이나 물을 마실 수 없는 상태가 되어 버린 것이다. 그래서 과일로 수분을 섭취할 수 밖에 없었다. 하루는 그녀를 최면상태로 유도하여 심리 상태를 체크 한 결과 집안의 하인과 연결된 문제로 드러났다.

어느 날 그녀는 하녀의 방에 들어가게 되었는데, 하녀가 기르던 개가 방바닥에 놓여있는 유리잔의 물을 핥아먹고 있는 광경을 보게 되었다. 그 순간 그녀의 마음속에서는 말할 수 없이 더럽다, 불결하다, 구역질난다라는 생각이 일어나면서 혐오증을 느끼게 되었다. 그래도 점잖은 체면에 말을 할 수는 없었고, 그냥 지나쳤을 뿐이다. 그리고 잊어버리고 있었는데 물 공포가 생겨버린 것이다.

물을 마시고 싶어도 물잔을 입에 댈 수가 없는 상태가 돼버렸다 한다. 그러던 차 잊고 있던 기억을 최면상태에서 말을 하게 되었다. 평소 그 하녀에 대한 감정이 별로 좋지 않았던 터였기에 온갖 불편한 감정과 혐오감을 다 털어놓는 계기가 되었다. 그렇게 쌓인 내면의 찌꺼기를 다 토해내자 놀랍게도 물을 마실 수 있게 되었다고 한다.

이렇듯이 잠재의식 속에 저장되어있는 기억은, 그냥 잠자코 있는 것이 아니라 내면 깊숙한 곳에서 어떤 계기가 주어지면 일정한 작용을 하고 있다라는 얘기다. 개가 접시에 담긴 물을 마시는 것을 본 후 더럽다는 느낌이 강하게 새겨져 물에 대한 공포증이 생긴 결과로 드러난다.

예기치 않는 잠재의식의 부정적인 요인들이, 하나의 나쁜 상황을 주도한다는 예가 됨을 보여준다. 잠재의식의 용량이 현재의식의 6만 배가 된다고 하였다. 그 안에 들어있는 무수한 부정적인 내용 들이 때가 되면 어떤 작용을 하여, 우리를 곤란에 빠뜨리게 할 수 있다는 충분한 가능성을 제시한다.

앞에서 표현하였듯이 잠재능력, 자연 치유능력을 말함은 우주의식의 정보를 끌어내서 이용함을 일컫는다. 이를 위해선 잠재의식이 현재 의식과 우주의식 사이에 다리를 놓는 교량역할을 하고 있다고 하였다. 다르게 표현하면 잠재의식은 우주의식과 연결하는 파이프 역할을 하고 있다는 뜻이다.

현재 의식에서 요구되는 염원하고, 필요로 하는 의식은, 그대로 잠재의식을 통하여 우주의식과 연결된다.

우리가 말하는 부와 성공과 건강은 잠재의식을 통하여 이루어진다. 부자가 되겠다는 의식과, 성공해야 한다는 의식은 끊임없이 지속되는 강한 집념에 의해 잠재의식 속에 깊숙이 저장된다. 이들 긍정의식이 그동안 방해를 하던 흙탕물이 된 부정의식을 점차적으로 정화하게 된다. 이때 비로소 염원하는 생각은 드디어 잠재의식의 문을 통과하여 결국 우주의식에 연결이 되며, 부와 성공은 이루어진다. 대부분 성공한 사람들은 이들 법칙을 알게 모르게 적용하여 결과를 이루어낸다.

건강도 마찬가지다. 항시 건강만을 의식한다면 건강은 당연히 따라온다. 그러나 병을 두려워하고 무서워하는 부정적인 의식이 강하거나 지속 되면 결국 병으로 나타나거나 깊어진다. 우리가 마음에 품고 있는 것이 그대로 몸으로 나타남을 의미한다. 이는 평소의 마음가짐의 상태 즉, 습관화된 신념의 상태를 말해준다.

병을 부정하는 의식이 강하면 강할수록 신념화되어 그 영향력은 그대로 잠재의식으로 전달되어 병은 생기지 않거나 또는 치유가 수월하게 된다는 이치다. 왜냐면 잠재의식 내부에 병을 만드는 부정적 의식이 정화 혹은 소멸되어 우주의식과 연결되기 때문이다.

필자는 마음으로 질병을 치유한다고 한결같이 말하고 있다. 웬만한 초기 증상들은 이미 표현하였듯이 10여분에서 30분, 혹은 한 시간 정도면 치유가 된다. 만성병들은 3일 내지 수일이면 대략 치유가 됨을 본인과 타인을 통한 여러 경험을 통하여 확인하고 있다. 이러한 일들이 가능한 원리는 마음을 바꾸는 것이다. 평소의 부정적인 의식이 병을 만든 요인이기 때문에, 잠재의식에 저장되어있는 부정적인 의식을 긍정의식으로 바꿔줘야지만 가능해진다.

잠재의식에 저장되어있는 부정적인 의식이 우리 몸과 마음, 영혼을 교란하고 파괴하여 병이 된다. 흙탕물을 정화하려면 맑은 물이 희석되어야 가능한 것처럼 부정적인 잠재의식을 정화해주어야만 한다. 이를 위해서는 현재의식을 긍정의식으로 바꿔줘야만 한다. 하지만 그리 쉽지 않음을 알 수 있을 것이다.

그래서 필자는 주로 신념을 이용한 암시요법을 적용하고 있다. 이 원리는 긍정의 암시를 통하여 잠재돼있는 병의 원인인 부정적 의식을 바꿔주는 것이 핵심이다. 가장 효율적이고, 이상적인 방법이다. 암시를 통하면 우리의 의식은 이완이 되면서 암시의 내용이 그대로 잠재의식 속에 강력히 침투된다. 침투되는 암시의 힘이 강하면 강할수록 부정적 의식은 여지없이 짧은 시간 안에 정화되거나 혹은 소멸되어 사라진다.

이때 비로써 우주의식과 소통되어 병은 무력화되면서 사라지게 된다. 우주 의식에는 무한한 정보와 힘과 역량인 가능성을 소유하고 있다 하였기에, 그 힘을 빌리면 드디어 병은 치유된다. 결국 잠재의식이 교량역할을 하고 있음을 알 수 있다. 다르게 표현하면 잠재의식을 바꿔주면 우리 몸은 변화한다는 사실이다. 따라서 생각을 바꾸면 몸은 스스로 변화를 하면서 병은 자연스럽게 치유된다는 이치다.

이렇듯 잠재의식은 무한한 보고임을 알아야 한다. 모든 것의 비밀의 핵심은 바로 잠재의식에 있음을 인식해야만 할 것이다. 위대한 창조의 표현은 바로 잠재의식을 통하여 우주의식에 도달함으로써 이루어지는 결과물이기 때문이다.

여기서 부끄럽지만 필자의 경험담을 말해보겠다. 위에서 암시를 통하여 여러 질병들을 짧은 시간 내에 치유하였다고 했다. 위의 방법만으로는 대부분의 질병을 다 통제할 수 없다는 생각에 좀 더 확실한 방법을 찾고자 심혈을 기울이게 되었다.

수년간의 집념으로 결국 마음 해독법(사기제어법)을 창안하게 되었다. 이 내용인 즉, 우리 안에 병의 원인이 되는 모든 해로운 물질인 독이나 부정적 심리요인을 마음으로 제어가 가능함을 말한다. 따라서 모든 질병에 적용되는 전천후 방법이라고 감히 표현한다. 그 요인은 질병의 원인인 해로운 요인을 제거하는 방법이다.

일테면 몸 안의 나쁜 기운인 요산, 젖산, 중금속, 전자파, 정전기, 냉기, (당독소)AGE, (암과 노화 유발물질)PDK1, 세라마이드, 산성체질, 어혈, 혈관청소, 활성산소, 염증 등의 물질이 있다. 그리고 부정적인 의식인 잘못된 믿음, 콤플렉스, 수치심, 죄의식, 트라우마 등 질병의 원인이 되는 모든 요인들을 마음을 이용하여 정화내지 제어할 수 있는 방법을 정립하였다. 그 결과 웬만한 질병은 원인을 수정내지 제어가 가능하기 때문에 질병 치유는 의외로 수월하게 이루어지고 있다.

특히 만성병, 고질병에 효과가 크게 나타난다. 원인을 제거하면 질병 부위는 자연스럽게 면역력이 회복되면서 치유는 신속하게 이루어진다. 원인이 수정되면 몸은 스스로 치유를 하고 있음이 드러난다. 자신과 다수의 타인들을 통하여 확인된 사실이다. 병의 원인을 제거하는 보다 근본적이고 확실한 치유법이라고 자부한다.

이들 요인은 우리 안의 병을 만드는 물질들 즉, 나쁜 기운(사기)은 마음으로 얼마든지 통제하여 사라지게 할 수 있고, 부정적인 의식의 기억들은 정화시켜서 순수의식으로 바꿔줄 수 있다. 그래야지만 바라는 목표가 현실로 나타나 만족한 결과를 가져다준다. 마음으로 모두 해결되는 방법이다. 이를 필자는 사기제어법(마음 해독법)이라는 명칭을 사용하고 있다.

그리고 사람들이 믿기질 않을 또 하나의 사실을 말하고자 한다. 이는 우리가 필요로 하는 물질이 있을 때, 마음을 이용하면 얼마든지 생성을 시킬 수 있다는 믿기질 않을 획기적인 사실이다. 일테면 체내에 산소가 필요하면 산소를 생성시켜 그에 따른 효과를 발휘할 수 있다. 특히 통증 해소에 특별한 효과를 가져다준다.

활성산소를 제어하는 황산화의 여왕이라고 하는 "글루타치온"이 있다. 활성산소가 생겨 몸에 이상 영향을 줄 때 "글루타치온 " 생성이라고 반복 확언을 해주면 일정양의 글루타치온이 생성되어 활성산소의 이상 영향은 이내 사라진다. 염증의 증상이 있을 때 "케르세틴" 생성이라고 반복 확언을 해주면 염증 증상은 쉽사리 사라진다. 이 케르세틴 물질은 양파에 많다고 알려져 있다. 이들 내용들은 한결같이 마음만을 적용하여 이루어지는 결과물이다. 뒷부분에서 자세히 설명되어 진다.

당신이 혹시 절망이나 실패에 빠졌다면 그것은 당신 생각의 결과물이다. 생각으로 자신을 가치 없는 존재로 전락시켜 왔다. 생각으로 실패를 만들어 왔으며, 생각으로 불행과 병을 만들어 왔다. 이들 모든 것은 당신 스스로의 생각으로 인하여 발생 되었다. 제한적이고 한정된 생각들인 에고가 작용하여 실패와 불행과 병을 이끌어 왔다는 뜻이다. 이의 원인은 부정적 의식의 결과물이다.

따라서 우리가 가져야 할 가장 중요한 요인은 마음의 순수함인 안녕과 평화다. 그것은 긍정의식에서 비롯되고, 우리 모두의 궁극적인 목적이 되어야 한다. 마음의 안녕과 평화만 이루어진다면 더 이상 바랄 나위가 없을 것이다. 삶을 위한 가장 순수한 이치이기 때문이다. 하늘은 스스로 돕는 자를 돕는다고 했다. 우리의 파장이 올바르고 순수하면, 우주의 파장과 동조되어 우주의 좋은 에너지를 끌어 모은다. 부와 행복 그리고 건강의 기운까지 얻게 될 것이다. 뿌린 대로 거둬들이는 결과를 보여준다.

마음은 창조의 힘을 갖고 있다. 현상의 모든 실체는 생각에서 비롯됐기 때문이다. 자신의 삶은 생각에 의해서 만들어져왔다. 그리고 원인 결과의 법칙을 따른다. 행복, 불행, 성공, 실패, 건강, 병은 전부 과거 생각의 결과물이다. 잠재의식에 이미 그에 합당하는 내용이 뿌리를 내리고 있음을 알아야 한다. 과거의 생각이 오늘의 현상을 만들었다는 원인 결과의 법칙을 의미한다. 바로 唯心所現유심소현이다.

현상은 마음의 나타남의 세계다. 성공을 생각하면 성공은 올 것이고, 실패를 예측하면 당연히 실패는 따라온다. 건강을 생각하면 건강해질 것이고, 병을 생각하면 병이 오는 것은 당연하다. 매 순간 나타나는 삶의 형태는 스스로 창조하였다. 스스로 선택한 결과로 당신이 누구인가라는 사회적 인식은 결정된다. 그래서 생각인 마음은 모든 것을 창조하고, 모든 것을 주관하는 만법의 근본이라고 얘기를 한다. 따라서 잠재의식의 위대함을 재인식할 필요가 있다.

3장

병을 치유하기 위하여 알아야 할 원리

1. 신념의 힘.

신념이란 말을 사전에서 살펴보면 굳게 믿는 마음, 즉 믿어 의심치 않는 마음이라고 표현한다. 바로 잠재의식의 힘을 일컫는 말이기도 하다. 믿는 마음이 잠재의식에 도달하는 데까지는 기본 법칙이 따른다. 이를 제대로 수행한다면 원하는 일들이 모두 성취되는, 실로 상상하지 못했던 위대한 힘을 소유할 수 있다. 잠재의식에 도달하는 방법에는 여러 방법이 있겠지만 경험상 이미 설명되었듯이 암시가 가장 이상적이고 효율적이라고 생각한다.

뇌파를 생각해보자. 뇌파에는 시타파, 알파파, 베타파, 델타파가 있다. 우리의 일상적 뇌파는 베타파다. 이때는 13~30 사이클의 주파수로 깨어있는 각성상태의 주파수 대역이다. 알파파는 8~12 사이클의 주파수 대역으로 마음이 안정되었을 때, 혹은 잠들기 전이나 잠에서 막 깨어날 때의 이완된 몽롱한 상태다. 이때 집중이 가장 잘되는 상태를 이루고, 비로소 현재 의식과 잠재의식 사이에 동조가 일어난다.

그리고 시타파는 4~8 사이클의 주파수로 잠이 들었을 때의 상태라고 본다. 흔히 얘기하는 램수면 상태를 말한다. 우주의 에너지와 공명을 이루기 위한 그런 주파수 대역이다. 지구는 7.8HZ 주파수를 낸다고 한다. 일테면 잠재의식의 힘을 이용하기 위해서는 우리가 적어도 알파파를 거쳐 시타파에 이르는 의식의 주파수 대역이 되어야 한다. 그래야 비로소 우주의 에너지와 공명을 이루어 힘의 원천인 에너지를 끌어들여 큰 능력을 발휘할 수가 있다.

이 잠재능력만 발휘할 수 있다면 어떤 일이든 이루지 못할 일이 없다고 한다. 경제적 문제, 성공, 건강 문제 등 얼마든지 해결할 수 있다. 이러한 능력은 우리 안에 누구에게나 잠재된 특별한 능력이다. 이러한 잠재능력이 있기에 인간의 위대함이 성립되는 것이라 할 수 있다.

예수는 문둥병자에게 손을 대 문둥병을 낫게 했다. 12년간 혈우병 (자궁암)을 앓던 여자가 예수의 옷자락을 만졌을 때 병은 사라져 버렸다. 앉은뱅이도 일어서 걷게 했다. 예수의 위대성을 믿는 사람들 모두 말씀을 듣고, 예수의 손끝만 거쳐도 불치병 환자가 치유되고, 예수의 옷자락만 잡아도 병이 사라진 결과를 얻는다.

석가도 사람에게는 불성이 있어서 생, 로, 병, 사의 4고 에서 벗어날 수 있다고 말하였다. 즉, 마음만이 모든 것을 해결하는 열쇠라고 하였다. 인간에게는 불성이 누구에게나 똑같이 내재 되어있다. 이 사실만 깨달으면 모든 가능성이 열리며, 무엇보다도 큰 희망을 안겨줄 수 있는 힘과 능력을 소유한다는 의미다. 우리 안에 내재 돼 있는 본래의 참된 모습인 실제의 모습 즉, 實相실상을 봐야 한다는 뜻이다.

예수와 석가의 예를 들었지만 이들도 인간의 육신을 타고 났으며, 우리와 똑같은 사람이다. 단지 고행과 수행을 통해 큰 깨달음의 경지에 이르렀기 때문에 이들의 위대함이 빛나게 된다. 그들은 그들만의 보석을 찾아냈을 뿐이다. 우리 또한 예수와 석가만큼은 아니더라도 깨달음의 중요성을 알고 노력한다면 지금보다 한층 더 훌륭한 모습을 보이는 존재가 될 수 있을 것이다. 그렇게 되면 불행이나 병쯤은 홀연히 사라져 버리지 않겠는가?

아무런 힘이 없는 병이라는 그림자는, 다이아몬드의 찬란한 빛에 자취를 감출 수밖에 없다. 내 안의 다이아몬드를 찾기 위하여 신성과 불성이 있다고 항상 암송하자. 그러면 흙먼지(부정적이고 소극적인 마음)에 가려져 빛을 발휘하지 못했던 보석은 드디어 빛을 발휘하게 된다.

내 안에 신이 있고, 예수가 있고, 부처가 있는데 몸 밖에서 찾을 이유가 무엇이 있겠는가. 모든 것은 이미 내 안에 완벽하게 갖추어져 있다고 생각해야 한다. 성공, 행복, 건강 등은 이미 내 안에 모두 있다고 믿고 인정해야 한다는 사실이 가장 중요한 핵심이다.

암에 걸린 신은 없다. 혈압, 당뇨에 쩔쩔매는 하찮은 신 같은 존재는 없다. 신은 그대로 완전무결하기에 병이 존재할 수 없는 것이다. 우리 인간은 분명 신의 아들이요, 더불어 완전무결한 존재다. 그래서 병은 있을 수 없고, 병에 걸려서는 안 되는 것이 인간 본연의 자세다. 단지 우리 안에 존재하는 참된 본연의 실체와 위대한 능력과 힘을 알지도 못하고, 또한 찾지 않기 때문에 병이라는 미망의 늪에서 허덕이고 있을 뿐이다.

병은 부정적 상념의 그림자다. 일그러진 마음, 즉 어두운 마음이 쌓인 결과 겉으로 모습을 띠며 나타난 것이 병이다. 이때 어두운 마음만 제어 통제를 하여 밝은 마음으로 바꿔주면 본래의 건강한 모습으로 변하게 된다. 일테면 진리의 빛을 비추기만 하면, 어두운 마음으로 생긴 병은 자연 사라지게 된다는 이치다.

여기에 병을 만든 부정적이고 어두운 마음을 긍정의 확고한 신념의 마음으로 바꿔줄 수 있는 암시문을 살펴보자.

내 안에 신이 있다.

나는 신의 아들이다.

나는 신의 아들이다.

나는 완전무결하다.

나는 완전 원만하다.

위의 내용을 강력하게 외치기만 하면 된다. 외치는 것만큼 우리의 자아는 서서히 확대될 것이다. 계속 되풀이하여 확언하다 보면 내 안에 신이 있다는 믿음과 스스로의 잠재능력에 대한 확신이 조금씩 조금씩 생겨날 것이다. 그러면 신의 파동을 끌어들여 내 안의 신성과 동조를 이루게 될 것이며, 자신감도 더불어 생겨나 병은 아무것도 아니라는 생각도 갖게 된다.

이쯤 되면 병에 대한 불안과 두려움, 공포는 사라질 수밖에 없다. 환자에게 불안과 두려움, 공포처럼 무서운 적이 어디 있겠는가. 시시각각 몰려오는 불안과 두려움, 공포는 난감하기 짝이 없다. 병은 공포의 반영이라는 말이 있듯이, 이를 극복하지 못하면 점점 더 병세는 악화될 수밖에 없다. 필자 또한 이런 현상을 수없이 느껴봤기 때문에 누구보다도 잘 안다. 대부분의 사람들이 병에 굴복당하는 가장 큰 요인은 바로 이들 불안, 두려움, 공포심을 극복하지 못해서 일어나는 결과인 것이다.

이들 불안과 두려움, 공포를 이겨낼 정도가 되면, 그 병은 마침내 사라지게 된다. 소극적이고 부정적인 마음에서 벗어나 마음의 평화 평정을 찾을 때, 병은 스스로 사라져 존재 자체가 없어진다. 일테면 병은 별것 아니며, 충분히 이겨낼 수 있다는 내면의 자신감이 생길 때, 그때부터 치유는 드디어 이루어진다는 뜻이다. 병의 속성은 그런 것이다. 그리고 더 나아가서 진정 믿어야 할 사실이 또 있다.

육체는 없다.

병은 없다.

통증은 없다.

미망은 없다.

공즉시색이요 색즉시공이다.

병은 전도망상에서 오고, 전도망상은 미망에서 오고,

미망은 마음에서 오고, 마음은 온 자리가 없고,

병도 온 자리가 없다.

고로 병은 없는 것이다.

병은 없는 것이다,

없는 병은 사라져라.

통증은 사라져라.

미망(사리에 어두워 갈피를 잡지 못하고 헤맴)은 사라져라.

　이렇게 마음속으로 이들 내용을 반복적으로 되뇌면서 외친다. 병도, 통증도, 미망도, 사라지라는 부분에서는 명령조로 강하게 외친다. 좀 더 마음이 와 닿게 하려면 병은 원래 없는 것이기에 아예 꺼져버려라. 아픔도 꺼져버려라. 미망도 꺼져버리라고 외치면 훨씬 더 마음속 깊이까지 전달되는 느낌이 온다. 이때 중요한 것은 암시문의 뜻을 정확히 이해하는 것이 필요하다. 그리고 뜻을 음미하려고 노력하면서 암시(확언)를 해주면 된다.

이들 암시문은 정형화된 것은 없다. 개인의 증세에 따라 보완 수정을 하면 되고, 가급적 암시문은 짧아야 효과가 있다. 보통 이 정도 사용하여 30분 정도만 일심으로 정성을 다하여 가급적 빠른 속도로 암시(확언)를 계속 반복 되풀이 해주면 된다. 뇌파는 거의 알파파 이하로 안정이 되어가며 집중력이 최대가 되어, 암시문의 내용이 잠재의식 속으로 강력히 침투된다.

이때 비로써 우주 에너지와 공명을 이루어 강력한 에너지를 끌어들여 병이 치유되는 것이다. 필자의 경우 가벼운 증세로 며칠 안 된 위장병, 설사, 어지럼 증(이석증), 두통, 타박상, 허리통증, 어깨 결림, 피로, 감기 증세 등은 30분 정도의 반복된 치유 암시 한 번으로 그대로 사라져 버린 것을 경험하였다.

만성병은 병에 따라서 어느 정도 효과가 나타날 수도 있지만, 기질적인 문제가 있을 수 있으니 좀 더 시간을 지속시켜야 한다. 암시를 30분 정도 했다고 해서 멈추면 효과는 이내 없어진다. 암시를 계속해도 문제는 없다. 더불어 생각이 날 때마다 수시로 나는 신의 아들, 나는 신의 아들, 완전무결 하다. 완전 원만 하다. 병은 없다. 육체는 없다. 통증은 없다. 병은 사라져라 통증은 사라져라 하고 10여 회씩 눈을 감고 마음속 깊이 사념과 명상을 해준다.

추가하여 공포와 두려움, 불안감이 다가올 때는 이들 암시문을 다시 생각하면서 되풀이해서 확언을 해주면 된다. 그러면 공포심과 두려움, 불안감은 사라지게 된다. 그리고 병이라는 생각이 들어오지 못하게 빈틈을 보이지 않도록 철저히 마음의 장벽을 쌓는 마음가짐은 아주 중요하다.

병이라는 생각이 들면 재빨리 마음을 바꾸어준다. 병이라는 생각이 든다는 자체는 이미 심리적으로 병에 지고 있다는 반증이 되기 때문이다. 신의 아들은 병이 없다. 병은 없다! 단지 잘못 생각하니까 있는 것처럼 보일 뿐이다. 없다. 없는 것은 없는 것이다. 병은 사라져라 사라지라고 마음을 바꾸면 된다.

이렇게 밤낮없이 틈이 날 때, 생각이 날 때마다 명상과 사념을 해주다 보면 증세가 좋아짐을 알 수가 있으며, 마음의 위안이 생길 것이다. 그렇게 되면 자신감을 갖게 되고 희망을 동시에 보게 된다. 이때 더욱 노력만 하면 된다. 상태에 따라 다르겠지만 약 3일 정도에 상태가 호전됐다 싶으면 여태까지 유지했던 마음을 살며시 놓아본다. 그리고 병의 증세를 관찰한다.

몇 시간 정도 별다른 증세가 보이지 않으면 많이 좋아진 것이다. 아직도 증세가 남이 있으면 계속 더 지속하여야 할 것이다. 웬만한 만성병이라도 이런 식으로 빈틈없이 사념과 확언을 해주면 정도의 차이는 있겠지만, 나의 경우 3일 정도면 병은 보이지 않고 증세는 거의 없어진다. 물론 중병이라면 예의 주시하여 사념과 확언을 지속하여야겠고 세심한 관찰이 필요하다.

치유 암시를 약 30분 정도 시도를 하여 치유 효과가 없었다면, 우선 아직도 깨달음이 부족하다고 봐야 할 것이다. 육신은 멀쩡히 존재하고, 병 또한 육안으로 식별되는데 왜 자꾸만 없다고 하는 의구심이 아직도 남아 있다는 얘기다. 하긴 우리가 언제 이런 이야기를 접할 수 있었던가? 한두 번 이야기기를 듣고 책을 좀 읽었다 해서 금방 다 이해할 수 있는 것은 아닐 것이다. 점진적으로 서서히 깨달음에 다가서는 것이 옳을 듯싶다.

생명에 대한 개념도 마찬가지다. 이들 내용을 조금씩 이해와 깨달음을 얻는다면 우선 자아가 확대됨을 느낄 것이다. 한 걸음씩 내면의 실상(실제의 참된 모습)에 접근하게 되면서 우선 마음의 평화가 찾아오며, 자신감도 충만 해진다. 병 정도는 별것이 아니라는 생각이 강하게 부각 된다.

그리고 치유되어야 한다는 강한 신념, 기필코 병을 없애야 한다는 불굴의 정신자세가 반드시 필요하다. 막연하게 치유가 되었으면 하는 정도의 자세로서는 잠재의식의 문턱을 넘을 수 없다. 철저히 치유되어야 한다는 강한 바램과, 조금의 의심도 없이 순순히 믿는 마음을 다한다면 잠재의식은 드디어 문을 열어주고, 그때 비로써 치유는 가능해진다.

이때 치유 암시를 할 때도 다른 방법 때와 마찬가지로 히니의 병만 생각해야 한다. 욕심을 부려 이병, 저병을 한꺼번에 치유한다고 생각하면 전혀 효과를 볼 수 없다. 왜냐면 한곳으로 집중이 되질 않고, 마음이 분산되니 효과를 볼 수 없게 된다.

〈치유 암시문의 뜻을 간단히 알아보자.〉

"내 안에 신이 있다"는 것은, 우리 모두의 내면에 면면히 흐르고 있는 생명은 보이지 않는 무형이지만 분명 우리를 지탱하고, 우리를 살게 하고, 살려주는 힘이라는 사실이다. 생명은 변하지 않고 영원하며, 그 어떤 것에도 굴복함이 없는 위대하고 완전무결한 존재임이 분명하다. 이는 곧 자연의 힘이자 창조주로부터 이어받은 힘이다. 이 힘은 내 안의 신성이자, 바로 신으로 표현된다.

"나는 신의 아들이다." 우리는 자연의 힘으로 만들어졌고, 창조주의 산물이자, 조물주의 피조물이다. 창조주는 신이기에 우리는 의심 없이 신의 자식 바로 신의 아들이다.

"나는 완전무결하다."라는 뜻은, 신은 완전무결하기 때문에 병이나 불행 같은 것은 아예 없는, 있을 수도 없는 완벽한 존재다. 신의 아들인 인간도 역시 똑같이 병을 가져서는 안 되는 완전무결한 존재라는 아주 중요한 사실이다. 어버이인 신이 병이 없다면 그의 자식 역시 병이 있어서는 안 된다는 논리임을 일컫는다.

"육체는 없다. 병은 없다. 통증은 없다."라는 뜻은 우리 안의 생명만이 오직 변화하지 않고 영원할 뿐이며, 육체는 생명의 표현이기에 본질은 생명이요 영이다. 보이는 모습인 육체는 생명에 의해 표현된 이미지 즉 그림자다. 그림자는 없는 것이 당연하다고 본다. 생명이라는 본질만이 실제로 존재하기 때문이다.

마음과 육체의 이분법에서 마음이 없는 상태의 육체는 혼자서는 존재할 수 있는 힘이 없고, 그저 쓰러져 사라져야만 하는 허상이기에 사실상 육체는 없는 것이 된다. 병 역시 육체에 기생하는 그런 존재이기 때문에 더더욱 없는 것이 당연하다. 통증도 마찬가지다.

그리고 이들 육체와 병과 통증은 결국 변화하여 없어지는 것이기에 존재하는 것처럼 보이지만, 실체가 없기 때문에 원래는 없는 것이 옳다. 이는 우리의 잘못된 신념으로 병이나 통증이 있어 보일 뿐이며, 병은 불편한 마음의 그림자라고 하였다. 그림자는 빛만 비춰주면 사라진다. 올바른 지혜인 믿음의 신념으로 바꿔주면 사라지는 것이 병이나 통증이기에, 결국은 없는 것이 온당하다. 병과 통증이 실제로 존재한다면 어떠한 방법을 적용하더라도 사라질 수가 없는 것이 된다.

"미망은 없다." 미망이란 사리에 어두워 갈피를 못 잡고 헤맨다는 뜻이다. 여기서 미망의 뜻은 원래 병에 걸리지 않는 것이 당연한데, 병에 걸리는 것이 오히려 당연한 것처럼 우리는 믿고 있다는 사실이다. 일테면 신은 완전무결하기에 병에 걸릴 수가 없다고 하였듯이, 신이 만든 신의 자식인 인간도 완전무결하기에 병에 걸릴 수 없는 것은 엄연한 이치다.

하지만 병에 걸리는 것이 오히려 당연하다고 잘못 알고 있는 이들의 생각이 문제일 뿐이다. 이 생각만 바꿔주면 병은 없어지므로 잘못된 생각을 바로잡아야 한다는 뜻이다.

"空卽是色공즉시색 色卽是空색즉시공," 이는 형상 있는 것 즉, 물질(인간의 육체를 포함)인 색은 공 즉, 무에 의해서 만들어졌다. 공은 마음이므로 모든 물질은 마음에 의해서 만들어졌다는 뜻이다. 병도 마음에 의해서 비롯된다는 의미로 이것이 공즉시색이다.

색즉시공은 모든 형상 있는 물질, 육체는 잠정적으로 나타나 보일 뿐 결국 무로 돌아간다는 뜻이다. 육신도 병도 변화하여 사라지기에 결국 없다는 의미를 나타낸다.

"전도망상"이란 사물을 대하는 잘못된 판단, 신앙, 확신 등을 말한다. 이 내용은 병은 원래 존재하지 않는 것이지만, 병이 생기면 실제로 존재하는 것으로 착각하게 되는데, 이는 크게 잘못된 생각이라는 의미다.

이와 같은 뜻을 되새기며 〈치유 암시문〉을 다시 한 번 생각해보자.

＊치유 암시문＊

내 안에 신이 있다.
나는 신의 아들이다.
나는 신의 아들이다. 나는 신의 아들이다.

나는 완전무결하다. 나는 완전 원만하다.
육체는 없다. 병은 없다.
통증은 없다. 미망은 없다.

공즉시색이요, 색즉시공이다.

병은 전도망상에서 오고,

전도망상은 미망에서 오고, 미망은 마음에서 오고,

마음은 온 자리가 없다. 병도 온 자리가 없다.

고로 병은 없는 것이다. 없는 것이다.

없는 병은 사라져라.

통증은 사라져라. 미망은 사라져라.

　이 치유 암시문은 15년 전에 작성된 내용이다. 아무래도 경험이 부
족하였던 시점에서 공부했던 내용이라 본문이 길었던 부분이 있다.
지금은 아래와 같이 간략하게 적용하고 있다.

　＊현재의 치유 암시문＊

나는 신의 아들.

완전무결, 완전 원만하다.

육체는 없다.

병은 없다.

통증도 없다.

병은 사라져라.

통증은 사라져라.

이같이 간략하게 적용하고 있다. 그러나 치유 부분에서 조금도 손색이 없고, 전혀 부족한 감이 없을 뿐이다. 역시 그 뜻을 정확하게 간파하여 암시를 할 때 내용의 의미를 되새기면서 해주면 된다. 제대로만 적용되면 암시의 힘은 그 어떤 힘보다도 질병 치유에 있어서 가장 강력한 힘임을 항상 느끼게 된다.

필자는 그동안 수많은 물리적, 화학적 요법, 정신 요법, 상상 요법, 기공법 등을 적용해보았다. 하지만 암시요법을 따를 만한 방법은 없었다. 신념은 무적이라 했듯이 가장 정확하고, 신속히 치유되는 최고의 강력한 방법임을 경험상 말할 수 있다.

2. 병과 통증은 실체가 존재할까?

a. 병은 없다.

현재 발생하고 있는 질병의 95%는 본인의 마음 즉, 스트레스에 의해 생긴다. 물론 교통사고나, 방사능 피폭, 유해 환경물질로 인해 생긴 질병 등은 예외다. 병을 치료할 때 가장 문제가 되는 것이 있다. 병이란 몸에 증상이 나타나 확인이 가능하기에 실체가 있는 것으로 사람들은 생각한다. 어쩔 수 없이 이 생각에 사로잡혀 거기에서 헤어나지 못하기 때문이다. 병이 실제로 존재한다는 자신의 믿음이 가장 큰 장해물이자 족쇄가 된다.

병은 육안으로 확인이 가능하기에 이의 처치방법 역시 물리적, 화학적 요법을 적용해야지만 치료가 된다고 사람들은 철저히 믿는 경향이 있다. 병적 부분을 도려내고, 약품으로 그 부분을 통제해야지만 가능하다고 생각하는 듯하다. 왜 이런 현상들이 벌어질까. 인간은 물질로서만 이루어진 육체만을 실체라 간주해서 비롯되는 현상은 아닐지?

아마도 인간 내면의 본질과 본원이 생명으로 이루어졌다는 사실을 간과해서 벌어지는 현상이라 보여진다. 육체의 본질 본원은 생명이기에, 이때 병이 있음은 본원인 생명의 흐름이 잘못되어 있다는 반증이다. 겉모습인 병적 부분만 볼 것이 아닌, 내면의 생명의 흐름을 눈여겨보아야 할 것이다. 지극히 불합리하고 불완전한 처사임을 알 수 있다. 아마도 생명에 대해서 진지하게 공부할 기회가 없어서 벌어지는 일은 아닐까?

앞에서도 언급했지만 반야심경의 구절에서 "물질은 없다."라고 하였다. 색즉시공이다. 바로 "육체는 없다"는 말로 해석된다. 그리고 공즉시색이기에 육체는 마음으로 만들어졌음을 말한다. 마음으로 만들어진 육체는 마음에 의해서만 존재의미가 있고, 마음에 따라 그에 따른 어떤 반응과 변화를 하게 된다. 따라서 육체는 마음만을 졸졸 따라

다니는 마음의 흔적이자 그림자라고 말하였다.

　과학자든 생물학자든 인간의 육체에 있어서 혈액 한 방울, 세포 하나, 아니 머리카락 한 올이라도 완전하게 똑같이 만들 수 있을까. 이는 전혀 불가능한 일이며 흉내조차 낼 수 없는 일이다. 다른 것도 아닌 바로 인간의 생명이기 때문이다. 생명은 절대자 아니 창조주만이 주관할 수 있는 일이지, 인간으로는 불가항력의 영역이다.

　그렇다면 이렇게 생각해보자. 병을 절대자인 창조주가 만들었다고 한다면, 제아무리 의술과 과학이 발달했다 해도 인간의 힘으로 완전하게 없앨 수 있겠는가? 이 역시도 불가능한 부분이 될 수밖에 없다. 생명은 영원하며 불멸이라고 하였다. 병도 불멸이기에 병은 영원히 고칠 수 없다는 뜻이 된다. 왜냐면 창조주가 만들었다면 병 역시 생명과 동일한 영원불멸이기에 치료할 수 없다는 결론에 이른다.

　하지만 과거든 현재든 병은 약을 먹거나, 수술하거나 다른 방법을 통해서라도 어떻게든 치료하고 있는 것을 볼 때, 병은 절대자 즉 창조주가 만든 것은 아니라는 분명한 사실이다. 병은 인간에 의해서 만들어진 것이요. 그 요인은 어디까지나 인간의 일그러진 부정적인 마음에 의해서 탄생 된 것이라고 말할 수밖에 없다.

　여기서 일그러진 마음이란 원망, 미움, 분노, 시기, 질투, 의심, 외로움, 슬픔, 불안, 공포, 수치심, 콤플렉스, 죄의식, 트라우마, 자기학대, 잘못된 믿음 등등의 스트레스를 말한다. 이들이 원인이 되어서 결국 이상 증상이 나타나는 현상이 통증이나 질병이다.

그래서 병은 마음의 그림자라고 표현을 한다. 마음이 불편하니까 육체에는 자연스럽게 화학적 물리적인 부정적 변화가 오기 때문에, 그 결과 병은 따라오게 된다. 병은 마음 즉, 스트레스 뒤편에 졸졸 따라다니기 때문에 마음의 그림자 혹은 마음의 흔적이라고 표현을 한다. 물질인 육체는 언제나 마음속에 있으며, 그 안에서 헤엄치고 있다. 마음을 벗어나서는 잠시도 존재할 수가 없다.

마음 에너지의 지시에 따라서 60조의 세포나 기관과 조직은 움직이면서 변화한다. 마음의 지배권 아래에 반드시 놓여있다. 마음을 떠나서는 잠시도 기능이나 역할을 할 수 없으며, 존재할 수 있는 힘 역시 없다. 따라서 마음이 흐트러진 결과 60조의 세포나 조직과 기관은 해로운 영향을 받아 병으로 나타나게 되는 것이다.

결국 병은 마음 에너지의 지시, 반영에 따른 결과이기 때문에 실체가 없는 마음의 그림자다. 그림자는 햇빛만 비추면 사라진다. 병은 진리의 빛만 비추면 사라진다. 즉 마음먹기에 따라서 사라지는 존재라는 사실이다. 알고 보면 허망하고 조금의 가치도 없는, 하찮은 존재일 뿐이다. 언젠가는 사라져야만 하는 實在실재할 수 없는 존재이기 때문에 병은 없음을 알아야 한다.

그리고 창조주는 말씀 즉, 마음으로 세상의 모든 만물을 만들었다고 하였다. 우리 육체도 이에 포함된다. 창조주는 神신이기 때문에 善선의 마음만 존재하고, 惡악의 마음은 없다고 한다. 신은 선의 마음으로 만물을 만들었고, 악의 마음은 없기에 병을 만들 수가 없는 것이다.

병은 어디까지나 인간의 악한 마음이 만들었다는 귀결이다. 인간의 내면 의식에는 선악이 공존하기 때문이다. 신이 만든 물질만 존재에 들기 때문에, 병은 신이 만들지 않았으므로 존재에 들 수가 없는 것이다. "고로 병은 없다."병은 없음이 성립된다는 뜻이다.

치유의 사례에서 언급하겠지만 병과 통증은 사라져라, 사라져라 하는 반복된 확언을 통해서 거짓말처럼 없어진 것을 여러 가지 사례로 확인할 수 있다. 여기서 핵심은 사라져라 했을 때 사라졌다는 그 자체가 실로 중요한 핵심이다. 앞서도 잠시 언급을 했지만 만약 병이 실제로 존재하는 것이고, 생명과 같이 영원히 변함없이 존속하는 그런 존재라면, 아무리 없어지라고 해도 없어질 수가 없는 존재가 되어버리는 것이다.

기독교의 관점에서 볼 때 예수는 문둥병자와 앉은뱅이도 즉시 치유시켰고, 12년 된 혈우병 환자는 예수의 옷자락을 만지자마자 치유되었다 한다. 예수는 그만큼 위대한 힘과 능력을 소유하였기에 순식간에 병을 치유하였음을 알 수가 있다. 간증의 사례에서도 이와 유사한 사례들은 얼마든지 있다.

필자의 경험에서도 며칠 안 된 병은 30분 정도의 암시 한 번으로 없어졌다. 그리고 몇 달, 몇 년 된 병은 대략 3일 만에 사라졌다. 우리 같은 보통 사람은 아무래도 깨달음이 부족하니까 시간이 더 소요됨은 당연할 것이다. 어떻게 하든 병은 치유가 되었고, 병은 결국 사라졌기 때문에 실체가 없는, 실재할 수 없는 것이라는 사실이 입증된 셈이다.

마음먹기에 따른 즉, 신념에 따른 것임을 증명할 수 있는 결과가 되었다. 신념이 강하면 강할수록 병은 쉽게 사라진다. 반면 신념이 약하면 병은 거의 변화 없이 그대로 유지된다. 순간이든, 30분이든, 3일이든 결국 병은 없다고 단정을 하면 치유된다는 새로운 사실을 인식할 필요가 있다. "병은 없다."

다시 말하지만 색즉시공이다. 존재하는 듯한 물질은 변화하여 무로 돌아가고, 즉 육체와 병은 보이지만 변화를 거쳐 없어진다는 뜻이다. 결국 없어져야 하니까 없는 것이라 할 뿐이다. 그리고 육체가 없으면 당연히 병도 없음이 마땅하다. 병은 육체에 달라붙어 육체를 괴롭히고 못살게 구는 이방인에 불과하다.

아니 육체에 파렴치하게 기생하는 존재다. 다시 말해 존재할 필요가 전혀 없는, 가치도 없고, 힘도 없고, 사라져야 하는 실체가 없는 존재다. 이런 힘이 없고, 실체가 없는 존재이기 때문에 차분히 분석할 필요가 있다. 병의 치유는 올바른 인식과 방법을 터득한다면 의외로 쉽게 치유가 가능할 수 있다는 희망을 가질 수 있다.

왜냐면 병의 근원은 바로 부정적인 마음이기 때문이다. 무의식 속의 부정적인 에너지가 근원이자 주범이다. 부정적인 에너지는 부정적인 감정을 뜻한다. 부정적인 감정은 부정적 심리를 뜻하기에 마음을 잘 다스린다면 충분히 가능하다는 사실이다. 아니 마음만이 답이라는 사실을 수긍할 수 있을 것이다.

이러한 내용들을 처음부터 이해하기는 쉽지 않을 것이다. 순간이든, 몇 분이든, 며칠이든 병이 치유되었던 근원적인 이치에 대해서 그 내면을 좀 더 들여다본다면 이해의 폭은 분명히 넓어질 것이라고 기대한다. 따라서 어느 정도의 깨달음만 갖게 된다면 엄청난 자신감과 큰 힘을 얻을 수 있게 된다.

모든 현상은 마음에서 비롯된다. 마음은 눈으로 볼 수 없지만 실제로 모든 것을 창조하는 에너지이자 힘이다. 성경에서도 만물은 하나님의 말씀 즉, 마음의 파동으로 창조되었다고 하였다. 결국 잘못된 마음 즉 미망(사리에 어두워 갈피를 잡지 못하고 헤매고 있는 상태.)에 의해서 병이 비롯된 것이라고 하였기에 병도 우리가 창조했다고 볼 수 있다.

이 미망의 잘못된 마음을 없앨 수 있는 것도 바로 올바른 마음이다. 미망도 결국 에너지이자 미립자이기 때문이다. 마음의 힘만 제대로 인식하여 적용할 수 있다면 병은 얼마든지 치유가 가능해진다.

우리의 마음으로 우주에 가득한 양자 즉, 에너지를 물질로 변화시킬 수 있다고 한다. 양자들은 평소에 에너지 즉, 파동으로 존재하다가 인간의 의식에 포착되는 순간 물질인 입자로 바뀐다. 전자 현미경을 통해 보면 공간에 퍼져있는 양자들이 우리의 마음의 에너지에 반응해서 시선을 준 곳으로 빠르게 모여든다는 것이 확인되었다.

인간이 바라보면서 의식이 힘이 전달되는 순간 에너지는 입자들로 변화되면서 응축하는 과정을 거쳐 물질화된다는 이치다. 그러므로 우리의 의식 즉, 마음은 곧바로 물질을 만드는 근원적인 힘이 된다는 이치다. 물론 여기에는 강한 집중력이 있어야 하고, 충분한 시간이 필요하다.

반면 물질인 조직을 잘게 쪼개면 분자가 되고, 분자를 분리하면 원자가 되고, 원자를 분리하면 미립자가 된다. 미립자는 더 이상 분리할 수 없는 최소 단위의 물질이다. 미립자는 아무것도 없는 無무에서 발생하고, 무로 돌아간다는 설명이다. 결국 물질은 무의 변형임이 발견된 것이다.

물질인 미립자는 無무로 돌아간다. 이 얘기는 모든 물질은 변하면서 사라진다는 의미다. 결국에는 사라지기 때문에 물질은 없다고 말할 수 있다. 육체도 병도 물질의 차원이기에 결국 사라지기 때문에 없는 것이 된다. 실체가 없다는 뜻이다. "육체는 없다. 병은 없다." 그에 반해서 생명은 영원불멸이라고 하였다. 영원히 사라질 수 없는 실재한다는 엄연한 사실이다.

우리 안에 있는 병적 요소, 예를 들어 암이 있다고 하자. 1센티의 암 덩어리에는 약 10억 개의 암세포가 있다고 한다. 이들 암세포도 결국 잘게 쪼개면 분자, 원자를 지나 미립자 즉, 파동인 부정적인 에너지임에 틀림없다. 이 에너지도 우리의 의식의 성향에 따라 방향이 바뀌는 것은 어쩔 수 없는 사실이다.

환자가 치유시켜야 한다는 의지가 강하면 강할수록 치유되는 쪽으로 암세포의 미립자는 재빠르게 눈치 채고 태도와 자세를 즉시 바꾼다. 일테면 암세포 미립자의 전자 방향이 치유되는 긍정의 방향으로 전환된다. (현대 과학이 여기까지 확인을 함.)

반면 불안과 두려움, 공포에 휩쓸려서 병의 위력에 쩔쩔매면 암세포의 미립자는 환자의 마음을 정확히 꿰뚫어 병세는 점점 더 악화가 될 것이다. 즉, 암세포의 미립자 전자의 방향은 병이 악화되는 쪽으로 바뀌게 된다. 왜냐면 이들 미립자는 각자 고유의 지능을 지니고 있으며, 인간의 마음을 정확히 읽어내는 믿지 못할 정도의 예리한 능력이 있기 때문이다. 미립자는 인간의 마음을 간파하여 그에 따른 행동을 하여야 하며, 그에 상응하는 변화를 가져온다는 사실이다.

우리 생각의 힘에 따라 몸도 바뀐다는 뜻이다. 자신의 마음 즉, 생각을 몸의 미립자는 정확히 꿰뚫어 읽고서 스스로 자체 변화한다. 스스로 건강해지기를 원한다면 건강해지는 것이 당연하며, 병을 생각하면 병이 온다는 명백한 사실을 알려주고 있다. 이들의 결과는 마음과 육체와의 상관관계를 일컫는다. 미립자의 얘기는 뒤의 양자역학 편에서 자세히 더 설명되어 진다.

그리고 우리는 신의 자식이라고 표현하였다. 신은 완전무결하고 완전 원만하기에 아예 불행과 병은 있을 수 없다. 신의 자식인 인간 또한 똑같이 병을 가질 수가 없다. 어버이가 완전무결하면 당연히 아들인 자식도 완전무결해야 하기 때문이다. 우리 안의 생명은 창조주인 신으로부터 부여받은 神性신성임을 말한다.

신의 성품으로 이루어진 존재이기에 신의 아들딸임은 분명한 논리다. 신의 성품이 바로 우리의 생명임을 직시해야 한다. 그래서 인간은 완전무결하고 완전 원만해야 한다. 따라서 병은 없어야 한다는 논리다. "병은 없다." 더 이상 그릇된 미망에서 벗어나 이 자각만이 우리가 지녀야 할 가장 소중한 임무다.

b. 통증도 없다.

왜 우리는 통증의 굴레에서 벗어나지 못할까? 모두는 이 통증을 어떻게 받아드려야 할지, 아픔은 우리와 떼어 놓으려 해도 그럴 수 없는 필연적 불가분의 관계인지 곰곰이 생각해볼 필요가 있다. 앞에서 병은 없다고 하였다. 병이 없으면 아픔도 없는 것이 당연하다. 아픔도 역시 우리가 잘못 생각하기 때문에 없는 것이 있는 것처럼 보일 뿐이다. 잘못된 망상에 의한 결과이지 마음의 중심만 바로 세우면, 금세 아픔은 없다는 것을 알 수 있다.

예를 들어 잘려진 손가락이 있다고 하자. 이 잘려나간 손가락은 통증을 느낄까. 아니면 통증을 느끼지 못할까. 답은 금방 나오지 않을 것이다. 거기에는 신경이나 세포도 있고, 혈액도 남아있으니 아플 것이라고 생각할 수 있다. 하지만 잘려진 손가락에 아픔은 없다. 아픔을 느낄 수 있는 요인이 이미 사라졌기 때문에 하나의 잘려진 손가락으로서, 아니 물질로서만 존재하기 때문에 아픔은 사라졌다.

순수한 물질 자체로는 지성도 의식도 없다. 그 자체는 느낌이나 감각, 성질이 있을 수 없다. 잘려나간 손가락에는 성질을 나타나게 하는 마음이라는 핵심이 이미 사라진 후다. 마음이 없어졌기에 잘려진 손가락은 아픔을 절대 느낄 수 없다. 이 사실을 우리는 분명 알아야 한다. 사람이 죽으면 시체가 된다. 생각해보자. 시체는 아픔을 느낄 수 있을까? 잘려나간 손가락과 똑같이 마음이 떠난 후라서 아픔을 느낄 수없는 것이다.

사람이 죽으면 조금만 있어도 시체는 부패하기 시작한다. 왜 그럴까? 영혼이 떠나는 순간이기 때문일까? 우리를 지켜주던 마음이 없으니 육체는 아무 저항도 못하고, 그저 쓰러질 뿐이다. 육체, 그 자체는 아무런 능력도 힘도 없고 무기력하기만 하다. 마음 안에서 육체는 존재한다고 하였기에 마음만이 주체이고 마음만이 실체라고 할 수 있다.

마음 없는 육체는 존재할 수 없다. 주체인 주인은 바로 마음이기에 주인이 사라지니 그림자인 육체는 당연히 사라질 수밖에 없다. 마음은 생명임을 말하고자 한다. 결국 마음이란 우리들에게 가장 중요한 수호신이자 핵심적 본질이다.

우리는 흔히 육신을 자신이라고 생각한다. 마음을 자신이라고 하지는 않는다. 겉으로 보이는 모습만 자신이라고 한다. 그래서 사람들은 육신을 위해서 온갖 신경을 쓰고, 투자해서 돋보이게 하려고 몸부림치고 있다. 보신을 위해 보양식, 영양제, 보약, 심지어는 혐오 식품도 서슴지 않고 섭취한다. 미적 보완을 위하여 온갖 치장을 다하고, 성형 또한 어렵지 않게 결정한다.

쾌락을 위하여 술, 담배, 심지어 마약까지도 접하고 있다. 몸에는 온갖 악세서리, 고급의상, 거기다가 명품을 소지해야 자신이 빛난다는 생각을 하고 있다. 육신을 위해선 이렇게 온갖 수단과 방법을 가리지 않고 투자한다. 이는 육신인 물질이 오히려 마음을 지배한다고 착각하여 빚어지는 결과는 아닐까?

그렇다면 우리의 주인이자 자신을 지켜주는. 그 무엇보다도 소중하고 고마운 마음을 위해서 우리는 무엇을 준비하는가? 이 귀중한 마음을 위해서 교양서적이라도 한 권 읽을 수 있는 준비가 되어있는가? 아니면 마음 수련을 위해서 어떤 훈련이라도 하는가?

각설하고, 이렇게 마음이라는 것이 중요한 것임을 알게 되었다면, 우리의 주인은 바로 육신이 아니라 마음이라는 사실 또한 알아야 한다. 육신은 마음의 종이요, 그림자이자 아무 힘도 능력도 없는 그런 나약한 존재다. 단순히 생명인 마음이 활동할 수 있는 무대이자, 마음을 담는 그릇일 뿐이다. 오직 마음만이 나를 지켜주는 진정 자신의 수호신이자, 생명이자, 주인임을 알아야 한다.

우리가 허리가 아프고, 팔다리가 아프거나 할 때, 위장에 탈이 났어도 우리의 신체는 물질 그 자체이므로 아픔을 느끼지 못해야 한다. 『생명의 실상』 책에서도 아프다고 느끼는 것은 미망의 마음이 그런 공상을 지어내어 본인의 암시로 아픔을 느낀다고 생각하기 때문이다. 원래는 없는 아픔이지만 미망에 빠져서 괴로워할 뿐이다. 그러므로 미망의 마음만 다른 곳으로 옮겨버리면 아픔은 없어지는 것이라고 표현할 수 있다.

예를 들어 최면요법을 생각해보자 조셉머피의 저서 『잠재의식의 힘』에 스코틀랜드의 에스틸이라는 의사가 큰 수술시 마취 대신 최면요법으로 수술을 한 사실을 볼 수 있다. 1841~1846년에 이빈후과 수술, 사지 절단 수술 등 약 400여 회의 큰 수술 시에 최면요법으로 마취 수술을 하였다고 한다.

이때는 현대의 마취 기술이 발달되기 전이다. 환자는 통증을 느끼지 않았으며 부작용도 없었다고 한다. 약 180년 전인데도 최면 시술이 상당히 발전되었다는 점을 보여준다. 최면이란 암시를 통해서 마음을 잠시 다른 곳으로 빼돌려 놓는 기법이다.

최면을 걸어 아픈 부위를 수술할 때, 그 부위의 의식을 없애면 수술을 하여도 아픈 것을 느끼지 못한다. 즉, 마음이 그곳에 없으니 아픔도 없게 된다. 물질이 아픈 것이라면 마음을 없애도 물질은 아파야 하는데, 물질은 아픔을 못 느끼게 된다. 그러니 물질이 아픈 것이 아니라 바로 마음이 아프다는 사실을 증명한다. 아프다 하는 잘못된 마음이 있기에 아픈 것이지, 이때 아픈 마음을 다른 곳으로 돌려놓으면 아픔은 느낄 수 없게 된다는 이치다.

허리가 아프다가도 어떤 일로 정신을 잠시 다른 곳에 빼앗기게 되면 그땐 아픔을 느끼지 못한다. 본정신으로 다시 돌아오면 아프다는 것을 느낄 수 있다. TV의 재미있는 예능프로를 본다든지, 취미 생활에 몰두하든지, 일상의 업무를 하든지 간에 어떤 일에 빠져들어 정신이 한곳으로 쏠리게 되면 그런 때는 잠시나마 아픔을 못 느끼는 경우가 있다. 살아가면서 수없이 겪는 일이지만 이를 중요하게 여겨 의미를 두진 않는다. 그냥 그런 것이구나 하고 넘겨버릴 뿐이다. 여기에 의미심장함이 숨어있다.

아픔을 못 느끼는 경우가 있다고 하였지만, 이는 실제로 물질인 허리가 아픈 것이 아니기 때문이다. 순수한 물질인 허리가 아픔을 느낀다면 마음이 다른 곳으로 가 있더라도 아픔은 계속 느껴야만 한다. 왜냐면 물질인 허리는 그 순간에도 계속 아파하고 있기 때문이다.

그러나 마음이 다른 곳으로 쏠려 아픔을 못 느낀다라고 하는 것은, 바로 허리인 물질이 아픈 것이 아니라는 분명한 사실이다. 마음에 의해서 아픔을 느끼기 때문에 이런 현상이 생길 뿐이다. 쉽게 표현한다면 시체는 마음이 떠난 상태이다. 마음이 없으니 통증도 아픔도 어떠한 감각도 없는 것이다. 바로 통증과 아픔은 마음이지 물질인 육체가 아니라는 사실을 의미한다.

또 다른 예로 우리가 알고 있는 환지 통을 보자. 만약 손가락이 잘려나갔으면 그 잘려나간 부분은 아픔을 못 느껴야 하는 것이 정상이다. 허나 다친 때가 다가오든지 어떤 계기가 되면 손가락은 이미 잘려져 없는데도, 없는 부분인 손가락이 아픔을 느끼는 경우를 환지 통이라고 한다.

물질인 손가락이 없는데 왜 아플까? 없는 손가락이 아프다 하는 현상은 좀처럼 이해하기 어렵다. 잠재의식 속의 과거의 망념이 나타나 아픔을 느끼게 되는 것이다. 이런 사례를 보더라도 물질이 아픈 것이 아니라 마음이 아프다는 사실을 입증해주는 셈이다. "아픔과 통증은 마음이다."

이처럼 마음은 알게 모르게 작용하고 있다. 육신의 괴로움과 아픔은 자신이 고칠 수 있음을 인식하지 못하고, 육체가 마음이라는 것과 별개라서 각기 분리되어 있다는 신념에 의해서 아파도 속수무책 당하고만 있을 뿐이다. 아픔에서 벗어나기 위해서 그 아픔을 차분히 생각해보자.

필자는 허리가 약해서 자주 통증을 느껴왔다. 허리가 아플 때 여러 요인들이 따를 수 있지만 아프다는 그 자체만 단순히 생각하면 된다. 눈을 감고 아픈 부위를 가만히 응시하며 관찰한다. 허리 자체는 단순히 물질인데 물질만의 허리가 아픔을 느낄 수가 있을까? 여기에 신경이 있든, 인대가 있든, 근육이 있든 이들 모두는 물질인데 순수한 물질 그 자체는 감각을 느낀다든지, 성질 혹은 의식 역시 없는 것이다. 그렇다면 허리인 순수한 물질 자체가 아픔이 존재한다는 사실이 맞는 것인가? 라는 질문을 한다.

단지 내가 잘못 생각을 해서 아플 뿐이다. 신이 만든 완전한 인간이 아플 수 없을뿐더러, 물질 덩어리인 허리 그 자체로만은 아픔을 느낄 수 없어야 한다. 이때 허리가 아프다는 것은 마음이 허리에 가 있기 때문이라고 하였다. 그 마음이 작용해서 아플 뿐이다. 허리에 마음, 아니 의식이 없다면 아픔은 절대 느낄 수 없다. 실제는 허리인 물질이 아픈 것이 아니라 마음이 아픈 것이다. 우리는 면밀히 분석하여 제대로 인식해야만 한다.

아픈 허리를 무시하고 마음의 시선을 다른 곳으로 바꾸어보자. 그리고 아픔은 사라져라, 없는 아픔은 사라져라, 사라져버리라고 여러 번 반복해서 확언을 한다. 아픈 마음은 바로 미망(사리에 어두워 갈피를 잡지 못하고 헤매고 있는 상태 즉, 아픔은 당연히 존재하고 우리는 필연적으로 겪어야만 하는 것으로 착각을 하고 있다는 생각을 말한다.)이고, 미망은 마음으로 사라지게 할 수 있다.

5분이고 10분이고 반복 확언을 하다 보면 어느 순간 아픔이 조금씩 가벼워지는 것을 느낄 수 있다. 더욱 박차를 가하여 확언을 해주면 이내 아픔은 다 사라지고 만다. 만약 물질인 허리가 아픈 것이라면, 이런 방법으로는 절대 치유가 불가하다. 시험을 해보면 당장 느낄 수가 있다. 이런 것이 우리의 마음과 육체의 상관관계이며, 우리 몸의 메카니즘이라고 할 수 있다.

따라서 물질은 반드시 변화해야 하기에, 변화하는 것은 없는 것이라고 이미 얘기하였다. 허리의 아픔은 변하는 것이니까 원래 없는 것, 실체가 없는 것이다. "실체가 없는 것이다". 이렇게 강하게 부정을 하면 된다. 오로지 생명만이 영원할 뿐이고, 완전무결하고 완전 원만하다.

허리가 아픈 상태에서도 그 뒤에 존재하는 생명력은 조금도 흔들림 없이 굳건히 나를 지켜주고 있다. 앞서 생명 자신의 표현이 바로 육체라고 하였다. 어차피 허리도 생명 표현의 한 부분이기에 허리 자체는 물질이 아닌, 영이자 생명의 표현이라 말할 수 있다. 영적 존재로서 생명 표현인 허리가 아프다는 것은 있을 수 없는 일이다.

허리가 아픈 것은 우리가 허리 자체를 단순한 물질로만 착각하고 있기 때문에 아픔을 느낀다. 허리는 물질이 아닌 오직 생명이자 영체라고 더욱 깊이 자각하여 차분히 생각한다면 가장 이상적인 힘이 될 수 있다. 아픈 부위에 의식적으로 생명의 빛을 비춰주고 유도하게 되면 마음은 안정이 되면서 이까짓 것쯤이야 하는 자신감이 생기게 된다.

이런 식으로 사념과 명상을 더 해주면 병과 통증은 사라질 수밖에 없다. 내 안에 있는 생명력의 위대함을 믿으면 믿는 만큼 치유는 기대와 더불어 희망이 되고, 점점 긍정의 효과를 가져다준다.

또한 육체는 없다고 앞에서도 이야기하였다. 허리가 아프다고 할 때 아픈 허리 그 자체는 물질이다. 순수한 물질인 허리는 마음이 없는 상태이기 때문에 엄밀히 따지면 없는 것이라 하였다. 마음과 물질인 허리가 별개라는 이분법식 전제하에 따른다. 따라서 없는 허리가 아픔을 느낀다는 사실은 이해가 안 된다.

하지만 차분히 분석해보면 허리에는 이미 마음이 존재한다는 사실이다. 그 마음이 바로 아픔을 느끼게 하는 주범이다. 허리라는 물질이 아픈 것이 아니라 마음이 아픈 것이다. 물질인 허리는 절대로 아플 수 없다고 하였다. 아프다 하는 현상의 내면 속에는 바로 잘못된 마음에 속고 있다는 뜻을 내포하고 있다. 마음이 문제다. 마음 중에서도 잘못된 마음, 일테면 미망의 마음이다. 이 미망의 마음 때문에 아픔이 있을 뿐이다.

사람들은 질병에 걸리는 것을 오히려 당연한 현상으로 받아드린다. 병이 있음을 당연하다고 생각하는 것이 가장 큰 문제다. 그러니 병은 쉽게 올 수밖에 없다. 믿음대로 된다고 하였다. 병은 당연히 오는 것이라고 믿으니 병이 올 수밖에 없다.

이 생각이 바로 잘못된 망상이다. 우리 모두는 대부분 이 망상인 미망에 빠져서 헤어나지 못하고 있다. 미망의 마음이 문제이고 원인이라고 할 수 있기에, 이 잘못된 미망의 늪에서 빠져나와야 하는 부분이 영원한 숙제다.

그래서 방법은 "육체는 없다. 병은 없다. 아픔은 없다. 나는 신의 아들, 신의 아들, 신의 아들은 완전무결하다. 완전무결한 신의 아들이 어떻게 아플 수 있을까? 아플 수가 없다. 단지 아프다고 하는 미망에 빠져 잠시 허덕일 뿐 아픔은 없는 것, 미망도 없는 것, 없는 것은 사라져라, 사라져라. 사라져버리라고 마음속으로 외친다."

이때 주위에 사람이 없으면 큰소리로 외치면서 두 주먹을 불끈 쥐고 격렬하게 부들부들 떨면서 좀 더 격하게 표현해보자. 아픔은 꺼져라. 꺼져. 당장 꺼져버리라고 강하게 명령하면 마음은 더욱 깊이 새겨짐을 알 수 있다. 이렇게 반복해서 암시(확언)하다 보면 어느 시점부터 통증은 서서히 사라지면서 몸이 가벼워지는 것을 알 수 있다. 대략 20~30분이면 효과를 볼 수 있다.

우리가 마음이라는 존재를 조금만 새로운 각도로 인식할 수 있다면, 병 그 자체 아픔 그 자체는 별로 대수롭지 않은 존재다. 홀연히 사라지는 꿈이나 망상일 뿐, 그저 빛만 비추면 사라져버리는 그림자와 같은 존재다. 햇볕만 비추면 곰팡이는 사라지듯이 우리가 생각하는 병이나 아픔은 그렇게 사라져 버리는 것이다. 진리의 빛만 비추면 병은 사라질 것이고, 아픔 또한 사라진다.

이같이 아픔에 대해서 말하였다. 앞서 육체는 없고, 더불어 병도 없다고 하였다. 병이 없으면 당연히 아픔도 없는 것이 당연한 결과일 것이다. 우리가 아픔을 느껴왔고, 고통을 받아온 것이 사실이다. 하지만 그 실체인 내면을 제대로 분석하여 파악만 한다면 그렇게 두려워해야만 할 존재는 아니라는 것을 알 수 있다.

존재하는 것처럼 보이지만 알고 보면 물질의 작용이 아닌 마음에 의한 결과이기 때문에 이들 아픈 마음, 통증은 마음으로서 얼마든지 통제할 수 있고, 사라지게 할 수 있다. 그래서 없는 것이라고 감히 말할 수 있다. 왜! 결국 사라지니까. 사실 없기 때문일 뿐이다. 아픔이 실제로 존재하는 것이라면 영원히 사라지게 할 수는 없다.

뒤편의 양자역학에서도 말하듯이 통증은 어차피 에너지의 일종이다. 에너지의 파동은 미립자의 집합이므로 이들 미립자는 우리의 마음을 아주 정확히 꿰뚫어보는 능력이 있다고 하였다. 미립자의 주인은 바로 인간의 마음이기 때문에 마음이 명령과 지시를 하면 그들 미립자는 거역할 수 없으며, 반드시 복종해야만 한다. 이런 이치와 원리에 따라 아픔과 통증은 완전히 치유된다는 것을 인식해야 할 것이다.

3. 병은 힘이 없고 무기력한 존재다.

우리는 병을 생각할 때 엄청난 괴력을 지니고 있다고 판단하여, 이를 두려움과 불안, 공포의 대상으로 삼는다. 하지만 실제의 모습을 파악해보면 나약하고 무기력한 존재이기 때문에, 생각한 것처럼 그렇게 무서운 존재가 아니라는 사실을 알아야 할 필요가 있다.

병이 발생하는 과정을 보면 어느 정도 이해할 수 있을 것이다. 병은 치료가 되기도 하지만, 아직도 치료가 안 되는 경우가 많고, 불치 혹은 난치병들이 난무한다. 이는 단지 치료 방법을 제대로 찾지 못해 생기는 결과이지, 병의 위력이 대단해서 접근하기 어려워서만은 아니라는 점이다.

그 요인으로는 원인을 찾지 못한 결과가 아닐까? 원인을 분석하더라도 물리적 화학적 요인들만 대부분의 원인이라고 생각하는 경향이 있다. 그 안의 정서적 심리적인 요인을 원인으로 지목하여 찾으려는 안목이나 노력은 거의 희박하다. 심장의 기능에 이상이 있으면, 심장이 약해있다든지, 혈관이 막혀 혈액순환이 제대로 안 돼 심장병의 원인이라 단순히 판단하는 경우가 일반적이다. 거기서 국한된다.

심장이 약하고, 혈관이 막히는데도 분명 원인이 있다. 그 요인은 대부분 심리적 정서적인 문제가 근본 원인이 된다는 사실은 부정할 수 없다. 일테면 스트레스를 받으면 감정의 혼란으로 육체인 기관이나 조직에 직접적인 영향을 주게 된다. 그 결과 신체에는 이상 증상이 나타난다. 일례로 스트레스를 심하게 받으면 심장이나 다른 장부에 부담을 느끼게 된다. 이런 사례가 여러 번 중첩이 된다면 어떤 결과가 빚어질까?

원인은 물리적인 잘못된 기능이나 구조적인 문제가 아닌 그런 결과를 가져다준 어떤 요인이 존재한다는 이치다. 그런 부작용이 생긴 내면에는 별도로 그럴만한 원인이 반드시 존재한다. 직접적인 근본 원인은 심리인 부정적 감정을 의미한다. 적어도 거기까지 접근을 해야 할 것이다.

그 근본 원인을 찾아 정화 혹은 수정을 해주면 병은 의외로 수월하게 치료될 수가 있다. 병 뒤에 숨겨져 있는 원인인 심리적 요인을 연구 분석을 해야 한다는 논리다. 육체는 물질로만 이루어진 존재가 아니기에, 그 배후에 무엇이 존재하는지를 파악하는 안목과 인식이 요구된다.

육체 안의 생명력에 의하여 육체는 존재하며, 그의 영향권에서 항시 벗어날 수 없다. 일테면 육체인 물질 그 자체는 지성이 없고, 감각이나 느낌도 없고, 의식도 없다. 물질 자체는 이미 無무라는 표현으로 공부하였다. 물질에 성질이 있는 것처럼 보이지만 절대 그 자체로는 성질이 있을 수 없다. 물질 자체는 스스로 변화할 수 있는 힘도 능력도 없는 것이다.

여기에 성질을 주는 것은 오로지 "마음"밖에 없다. 부정적인 마음에 따라 화학적 물리적인 변화가 오기에 병적인 모습을 띠게 된다. 병의 모습 배후에는 반드시 부정적 마음이 존재한다는 사실을 망각해서는 안 된다. 가만히 분석해보면 충분히 이해가 되리라 본다.

이렇듯 원인이 심리적인 요인이라면, 이를 분석하고 연구하여 대처해야만 한다. 그러나 현실 상황은 절대 그렇지 못할 것이다. 그러니 치료가 잘 안되고, 만일 치료가 되었다 해도 재발하거나, 아니면 제3의 다른 질병이 생겨난다. 왜냐면 병의 원인인 부정적 심리는 그대로 남겨둔 상태이기 때문이다. 현재의 치료방법은 나타난 증상만을 다룰 뿐이지, 그 안의 원인을 수정하여 치유하는 경우는 거의 없기 때문에 한계가 있음은 당연하다.

남겨진 숨어있는 원인은 언제 또 작동할는지 모른다. 원인 결과의 법칙에 따라 작동할 수밖에 없다. 병이 나타난 증상이 결과라면 반드시 원인이 있는 법이다. 원인을 분석하지 않는 결과는 너무도 명백하다. 우선 치료가 더디고 어려워진다. 대부분 치료가 힘든 만성병, 고질병들이 그 결과로 나타난 현상이라고 보여진다. 뒤편의 트라우마 편을 보면 충분히 이해가 되리라 본다.

현상의 세계는 마음의 나타남의 세계다. 우리가 육안으로 보이는 현상의 세계는 바로 마음에 의한 반영의 세계임을 말한다. 有心所峴 유심소현으로 표현 하고 있다. 불교에서는 一切 有心造일체 유심조라 하고, 기독교에서는 씨 뿌린 대로 거둔다고 말하고 있다. 원인은 과거의 마음이고, 나타난 현상은 결과임을 의미한다. 생각해보면 모든 현상이 이런 이치를 따른다는 것을 알 수 있다.

병도 과거의 잘못된 상념과 생각들의 집적에 의한 오늘의 결과로 나타남을 뜻한다. 잘못된 생각이란 부정적인 생각 즉, 미움, 원망, 분노, 두려움, 불안, 공포, 시기, 질투, 슬픔, 외로움, 수치심, 콤플랙스, 죄의식, 트라우마, 자기학대, 잘못된 믿음 등의 일테면 부정적인 정서에 의한 스트레스임을 알 수 있다. 달리 표현한다면 마음이 일그러지면, 나타난 부정적 감정에 따라 몸의 조직이나 기관에 화학적 물리적 변화가 오게 되어, 상응하는 어떤 나쁜 모습을 반드시 갖게 된다는 이치다.

이들 일그러진 마음들이 시간을 두고, 무의식 속에 쌓이면서 영혼과 신체를 교란하면 당연히 병은 생겨난다. 그래서 원인은 과거의 상념들이고, 오늘의 나타난 병은 결과로서 원인 결과의 법칙임을 알 수 있다. 병의 원인이 과거의 상념들이면, 그 상념인 원인을 분석하여 제거해야만 한다. 그러면 당연히 결과인 병은 사라질 수밖에 없다. 원인이 수정되면 결과는 당연히 바뀐다.

원인인 스트레스에 의하여 영향을 받아 생긴 병적 부위는, 혈류 공급의 불량으로 산소의 결핍이 오고, 빈혈 현상이 나타난다. 필요한 호르몬은 결핍될 것이고, 비정상적인 나쁜 호르몬이 생성되면서 면역력이 저하되어 당연히 질병으로 나타난다. 따라서 원인인 스트레스의 부정적 에너지가 정화되든지 사라지면, 질병 부위는 정상적인 혈류가 확보되고, 정상적인 호르몬이 생성되면서 면역력은 회복되어 치유는 순식간에 이루어진다.

그리고 중요한 사항이 또 하나 있다. 그것은 나타난 현상인 병에 집착하면 집착할수록 병은 커질 수밖에 없다는 점이다. 부조화가 중첩되어 병은 점점 더 가중된다. 자신도 모르게 불현듯, 나는 병에 걸려 있는 환자다. 병, 병, 병하고 생각이 자신도 모르게 자꾸만 불쑥불쑥 떠오른다. 누구나 경험하는 현상이지만 이런 현상은 가장 위험한 장해물이 된다. 결코 이런 현상을 가볍게 받아드리면 안 된다.

이렇게 불현듯 불쑥불쑥 뛰어나오는 관념적 생각은, 내가 병을 심리적으로 이겨내지 못하고 무서워하고 있다는 공포심의 반영이다. 한마디로 병한테 지고 있다는 얘기다. 이를 극복하고 이겨낼 수 있는 마음의 무장을 해야만 한다. 적어도 병이라는 생각이 나지 않을 정도가 되어야 한다. 무덤덤하게 유지할 수 있을 정도로 심리적으로 무장이 된다면 바랄 나위가 없다.

가장 이상적인 방법은 병을 아예 무시할 수 있는 강한 심리적 양상의 구축이다. 그렇게만 된다면 병은 스스로 알아서 순식간에 사라지고 만다. 병은 나약한 심리 앞엔 극성을 부리지만, 이겨내야 한다는 강한 의지나 신념 앞엔 맥을 못 추는 아주 비굴한 속성을 지니고 있다. 그런 것이 병이다. 병은 공포의 반영이라는 말이 있지 않은가?

짚고 넘어가야 할 사례가 있다. 정신의학계의 거장인 데이비스 호킨스 박사의 『의식 혁명』 책에는 의식의 수치를 0에서 1000까지 수치화 시켜 놓았다. 수치심은 20, 비난은 30, 절망은 50, 슬픔은 75, 두려움 근심은 100, 분노 미움은 150, 용기 긍정은 200, 용서와 포용은 350, 사랑은 500, 평화는 600, 깨달음은 700~1000라는 의식의 수치에 의한 지도를 만들고 있다.

여기서 150의 이하의 저급한 수치들이 병을 만드는 직접적 부정적 의식으로 드러난다. 이들 의식이 병을 만드는 요인이자 원인인 저차원의 에너지다. 반면 긍정의 수치는 200이고 그 이상들의 수치들은 병을 치유할 수 있는 수준의 고차원적 에너지임을 알 수 있다.

이들 내용의 핵심은 의식의 수치가 저급한 요인들이 병을 만들고 있다는 점이다. 부정적인 마음 즉, 스트레스를 일컫는다. 이들 저차원의 에너지가 작용하여 우리 영혼과 몸을 교란시켜서 결국 질병을 만든다. 한마디로 힘이 없는 저급한 수준의 의식이 문제가 되고 있다. 이들을 극복, 정화 시킬 수 있는 고차원의 의식들로 우리는 무장해야 한다는 해답을 얻을 수 있다.

앞에서 神신은 善선이라는 표현을 하였다. 선은 긍정적 의식을 말하는 것이고, 惡악은 부정적인 의식을 나타낸다. 일테면 신의 마음에서는 선만이 존재하고 선을 만들었다는 해석이다. 악은 어디까지나 인간의 부정적인 의식에 의하여 만들어졌음을 말하고 있다. 그래서 신이 만든 긍정의 의식인 선은 그만큼 훌륭한 가치가 있고, 고차원으로서 큰 힘과 능력이 실려 있음을 알 수 있다.

반대로 인간 자신이 만든 저급한 부정적 의식은, 해로움만 주는 하등의 가치가 없고, 아무 힘도 없는 저차원의 무기력한 존재라는 사실이다. 왜냐면 이들 저차원의 의식인 마음은, 얼마든지 고차원인 선의 마음으로 극복 내지 정화할 수 있기 때문이다.

용서와 사랑의 마음으로 분노, 미움, 원망을 제어 할 수 있다는 사실을 잘 알고 있다. 절망, 슬픔, 두려움, 공포 등은 어느 정도 깨달음만 있으면 충분히 극복 가능하다는 사실이다. 결국 고차원의 긍정적인 의식이 저차원의 부정적인 의식을 다스리고 극복할 수 있으며, 지배할 수 있음을 보여준다.

따라서 긍정의 마음 에너지는 힘이 있고, 부정의 마음 에너지는 힘이 없는 무기력한 존재라는 사실을 알려준다. 그래서 부정적인 의식이 만든 병은 힘이 없고, 나약한 존재라는 중요한 사실을 우리는 알아야 할 필요가 있다. "병은 힘이 없다! 힘이 없는 것이 병의 실체다!" 데이비드 홉킨스 박사는 분명히 말한다. 의식의 수준이 500~600이상이 되면 어떠한 병도 치유가 된다고 말이다.

홉킨스 박사는 정신과, 내과 의사이기도 하였다. 하지만 의식의 중요성을 누구보다도 정확히 분석하고 피력하였던 장본인이다. 자신의 난치, 불치의 여러 질병들을 약이나 물리적인 방법은 배제하고, 오로지 마음의 힘으로만 완벽하게 치유한 사실을 그의 책자 『치유와 회복』에 수록을 하여 의식의 중요성을 증명하였던 장본인이다.

역사상으로 보면 어떠한 질병이라도 자연 치유된 사실은 수없이 기록으로 나타난다. 특히 예수의 질병 치유사례는 너무도 잘 알려져 있다. 네 죄를 사하노라고 말하는 순간 문둥병자와 앉은뱅이 환자는 즉시 치유되었다. 12년 된 혈우병(자궁암)환자는 예수의 옷자락만 잡았는데도 순간 치유가 되었다. 기독교의 간증 사례도 수없이 보고되고 있다. 또 기적적인 자연치유의 사례들은 얼마든지 우리 주위에 알려져 있다.

『생명의 실상』 책에서도 오로지 마음의 깨달음에 의하여 수많은 불치병, 난치병 치유의 사례가 있다. 미국의 인지과학 연구소의 내용에 따르면 오래전의 얘기지만 830여 의학 잡지에 암의 자연치유 사례는 약 3500건에 달한다고 한다. 희망이 없는 불치병에서 치유된 환자들은 의식의 대전환 현상으로 일테면 순수한 깨달음으로 치유가 되었음을 보고한다. 마음이 크게 바뀜으로 한순간에 치유의 결과가 나타나기 때문에, 의식의 중요함을 알리는 귀중한 울림을 준다.

부끄럽지만 필자의 사례도 표현을 해보겠다. 전작 『마음이 통하는 치유의 기적』과, 『내 마음은 인류 최고의 의사』 책에서도 밝혔고, 더불어 다른 경험을 통하여서도 13년 된 비염, 5년 된 무릎 통증, 몇 년 된 어깨통증, 십여 년 된 무좀 증상, 난청, 몇 달 된 위장병, 심부전증, 노이로제, 신장 신우염, 전립선 비대증, 허리통증, 고관절 통증, 꼬리뼈 통증, 통풍 등.

그리고 백내장, 변비, 치질, 설사, 감기, 이석증, 치주염, 구내염, 피부병, 어지럼증, 심한 불안증, 초조, 긴장, 담 결림, 쥐나는 현상, 손발 저림, 목소리가 쉽게 가라앉는 증상, 우울증, 공황 장애, 고혈압, 뇌압, 막힌 경동맥, 만성기침, 코로나 19 등의 증상들을 본인과 타인들에게 적용하여 치유한 경험이 있다.

이들 중 며칠 안된 가벼운 질병은 10분 아니면, 30분 혹은 한 시간 정도에 치유하였다고 얘기하였다. 몇 달, 몇 년 정도 된 질병들은 대략 3일 또는 짧은 시간 안에 치유하였음을 말하였다. 이들 내용이 시사하는 바는 질병은 어떤 계기가 주어지면 순식간에 사라진다는 것을 의미한다.

질병 그 자체는 실체가 없고, 아무런 힘도 없는 무기력한 저차원의 에너지로 만들어졌기 때문에 쉽게 사라지게 할 수 있다는 가능성과 희망을 보여준다. 따라서 질병은 힘이 없고 나약한 존재이기 때문에, 원인을 분석하고, 치유의 방법만 제대로 알고서 적용하면 해결은 의외로 쉽다는 해석이다.

그러나 한 가지 짚고 넘어가야 할 진정 중요한 문제가 있다. 이는 바로 질병에 대한 불안, 두려움, 공포다. 이런 생각들 때문에 우리는 질병 앞에서 힘없이 무너진다. 모든 사람들이 이 올가미에서 벗어날 수 없기에 가장 큰 족쇄가 된다. 암 환자를 보자. 멀쩡했던 사람이 건강검진을 받은 결과 당신은 암이요 라는 의사의 진단을 받는 순간부터 초 죽음이다. 몇 달 만에 휠체어를 타고 나오는 사람도 있고, 심지어 잘못되어 나오는 사람도 있다. 왜 이럴까?

진단을 받기 전에는 멀쩡했던 사람이 몇 달 만에 생사의 갈림길에 놓여있다. 이는 바로 불안, 두려움, 공포의 결과다.

치료가 될까? 치료가 안 되면 어떻게 하지, 잘못하면 죽을지도 모른다는 두려운 마음, 수많은 번뇌와 고통스러운 생각들이 교차하게 된다. 불안과 두려움 공포에 떨면 암의 증가와 확대의 속도는 무려 7~8배에 달한다는 보고가 있다. 순식간에 쇠락의 늪에 빠지게 된다. 암을 극복하지 못하고 잘못되는 사람들은 결국 불안과 두려움, 공포심에 무릎을 꿇는 경우가 대부분이라 보여진다.

이러한 불안, 두려움, 공포심 때문에 우리는 병의 위력이 대단하다고 자기 최면에 빠져, 두려움에 벌벌 떨고 있음을 부정할 수 없을 것이다. 질병은 힘이 막강하고, 이기기 힘든 엄청난 파괴력을 지녔다고 착각 아닌 착각을 하고 있다. 여기에 함정이 있다. 문제는 자신의 심리적 태도에 달려있는데 말이다.

사실 사람들은 질병 치료에 있어서 최대의 난관이자 적이 불안, 두려움, 공포심이란 사실을 아는 사람은 별로 없는 듯하다. 이런 현상은 당연히 따라오는 현상으로만 여기지, 어떤 위험을 초래한다고 여기는 사람은 그리 흔치 않다. 이보다 더 큰 치유의 장해물은 없는데 말이다. 이런 사실을 정확히 인식해야 하는 안목이 필요하다. 오로지 이들 소극적이고, 부정적인 마음이 문제일 뿐, 오죽하면 질병은 공포의 반영이라는 말까지 나올까.

따라서 병은 아무 위력이나 힘이 없다는 사실을 알아야만 한다. 우리가 병의 힘을 대단하다고 인정을 하니 괴력을 떨친다. 믿음대로 현실로 나타난다. 믿음이 그래서 중요할 수밖에 없다고 반복해서 말하고 있다. 긍정의 믿음은 긍정의 효과를 가져다준다. 반면 부정적이고 소극적인 믿음은 최악의 구렁텅이로 빠트린다.

우리의 마음 자세의 중요성을 일컫는다. 육체에 성질을 부여하는 것은 오로지 마음뿐이라고 하였다. 그래서 마음에 건강을 생각하면 건강이 따라오고, 마음에 질병을 생각하면 질병이 따라올 수밖에 없을 뿐이다. 마음이 모든 것을 결정하는 주체임을 의미한다.

한번 시험을 해보면 알 수 있을 것이다. 본인이 현재 앓고 있는 병을 대상으로 하루 이틀 평소처럼 병은 위력이 대단한 존재라서 치유하기가 참으로 곤란하다고, 불안 두려움의 걱정하는 체념상태의 마음으로 보내보자. 그다음은 병은 아무런 힘이 없는 무기력한 존재라서, 얼마든지 치유할 수 있고 극복할 수 있는, 반드시 이겨낼 수 있다는 강한 자신감(필자의 위의 내용 들을 적용하면 더욱 좋다.)과 신념을 가져보자.

분명 결과는 틀리게 나타난다. 전자는 병의 상태에 변화가 없든지, 오히려 심해져 있을 것이다. 후자는 그만큼의 긍정의 호전 반응이 나타남을 본인 스스로 느낄 수 있다. 어쩔 수 없는 현상이다. 우리의 육체나 병은 마음에 따라서 반드시 어떤 변화가 오기 때문이다. 마음속에서 육체의 모든 부분은 헤엄을 치고 있다. 긍정의 마음속에서는 건강한 육체가 헤엄치고, 부정의 마음속에서는 병적 요인이 헤엄치고 있는 것이다.

이러한 긍정 혹은 부정의 믿음에 따라 제일 먼저 즉각적인 호르몬의 변화가 따른다. 호르몬의 영향은 벌써 육체 표면에 나타난다. 심리 상태에 따른 호르몬 변화는 5분도 채 안돼서 나타남을 알 수 있다. 그 결과 병이 호전 현상이 있는지, 아니면 심화 되고 있는지 알 수 있다. 이렇듯 마음은 60조의 모든 세포와 더불어 신체의 모든 조직, 기관을 순간 관통하기 때문에 마음의 영향력은 절대적임을 알 수 있다. 육체는 철저히 마음의 지배를 받고 있다는 사실이다.

모든 것의 핵심은 오로지 마음뿐이다. 자신도 모르게 불쑥 튀어나오는 불안과 두려움, 공포는 관념의 힘이다. 순간적으로 떠올라 괴로움을 주는 암적 요인이다. 이러한 생각은 결국 병을 무서워하고 두려워하는 나약한 의식의 결과로 나타난다. 병에 지고 있다는 증거다. 이 병은 이기기 힘든 중병이라 생각하는 잠재의식 속의 소극적인 생각이 유지되는 동안은 사실상 치유되기는 어려울 것이다.

이 관념의 힘은 창조하는 능력이 있어서 잠재의식 깊숙이 뿌리를 내리기 때문에, 병은 더욱 심화 될 것이다. 관념인 부정적이고 소극적인 생각은 반드시 제거해야만 한다. 뿌리 자체를 근본적으로 뽑아내야만 한다. 일테면 자신도 모르게 순간 떠오르는 생각이 병은 별것 없어, 병은 없는 것이야, 얼마든지 통제하고 이겨낼 수 있어라고 자신감이 불쑥불쑥 튀어나와야 한다. 이런 긍정적 관념의 생각이 튀어나올 정도로 내면에 강한 의식으로 구축되어야 한다. 그러면 병은 슬며시 자취를 감추게 된다.

병은 어차피 없는 것이기에 가벼운 병이나 혹은, 중병이라 할지라도 성격은 한가지다. 중병이라고 해서 더 문제가 될 것은 없다. 단지 중병이라고 겁내는 마음만이 문제가 될 뿐이다. 오로지 병은 힘이 없고, 무기력한 존재다. 병은 또한 없다고 단정하자. 이들 부정적인 관념에서 벗어나야 한다. 그래야지만 병을 이겨낼 수 있는 힘이 내면에서 크게 용솟음친다. 강한 의지와 신념구축이 반드시 필요하다.

따라서 이미 지나간 과거는 아무런 힘을 발휘할 수 없고, 소용이 없다. 다리 밑으로 흘러간 물이 돼버렸다. 다가올 미래 역시 영향력이 없다. 지금 이 순간 자신의 태도가 모든 것을 결정한다. 오직 현재 순간의 올바른 생각과 상념만이 큰 힘을 발휘하기 때문이다. 내일의 미래에 좋은 결과는 당연히 따라온다. 생각, 마음, 의식을 달리해야 할 필요가 있을 뿐이다.

4. 양자역학의 중요성을 이해하자.

일반적으로 사용하고 있는 스마트 폰, 휴대전화, 노트북, 컴퓨터 등은 그 부품에 사용되는 반도체가 있어야 가능하다. 이 반도체 칩에 적용되는 물리법칙을 바로 양자역학이라고 한다. 양자역학은 1900년도 초반 아인슈타인의 상대성 원리와 같은 시대에 확립된 이론이다. 오늘날 두 이론은 현대 과학의 주류를 이루고 있다.

상대성 원리는 거시적인 물질관이고, 양자역학은 아주 작은 미시적인 물질관이다. 여기서 양자론이란 미시적 세계의 물질관 즉, 양자(퀀텀)는 에너지의 소량 즉 최소 단위를 말한다. 일테면 분자를 지나 원자보다도 크기가 작은 세계가 양자론에서 취급된다. 이 미시적 세계의 물질관은 평상시 우리가 알고 있는 물질관과는 완전히 다른, 상식을 벗어난 기이한 형태의 모습이다.

모든 물질은 입자성과 동시에 파동성의 속성을 지닌다. 원자보다도 작은 더 이상 쪼개려야 쪼갤 수 없는 단계의 최소 단위의 물질의 크기를 소립자 혹은 미립자라고 한다. 미립자는 스스로 자체의 힘으로는 변화를 추구할 수 없으며, 단지 인간의 의식이 따라야만 변화가 온다는 사실이다. 인간의 의식이 전달되면 입자로 보이며, 의식의 전달이 멈추면 순간 파동으로 보이는 현상을 관찰자 효과라고 말한다. 알기 어려운 기이한 현상이다.

이들 미립자는 자체에 정보인 의식을 소유하고 있다. 인간의 마음을 정확히 꿰뚫어 알아채는 능력을 소유하기에 스스로 인식하여 변화하게 된다. 만물이 모두 인간의 마음의 영향에 따라 좌지우지되는 그런 속성을 지니고 있다고 한다. 만물의 주인은 바로 인간의 마음임을 시사한다. 마음이 물질 변화의 주체임을 뜻한다. 따라서 마음이 물질을 만들었기에 이런 결과는 따라올 수밖에 없다.

양자론이란 이 세상 모든 물질의 전체 구조가 물질계 혹은 정신계를 통틀어, 근본 본질이 어떤 형태로 구성되어 있는지를 보여주는 학문이다. 과학은 전자가 파동과 동시에 입자라는 사실을 밝혀냈다. 자연계를 구성하는 모든 물질 즉, 생물, 무생물, 의식계의 구조가 파동으로 존재한다는 사실이다. 파동으로 존재하는 모든 물질 즉 미립자들은 파동을 통해서 서로 교감을 하며 파동으로서 존재의미를 부여받는다.

이들 미립자는 자연계의 정보인 의식을 소유하고 있으며, 서로 간에 소통한다. 미시적 단계에 있어서 모든 만물은 서로 간에 파동으로 연결되어 있고, 모두는 근원적으로 하나라 할 수 있는 미립자의 연결체임을 알 수 있다. 이들은 철학, 문학, 종교, 예술 등의 의식문화에 지대한 영향을 주고 있음은 물론이다.

파동은 에너지라고 한다. 인체도 미립자 단계에선 파동으로 이루어진 에너지의 결합체다. 우리의 생각과 의식도 입자성과 동시에 파동성이 공존하는 어떤 역량을 지닌 에너지이자 힘이다. 우주는 에너지로 가득차 있는 대양이라 할 수 있다. 우리는 우주의식의 파동과 교류를 하고 있으며, 서로 간에 공명이 이루어지면서 우리의 체내로 끌어들일 수 있다는 사실이다.

이 에너지를 변화시킬 수 있는 힘이 바로 인간의 마음이라는 중요한 핵심이다. 결국 에너지는 미립자의 결합체이며 이들 미립자는 인간의 마음에 따라서 영향을 받아 변화할 수밖에 없다. 쇠붙이, 돌, 물, 식물, 육체, 의식, 혹은 암 덩어리, 어떤 병의 찌꺼기가 되었든 간에 이들을 잘게 쪼개면 미립자다. 미립자 단계에서는 마음의 영향을 받아 우리가 생각하고 원하는 대로 변화가 이루어진다는 해석이다.

『왓칭』 김상훈의 저서에서도 말했듯이 이들 미립자는 각자 고유의 지능을 갖고 있고, 인간의 마음을 정확히 읽어내는 믿지 못할 정도의 예리한 능력을 지니고 있다고 한다. 한마디로 인간의 마음을 꿰뚫어 본다는 사실이다. 더불어 사람의 마음을 정확히 알아채어, 우리가 생각하고 원하는 방향에 따라 움직이며 자체 변화를 한다. 마음이 미립자를 지배하며, 미립자의 주인이라는 해석이다. 이미 과학에 의해서 밝혀진 귀중한 이치다.

유리겔라라는 초능력자가 있다. 그는 숟가락을 염력으로 구부리는 모습을 보여주었다. 숟가락이라는 쇠붙이도 마음의 힘으로 구부릴 수 있다는 것을 보여준 것이다.

또 마시는 물도 마음의 영향을 받는다고 이미 알고 있다. 물을 보고 사랑합니다. 감사합니다. 라고 하면 이는 곧 육각수로 변하여 우리에게 도움이 되는 좋은 물로 변한다. 반면 너를 증오한다. 혹은 원수 같은 물이라고 말한다면 그 물의 입자는 형편없이 일그러진 형태로 변화를 가져온다. 마실 수 없는 안 좋은 물로 변한다는 것이다. 일본의 에모또 마사하루라는 물학자에 의하여 이미 밝혀진 이론이다.

꽃병에다 양파를 기를 때 사랑이라는 문구를 적어 놓으면 잘 자란다. 반면에 증오의 문구는 불량하게 자란다는 사실은 이미 알고 있는 얘기다. 또한 시골의 농작물은 주인의 발자국 소리를 듣고 자란다는 말이 있다, 그만큼 정성을 다한다면 잘 자란다는 뜻이다. 이같이 모든 물질은 인간의 마음의 영향에 따라서 그들 물질의 미립자는 스스로 인식하고, 알아채어 변화함을 보여준다.

얼마 전 어느 TV 채널에서 일본의 배 과수원의 사례를 방영하였다.

일본은 아무래도 태풍의 영향을 크게 받을 수밖에 없다. 가을에 다 자란 배들이 폭풍우에 떨어져서 농가의 피해는 이만저만이 아니다. 한 농가에서는 부부가 아침마다 배나무를 하나씩 꼭 끌어안고, 사랑의 염원을 품었다 한다. 일테면 배나무야 사랑한다, 너희 덕분에 꽃을 볼 수 있고, 열매를 맺어 우리가 생활할 수 있게 해주고, 생명력의 싱싱함을 항상 보여주어 감사하다고 표현을 했다고 한다.

그 결과 태풍이 몰아쳤어도 떨어진 낙과는 그리 많지 않았다. 다른 농장들에 비해 피해는 훨씬 적었다고 한다. 이런 사실이 알려지자 주위의 과수원 주인들이 교육을 받으러 오는 현상까지도 벌어졌다. 농작물들도 인간의 마음을 알아채고 꿰뚫어 본다는 하나의 증명된 사례다.

잠시 필자의 경험담을 피력해보자. 앞서 표현되어 졌다. 정확히 1985년도의 일이다. 그 당시 필자는 다니던 직장은 건강 관계로 하는 수없이 사표를 낸 후였다. 뜻한 바 있어 추구하던 건강 분야의 일을 하려고 했으나 여의치 못하여, 수입도 변변치 못하고 우여곡절을 겪던 중이었다. 물론 나이가 31세였지만 결혼은 아예 생각하지도 못하는 상황이었다. 객지 생활을 하면서 잠시 시골집에 일이 있어 들리게 되었다.

저녁이 되어 어머니가 칼국수를 만드시니까, 불을 때주고 약간의 도움을 드리면서 어머니에게 말씀을 드렸다. 요즘 건강은 어떠시냐 했더니 위장이 쓰리면서 소화가 잘 안돼서 불편을 느낀다고 하신다. 장남인 필자가 객지에서 허송세월을 보내는 듯하면서, 장가도 못가니 얼마나 마음이 불편하실까? 그런 이유로 인해 몸이 불편하시리라 생각이 드니 마음이 한없이 무거워졌다.

필자가 말씀드렸다. 그 당시 의식 공부에 푹 빠져있던 상황이었다. 감사함을 느끼는 표현의 중요성을 알고 있었기에, 감사함을 찾아보자고 제의했다. 아버지가 건강하시고, 가족들이 웬만하니 다행이고, 땅마지가 있어 먹고사는데 크게 어려움이 없는 상태고, 공기가 있어 살수 있고, 햇빛이 있어 곡식에 도움을 주고, 식량이 있어 걱정이 없고, 살 집이 있어서 불편함이 없고, 가축이 있어 도움을 주고 등등 천지만물이 우리를 위하여 존재하니 감사하지 않을 수 없지 않느냐고 말하였다.

그러면서 감사합니다. 감사합니다라고 감사행을 반복해보자고 권유를 하면서 감사행을 같이 하였다. 대략 30분 정도는 실행한 듯하였다. 어머니에게 지금 기분이 어떠시냐고 물었더니 속이 쓰리던 증상이 많이 완화가 된듯하고 기분도 좋아지셨다고 하신다.

식사 후 사랑방에서 혼자 자게 되었다. 여름철이라 모기가 많아 잠들기가 어렵다는 점은 이미 짐작하고 있었다. 공교롭게도 모기장도 없는 상태였다. 문득 생각해보니 내가 지금 감사행을 하여 기분은 잔뜩 고무되어있는 상태고, 모기도 내가 해치려는 생각이 없으면, 나를 물지 않을 것이라는 생각이 문득 들었다. 한마디로 천지 만물과 화해를 해보자 하는 심정이었다. 팬티만 입고 잠을 청하면서 천지 만물에게 감사합니다. 천지 만물이여 감사합니다. 라고 감사행을 다시 시작하였다.

모기들은 윙윙거리면서 몸에 한두 마리씩 물려고 앉기도 하였다. 모기를 잡으려고 손은 대지 않고, 가만히 주시하니 물지는 않고 잠시 머물다가 사라지는 듯하였다. 여기에 고무되어 감사행을 더욱 강하게 해주었다. 그러면서 잠이 들어 새벽녘에 잠에서 깨어나서 어제저녁의 일을 생각해보았다.

불을 켜고서 확인해보니 모기가 약하게 물은 듯한 자국이 서너 군데 보이지만, 완전히 물린 자국은 여기저기 살펴보아도 전혀 없었다. 아! 이런 것이구나. 세상의 이치가 이런 것이구나 하고 감탄사가 절로 나왔다. 내가 모기를 잡으려는 생각을 않자, 모기도 나를 물지 않는다는 사실이 바로 세상의 이치라는 큰 깨달음을 얻는 계기가 되었다.

그 당시는 왜 이런 이치가 가능할까, 원리적인 면에서는 이해를 전혀 못 하였다. 지금에 와서야 양자역학을 공부하다 보니 비로써 의문이 해소되었다. 바로 미립자의 문제였다. 모기도 일종의 의식이 있다고 봐야 할 것이다. 모기의 몸도 어차피 미립자의 결합체이다. 의식이나 물체도 결국 최종의 단계에선 미립자로 남게 된다. 이들 미립자는 인간의 마음을 정확히 알아채는 즉, 꿰뚫어보는 능력이 있다고 하였다. 내가 모기를 해치려는 생각이 없으니, 모기도 이를 알아채어 자연히 나를 물지 않는다는 해석이다.

앞서 언급한 수저나 물, 양파, 농작물의 예가 다 마찬가지 이유다. 그렇다 이런 것이 세상의 이치이자 원리라는 해석임을 알게 되었다. 만물이 우리의 마음을 꿰뚫어 본다는 사실이다. 만물에는 마음이라는 정보가 다 담겨져 있음을 알 수 있다. 주위의 사람들에게 간혹 모기의 얘기를 할 경우도 있었다. 어느 정도 이해를 하는 듯 하였지만, 집사람만큼은 유독 그런 일이 어떻게 가능하냐고 지금도 부인을 한다.

잠시 양자역학적 물질분화 과정의 예를 보자. # 물질~ 분자~ 원자 ~ 전자+핵(중성자 +양성자)"이 단계를 미립자라 함"~ 의식~ 에너지 ~ 無무, # 이같이 물질을 분화하면 그 자체엔 반드시 의식(정보)을 소유하고 있다는 중요한 사실이다. 만물은 그들 자체에 의식을 반드시 지니고 있어서 결국 인간의 마음의 영향에 따라 알아듣고 변화할 수밖에 없음을 보여준다. 이를 전문용어로 관찰자 효과라고 한다. 크게 집중하여 생각해보면 큰 영향을 미치며, 작고 흐릿한 생각은 미미한 영향밖에 미치지 못할 것이다.

결국 마음은 자신과 우주 에너지를 변화시켜 현실화시킬 수 있으며, 물질을 창조할 수 있다는 중대한 사실을 보여주고 있다. 물질의 내면의 본질, 본원에는 마음, 아니 의식인 정보가 이미 깃들여져 있음을 알 수 있다. 이들 물질은 마음에 의하여 좌지우지되기에 결국 마음 안에서 존재함을 뜻한다. 따라서 모든 만물의 주인은 인간의 마음이다라는 해석이다. 양자역학의 가장 큰 발견은 여기에 있다고 볼 수 있다.

좀 더 풀이를 한다면 성경에서는 하느님의 말씀으로 이 세상 만물(인간의 육체도 포함)을 만들었다고 하였다. 여기서 말씀은 마음의 변형이기에 마음이 창조하였다는 뜻이다. 불경에선 공즉시색 이라 하였다. 공은 마음을 뜻하고 색은 모든 만물(인간의 육체도 포함)을 뜻한다. 마음이 만물을 창조 하였다는 뜻이다. 만물을 만든 근원은 결국 마음이라는 확고 불변한 진리다.

만물을 잘게 쪼개고 쪼개면 분자를 지나 원자를 거쳐 결국 미립자
가 된다. 앞에서 미립자는 그들 자체에 이미 의식(정보)을 지니고 있
다고 말하였다. 물질은 자체에 반드시 마음을 지니고 있다는 해석이
다. 왜냐면 창조주의 마음으로 만물이 형성되었기에 만물의 근저, 근
원에는 마음이 바탕을 이룬다는 점이다. 그래서 만물은 인간의 마음
을 꿰뚫고 있다는 이치가 성립됨을 알 수 있다. 그 말의 핵심은 바로
마음인 정보를 소유하고 있다는 뜻이다.

따라서 미립자의 단계에서는 반드시 의식(정보)이 담겨있다는, 양
자역학의 해석과 동일함을 알 수 있다. 성경이나 불경의 심오한 말씀
들이 정확히 양자역학에 의하여 증명, 해석되었다는 아주 중요한 사
실이다. 더불어 인간의 생명(마음)은 창조주로부터 부여받았기에 창
조주의 마음이나 인간의 마음은 성질, 성격, 성품이 같음을 알 수 있
다. "고로 마음은 만물을 창조할 수 있는 원동력이다."

모든 물질을 창조하는 힘이 바로 마음이라 한다면, 우리는 생각을
바꿔야만 할 것이다. 우리 내면의 의식은 대부분 부정성을 띠고 있기
때문이다. 못한다, 능력이 없다, 돈이 없다, 나이가 많다, 원망, 시기,
질투, 분노, 미움, 외로움, 슬픔, 초조함, 긴장, 무서움, 두려움, 공포,
콤플렉스, 수치심, 잘못된 믿음, 죄의식, 트라우마 등이 무의식에 이
들 부정성으로 꽉차있다는 반증이다.

이들은 내면에서 부정적인 에너지로서 나름의 작용을 한다. 잠재의
식의 용량은 현재의식의 6만 배가 된다고 말하였다. 그 안에 들어있

는 부정적 에너지의 영향으로 인한 피해는 얼마나 클까? 염려되는 우려가 클 수밖에 없다. 우리의 몸, 마음, 영혼의 전체성을 파괴하여 피폐하게 만드는 결정적 원인이 되고도 남음이 있음은 당연한 사실이다.

그러니 하는 일이 잘될 리가 없음은 당연하다. 왜냐면 자신의 운을 가로막기 때문이다. 이들 내면에 저장되어있는 부정적인 에너지가 앞으로 자신의 생각을 이끌고 있다는 사실이다. 일테면 부정적인 에너지는 부정적인 생각을 이끌면서, 그들의 영향력을 밖으로 구현한다는 얘기다. 불운을 만들면서 조장을 한다. 그의 실체는 우리에게 해로움만을 주는 결정적 해악이다.

앞의 "잠재의식의 힘은 위대한 능력을 발휘한다."편에서 밝혔듯이 이들 내면의 부정성은 잠재능력의 발휘를 가로막는 요인이라고 말하였다. 그래서 부정적 에너지를 정화 혹은 삭제를 해야지만 우리가 원하는 일들이 이루어진다고 하였다. 잠재의식의 순수성은 우주의식과 소통을 해주는 교량역할을 한다고 말이다. 창조의 원동력은 순수성에서 비롯된다. 이들 부정성은 모두 에고의 집합에 불과할 뿐이다. 에고에 의한 제한되고, 한정된 의식이 우리의 운명을 가로막는다. 훌륭한 창조성을 방해하는 걸림돌이다.

자신의 미래는 생각을 통해서 만들어진다. 자신의 내일은 오늘 어떤 생각을 하였는가에 의해서 결정되어 진다. 그 생각을 주도하고 이끌어내는 요인은, 바로 무의식에서 주도하고 있다. 이들 생각 에너지는 자신을 표현하고 구현하려는 속성이 있다. 내면의 부정적 에너지는 결국 어떤 형태로든 이미 나타났거나 앞으로 나타나려고 대기를 하고 있을 것이다. 아마도 그들은 좋지 못한 부정적인 모습으로 나타남은 당연하다. 그래서 무의식을 정화해야만 한다는 지혜를 알려주고 있다.

그리고 이들 내면의 부정성은 질병을 만드는 직접적인 원인이 된다고 이미 말하였다.

현대병의 95% 이상이 마음으로 인한 스트레스에서 발병한다는 사실은 모두가 잘 알고 있다. 소극적이고 부정적인 마음들 일테면 분노, 시기, 질투, 원망, 미워함, 슬픔, 의심, 두려움, 공포, 수치심, 콤플렉스, 자기학대, 죄의식, 잘못된 믿음, 트라우마 등이 원인이 되어 병이 된다. 잘못된 부정적인 심리가 쌓이게 되어, 어느 약한 부분에 쌓이고 쌓여 영향을 주면 생리작용은 둔화되면서 면역력은 떨어져 결국 병이 된다. 그것이 암이고, 혈압이고, 당뇨다.

이렇게 자신도 모르는 사이에 병을 만들고 있다. 아니 병을 창조하고 있는 셈이다. 원인은 바로 마음이라는 사실이다. 참으로 난감한 일이 아닐 수 없다. 앞에서 언급하였듯이 우리의 의식은 긍정적인 생각보다 부정적인 생각이 훨씬 더 크게 자리를 잡고 있기 때문이다. 이들 부정적인 생각이야말로 최대의 적임은 부인할 수 없는 사실이다. 몸과 마음과 영혼을 파괴하는 주범이기 때문이다.

결국 내면 심층부에 자리 잡고 있는 무의식 속의 부정적인 나쁜 기억들을 없애려는 노력이 필요하다. 용서와 화해를 바탕으로 사랑과 감사의 긍정적인 마음을 소유하는 것이 무엇보다도 중요한 사실임은 명백하다. 용서하는 순간부터 병의 치유는 시작된다. 우주의 근본적인 이념은 사랑이라고 한다. 사랑의 주파수는 신의 주파수와 동일하다고 한다. 사랑하는 마음은 바로 신의 파장과 공명을 이루어 우리의 운명을 좋은 쪽으로 유도하게 되며, 불행과 질병 또한 치유될 수 있음을 시사한다.

더불어 뒤편에서 표현되어지는 필자가 창안한 사기(인체에 해로운 물질)제어 방법인 마음해독법은 양자역학을 바탕으로 만들어졌다. 모든 물질은 그들 자체에 의식(정보)을 내포하기에, 사기 또한 물질이자 에너지이며 마찬가지로 의식(정보)을 지니고 있다.

사기의 예를 잠시 보자. 우리 몸 안의 부정적 요인들 요산, 젖산, 중금속, 전자파, 정전기, 냉기, 산성체질, 활성산소, 아드레날린, 코리티솔, 염증, 어혈, 혈관청소, AGE(당독소), PDK1(노화와 암 유발 물질), 세라마이드, 수치심, 잘못된 믿음, 콤플렉스, 자기학대, 죄의식, 트라우마 등등 많이 있을 것이다.

만물의 주인은 인간의 마음이라고 하였다. 이들 사기도 마음으로 사기 사라지라고 사라져버리라고 하면 사기는 정확히 알아듣고서 사라진다. 사기도 미립자의 단계에선 인간의 마음을 꿰뚫기에, 명령과 지시를 따를 수밖에 없는 처지이기 때문에 결국 사라진다. 세상의 이치 범위 내에서 한 치의 오차도 허용되지 않는다. 병을 만드는 주범인 사기가 사라지니, 자연히 면역력은 회복되면서 질병은 신속히 치유되는 결과를 보여준다.

또 다른 측면을 보자. 사람이 만든 모든 사물들 즉, 건물, 비행기, 자동차, 컴퓨터, 휴대폰, 각종 생활용품, 식품, 약품 등 수많은 물질들이 있다. 이들의 탄생은 한결같이 마음의 힘에 의하여 창조되었다. 마음의 개입이 없으면 전혀 가능성이 없는 일이다. 자동차를 보자. 처음부터 어떻게 하면 자동차라는 기능을 가진 형태를 만들 수 있을까? 집념에 의한 수많은 고뇌를 하였을 것이다. 많은 시간과 시행착오를 겪으면서 설계도는 만들어졌으며, 하나하나의 부품들을 만들고 조립을 하여 결국 자동차라는 분신이 탄생 되었다.

이들 과정을 볼 때 마음의 개입은 항시 뒤따라야만 했다. 엄청난 마음(생각)의 에너지를 투여해야지만 하나의 과정은 이루어진다. 이런 과정을 거치면서 결국 완성품은 탄생이 되었다. 오랜 집념과 신념의 힘에 의하여 이루어진 마음의 결과물임을 알 수 있는 대목이다. 모든 사물의 탄생은 이런 과정을 거쳐야지만 가능하다는 것을 인정할 수밖에 없다. 창조의 근원적인 힘은 생각인 마음 에너지임을 뜻한다.

전자 현미경으로 보면 의식을 가하면 양자들이 파동으로 있다가 입자로 변하면서 빠르게 모여든다는 사실이 과학으로 증명되었다. 이들 양자들이 응축되는 과정을 거치면서 결국 물질화 한다는 의미다. 일테면 의식이라고 하는 높은 진동 주파수가 물질 형태의 낮은 진동 주파수로 이동하면서, 물질 형상은 탄생되며 나타난다는 해석이다. 이해하기가 어려울 수도 있겠지만 결국 모든 만물의 탄생은 마음의 힘, 생각의 힘 속에 있다.

창조주의 마음으로 만물(인간의 육체도 포함)이 만들어졌으며, 또한 인간 마음의 힘으로 주위의 모든 사물이 탄생 되었다. 그래서 마음은 전지전능의 위대함을 소유하고 있음을 알 수 있다. 그러나 단 한 가지 생명은 인간의 힘으론 불가항력이며, 이는 오직 창조주만이 주관할 수 있는 영역인 것이다.

필자는 항상 아쉬움을 토로한다. 왜 교육에는 양자역학을 아직 도입을 못하였는지 안타까움을 금할 수가 없다. 전문분야에서나 겨우 공부하는 정도다. 상대성 원리는 거의 모든 사람들이 알고 있다. 동시대에 같이 태동한 학문인데 양자역학만큼은 아는 사람들이 별로 없다는데 문제가 있다. 오히려 가장 근본적인 의식문화를 다루는 학문이기에, 우리 내면의 심리와 직접적 밀접한 관계가 있어서 더욱 중요하다고 본다.

양자역학을 공부하고 배울 수 있었다면 세상은 엄청난 변화를 이뤘을 것이다. 철학, 문학, 예술뿐만 아니라 의식문화에 지대한 영향을 주는 학문이라는 점이다. 달리 표현하면 세상의 이치를 깨닫는 첩경임을 말한다. 내면의 부정적인 의식은 배제하고, 긍정의 의식을 지니게 되었다면 세상은 밝은 쪽으로 변화될 수밖에 없다. 의식의 힘으로 인한 긍정적 창조는 실로 눈부신 결과를 보여주고도 남음이 있을 것이다.

육안으로 보이는 물질적인 측면들 즉, 산업의 전반에서도 오히려 더욱더 발전이 이루어졌음은 분명하다. 그리고 우리의 삶을 힘들게 하는 불행이나 고통, 질병이 현저히 줄어들었음은 확실하다. 삶의 통찰을 이루는 근본은 바로 의식문화에 달려있기 때문이다.

5. 질병 치유의 해법을 마음에서 찾아야 함이 타당하다.

a. 병의 근본 원인은 대부분 마음이다.

사람들은 만나서 인사를 할 때 건강하시죠? 건강은 어떠세요? 건강은 최고의 축복이라고 말을 한다. 또 헤어지면서도 건강하세요라고 인사말을 한다. 왜 이렇게 건강을 강조하는지 모두의 가장 큰 화두로 자리 잡고 있음을 보여준다. 아무래도 건강을 유지하기가 어려워서 나타나는 현상은 아닐까? 건강을 보존하기가 어려운 문제임이 어쩔 수 없이 현실에선 드러난다.

살아가면서 아픔이나 병이라는 굴레에서 벗어날 수는 없을까? 모두는 아픔과 질병을 숙명처럼 받아들여야만 하는 것인지 참으로 무거운 짐을 짊어지고 간다. 그저 당연히 생의 한 부분으로 받아드려야만 하듯이 모두는 어제도 오늘도 그저 그렇게 고통만을 받고 있는 듯하다. 태어나서 성장하고 나이가 들어 늙으면 당연히 병은 오고 결국 죽음을 맞이한다는, 이 생로병사의 4고를 반드시 받아드려야만 하는지 의문이 갈 수밖에 없다.

우리의 탄생은 생명을 부여받음에서부터 비롯되고, 또한 생명력의 힘으로 한평생을 살아간다. 이 생명이라는 존재는 어떤 의미를 갖고 있는지 깊이 생각해볼 필요가 있다. 생명은 어디서 왔는지, 어떻게 부여되었는지, 내면에서 어떤 작용을 하고 있는지, 이를 어떻게 받아드려야 하는지를 알아볼 필요가 있다. 이들 내용을 어느 정도 이해한다면 우리의 의식은 또 다른 차원을 향할 수 있다. 따라서 질병에 대한 생각도 한 차원 높은 다른 시각으로 받아들이게 될 것이다.

필자는 성경이나 불경을 공부한 적이 없는 문외한이다. 하지만 생명을 공부하다보니 자연 종교적 사색을 하지 않을 수가 없었다. 생명의 개념은 철학으로는 부족하였고, 종교적인 이념을 받아드려야만 가능하였다고 말할 수 있다. 공부하다 보니 성경이나 불경의 말씀들이 그대로 진수가 되어 현실의 감각과 부합됨을 알고서 커다란 영적 울림을 갖게 되었다.

진리의 말씀들이 한결같이 생명의 현상과 일치됨을 알게 된다. 성경이나 불경의 말씀들이 세상의 이치를 깨달은 경지에서 구현되었다는 사실을 인정해야만 되었다. 일테면 오감을 넘어 육감 즉, 초월적 영적 감각을 바탕으로 이들 말씀은 확립되고 정립되었다는 놀라움이다. 그러기에 2000년, 2500년이 지난 지금에 와서도 조금도 빛바래지 않고, 훌륭한 횃불이 되어 진리의 경전으로 오늘까지 전수되고 있다는 사실에 경탄을 금할 수 없었다.

따라서 모든 답은 이 생명의 원리와 이념에 의해서만 가능하리라 판단을 하게 된다. 세상의 이치가 생명으로부터 비롯됨을 알 수 있었다. 여기서 알아야 할 사실이 더 있다. 생명의 본질이 바로 마음이라는 사실이다. 생명이나 마음은 엄연히 개념 차이가 있지만 이치가 같음을 말한다.

세상의 이치가 생명 즉, 마음 안에 들어있음을 알 수가 있다. 더불어 양자역학에 의하여 이들 심오한 진리의 말씀들을 이해와 증명을 할 수 있었기에 큰 힘을 얻어 매진하게 되었다. 생명의 이념에 대해선 이 책 앞부분에서도 누누이 서술한 바가 있다.

현재의 성공, 실패, 행복, 불행, 건강, 질병은 모두가 마음 작용의 결과다. 과거의 마음가짐이 현재의 결과를 보여주고 있다. 성공하였다면 오로지 성공의 염을 품고, 오랜 시간 동안 혼신의 노력한 결과로 이루어졌을 것이다. 병이 있으면 과거의 부정적인 상념 즉, 일그러진 마음의 결과로서 현재 병의 증상으로 나타났다는 사실이다.

현재 나타난 현상은 과거 마음의 결과이며, 원인과 결과의 법칙을 따르는 것이라고 볼 수 있다. 인과응보의 현상이다. 한결같이 모든 현상은 마음에서 비롯된다. 그것은 마음 즉, 생각들의 결과물일 뿐이다. 만약 마음이 없다면 이런 결과는 절대 올 수 없으며, 어떠한 현상도 발생하지 않는다.

그래서 질병 역시 마음에 의해서 비롯되었기에, 치유 또한 마음을 다스리면 가능함을 시사한다. 원인인 과거의 집적된 부정적인 마음을 제어하면 가능하다는 해석이다. 왜냐면 질병은 부정적 마음의 결과물이기 때문이다. 부정적인 마음을 정화 내지 바꾸어주면 된다는 이치다.

질병의 원인도 마음이요 해답도 마음임을 알아야 할 필요가 있다. 마음이 육체를 만들었고, 마음이 육체를 지배하기 때문에 그것도 절대적으로 지배를 하고 있다는 사실이다. 오로지 마음만이 육체를 통제할 수 있기 때문이다.

육체는 오직 마음으로만 움직일 수 있고, 마음을 벗어나선 전혀 기능이나 존재 자체가 불가능하다. 마음 에너지의 지시를 받고, 영향을 받을 수밖에 없기 때문에 모든 세포나 조직이나 기관은, 그의 영향권을 벗어날 수가 없다. 육체의 생물학적 생화학적 기능은 오로지 마음인 생각에 따라서 움직인다.

마음의 조작에 따라 육체는 반응하면서 변화한다는 뜻이다. 그래서 육체는 마음의 그림자라 혹은 마음의 흔적이라고 표현을 하였었다. 육체는 마음의 결과물이라는 해석이다. 원리는 여기에 있음을 알 수 있다. 핵심은 마음이라는 분명한 사실이다. 그래서 마음으로 질병을 치유할 수가 있음은 너무도 타당하고 당연하다.

현대병의 95% 이상은 마음에서 온 스트레스가 원인이라는 사실은 모두가 인정한다. 마음 즉, 심리가 원인이라는 사실이다. 모두는 인정하면서도 원인인 마음을 들여다보려 하는 사람은 별로 없는 듯하다. 물론 마음을 파헤쳐 볼 수 있는 안목이 부족하기는 너나 할 것 없이 마찬가지다.

그래서인지 내 안의 마음은 제쳐놓고 바깥에서만 오직 답을 찾으려 아우성이다. 내 안에 이미 모든 해결책과 답은 준비되어 있는데 말이다. 여기에 크나큰 오류가 있다고 본다. 우리 의식의 제한적이고 한정됨이 여기서도 적나라하게 드러남을 알 수 있다.

부정적인 마음은 부정적인 에너지라고 말할 수 있다. 이 에너지가 작용하여 병을 만들기 때문이다. 설사 어떻게 해서 병이 치유되었다 해도, 이 부정적인 에너지가 잔류하고 있는 상황에서는 재발하든지 제3의 질병을 만든다는 사실은 잘 알고 있다. 하나의 예를 들어 암 환자를 보자. 수술을 받고, 항암 치료, 방사능 치료 등을 하여 5년간 암세포가 보이지 않으면 완치되었다고 판정한다.

그렇다면 이들이 자연 수명인 천수를 다 누릴까. 아니올시다. 연구 결과를 보면 완치된 사람 중 80% 정도는 재발, 3발을 하여 자연 수명을 다하지 못하고 중간에 사망한다는 사실이다. 대략 20% 정도만 천수를 한다는 보고가 있다. 이런 사실은 대단히 안타까운 현실이다. 이들 결과가 무얼 뜻할까? 아마도 원인을 배제하지 못해서 나타나는 결과는 아닐지?

따라서 부정적인 에너지를 수정 혹은 삭제함이 관건임을 보여준다. 이러한 원인인 부정적인 마음을 우리는 지금까지 어떻게 대처를 해왔는가. 안타깝게도 이들을 아예 외면만 하였을 뿐이다. 오직 바깥의 물질이나 물리적인 방법만을 해결책이라고 여겨왔다. 결과는 어떻게 나타났을까?

원인이 마음이면 이를 약물이나 어떤 물리적 방법으로 대처를 함은 상당히 어설픈 방법이라 여겨진다. 어떻게 물질이 마음을 바꿀 수가 있을까? 물질의 파동과 마음의 파동은 서로 틀려서 대치하기에 상호 작용을 하기가 어렵다.

물질의 영역과 마음인 의식의 영역은 엄연한 차이가 있는 틀린 개체다. 물질은 마음에 커다란 영향을 줄 수가 없다. 따라서 물질은 마음을 바꿀 수가 없음을 알아야 한다. 괴로운 감정(분노, 원망, 슬픔) 등의 부정적 에너지가 질병을 만드는 직접적 원인인데 이를 약물로 대처한다고 해서 이들 감정이 정상적인 긍정의 감정으로 돌아설까 절대 아니올시다.

산삼을 복용하고, 최고의 고가의 영양제를 복용하고, 어떤 약제를 복용한다고 해서 분노의 감정이 화해와 용서하는 감정으로 확 바뀔까 한마디로 어불성설이다. 이는 지극히 상식적인 논리다. 모두는 이런 사실을 간과한 채 질병에 대처를 해왔다고 볼 수밖에 없을 것이다.

마음이 물질인 육체를 만들었다고 성경, 불경, 과학에서는 말하고 있지 않은가? 육체는 오직 마음의 뒤편에 쫄, 쫄, 쫄 따르는 흔적이며 그림자다. 화를 내면 얼굴은 시뻘게지고 부들부들 떨린다. 공포에 떨면 소름이 돋고 얼굴은 창백해진다. 질병을 두려워하면 두려워 할수록 병의 증세는 더욱 심화된다. 이같이 마음은 육체인 몸에 직접적 영향을 끼치고 있다.

마음이 물질인 육체를 변화시키고 있음을 보여준다. 따라서 육체는 마음의 지배하에 놓여있기 때문에 마음의 지시 복종만을 따라야만 한다. 이를 거역할 수 있는 세상의 이치는 존재하지 못할 것이다. 그것은 창조의 순환고리를 거역하는 일이 되기 때문이다.

따라서 육체인 물질은 마음의 시녀이고 종이자 그림자다. 마음이 주인이라는 엄연한 사실이다. 주종관계가 명확히 성립됨을 알 수 있다. 종이나 시녀가 주인을 바꾼다는 사실은 불가능하지 않는가? 물질인 약이 마음을 바꿀 수 없음을 말한다.

그 결과 오늘날 과학과 의학의 발달은 최정점에 달하고 있지만, 확실한 특효를 발휘하는 약품은 아직은 항생제를 제외하고는 별로 눈에 띄질 않는 듯하다. 하긴 항생제도 마음을 다스리는 것이 아닌 물질인 균을 다스리는데 국한될 뿐이다. 그러기에 효과가 있는 것은 아닐지.

병은 헤아릴 수 없이 많은데 제대로 된 특효약이 없다는 것은, 약의 효능이 병의 원인인 부정적인 마음을 제어, 통제 못해서 나타난 결과는 아닐까라는 의문을 품을 수밖엔 없을 것이다. 질병의 원인이 무엇인지 이들 의학계는 진중한 숙고를 하였을까? 그렇다면 치료의 개념이나 약의 개발에 있어서 원천적으로 차원을 달리했음은 당연할 것이다. 엄청난 오류를 범하고 있는 듯하다. 아무래도 원인 세계를 외면하고 증상만을 처치하려는 결과로 보여진다.

적어도 질병의 몇십 프로 정도의 특효약은 눈에 뜨여야 하지 않겠나 싶다. 세월이 흘러도 이런 양태는 크게 바뀌지 않을 것이라 생각된다. 원인을 배제한다는 전제하에서 말이다. 별반 희망적이지 못하다. 필자의 판단이 오류가 아니길 바랄 뿐이다.

무언가 불합리하고, 부정확하고, 불완전한 모습이 드러남은 어쩔 수 없다. 분명 잘못된 부분이 크게 자리를 잡고 있다는 사실을 보여준다. 환자의 수는 점점 가면서 줄어드는 것이 아닌, 오히려 양산되고 있음을 결과로 보여주는 것이 아닌가 싶다. 그러므로 물질로 마음을 바꾸려 시도함은 매우 어설픈 방법이며, 합당하지 않음을 말한다. 하긴 질병의 원인이 마음이라는 사실을 모르고, 혹은 간과하기 때문에 이런 시행착오는 항상 겪는 것은 아닐지?

더욱 중요한 점은 인간은 육체인 물질이 아닌, 생명이라는 중대한 사실을 망각해서 일어난다고 보여진다. 육체인 물질 덩어리를 나라고 생각하니 어떤 시술을 해야 하고, 약을 복용하는 물리적 물질적 치료를 선택할 수밖에 없을 것이다. 물질은 물질로서 통제해야 한다는 의식의 결과일 수밖에 없다.

그러나 사람은 육체가 아닌 육체 배후에 존재하는 생명력 일테면 영적 존재, 영성체라고 하였다. 생명력의 기류가 온전치 못하니. 영혼과 마음이 혼탁해져서 그 결과 육체에 병이 나타난다고 하였다. 병의 근본 원인은 영이자 마음인데 이를 약으로 대처한다는 사실이 가당치 않음을 알 수 있다.

무엇이 핵심인지 전혀 갈피를 잡지 못하고 있다. 헛다리만 집고 있는 격이다. 지금까지 약이나 물질로서만 대체하려 하였으니 영적 존재라는 관념은 더욱 희박해질 수밖에 없다. 본원 본류에서 점점 멀어져가고 있는 실정이다. 해결책은 더욱더 요원하리라 본다. 참으로 안타깝고 우려스러울 뿐이다. 모든 것을 물질로만 보려는 유물주의에 빠져 좀처럼 벗어날 기미는 전혀 없는 듯하다.

의학은 세분화만 시키면 치료는 긍정의 효과는 따른다는 해석을 하고 있는 듯하다. 그의 가능성은 거의 불투명하리라 본다. 하다못해 단 하나의 세포일지라도 생명력을 근간으로 존재한다. 세분화가 만능은 아닐 것이다. 근원인 마음인 심리를 배제한다는 결론이다. 보다 근원적인 부분에 중점을 두어야 한다는 귀중한 울림이 될 것이다.

우리 인간은 생명이기 때문에, 본질이 마음이면 결국 마음으로 다스려야 한다는 귀결이다. 오직 마음인 심리는 마음으로만 바꿀 수 있음을 알아야 한다. 오늘날 점점 심신의학 아니 통합의학(전인 의학)이 두각을 보이고, 에너지 차원의 의학이 크게 대두되고 있음이 필자의 견해를 뒷받침 하리라 보여진다.

요지는 마음의 렌즈를 맑게 해야 한다는 뜻이다. 일테면 흐려진 마음의 렌즈를 어떻게 하면 맑게 할 수 있을까가 해답이다. 물질의 렌즈가 아닌 마음의 렌즈이니 성질을 제대로 파악하여 닦아야 한다. 마음은 항시 쉽게 바뀌는 성향이 있기 때문에, 마음의 렌즈도 또한 명암이 바뀔 수밖에 없다.

마음이라는 것이 움직이고 있는 것을 보면 따라서 움직이게 된다. 슬픈 일이나, 비참한 광경을 보면 마음도 슬퍼하고 아파한다. 눈앞에서 살인이 행해지고, 폭행이 행해지는 것을 보면 가슴이 두근 두근거리며 섬뜩해진다. 이런 모습들은 우리의 영혼과 마음, 몸을 파괴하는 폭탄과 같다. 부정적인 모습들은 결국 잠재의식에 부정적 씨앗을 심고 있다는 뜻이다.

현상의 좋은 모습, 완전한 모습만을 보도록 노력해야 한다. 그러면 마음이 가라앉고 고요히 맑은 물처럼 평온해지고 순수해지며, 마음에 평화가 따라온다. 즉 마음 렌즈의 일그러짐이나 흐려짐이 사라지게 된다. 쉬운 일은 아니지만 그것이 원리라면 또한 노력을 게을리 하지 않아야 한다. 의식의 발전을 위해서 어떤 노력을 해야 한다는 해석이 될 수 있을 것이다.

책을 읽고 병이 낫는 사람들이 있다. 그것은 책을 읽는 사이에 그 사람의 마음이 맑은 쪽으로 돌아섰기 때문이다. 마음의 렌즈가 맑아진 상태가 된 사람은 병이 낫고, 그것이 맑은 상태로 바뀌지 않는 사람은 낫지 않는다. 별로 이상할 것은 없다. 책이 고치는 것이 아니라 그 사람 마음이 고치는 것이다. 다만 거기에 쓰여져 있는 진리가 계기가 되어 마음이 변하게 된다. 본인의 마음의 렌즈가 어떻게 달라지느냐의 문제다.

모든 인간 본연의 모습은 내면에 신성이 있으며, 이미 완전무결, 완전 원만하므로 건강한 것이 당연하다. 다만 그것을 현상계에 나타낼 때 자신의 마음 선택 여하에 달려있다. 인간은 불행해야 하고, 반드시 병이 들어야 한다는 잘못된 망상을 떨쳐버려려야만 한다. 병은 없다고 강하게 부정을 하자.

설령 병에 걸려있다고 해도 나약해질 필요는 전혀 없다. 자신 내면의 완전한 존재 즉, 신성임을 제대로 깨닫고 파악만 하면 된다. 그런 자각이 들면 마음이 맑아진 상태로 전환되면서 좋은 결과는 올 수밖에 없다.

병은 없다고 말을 해도, 실제로 눈앞에 병의 모습이 나타나는 것이니까 병이 있다는 암시가 되는 것이다. 그와 같은 모습이 잠재의식에 심어지기 때문에 그 모습을 지우기가 어려워진다. 세상은 그런 것이고 병에 걸리는 것이 오히려 당연하다고 믿어지기 때문이다. 이것이 가장 큰 위험한 장해물이다. 여기서 벗어나는 지혜가 필요하다. 이들 부정적 믿음을 과감히 수정 혹은 삭제를 해야만 한다.

이를 위하여 혼신의 노력이 필요할 것이다. 우리는 신의 아들로서 완전 원만, 완전무결한 위대한 존재이기 때문에 병은 없다, 병에 걸려서도 안 된다는 생각을 수시로 잠재의식 속으로 주입해야 한다. 내 안에 神性신성이 존재하는데, 아니 신이 존재하기에 불가능한 것은 없다.

무서워하거나 두려울 것도 전혀 없다. 이런 이치를 믿기만 하면 된다. 그러면 병적인상을 지우는 지름길이 되면서 자신감은 커진다. 그래서 훌륭한 암시를 계속 주입하게 되는 것이다. 씨크릿의 법칙이 이런 원리를 통해서 이루어지지 않던가?

이를 계속적으로 수행한다면, 어느 순간부터 내면의 영적 진동은 발하면서 육체의 표면으로 치유의 힘이 나타나게 된다. 당연히 치유는 이루어진다. 생각만으로 가능해지는 일이다. 이것이 마음으로 치유하는 가장 올바르고 빠르게 치유하는, 이상적이고 순수한 방법이 될 것이다. 그 길 외에는 달리 뾰쪽한 방법은 없을 것이라 여겨진다.

완전한 모습을 마음에 새기기 위하여 관련된 서적을 읽고, 또 읽어야 한다. 단지 한두 번 읽어서 지식 정도로만 알고 있다면 아무 쓸모가 없어진다. 이들 내용을 이해하며, 믿음이 가고 신념화가 될 정도로 잠재의식 밑바닥까지 깊숙이 새겨야 비로써 효과는 나타나 병은 사라지게 된다. 마음으로 병을 치유한 사람들은 한결같이 이들 원리를 적용한 사람들이다.

이런 긍정의 내용 들이 잠재의식 깊숙한 곳에 자리 잡으면, 비로써 내면의 영적 울림의 계기가 되어 치유의 힘은 몸으로 나타나게 된다. 드러나지 않고 조용히 침묵하던 자신 생명의 모습이, 완전한 상태로 꿈틀대면서 작동하여 병은 사라지게 된다는 이치다. 올바른 의식이 중요하다는 사실임을 일컫는다. 잠재의식 속에 부정적 의식이 강하면 당연히 불행과 질병은 따라올 수밖에 없다. 그만큼 생명력이 위축되는 듯 하여 빛을 발하지 못하기 때문이다.

반면 긍정의식이 주류를 이룬다면 당연히 병은 오지 않을 것이고, 설령 병이 왔다 한들 수월하게 치유시킬 수 있을 뿐이다. 오염되고 막혀있던 생명의 파이프가 뚫려 정상 작동을 하기 때문이다. 병은 부정적인 마음에서 발생되었기에, 이들 부정적인 마음만을 제어하면 치유는 가능해진다. 그런 특성을 지닌 것이 병이다.

결국 마음은 온 자리가 없기에 병도 온 자리가 없는 것이다. 따라서 온 자리인 근거가 없는 병은 없는 것이 된다. 때문에 존재의 근거가 없는 허상이기에 사라져야 하고, 사라지는 것일 뿐이다.

b. 무의식의 부정적인 에너지를 바꾸는 방법.

이들 무의식의 부정적인 에너지를 바꾸는 방법에는 명상, 기도, 참선, 암시요법, 사기제어법(마음 해독법), 상상 요법, 음악요법 등등이 있을 것이다. 그리고 용서와 참회가 있다. 암시요법과 사기제어법을 제외한 다른 방법은 효과는 있을지언정 너무 긴 시간이 소요됨이 문제다. 몇 달, 몇 년은 해야 효과가 나타나기에 별반 매력이 없는 듯하다. 용서와 참회는 가장 이상적이고 훌륭한 방법이지만 참으로 어려운 문제다. 특별한 수행이 뒤따라야지만 가능하기에 현실적으로 어려움이 따른다.

하지만 암시요법은 누구나 쉽게 적용할 수 있다. 필자의 경우를 보면 얼마 되지 않은 가벼운 증상 설사, 무좀, 10일 정도 된 위장병, 어깨 통증, 허리 통증, 피로, 변비, 감기, 어지럼증(이석증), 두통 등은 30분 정도의 치유암시 한번으로 치유가 되었다. 그리고 만성병은 3개월 된 위장병, 5년 된 알르레기 비염 등은 불과 3일 만에 치유되었다. 순식간에 치유가 된다고 말할 수 있다.

어떤 방법이라도 이렇게 수월하게 치료되는 요법은 없을 것이다. 조금만 더 설명을 해보자. 이해하는데 도움이 되리라 생각한다. 설사병에 대해서 말해보자. 필자도 처음엔 필요한 책을 30분 정도 읽으면서, 어떤 깨달음에 의하여 치유는 되었다. 그다음에 나타나는 설사병의 경우 암시문을 작성하여 30분정도 반복 암시를 해주니 설사는 사라졌다. 이 얘기는 전작 『마음이 통하는 치유의 기적』에 수록되어있는 내용이다.

지금에 와서 배탈이 나서 설사 증세가 있으면 신의 아들은 완전무결 완전 원만하기에 병은 없는 것이 타당하다. 설사가 있다는 것은 허구야, 이것은 가짜야 라고 단정을 하면서, 존재할 필요가 없으니 사라지라고 사라져라고 사념을 몇 번 강하게 해준다. 그러면 믿는 마음이 속마음의 폐부까지 전달이 되는 듯하면서 심층부에 깊이 새겨지는 느낌이 든다.

이런 방식으로 두세 번 정도만 더해주면 벌써 몸에선 호전 반응이 나타나는 것을 느끼게 된다. 그러면서 설사증세는 사라진다. 생각의 시간은 채 5분도 안될 것이다. 토탈 시간은 10분~20분 정도면 충분하다. 물론 체했을 때의 설사는 방법이 틀리고, 시간은 더 소요된다.

위장병의 예를 들어보자. 위장이 더부룩하고, 답답하고, 쓰리고 할 때 필자는 한참 공부하는 시기여서 반응을 살피기 위하여 열흘 정도는 처치를 안 하고 그대로 둔다. 시간이 지나면서 증세는 심해지고 약간씩은 불안감이 따르기도 한다. 바로 신의 아들은 완전무결 완전 원만한데 위장병이 있다는 것은 어불성설이야, 그러니 사라지라고 사라져버리라고 강하게 확언과 사념을 해준다.

그리고 위장인 물질 그 자체는 느낌, 감각, 의식, 성질이 없는 것이기에 물질인 위장 혼자서는 절대 아픔이나 통증을 느낄 수 없다. 통증은 위장에 있는 마음만이 느낄 수가 있을 뿐이다. 속된 표현으로 이들은 마음의 조작 장난에서 비롯된다. 오로지 마음 작용의 결과다.

이런 내용을 되새기면 설사 때와 같이 믿는 마음이 폐부까지 전달됨을 느낀다. 이렇게 믿는 마음이 생기면 한두 번만으로도 벌써 5분도 채 안돼서 상태가 좋아짐을 알게 된다. 여기에 탄력을 받아 두세 번 정도 방법을 더해주면 완벽히 위장상태는 정상으로 회복된다.

시간을 말하면 역시 10분~20분이면 가능하다. 물론 믿는 마음 즉, 깨달음 정도에 따른 차이는 있다. 결정적 핵심은 폐부 깊숙이 전달되는 믿는 마음의 느낌이다. 이 느낌을 갖는다는 자체가 아주 중요하다. 이런 느낌만 오면 반드시 그에 상응하는 효과는 따른다. 이 얘기는 얼마 전 어떤 상담자에게 말할 기회가 있었는데, 그렇게 빨리 효과가 나타나느냐고 불신을 하는 경우도 있었다. 실제로 적용을 해보시라!

앞에서도 언급을 하였지만 믿는 마음은 뇌에서 신경호르몬인 도파민(백혈구를 생성하여 면역력을 키워줌), 세로토닌, 옥시토신과 같은 긍정의 호르몬을 생성한다. 그리고 엔돌핀, 엔케파린의 통증 억제물질인 단백질도 생성이 되고, 유효한 효소도 생성이 된다.

믿음을 느끼는 순간 이들 물질은 즉각 생성되기에 5분의 시간도 필요가 없고, 바로 즉시 효과는 나타나기 시작한다. 우리의 몸과 뇌에서는 이런 치유의 신비한 메커니즘이 있다는 사실을 인정해야만 한다. 그러니까 순식간에 질병이 치유된다는 놀라운 사실을 증명해준다.

지면 관계로 다른 사례도 많이 있지만 감기만을 예를 들어보자. 필자는 으슬으슬 춥고 콧물이 나오고 기침 증상이 나타나면 바로 눈을 감고 사념을 해준다. 어차피 우리 육신은 생명으로부터 비롯되었기에 생명의 표현이라고 앞에서도 설명하였다. 생명은 보거나 만질 수도 없는 육안으로는 확인할 수 없기에, 영적인 존재라고 표현을 이미 하였다. 한마디로 영적 존재 일테면 영성체라는 해석이다.

어떻게 영적 존재가 감기에 걸릴 수가 있을까? 내가 이런 사실을 가볍게 혹은 등한시하기 때문에 감기 기운이 온 것이기에, 내가 지금 착각을 하고 있는 것이다. 영적 존재는 절대 감기 기운에 침범을 당할 수 없는 완전무결한 존재이니 사라지라고 확언을 몇 번 해준다. 믿는 마음이 생기면서 초기 증상은 대략 1~2분이면 사라진다.

이 방법을 통하여 5~6년 전에 수일간 시력에도 몇 번 적용하였는데 건강검진에서 시력이 양쪽 다 2.0이 나왔다. 보통은 1.2~1.5정도 유지를 하고 있었던 차다. 그 당시 간호사가 깜짝 놀란 표현을 한 적이 있었다. 그 나이에 어떻게 시력이 2.0이 나오냐고 말을 한다. 그렇다 이런 사실은 팩트고, 마음의 중요성을 일컫는 결과다.

역시 마음을 이용하면 획기적인 효과는 나타난다. 어떤 다른 방법이 이를 따를 수 있을까? 우리가 이런 사실을 몰랐기에 전혀 상식 밖의 일로 치부할 수밖에 없었던 것이다. 필자는 이와 같은 경험을 사십여 년 이상 해오고 있다. 바로 믿는 마음 즉, 신념의 힘을 지칭한다.

삶의 다른 면에서도 신념은 최고의 힘으로 부각 된다. 더불어 건강 측면에서도 신념 무적이라는 말이 있듯이 최고의 도구가 되는, 절대 가치로서 필자의 오랜 경험을 통하여 절감하는 바다. 이런 능력은 모두가 소유한 지혜이자 힘이자 역량이다.

그리고 필자가 인류 최초로 창안한 사기제어 방법(마음 해독법)이 있다. 이는 우리 몸 안에 들어있는 불순물 즉, 병을 만드는 물질(독)이나 부정적 의식들을 해독하는데 마음만으로 가능하다는 내용이다. 일테면 요산, 젖산, 냉기, 전자파, 중금속, 정전기, 활성산소, 아드레날린, 코리티솔, 염증, 산성체질, 어혈, 혈관 청소, AGE(당독소), PDK1(노화와 암 유발물질), 세라마이드, 수치심, 콤플렉스, 잘못된 믿음, 자기학대, 죄의식. 트라우마 등은 마음만으로 해독이 충분히 가능하다.

예를 들어 혈압이 높으면 그저 어혈 사라지라고 어혈 사라지라고 30분정도 반복 확언을 해주기만 해도 최고혈압은 떨어진다. 이런 식으로 어느 정도 더해주면 정상혈압으로 유지되는 놀라운 현상이 벌어진다. 어혈 속에는 콜레스트롤, 중성지방, 혈전, 각종 찌꺼기가 포함되어 있다. 이들이 사라지기에 이와 같은 효과가 나타나게 된다. 그리고 통증이 나타나면 그 부분을 의식하면서 어혈 사라지라고 반복 확언을 해주면 통증은 줄어든다. 보통 통증은 어혈과 관련되어 있다고 알려져 있다.

혈관 청소를 말한다면, 우리 몸에는 수많은 혈관이 분포되어있다. 혈관이 해로운 물질들에 의하여 혈관이 가늘어지고 막혀있다고 판단이 되거나 탄력성에 문제가 있음이 의식되면, 혈관의 사기 사라지라고 혈관 사기 사라지라고 반복 확언을 해주면 소기의 성과를 볼 수 있다. 간혹 가슴이 뜨끔거리거나 머리 부분이 뜨끔거리면 기분은 별로다. 이때도 그 부분을 의식하면서 혈관 사기 사라지라고 5분여 정도만 확언을 해주면 증상은 바로 사라진다.

부끄러운 얘기를 해야만 할 것 같다. 필자는 혈관의 중요성을 이미 알기에 생각이 날 때 간혹 가다가 혈관 사기제어를 30분 정도만 해주면 흔한 말로 새벽에 텐트를 친다. 매번 그런 현상이 나타난다.

얼마 전 필자와 같이 마음공부를 해서 10년 전에 이미 사기제어 방법을 터득하신 83세 노인 분이 계신다. 머리 부분이 뜨끔뜨끔하여 혈관 사기제어를 해주었는데 이 증상은 바로 사라졌고, 좀 더 혈관 사기제어 확언을 해주니 남자의 심볼이 꿈틀댄다고 말 하신다.

나이가 83세이니 발기력은 진작 소실되었다 하신다. 다시 발기력을 느끼니 회춘이 되는 것이 아닌가 싶다고 하면서, 이러한 효과에 충격을 받은 듯 감복을 하신다. 이 내용은 얼마 전 블로그에 "혈관 청소는 회춘의 지름길"이라고 글을 올렸던 사례.

남자들의 발기력은 바로 혈관과 관련 있음은 누구든 공감하는 사실이다. 마음으로 혈관 청소가 가능함을 보여주는 한 단면이다. 특히 머리 부분이나 심장 부위의 혈관이 막혔을 때 혈관 청소를 해주면 신속히 문제는 해결되면서 특효를 보여준다.

또 다른 면을 보자. 감기 기운이 들면 바로 오장육부 사기 사라지라고 사라져라고 십여 회 정도만 확언을 해주면 초기 증상은 이내 사라진다. 이 방법이 가능한 이유는 예로부터 감기는 백병의 원인이라는 선현들의 말씀이 있었다. 감기 기운이 몸에 침범하면 이미 오장육부에 감기 기운이 번진다는 얘기다. 그러니 치료를 잘못하면 여러 병의 원인이 되기 때문에 만병의 원인이라고 선현들은 알고 있었다.

이미 감기 기운이 몸에 침입하여 진행 중인 감기 증상에 고통을 받을 때도, 오장육부 사기 사라지라고 반복 확언을 대략 15분 정도만 해주면 감기는 사라진다. 오장육부에 침습한 감기 기운이 다 사라졌기에 가능하다고 보여진다. 코로나 19의 경우에도 적용한다면 충분한 소기의 성과는 나타나리라 기대를 해본다. 그리고 폐의 사기 사라지라는 확언을 더불어 해준다면 코로나 19의 후유증에 도움이 됨을 경험하였다.

사기제어 방법을 이용하여 그동안 소소한 질병과 타인의 질병도 많은 부분 회복을 하였지만, 트라우마 정화를 이용하여 치유된 사례만 간단히 표현해본다. 3년 된 어깨통증, 5년 된 무릎통증, 손목 통증, 팔꿈치 통증, 수년 된 무좀증상, 난청, 심부전증, 13년 된 비염, 우울증, 공황 장애, 위장병, 꼬리뼈 통증, 고관절 통증, 견관절(어깨쭉지)통증,

치주염, 속 메스꺼림, 쥐나는 현상, 손이나 발끝의 저림 현상, 잠을 잘 못잘 시 목이나 옆구리가 결리는 증세, 자주 발생하는 허리 염좌 등등 이들은 트라우마가 원인이 되어 발병된 질환임을 증명하는 계기가 되었다.

위의 증상의 일반적인 견해는 대부분 그 부분의 구조적 이상에 의해서 질병은 수반되거나, 치료를 제대로 못해서 나타난다고 알고 있다. 하지만 연구 분석을 해보면 스트레스에 의한 트라우마가 원인이 되고 있음을 확인할 수 있었다. 이들 증상은 대부분 거의 치료가 잘 안되는 만성병이나 고질병으로 바뀌게 된다. 왜냐면 원인을 분석하지 못한 결과로 드러나기 때문이다.

트라우마의 부정적인 에너지는 우리의 무의식 속에 잔류하면서 어떤 계기가 주어지면 중추신경계의 마이크로 글리아세포(신경아교세포)에 과잉 영향(충격)을 주게 되면 여기서 염증을 만든다는 놀라운 사실이다.

이때 발생된 염증은 뇌의 명령으로 신체의 약한 부분으로 전달되어 통증과 질병을 만든다.

일테면 무릎으로 염증이 보내지면 무릎에는 혈류량이 부족해지며, 그 부분은 자연스럽게 산소가 부족해지면서 빈혈 현상이 생긴다. 결국 무릎에는 통증을 느끼게 되면서 관절염이 된다는 이치. 이 학설은 필자의 견해는 물론 아니다. 세계적 권위의 통합 의학자들 『요통 혁명』 로널드 시걸 지음. 『통증 혁명』과 『통증 유발자 마음』 존 사노 박사 지음. 『왜 이유 없이 계속 아플까』 게리 캐플런, 도나 비치 지음.

『염증에 걸린 마음』에드워드 볼모어 지음. 등의 저서에서 이미 밝혀진 이론이다.

그리고 최근에 발간된 책자『너무 놀라운 작은 뇌세포 이야기』도 나잭슨 나카지와 지음. 최가영 옮김의 저서를 통해서 이들 염증의 기전이 더욱 심층적으로 적나라하게 서술되어 있다. 여기서의 표현은 글리아세포가 트라우마의 부정적인 에너지에 충격을 입으면 글리아세포가 거의 미치는 단계까지 돌입하게 되어, 주변의 시냅스까지도 잡아먹는 현상까지 보이고 있음을 알려준다.

이때 다량의 염증성 유발물질인 사이토카인을 발생시키며, 결국 생성된 염증이 질병을 만드는 원흉이 된다고 한다. 암을 비롯하여 치유가 어려운 거의 모든 만성병(고질병)의 원인은 트라우마의 영향이라고 위의 학자들은 진작 발표를 하고 있다. 심리 상태가 몸에 영향을 끼치어 병이 되는 심신성 즉, 신경성 긴장 증후군을 의미한다. 결국 스트레스가 잔류하여 트라우마가 되어 질병을 만드는 기전이다.

우리가 살면서 평생 받는 스트레스는 수천 혹은 수만 가지가 될 것이다. 이들은 자연스럽게 우리의 무의식에 기억되어 트라우마로 잔류하게 된다. 이러한 부정적인 에너지가 조용히 있으면 좋으련만, 어떤 계기가 주어지면 발동을 하여 뇌를 교란시키고 충격을 주어 염증을 만드는 주범이 되고 있다.

뇌에서는 이미 신체의 약한 부분을 간파하여 만들어진 염증은, 뇌의 명령을 통해 그 약한 부분으로 전달되어 공략을 하게 되면서 결국 통증과 질병을 만든다는 논리다. 대부분의 만성병(고질병)이 이런 기전을 통하여 발생 되며, 결정적인 원인이 되고 있음을 주목해야 한다.

필자는 위의 학설에 필자의 사기제어(마음 해독법) 이론을 적용하여 짧은 시간 안에 위의 증상들을 완치시키는 성과를 보게 되었다. 안타까운 사실은 아직도 우리의 현실 의료체계에서는 이들 학문을 적용하는 사례는 없다는 점이다. 그래서인지 만성병(고질병)이 대량 증폭되어 질병이 난무하게 된 것은 아닐는지 의문이 가는 것은 어쩔 수 없는 듯하다.

그리고 쥐나는 현상, 손발이 저리고 쑤시는 현상, 잠을 잘못 자 나타나는 목, 옆구리 결림, 자주 발생하는 허리 염좌는 트라우마를 제어 정화 한지 대략 4년여가 되었지만 아직까지 한 번도 재발을 하지 않기에 이들 증상도 완전히 트라우마의 영향임을 확신하는 계기가 되었다. 아마도 이들은 작은 규모의 에너지양이 작은 트라우마의 영향으로 발생되지 않았나 싶다. "트라우마가 만성병(고질병)의 주범이다."

병은 어찌 되었든 간에 마음의 영향을 받을 수밖에 없다. 코로나19 바이러스가 몸에 침투를 하였다 하더라도 마음의 영향을 받을 수밖에 없음을 알아야 한다. 바이러스의 영향은 모든 사람에게 똑같이 작용할 수는 없을 것이다. 어느 사람에게는 심하게 영향을 주기도 하지만 어느 사람에게는 비교적 가벼운 영향을 주기도 한다. 물론 면역력에 따른 결과로 보여진다.

90대인 노인 분이 코로나 19 양성판정에서도 완쾌된 사실을 매스컴을 통해 알고 있다. 어떤 60대의 분은 양성판정을 받고 입원실 입원 대기 중 하루 만에 사망한 경우도 우리는 알고 있다. 이러한 현상이 시사하는 바는 클 것이다. 물론 사람마다 차이는 분명히 있음이 틀림없다.

여기서 중요하게 생각해야 할 관점은 심리적인 문제가 아닐까 생각해본다. 우리가 기분이 우울하고 스트레스를 받게 되면 자연히 우리 몸은 화학적 반응에 따른 코리티솔이나 아드레날린, 활성 산소 등의 부정적인 호르몬을 생성하게 되며 몸은 처지게 된다. 반면 기분이 좋거나 좋은 일이 생기면 활력을 돋우는 옥시토신, 세로토닌, 도파민과 같은 긍정의 호르몬의 생성은 당연하고, 앤둘핀, 엔케파린과 같은 통증제어 물질인 단백질도 생성된다. 이는 결국 마음의 문제로 귀결된다. 생각에 따라 우리 몸은 물리적 화학적 변화를 거친다는 사실이다.

90대의 노인은 아무래도 코로나19에 대한 불안 두려움이 적지 않았나 싶다. 그리고 병은 별것 아니라는 강한 의식을 소유하였는지도 모르겠다. 이정도 코로나 19쯤이야 하고 대수롭지 않은 의식을 지녔는지도 모를 일이다. 우리 몸은 마음에 담고 있는 것이 즉, 평소의 마음가짐이 그대로 육체에 표현되어 나타나기 때문이다. 일테면 평소의 믿음을 갖고 있던 신념의 중요성을 말한다. 60대분은 오히려 의식이 불안, 두려움, 공포에서 벗어나질 못한 결과는 아닐까? 마음가짐이 90대분과 반대의 경우는 아니었을까 라는 생각을 해본다.

우리가 알 수 있는 암 환자의 예를 보자. 같은 암이고 상황도 비슷한 경우 어느 분은 건강을 회복하고, 어느 분은 실패하여 생을 달리한 경우도 있다. 여기서도 환자의 의식이 중요함을 알 수 있을 것이다. 건강을 회복한 분은 적절한 치료도 한몫 하였겠지만, 반드시 살아야 한다는 강한 투지, 어떻게 해서라도 이겨내야 한다는 불굴의 강한 신념이 더 좋은 결과로 이어졌을 것이라 여겨진다. 실패한 분도 치료를 위하여 최선을 다했을 것이다. 이분은 오히려 병에 대한 불안, 공포, 두려움을 이겨내지 못해서 나쁜 결과를 보였던 것이 아닌가 싶다.

불치병에 걸려 허덕이다가 어떤 영적 깨달음에 의하여 기적 같은 소생을 하는 경우를 간혹 본다. 영적 깨달음이란 큰 자각을 의미한다. 여태까지 지녔던 부정적인 의식을 어떤 계기로 송두리째 버리고, 강한 긍정의 의식으로 변화되고 대체되었을 때 몸은 변화하면서 치유는 신속히 가능해진다. 이의 근본 요인은 바로 마음 즉, 생각인 신념의 결과물이다. 신념의 결과에 따라 육체는 변화하면서 어떤 결과를 반드시 보여준다. 마음의 중요성을 일컫는다.

다음 내용을 참조하자. 마음은 뉴런에 있는 DNA의 유전자에 영향을 주는 것은 물론이고, 몸 전체 세포의 DNA 유전자에도 영향을 준다. 신경 펩티드(유사 단백질)가 저마다 고유의 수용체에 결합할 때 메시지가 세포내로 전달된다. 이 메시지가 DNA에 이르게 되면 유전자는 켜지거나 꺼지거나 더 밝아지거나 어두워진다. DNA에는 약2만 5000개의 유전자가 있다고 한다. 과학자들은 정신적, 감정적 스트레스가 상처 부위의 성장호르몬 수치를 감소시킨다는 것을 알아냈다. 즉 우리가 스트레스를 받을 때 상처가 더 더디게 치유된다는 점이다.

마음의 힘이 유전자에 미치는 영향력은 아주 강력해서 비록 가족력이 있다 하더라도 심장질환이나 암을 두려워할 필요는 없다. 태도와 생활방식을 변화시킴으로써 우리가 물려받았을지도 모르는 수많은 유전적 결함을 이겨낼 수 있다. 마음이 유전자에 영향을 준다는 것은 마음이 줄기세포에 영향을 준다는 의미다. 줄기세포에 DNA가 있기 때문이다.

줄기세포는 마치 꽃송이가 없는 꽃과 같아서 어떤 종류의 세포로도 변형될 수 있는 세포다. 줄기밖에 없는 세포이기 때문에 다양한 머리로 자랄 수가 있다. 줄기세포는 뼈세포, 면역세포, 피부세포, 심장세포, 혈액세포, 심지어 뉴런까지 무엇이든 될 수 있다고 한다. 유전자가 활성화되면서 줄기세포는 필요한 세포로 분화하면서 성장한다고 밝혀지고 있다.

골수줄기세포가 감염과 맞서 싸우는 것을 돕는, 면역세포로 바뀐다는 것은 오래전에 알려진 사실이다. 뉴런으로 바뀌는 줄기세포도 골수에서 만들어진다는 증거가 있다. 최근 연구에서 상처가 치유될 때 골수에서 줄기세포가 나와 피부세포로 변한다는 사실이다. 또한 골수에서 나온 줄기세포가 심장 세포로 변하면서 손상된 심장근육을 재생시킨다는 증거도 있다. 신경생성은 새로운 경험이나 강열한 감정 상태, 영적 경험, 운동으로 촉진된다고 알려져 있다. 그러므로 마음이 줄기세포에 영향을 준다는 내용은 사실이다.

또한 스트레스는 신경생성을 방해하는 것으로 알려져 있다. 스트레스는 치유과정도 더디게 하는데 결국 치유에 필요한 세포타입으로 변해야 할 줄기세포의 DNA의 유전자를 방해할 수도 있다. 그러니 마음이 줄기세포가 새로운 세포로 바뀌는 것을 도울 수도 있고, 방해할 수도 있다는 사실을 이해하여야만 할 것이다.

그래서 환자가 다친 부위가 치유되는 것을 이미지화하고, 긍정화하면 그 생각이 줄기세포가 치유에 필요한 세포 형태로 바뀌는 것에 영향을 줄 수 있다고 본다. 기적적으로 보이는 치유사례와 심각한 질병이 하룻밤 사이에 저절로 낫는 예는 골수에서 나온 줄기세포가 작용한 결과라고 믿는 과학자는 점차적으로 늘고 있다. 또한 그들은 줄기세포가 손상된 부분을 재생시키는 세포로 바뀐다고 믿고 있다.

영적경험이나 최면요법, 암시요법 등으로 인한 치유, 이른바 기적적인 치유가 일어나는 것은 아마도 뇌와 신체 전체의 줄기세포에서 일어나는 유전자의 표현 때문일 것이다. 정확히 줄기세포가 어떤 식으로 상처 치유과정에 관여하는지는 아직 완전히 밝혀지지 않았다.

줄기세포는 다른 세포처럼 DNA를 가지고 있다. 마음을 통해 치유하는 것은, 마치 신경펩티드가 줄기세포의 DNA에게 어떤 종류의 세포로 변형되어야 하는지 메시지를 전하는 단백질을 생산하는 것과 같음을 말한다. 마음은 정말로 몸을 바꿀 수 있는 놀라운 능력을 갖고 있다. 라고『마음이 몸을 치료한다.』데이비드 해밀턴 지음, 장현갑. 김미옥 옮김에서 인용을 하였다.

이런 예도 있다. 주기도문을 1만 번 외우고 다녔더니만 암에서 벗어났으며, 게임 중독, 알콜 중독 등도 고칠 수 있었다고 한다. 남편이 식도암이 걸렸는데 부인이 매일 3000번의 주기도문을 외웠더니 식도암이 사라졌다고 한다. 이 얘기가 시사하는 바는 믿는 마음을 일컫는다. 바로 신념의 힘이다. 주기도문의 진리의 말씀이 영적 진동을 일으켜 내면에서의 치유의 에너지가 작동하여 몸으로 나타나 결국 치유가 된다는 논리다.

그리고 부인의 노력에 의한 강한 염력이, 남편에게 전달되어 효과는 나타나게 되었다고 볼 수 있다. 일종의 염력치유를 말한다. 이들은 결국 줄기세포가 분화 성장하여 치유의 핵심이 되지 않았나 하는 생각이 든다. 마음으로 치유를 한다는 기전은, 아마도 줄기세포 분화의 촉진으로 이루어진 결과물이 아닌가 싶다. 줄기세포에 의한 치유도 결국 마음의 영향에 따른, 마음에 핵심 중추가 있다라는 생각을 해보게 된다. 시간이 지나면 그의 실체도 곧 드러나리라 본다.

몸은 마음이 같이할 때 그대로 존재감을 느낀다. 마음이 없으면 몸은 모든 기능을 멈추고 바로 시체가 된다. 60조의 세포나 인체의 모든 조직이나 기관은 반드시 마음 에너지의 영향을 받으며, 마음속에서 헤엄을 치고 있다. 이는 모든 인체의 부분 부분은 마음의 지시에 따른 마음의 지배를 받는다는 얘기다. 그 결과 우리 몸은 살아서 움직이고 세포나 조직, 기관은 나름의 기능을 충실히 다한다.

살아 있음은 우리 안에서 마음이 제 역할을 하고 있다는 반증이다. 그러기에 어떤 통증이나 질병이든 마음의 영향권에서 벗어날 수가 없음을 시사한다. 시체에 산삼을 주입하고, 제아무리 고가의 영양제를 주사한다 한들 시체는 어떤 반응을 나타낼까? 전혀 기대할 수 없는 일이다. 왜냐하면 생명의 본질인 마음이 사라진 후이기 때문이다. 마음이 없으면 육체의 기능은 완전 정지되기에 전혀 생명 활동을 할 수 없음을 말한다.

병이 진행되고 악화되는 현상도 마음의 개입이 있음이요, 질병의 회복도 마음의 개입이 있음이 당연하다. 약을 복용하여 효과가 있음은 플라시보의 효과도 있지만, 순수한 약의 효과가 있다면 이는 마음의 개입이 있었음이 틀림없다. 마음 작용의 결과 일정한 효과는 나타날 수밖에 없다. 시체가 되어있다면 이런 작용은 전혀 가능성이 없는 일이지 않을까? 마음의 중요성을 알 수 있는 대목이다. 따라서 질병의 근본 요인은 바로 마음이라는 확연한 사실이다. 마음이 모든 질병을 좌지우지하는 요인이자, 또한 질병을 치유시키는 근본 핵심이라는 사실이다.

필자는 마음의 중요성을 반복해서 말하였고, 마음을 적용하여 질병 치유에 대한 나름의 실적을 이루었다고 자부한다. 사실상 마음의 이치 원리를 파악하여 적용한다면, 현재의 만성병(고질병)은 대부분 치유가 가능함을 확신한다. 그것도 현상을 유지하는 정도가 아닌 완치를 기대하는 수준까지 포함된다. 이런 사실을 아는 사람은 아직은 별로 없는 듯하다.

마음이 해결책이라는 사실을 대부분 인정을 하지 못한다. 그들은 제한적이고 한정된 의식에 함몰되어 허우적거리고 있음을 말해준다. 일테면 육체적인 면에만 집착하는 즉, 육체 안의 깊은 내면 의식을 배제하는 잘못된 인식에 빠져있기 때문이다. 자신의 본질을 외면하고 찾지 못하고 있음이 결정적인 오류다. 본질인 의식이 바뀌면 겉치레인 육체는 자연스럽게 그의 모습이 변화하게 된다. 본질만이 핵심이자 답이다. 달리 표현하면 육체가 나이자 핵심이라는 잘못된 인식에서 탈피하자는 얘기다.

시간이 얼마나 더 소요되어야 사람들은 자신의 본질의 중요함을 인식할까? 우리 안에는 완전하고 무한한 힘이 잠재돼있는 무한 가치의 보고가 있다. 그것은 바로 神性신성이 깃들어 있음을 말한다. 신성의 작용에 의하여 치유는 가능해진다. 그런 힘을 믿으면 삶에서 구현이 될 것이고, 믿지 않으면 당연히 구현은 불가능하다.

애당초 신성이 존재하지 않는다면 그런 기대와 희망은 불가능할 뿐이다. 생명의 작용은 창조주의 능력과 힘인 신성의 작용이기 때문이다. 그런 치유의 힘을 잠재능력이자 자연 치유능력이라고 말할 수 있다.

이같이 대부분의 질병은 스트레스 즉, 트라우마인 부정적인 마음에서 오기 때문에 부정적인 마음을 정화 혹은 삭제를 해야지만 진정한 해결책이라 말할 수 있다. 마음이 대부분의 답이라는 사실을 인식할 필요가 있다.

우리의 육체가 존재한다는 자체도 마음이 있기에 가능하다. 마음이 없으면 육체는 바로 쓰러진다. 살아간다는 것은 생명 즉, 마음의 힘에 의해서만 가능한 일이다. 마음이 모든 것의 근본이라 하지 않았던가. 마음의 본질 본류에 대해서 보다 깊은 해석과 재인식이 필요하다고 보여진다.

6. 용서는 질병 치유의 핵심임을 이해하자.

전작 『마음이 통하는 치유의 기적』에서도 용서에 대한 내용을 말하였다. 우리가 용서를 한다는 것은 커다란 용기가 필요한 듯하다. 그 책에서도 용서는 용기라는 표현을 한바 있었다. 4년 전쯤 어머니가 병원에 입원을 하셔서 문병을 간적이 있었다. 어떤 70세 정도의 아주머니가 휠체어를 타고서 병원 복도에서 운동을 하던 중이다. 어디가 불편하세요 하니, 위장이 불편해서 입원중이라 하신다. 집히는 데가 있어서 주변에 미워하거나 원망하는 사람이 있느냐고 물으니 그런 사람이 주위에 딱 한사람 있다고 한다.

혹시 그 사람을 용서했는지, 아니면 지금도 미워하는 마음을 갖고 있는지 물었다. 대뜸 하시는 말씀이 왜 내가 그런 사람을 용서해야 하느냐고 되묻는다. 사모님의 위장병이 만약 그 사람 때문에 생긴 것이라면 치유를 하기 위해선 용서를 해주어야만 치유가 수월하게 될텐되요 라며 말씀드렸다. 그랬더니 치유가 안 되어도 좋으니 절대 용서는 불가하다는 것이다.

아니 그 사람 때문에 스트레스를 받고, 병이 생겼다면 이중 삼중의 피해를 입는 것이 아니냐고, 거기서 벗어나려면 결국 용서를 해야 하질 않겠냐라고 말하였다. 하시는 말씀이 내가 살면 얼마나 더 살겠나 곧 있으면 죽을 텐데 절대 용서는 안 된다는 강한 부정을 하신다. 그 사람은 주변의 한 부인으로서 다른 사람들에게도 피해를 주며, 맘고 생을 시킨다고 한다. 그래도 조금이라도 도움이 되리라는 심정으로 대화를 시도하였는데 의외의 대답이 나온다.

그렇다 주변에는 이런 사람들이 의외로 많음을 안다. 왜 내가 그 사람을 용서해야 하느냐고 강하게 어필하면서 절대로 용서를 못 한다고 한다. 용서하면 자존심이 상처를 입고, 그 사람한테 진다는 생각을 하는듯하다. 평생 미워해야지만 그것만이 복수할 수 있는 최선이라고 생각을 하는 사람들도 있다. 더불어 용서를 하면 잘못을 한 사람이 죄에서 벗어나 해방이 된다라고 생각을 하는 것 같기도 하다. 오죽 상처가 심하면 그러겠느냐고 이해도 되지만 안타깝기 짝이 없다.

피해를 입어서 스트레스를 받고, 심지어 병까지 걸렸는데 용서는 안 된다 하니, 결국 그 사람의 그늘에서 벗어나질 못하고 질질 끌려다니는 노예 아닌 노예가 되어있는 것이다. 여기서 벗어나려면, 아니 내가 살기 위해서라도 결국 용서를 해야만 한다. 용서하면 잘못을 저지른 사람으로부터 내가 해방이 된다. 내가 용서를 못하는 대상은, 내가 용서를 못하는 것에 대한 상처를 받거나 괴로워하는 마음이 없다. 오직 나만이 괴로워하고 있을 뿐이다.

여기서 벗어나는 길은 결국 어렵더라도 대상을 용서하여 불편한 마음에서 벗어나야만 한다. 그래야지 부정적 심리 에너지가 사라지는 순간에 치유는 이루어지기 때문이다. 따라서 용서라는 것이 말은 쉽지만 현실에선 너무도 어려운 과제가 아닌가 싶다. 그래서 용서는 용기다라는 표현을 하였던 것이다.

용서할 수 없는 마음은 스스로 마음의 벽을 쌓는 결과를 낳는다. 생명의 지성으로부터 부여받은 사랑과 자비의 마음에서 격리되어 결국 살리는 힘, 고치는 힘을 부여받을 수 없게 될 것이다. 당신은 영원히 불행의 늪에서 헤어날 수 없게 된다. 결국 우리가 용서하는 길은 스스로가 살기 위함이다. 나 자신을 살린다는 얘기다. 그러기 위해선 적지 않은 힘이 들겠지만 용기를 내야 한다. 용기를 내지 않으면 용서는 불가능하며, 용기 있는 자만이 용서할 수가 있다.

참된 용서는 현명함과 지혜가 함께한 용기이기 때문에 아무나 할 수 있는 일이 아닌 듯싶지만, 용서를 위한 용기를 길러야 한다. 그것은 미래를 살기 위함이며 스스로가 자유로워질 수가 있다. 참된 용기는 용서다. 더불어 상대방에게 감사하는 마음을 가질 정도가 되어야 비로소 병의 원인으로부터 완전히 벗어날 수 있는 것이다.

대부분 병은 스트레스에 의해서 오기에 스트레스 요인인 마음의 찌꺼기, 마음의 응어리를 제거해야지만 병은 치유가 된다. 용서와 감사의 마음으로 내면의 부정적인 요인들을 반드시 없애야 한다. 필자와 인연이 되어 마음공부를 하고 있는 분들의 얘기를 들어보면, 이들 부정적인 마음이 해결되지 않으면 병은 치유가 안 된다고 이구동성으로 말한다. 이는 마음이 변하면 육체는 바뀐다는 이치와 일맥상통한다.

불치병을 앓고 있던 절망적인 환자가 의식의 대전환으로 치유되는 것을 간혹 볼 수가 있다. 물론 이때는 영적 신념의 변화가 큰 작용을 한다. 그리고 상대에 대해 분노하고, 미워하고, 원망하는 마음이 없어질 때 병은 치유가 된다. 여기서 영화 벤허에 대해서 언급을 해보자. 치유에 대한 상징성이 크기에 이보다 더한 영향력이 있는 내용은 아직 접하질 못하였기 때문이다.

『치유 명상』윤종모, 저서에서 벤허는 뼈에 사무친 원수를 죽이고 통쾌하게 복수를 하였지만 마음속의 공허함은 지울 수 없었고, 손에는 여전히 보이지 않는 복수의 칼을 쥐고 있었다. 그는 허탈한 심정으로 예루살렘의 거리를 거니는데, 옛날 자신이 노예선에 노예로 끌려갈 때 사막에서 물을 주었던 예수라는 젊은이가 십자가를 지고 가는 모습을 보고 그를 따라갔다. 벤허는 골고다 언덕에서 십자가에 매달린 예수가 자신의 손과 발에 못을 박는 병사들을 위해 기도하는 것을 듣고는 큰 충격을 받는다.

"하나님 저들을 용서하여 주십시오, 저들은 자신들이 무슨 짓을 하고 있는지도 모릅니다." 자신의 살에 못을 박는 자를 위해 기도를 하는 것이 과연 가능한 일일까. 예수의 무한한 사랑과 자비심에 충격과 감동을 받는 순간 벤허는 자신의 손에 쥐어져 있던 복수의 칼이 스르르 손에서 빠져나가는 것을 느낀다. 그리고 바로 그때 문둥병에 걸려 있는 벤허의 어머니와 여동생이 병에서 낫는 기적이 일어난다.

물론 영화의 한 장면이지만 이의 내용은 분노, 미움, 원한의 감정을 갖는 상대를 결국 용서를 하여, 그로부터 부정적인 감정이 완전히 사라져야만 병은 치유가 된다는 사실을 시사한다. 예수가 자신의 몸에 못을 박는 병사들을 용서하는 모습을 본 벤허는 순간 큰 깨달음에 이르게 된다. 그 즉시 마음이 일변하였고, 영혼의 얽매임 없이 자유로워졌을 때 어머니와 여동생의 병은 사라진 것이다.

용서의 한 예를 더 보자. 남아프리카 공화국의 최초의 흑인 대통령이었던 넬슨 만델라는 인권 운동을 하던 중 반대파에 의해 종신형을 선고받고 27년을 감옥에서 수감 생활을 하였다. 석방된 뒤 그는 자신을 감옥에 가둔 반대파를 척결할 수 있었지만, 용서는 영혼을 해방하고 공포를 없애는 가장 강력한 무기라고 말하며 용서를 했다. 350여 년에 걸친 남아프리카의 인종분쟁을 종식 시켰다. 세계인권운동의 상징적 존재가 되었고, 노벨 평화상까지 수상하였다. 그의 숭고한 정신세계를 보니 마음이 숙연해진다.

누군가가 분노하여 미워하고 원한을 품는 것은, 자신이 독을 마시고 있는 셈이다. 살아가면서 누구든 증오와 원망의 대상이 한두 명 혹은 그 이상 반드시 존재하리라 본다. 화를 잘 내는 사람은 50대 중반 이전에 심장병에 걸릴 위험이 있고, 그렇지 않은 사람보다 3배가 높으며, 심장마비에 걸릴 확률은 무려 5배나 높다는 보고가 있다. 모든 병의 원인이 됨은 자명한 이치다.

주변을 살펴보자. 부부간의 갈등, 고부간의 갈등, 부모와 자식 간의 갈등, 친구와의 갈등, 직장 상사와의 갈등, 이웃과의 갈등 등 수많은 요인들이 도사리고 있다. 이들로 인해서 불편한 관계가 오래 지속이 된다면 불행과 질병은 당연히 올 수밖에 없다. 갈등요인이 해결되지 않으면 병은 쉽사리 사라지지 않는다. 만일 어떻게 해서 치유를 시켰다 해도 재발이 되거나 또 다른 병이 오기도 한다. 왜냐면 원인인 부정적인 심리요인이 그대로 남아있기 때문이다. 그의 에너지는 내면에서 계속 작동할 수밖에 없을 것이다.

따라서 여기서 벗어나려면 상대를 이해하고, 용서하고, 참회하는 수밖에 없다. 화해하여 사랑과 감사의 마음을 갖게 되면, 조화를 이루어 갈등요인에 의한 부정적인 에너지가 사라져서 불행과 질병은 순식간에 사라진다. 그 사례로 광명회의 광명지를 보면 마음이 바뀜으로 인해서 가정이 평화로워지고, 그에 따른 난치 불치병들이 순식간에 사라진다.

필자의 예를 한번 살펴보자. 죽도록 미운 사람이 있다 하자. 생각만 해도 밥맛이요. 자다가 깨서 생각이 나면 괘씸해서 잠도 달아나게 만드는 그런 사람 말이다. 필자는 약 15년 전에 300만 원 정도 사기를 당한 적이 있다. 이 얘기는 필자의 전작에 실려 있는 내용이다. 그 돈이면 그 당시 2달 이상의 생활비인데 당시 상황이 안 좋았기 때문에 부담이 더 컸다. 상대방의 얘기인즉 자기도 남한테 당한 일이라 그 돈을 받을 수가 없었다고 한다. 뒷조사를 하였지만 돈을 주지 않으려고 수작 부리는 것을 확인하였다.

돈을 돌려달라고 재촉해도 끝까지 줄 수 없다고 버티기에 경찰서에 고발장을 제출하고 고소를 하였다. 담당 형사가 마침 자리에 없어서 진술서를 책상위에 놓고 화장실에 갔다 온 사이에 형사가 그 내용을 보고 상대에게 전화를 하였는데, 그 자는 머리가 뛰어나고 말재주가 좋은 교활한 자였다. 그 문제는 시간이 지나야만 해결될 수 있고, 자기도 일종의 피해자이고, 그 일의 성격상 유사한 일이 많이 벌어진다는 감언이설로 이미 형사를 설득해 놓은 상태였다.

형사는 그자의 말을 액면 그대로 믿고 수사를 해야 할 성격이 아니니 두 사람이 원만히 해결해보라고 오히려 나를 설득시키기까지 하였다. 다른 형사한테 다시 부탁하려고 했으나 그자의 목소리도 듣고 싶지 않고, 만나는 것은 더욱 싫었다. 어차피 경찰서에서 몇 번은 대면해야 할 텐데 그런 자체가 싫었다.

조금 있으니까 그자한테서 전화가 와서 나한테 돈을 받을 수 있는 방법을 모른다고 말한다. 고소해서 민사까지 가서 돈을 받으려면, 해볼 테면 해보라고 오히려 큰소리를 치는 것이었다. 한마디로 돈이 얼마 안 되니 민사까지 가려면 적어도 몇 달에서 1~2년 이내에 돈을 받을 수 있을지, 그때까지 온갖 신경을 써야 하는데 그 돈을 찾기 위해서 민사까지 가느니 일찌감치 포기하라는 뜻이다.

한참을 고심하다가 내가 돈 300만원 때문에 더 큰 상처를 입어서는 안되겠다는 생각이 들었다. 돈 잃은 것도 억울한데 마음의 상처까지 받는 것은 이중 삼중으로 손해를 보는 것이 아닌가. 그자의 노예가 될 뿐이라는 생각이 들자 하는 수 없이 돈을 포기하기로 하였다.

상대로 인한 불편한 감정에서 벗어나는 길은 용서밖에 없었기에, 그 일에서 하루빨리 벗어나자는 생각에서 용서하기로 하였다. 그자의 본래 모습은 착하고 선하다. 단지 못된 생각이 시야를 가리어 미망에 빠져 나쁜 짓을 하고 만 것이다. 미망은 없는 것이니까 없는 것은 없는 것이라고 무시를 하자.

이렇게 생각을 유도하고 그자의 내면의 본 모습에 신성이 있고, 예수가 있고, 불성이 있기에 본래의 모습 즉, 실상만 보기로 생각하면서 경배를 하기 시작하였다. 그리고 축복도 해주었다. 더 나쁜 짓을 하지 말고, 올바른 사고방식을 갖으려 노력하고, 하는 일이 잘되고, 오히려 돈도 많이 벌라고 히였다, 그리고 건강하라고 축복의 염원을 보냈다.

그러자 차츰차츰 그자에 대한 미움이 조금씩 줄어들게 되었다. 그래도 미운 생각이 불현듯 들면 빨리 잊으려고 좋은 생각으로 용서를 하고 경배를 하였다. 이때 제일 문제가 되는 것은 수시로 떠오르는 미움이나 원망이다. 이 미움이나 원망을 어떻게 다스리냐가 관건이었다.

가장 좋은 방법은 경배인 듯싶다. 그자의 본연의 내면에는 예수가 있고, 부처가 있고, 신이 있는데 단지 미망에 덮여 가려져 있어서 나타나 보이질 않을 뿐이지, 분명 훌륭함이 내재 되어있음은 확실하다. 이런 식으로 그자 내면의 실상(실제의 모습)을 보면서 생각을 유도하다 보니 미움이 많이 희석됨을 알 수 있었다.

다시는 이런 일을 겪지 말라는 뜻으로, 미리 가르쳐주는 배움을 주는 스승이라고 생각하며 오히려 감사하다는 생각도 하게 되었다. 이는 여기서 빨리 벗어나기 위한 나 자신의 합리화가 크겠지만, 그래도 좋은 방향으로 생각하니까 마음이 편해질 수가 있었다.

한동안 이런 식으로 생각을 하다 보니까 상대에 대한 미움이 많이 가라앉게 된다. 생각보다 빨리 그자의 그늘에서 벗어날 수 있었다. 그를 아직도 미워하고 있다면 끔찍한 일이 아닌가. 잘못하면 병이 날 수도 있다. 시시각각으로 나쁜 생각이 나타나니 에너지 소모가 얼마나 클 것인가. 벗어나길 잘했다며 크게 위안을 삼았다. 더욱더 중요한 것은 한번 경험을 해보니 이와 유사한 일이 앞으로 다시 나타난다 해도 얼마든지 헤쳐 나갈 수 있는 자신감이 생겼다는 점이다.

이렇듯 용서는 중요한 일이다. 용서하지 못하면 나 자신만 다치게 된다. 용서하는 마음은 빠르면 빠를수록 자신에게 이롭다. 용서에 이르는 시간이 길면 길수록 심신은 지쳐버리게 된다. 정도의 차이는 있겠지만 우리는 용서라는 단어에 많은 의미를 부여하면서 살아가는 듯하다. 용서하면 자존심에 큰 상처라도 입기 때문에 평생 미워할 것이며, 그것만이 복수할 수 있는 최선의 방법이라고 생각을 하는 사람들이 있다. 대부분 적지 않은 사람들이 미워하고, 원망하고, 분노하면서 자신의 생명력을 허무하게 소진 시키며 살아가고 있다.

심리 치료의 거장, 루이스 L 헤어의 책을 인용해보자. 우리는 용서를 한다고 말하는 순간 치유의 과정이 시작되는 것이 사실이다. 과거를 놓아버리고 모든 이들을 용서하는 행위는 우리 자신의 치유를 위해서 꼭 필요하다. 모든 병은 용서하지 않으려는 마음에서 비롯된다. 아플 때마다 주위를 살펴보고 용서해야 할 사람이 누구인지 찾아볼 필요가 있다. 용서는 힘든 일이지만 그 사람의 행위를 감싸주라는 것이 아니라, 단지 모든 것을 포기하고 마음에서 내려놓으라는 것이다. 그래야 용서는 가능하다고 말한다.

질병이란 무엇인가. 마음의 작용이 잘못되어 있다는 증거이며, 세상을 보는 시각이 왜곡되어서 잠재의식에 그대로 축적된다. 축적된 부정적인 의식 에너지는 신체의 여러 장기에 직접적으로 영향을 줄 수밖에 없고, 에너지의 흐름에 미세한 부정적인 변화가 반복적으로 나타나게 된다.

이러한 생리적인 미묘한 변화는 혈액순환의 부조화, 신경호르몬의 불균형상태, 불리한 영양 상태, 나쁜 전자 흐름의 변화로 이어지는 복합적인 기능에 영향을 미치게 된다. 그런 결과 면역력이 저하되면서 병은 나타나게 된다. 과거의 부정적인 요인이 오늘의 병을 만드는 것이다. 원인은 과거의 부정적인 생각이요, 오늘의 병은 현상으로 나타난 결과임을 보여준다.

2020년 12월 31일, KBS 아침마당에 어느 외과 의사가 출연해서 암 치료의 경험담을 말하면서 "용서"에 대한 강의를 하였다. 대부분의 암 발생원인이 살아오면서 겪은 스트레스 즉, 트라우마의 영향이 크다고 발표한다. 이 얘기인 즉, 스트레스를 받은 직접적 원인이 주변 사람들로 인하여 생기기 때문에 그 상대방을 용서해야 한다는 얘기다.

용서해야만 치유는 쉽게 이루어진다고 말한다. 암 환자가 용서하고 안 하고의 차이는 치유에 확실한 차이를 보인다고 한다. 대부분의 암 환자는 암에 걸릴만한 어떤 특정한 부정적인 사연이 반드시 있다고 말한다. 그만큼 스트레스를 많이 받은 사실이 암 발병의 직접적 원인이 됨을 시사한다.

의사는 처음에는 수술 위주의 치료를 하였다. 경험을 하다 보니 전인적(심리에 중점을 두는 치유)인 치유가 보다 큰 효과를 보여준다는 사실을 알게 되었다고 한다. 이제는 거의 메스를 배제하고, 통합적 전인 치유에 큰 비중을 두면서 치료를 하고 있다. 당연히 치료의 효과는 클 수밖에 없다. 질병의 가장 큰 원인인 스트레스를 정화 혹은 삭제해야 한다고 한다. 이들 내면의 부정적인 감정이 몸으로 나타나 직접적인 질병의 원인이 된다는 것이다.

이때 가장 훌륭한 방법은 용서다라고 강조를 한다. 그리고 눈물을 흘리면 치유에 도움이 된다고 한다. 내면의 부정적인 에너지의 앙금을 밖으로 쏟아내기에 가능하다. 눈물을 흘려야 할 때 눈물을 흘리지 않으면, 다른 장기가 눈물을 흘리게 된다고도 표현을 한다. 웃음 치료도 같은 원리다. 그 결과 재발의 빈도도 많이 줄어들었음을 말하였다.

제도권의 의사가 이런 의식을 소유하고 있다는 자체가 필자에겐 신선한 충격으로 다가왔다. 외과 의사가 수술을 배제하고 전인 치료를 한다는 사실이 놀랍지 않은가?

지금 나타나고 있는 현상의 세계는 마음의 나타남의 세계다. 병이나 불행이 있음은 과거의 어두운 생각과 상념이 씨앗이 되어 싹트고 자라나서 현재의 모습으로 나타난 결과다. 모든 현상의 원인은 과거의 마음이라는 사실을 잊지 말자.

그래서 질병 치료는 이들 원인인 부정적인 마음을 제어 내지는 정화를 하여야 치유가 된다. 마음이 바뀌어 정화되면 질병은 수월하게 치유될 수밖에 없다. 부정적 마음이 사라지고, 그 자리엔 긍정의 평온한 마음이 자리 잡기 때문이다. 바로 우리 마음 태도의 변화에 따른다. 이는 유심소현의 법칙이자, 뿌린 대로 거둬들인다는 법칙이 적용되는 당연한 결과다.

그러나 과거의 모든 아픈 경험은 이미 다 사라졌다. 과거는 더 이상 영향력을 행사하지 못한다. 오직 현재의 우리 생각과 상념만이 중요하다. 우리의 힘은 오직 현재에만 있을 뿐이다. 이 힘인 생각과 상념은 미래의 경험을 만들기 때문이다. 따라서 현상은 원인이 사라지면 바뀌게 된다.

현상 즉, 불행이나 현재의 병 상태를 붙들고 있어서는 안 된다. 현상은 내면이 비춰주는 결과물이다. 우리는 흔히 현상만을, 병만을 붙잡고 쩔쩔매고 있는 것이 모두의 경우다. 병을 보지 말고 그 내면의 병의 원인을 분석하여 근원을 제어내지 정화를 해야만 한다.

육체는 마음의 그림자 즉, 생각 상념의 그림자다. 마음이 불안정하면 불안정한 상념이 비추어서 병이 된다. 반면 마음이 평온해지면 내면의 평화의 상념이 자연스럽게 육체에 스며들어 당연히 건강해지는 것이다. 과거의 부정적인 마음이 만들어낸 결과물인 병은, 현재의 긍정적인 마음으로 다스려야만 다음날에 치유의 효과를 볼 수 있기 때문이다.

하나의 예를 들어보자. 우리가 흔히 알고 있는 고부간의 갈등은 수많은 부작용을 일으킨다. 피해를 보는 쪽은 아무래도 며느리 쪽이다. 수년간 갈등이 지속이 되면 불행과 병은 반드시 오게 된다. 이때 병은 아무리 치료를 해도 수월하게 잘 안 된다. 원인은 여기서 받는 스트레스이기 때문에 원인이 제어 안되면 사실상 치료의 기대는 힘들 것이다.

그러나 어떤 계기를 통하여 이해하고, 용서하고, 참회하게 되어 화해가 이루어지면 병은 순식간에 사라진다. 왜냐면 원인인 스트레스 덩어리인 부정적 에너지가 사라지고, 그 자리엔 화해의 긍정에너지가 자리를 잡게 되기 때문이다. 따라서 스트레스와 연결된 질병 부위의 면역력은 당연히 정상화 될 수밖에 없고, 그 결과 치유는 신속히 이루어진다. 마음이 일변하니 자연 스트레스인 트라우마는 제어내지 정화되어 좋은 결과를 보여준다.

이때도 아마 뇌 속의 마이크로 글리아세포에 과잉 영향이나, 충격을 주어 염증이 만들어져서 병이 된 것이 아닌가 싶다. 염증을 만드는 요인인 스트레스 에너지가 더 이상 잔류할 수 없기에 염증의 생성은 중단이 되었을 것이다. 정상적인 혈류가 병 부위에 다시 흐르게 되고, 긍정의 신경 전달 물질, 신경 펩티드(유사 단백질), 효소 등이 생성되어 면역력은 회복되고, 자연 병은 치유가 된 것이 아닌가 하는 추측을 해본다.

위에서 밝힌 300만원을 사기 당했을 때 필자는 상대를 용서하였다고 했다. 지금에 와서 필자의 사기제어 방법에 적용해본다면, 이 내용은 어차피 트라우마로 규정할 수 있다. 지금까지도 그때의 사건이 어떠한 영향을 주는지 그 사건의 아픔을 수치와 시켜보면 1이하 0의 느낌이 온다.

이 얘기는 그때 이미 용서를 하였기에 어떤 나쁜 영향을 줄 수 있는 부정적인 에너지가 정화되어 약화 혹은 소멸되었다는 반증이다. 더 이상 나쁜 영향을 줄 수없는 상태로 뇌 속에 단순한 기억만으로 잔류하고 있다는 결론이다. 그로 인해 병을 만들 수 있는 부정적인 에너지인 감정 상태는 이제는 잔존하지 않는다. 일테면 병을 만들 수 있는 부정적 감정의 기력이 완전히 소멸되었다는 해석이다.

이러한 사실에 비추어 보면 용서나 필자의 사기제어(마음 해독법) 방법은 같은 효과를 보여주고 있음을 알게 해준다. 원인을 제어해주는 방법이다. 결국 부정적 에너지인 트라우마가 문제의 발단이라는 사실을 부정할 수 없을 것이다. "내면의 트라우마가 문제다."

대부분 만성병들이 이와 같은 인과 관계가 있음을 강하게 느끼게 된다.

그래서 용서를 해야 하는데 용서하기가 너무 힘들면 차선책으로, 필자의 마음 해독법을 터득해서라도 여기서 벗어나야만 한다. 문제가 있으면 반드시 답은 있지 않을까? 이런 사실도 있다는 점을 파악하여 좀 더 시각을 달리할 필요가 있다고 본다.

7. 깨달음을 통해서 면역력을 키우자.

지금 면역력의 관심사는 최고의 화두로 떠오르고 있다. 우리 몸은 외부의 나쁜 균이 들어오거나, 암세포가 생기면 이를 퇴치하고 스스로 건강을 지키려는 자체의 면역력이 있다. 면역력을 챙기는 방법은 잘 먹고, 잘 자고, 적절한 운동, 스트레스 관리를 들 수 있다. 이 중에서 스트레스는 면역력을 해치는 가장 주요한 요인이 된다. 스트레스는 이상 호르몬을 생성시키며, 자율신경의 부조화를 일으켜 결국 몸, 마음, 영혼을 파괴시킨다.

가벼운 실험을 해보자. 근육테스트다. 이는 피시험자가 팔을 옆으로 뻗혀들고 실험자가 상대의 손목을 두 손가락으로 가볍게 누르는 것이다. 이때 부정적인 생각을 피시험자가 하게 되면 팔은 힘없이 내려온다. 반면 긍정적인 생각을 하면 팔은 저항하는 힘이 강해진다. 한마디로 부정의 마음은 우리 몸의 근육계를 약화시키는 반면, 긍정의 마음은 근육계를 강화시킨다는 연구 결과다.

이같이 부정적인 마음은 몸의 에너지를 약화시키고, 반면 긍정의 마음은 몸의 에너지에 활력을 불어넣음을 반증한다. 우리가 마음에 담고 있는 부정적인 생각들은 그대로 몸으로 연결되어 나타남을 알 수 있다. 즉, 마음에 품고 있는 것이 몸으로 표현된다는 사실이다. 일테면 몸은 마음의 결과물이라는 뜻이다. 스트레스의 영향으로 자연 면역력은 떨어지게 되고, 질병의 직접적인 원인이 됨을 의미한다.

인간은 만물의 영장이라고 말한다, 이는 만물을 지배하고 다스린다는 뜻과 상통한다. 우주의 주인이자 우주를 지배할 수 있는 지혜라고 해석할 수도 있을 것이다. 이 말의 뜻은 우주의 일체 만물은 결국 미립자로 구성되어 있기에 이들 미립자의 주인은 인간의 마음이라는 해석이다. 일테면 전지전능하고 완전 원만, 완전무결한 위대한 존재라는 사실이다. 우리의 본원, 본질은 이런 무한한 지혜, 무한한 능력, 무한한 힘을 소유하고 있음을 말한다. 바로 생명의 위대성을 일컫는 해석이 될 것이다.

이런 위대한 존재가 우리 인간인데, 어떤 외부의 힘에 의하여 굴복당하거나 나약해질 필요는 없는 것이다. 무한한 힘을 소유함을 외면하거나 망각하고 있기에 문제가 될 뿐이다. 이런 위대한 힘이 내 안에 존재한다는 사실을 자각하여, 신념화만 된다면 내면의 힘에 의하여

보다 큰 힘과 능력인 역량을 발휘하게 된다. 얘기했듯이 마음에 품고 있는 것이 자신에게 표현되어 나타나기 때문이다.

따라서 소극적이고 나약한 모습은, 원래의 우리 모습이 아니기에 배척을 해야만 한다.

보통은 기도한다든지, 명상 혹은 참선 등을 할 때는 뇌에서 강한 반응 현상이 나타난다고 한다. 대뇌 아래쪽에 있는 미상핵이라는 곳이 활성화되면서 도파민이 생성된다고 한다. 도파민은 쾌락을 일으키는 신경전달물질로, 믿음에도 직접적으로 관여한다고 알려져 있다.

믿음에 관여하는 신경전달물질이 또 있다. 세로토닌, 옥시토닌이다. 이 3가지 신경전달물질을 믿음의 약물 3총사라고 한다. 일테면 믿음을 갖게 되면 이들 신경전달 물질이 생성된다는 이치다.

믿음의 힘은 강력하다. 긍정적인 믿음은 사람을 살리고, 부정적인 믿음은 사람을 죽이기도 한다. 이 믿음의 놀라운 힘은 어디에서 나오는 것일까? 미국 스탠포드대학의 세포생물학자인 립튼 브루스 박사의 말에 의하면, 그 힘의 근원은 바로 뇌에서 분출되는 호르몬과 신경전달 물질이라고 한다. 긍정적인 믿음일 땐 우리 뇌는 행복과 기쁨과 평화로움 등 기분 좋은 화학물질들을 내보낸다. 반대로 부정적인 믿음은 나쁜 화학물질을 만들기에 신체로 하여금 비상사태에 돌입하게 한다. 더불어 면역력이 떨어져 병이 되기도 한다.

기도나 명상을 할 때 도파민이 분비된다고 하였다. 도파민이 분비되면 백혈구 숫자가 증가하면서 면역기능이 강화된다. 도파민이 부족하면 면역기능이 떨어져서 건강을 해치기 쉽다. 염증이나 심장병이나 암을 발생시킬 수 있으며, 주의력이 떨어져서 정신적으로 산만해지면서 우울증, 정신분열증, 파킨슨병이 오기도 한다. 그래서 도파민은 신이 부여한 마약이라고 표현을 한다.

두 번째 믿음의 약품은 세로토닌이다. 이는 천연 항우울제라는 별명이 붙은 행복한 신경전달물질로, 프로작 같은 항우울제나 안정제는 세로토닌이 잘 흡수되도록 도와주는 약이다. 도파민이 격정적인 연인들의 사랑에 비유한다면, 세로토닌은 나이 지긋한 부부가 손을 잡고 걷는 것쯤에 비유하면 좋을 것이다. 평화롭고, 안정감을 느끼며, 행복한 기분이 머릿속을 가득히 채운다. 세로토닌이 부족하면 매사에 걱정이 많고, 불안감을 느끼며, 화를 참지 못하고 우울증에 쉽게 빠진다. 음식에 집착하는 폭식증이나 불면증, 자살 충동에 빠지기도 한다.

세 번째 옥시토닌은 사랑의 묘약이라 부른다. 인간관계에서 호감과 애정을 갖게 하는데 가장 대표되는 것이 모성애다. 옥시토닌은 출산 과정에서 통증을 완화시키고 자궁을 수축시키며 모유가 잘 나오도록 촉진시킨다. 그래서 모성 호르몬이라고도 부르기도 한다. 그리고 정서적인 유대감에도 큰 영향을 준다. 쾌감의 도파민과, 행복의 세로토닌, 사랑의 옥시토닌이 바로 믿음의 약물 3총사다. 우리가 어떤 긍정의 강한 믿음을 갖게 되면 이들 호르몬은 즉시 생성된다는 해석이다. 『뇌, 신을 훔치다.』 KBS 파노라마 (신의 뇌) 제작진 지음에서 참조를 하였다.

얼마 전까지 코로나 19 때문에 세상은 온통 혼란스러움에 빠져있었다. 자신들의 안위를 위하여 모두가 몸부림치고 있다. 경제 또한 엉망이라서 상실감은 말할 수 없이 크다. 사람들은 활동의 제약을 받고, 심리적으로 많이 위축될 수밖에 없다. 그 영향으로 정서상에 문제가 생겨 갈등이 발생 된다. 우울증이나 정신 불안증과 같은 현상들이 여기저기서 나타나고 있음이 드러난다. 더욱 문제가 되는 것은 언제 종식이 될지 전혀 가늠할 수 없다는데 더 큰 우려감이 생길 수밖에 없었다.

이런 때 우리는 어떤 마음가짐을 지녀야 할까? 제일 중요한 일은 마음의 굳건함을 확보하고, 유지시키는데 중점을 두어야 할 것이다. 그러려면 반복해서 언급하였듯이 자신의 내면을 살펴보는 것이 우선이라고 생각한다. 내 안의 생명은 완전무결 완전 원만 하다고 누누이 말하였다. 외부의 어떤 힘에도 영향을 받거나, 굴복당하지 않을 내면에 무한한 힘과 능력인 역량을 소유하고 있음을 말이다.

그런 의식이 자리 잡고 있다면 위에서 표현하였듯이 긍정의 호르몬이 생성 되어, 자연히 면역력은 증강되어 강하게 무장을 하게 된다. 한마디로 자신감이 충만해진다. 그런 상태라면 어떠한 병균이 침입하더라도 면역력과 저항력이 강화되기 때문에 큰 문제는 안 될 것이다. 코로나 19 때문에 쩔쩔맬 필요는 없지 않을까?

코로나 19를 무서워하고 두려워하기 때문에 이들은 무차별적으로 공격을 한다. 내면의 소극적이고 약한 마음이 드러난다면 이를 불식시켜야만 한다. 그에 대한 대처방법으로 우리의 참된 본래의 모습을 다시 찾으려는 노력이 필요할 것이다.

양자역학 편에서 표현을 하였지만 만물은 잘게 쪼개고 쪼개면 분자를 지나, 원자보다도 더 작은 미립자로 남는다. 그들 미립자는 이미 자체의 정보인 마음인 의식을 지니고 있어서, 인간의 마음을 정확히 꿰뚫고 읽어내는 능력이 있다고 하였다. 코로나 19도 잘게 쪼개면 최종 단계에선 미립자로 남게 된다. 그들은 자체의 정보인 의식을 소유하기에 인간의 마음을 읽을 수밖에 없다.

내가 코로나 19를 무서워하거나 두려워하면 그들 미립자는 마음을 꿰뚫어보고서, 저 사람은 코로나 19를 많이 무서워하는구나 라고 정확히 알아챈다. 코로나 19의 접근을 쉽게 허용할 수도 있는 것이다. 반면에 바이러스 정도쯤이야 하고, 무시할 수 있을 정도로 의식이 강하면 강할수록 바이러스는 그 사람의 마음을 꿰뚫고서 접근하기를 두려워할 것이며, 오히려 도망을 칠지도 모를 일이다. 만물의 주인은 인간의 마음이기 때문이다.

마음이 약하면 침투한 코로나 19는 그 사람의 몸 안에서 어떤 제약도 받지 않고 무차별적으로 공격할 것이다. 왜냐면 이미 코로나 19를 무서워하고 두려움이 크다는 사실을 간파하였기 때문에, 지리멸렬 약해진 마음이기에 아무 저항감 없이 쉽게 공격할 수 있기 때문이다.

그 결과 국내의 100살이 다된 남자분이 확진되었지만 결국 완치판정을 받은 사실이 뉴스에 보도되었다. 반대로 젊은 사람들 중에서 기저질환이 없는데도 사망을 한 사실을 우리는 알고 있다. 막연히 면역력과 결부시키기는 거리가 있다. 아무래도 젊은 사람이 면역력이 크다는 사실은 확실하기 때문이다.

여기에는 코로나 19에 대한 두려움이나 무서움이 내면에 얼마나 자리를 잡고 있느냐가 결정적 요인이라고 필자는 판단하고 있다. 100살이 다된 할아버지는 그만큼 내면 의식이 긍정적으로 무장되어 있지는 않을까. 바이러스 정도는 얼마든지 극복할 수 있고, 그까짓 미물에 만물의 영장인 위대한 인간이 쩔쩔매야 하는가 하는 강한 의식을 소유하고 있었는지도 모른다. 그렇기 때문에 바이러스에 대한 저항력이 커서, 비교적 덤덤하게 이겨낼 수 있는 힘이 되어 완치하였다는 판단이 무리는 아닐 것이다.

따라서 사망한 젊은이의 경우엔 오히려 바이러스를 두려워하고 무서워하는 마음이 컸기 때문에, 바이러스가 활개를 치게 되어 나쁜 결과가 나타난 것 이라고 생각할 수도 있다. 면역력과 저항력이 떨어져서 환자는 속수무책으로 지리멸렬 바이러스의 극성을 이겨내지 못하고 결국에는 손을 드는 형국이라고 생각된다.

암 환자를 보자. 멀쩡했던 사람이 의사한테 당신은 암이요 라는 진단을 받는 순간 초죽음이 된다. 불과 몇 달 만에 잘못돼서 나오는 사람도 있다는 사실을 알고 있다. 이때 환자의 심리 상태는 온갖 번뇌와 불안, 두려움, 공포는 최악임에 틀림없을 것이다. 이런 심리 상태는 암의 확산속도를 8배 이상 증가시킨다는 의학계의 보고가 있다. 심리 상태에 따른 우리 몸의 저항력변화를 알 수 있는 대목이다.

환자가 암에 강한 의식으로 대처를 하지 못하고, 굴복당하는 약한 심리 상태라면 위와 같이 속수무책 당하는 결과는 올 수밖에 없다. 그러나 어떠한 일이 있더라도 반드시 이겨낼 수 있다는 강한 불굴의 의지와 집념을 지녔다면, 상황은 또 틀려진다. 그런 사람들은 아마도 암을 이겨내지 않았나 생각된다.

이들의 심리 상태는 면역력과 깊은 관련이 있다고 앞에서도 표현하였다. 긍정의 의식은 그만큼 면역력을 강하게 상승시켜 준다. 소극적이고 마음이 약한 상태에서는 면역력은 상대적으로 약해질 수밖에 없다.

위의 근육테스트에서 보았듯이 심리 상태에 따라서 몸에 나타나는 반응은 다르게 나타난다. 이 내용인즉, 면역력 자체가 심리 상태에 의해서 좌지우지된다는 사실을 입증해준다고 본다. 우리는 면역력이라고 하면 외부의 어떤 물질을 흡수해야만 면역력이 보충된다고 인식하고 있다. 그래서 활력을 불어넣을 수 있는 물질들을 찾는 데 혈안이 되어있다.

생각을 달리해야 할 필요가 있지 않을까? 면역력도 내 마음으로 조절할 수 있다면, 내면의 의식 상태에 대해서 새로운 자각이 필요하리라 생각된다. 암 환자가 불안, 두려움, 공포에 쩔쩔매게 되면 암의 확산속도는 주체할 수 없을 정도로 빠르게 진행된다고 말하였다. 이 내용이 시사하는 바는 아무래도 면역력과 연결시킴이 타당하지 않을까? 반면에 병을 이겨내고야 말겠다는 강한 의지와 불굴의 신념을 소유하면, 면역력이 증대되면서 치유의 지름길이 되는 것은 확실하다.

필자의 작은 어머니의 예를 들어보자. 20여 년 전에 위암에 걸려 수술을 하셨다. 이때 작은 어머니는 하나님에게 모두를 맡기었다고 말씀하셨다. 하나님을 믿고 따르니 불안, 두려움, 공포는 쉽게 접근을 하지 못하였다고 말 하신다. 믿는 마음과 함께, 마음의 평정을 찾게 되어서 암은 비교적 수월하게 치유가 되었을 것이다. 20여 년이 지난 지금까지도 건강을 잘 유지하고 계신다. 이같이 암을 이겨낸 사람들 중, 어떤 큰 깨달음의 자각에 의하여 의식이 송두리째 바뀌면서 치유 된 사례를 우리는 종종 확인할 수 있다.

암세포의 미립자는 환자의 심리 상태를 정확히 알아채기 때문에, 암 덩어리의 미립자는 분명 환자의 마음을 간파하였을 것이다. 만약 환자의 심리 상태가 약해져 있다면 암세포의 미립자는 정확하게 꿰뚫 어 보는 능력이 있기에, 극성을 부리며 활개를 칠 것이다. 그렇게 되 면 병은 심화 될 수밖에 없다.

반면 환자의 의식이 강하게 무장되어있다면, 역시 미립자는 그러한 상태를 눈치 채고 꼬리를 내리면서 결국에는 치유되는 쪽으로 향방을 바꾸게 된다. 이것이 미립자의 속성이다. 결코 미립자에게 약하게 보 여서는 안 된다. 환자가 가장 중요하게 생각해야 할 부분은, 강한 의 식을 소유하는데 핵심 포인트가 있음을 상기하여야 할 것이다.

육체와 영혼의 중간 사이에서 이들 미립자라는 매개체가, 상호작용 인 교량역할을 한다는 사실을 인식해야 한다. 일테면 보이는 육체와 보이지 않는 영혼 사이에서 미립자가 서로를 연결시켜주는 중간 역할 을 하고 있다는 사실이다. 미립자가 병 치유의 긍정과 부정의 향배를 가르는 중요한 핵심요인이 된다는 해석이다. 미립자의 중요성을 알 수가 있다. "결국 미립자와의 싸움이다."

더불어 강한 의식을 소유하려면 내면의 근원인 본질부터 확인해야 할 것이다. 이 책의 부분 부분에서 우리 모두는 신의 아들이자 자식이라 하였다. 신은 완전무결하니 자연히 신의 산물인 인간도 완전무결해야 하고, 병이나 고통이나 불행에서 허덕여 서는 안 된다고 하였다. 내 안의 완전무결한 생명의 힘을 자각해서, 우리에게는 원래 병과 불행이 없다는 진리를 깊이 명심해야 할 필요가 있다.

인간은 생명으로서, 생명은 줄어들거나, 절대 노쇠하지 않으며, 불행도 병도 없는 것이다. 어떤 힘에도 굴복당함이 없고, 영향을 받거나 위축이 전혀 될 수 없는 존재가 바로 생명이다. 생명은 영원불멸이라고 하지 않았던가? 모든 것을 초월해서 항상 완전무결하니까 영원히 존재할 수밖에 없다. 그런 위대한 생명의 힘이 내 안에 존재하는데 암, 혈압, 당뇨 등에 쩔쩔맬 필요가 전혀 없다. 이들은 생명 앞에 한낱 먼지만도 못한 절대적으로 나약하고 미약한 존재일 뿐이다.

생명은 창조주(신)의 분신이라 하였다. 그 안에는 신을 나타내는 신성이 깃들여져 있기에 이런 표현을 할 수가 있다. 드러나지 않는 신성은 조용히 침묵을 지키고 있을 뿐이다. 신성은 존재하지 않는 듯 보이지만, 모든 가능성의 역량을 지닌 위대함 그 자체다. 신성은 우리가 인정해주고 발굴하기만을 기다린다. 그것을 찾고 발굴해야 하는데 온 정성을 다 해야 한다. 그래야만 신성의 진면목을 발휘할 수 있는 것이다.

육체는 태어나서 성장을 하여 젊음을 유지할 때는 비교적 완전해 보인다. 그러나 나이가 들어가면서 여기저기서 파열음이 생긴다. 그것이 아픔이고 병이다. 그리고 주름살은 많아지고 노쇠해진다. 처음에는 완전하게 보였던 육체도 차츰 불완전한 모습으로 변화한다. 그러다가 때가 되면 육체라는 모습은 자취를 감추게 된다. 이렇게 변화하면서 없어지는 것은 불완전하기 때문이다. 그러므로 육체 그 자체는 스스로 불완전하다는 것을 증명해준다.

실재인 생명은 완전무결하니까 변하거나 노쇠하지 않는 것이다. 설령 병에 걸려있다고 해도, 그 안에 존재하는 생명력은 조금도 약해지거나 흔들림 없이 굳건함을 유지한다. 단지 병의 모습에 눌려 잠시 위축되는 듯 보일뿐이다. 오직 생명만이 완전무결하기 때문에 영원히 존속하며 우리를 지탱해준다. 實在실재한다는 뜻이다. 때가 되면 육체를 떠난 생명 에너지는 사라지지 않고, 우주 저편에서 영구히 존재한다고 한다.

신은 善선이기에 병이나 불행을 아예 만들지 않는다. 병이나 불행은 惡악(부정적 의식)의 산물이다. 따라서 인간의 병과 불행은 인간 내면의 악에서 비롯된다. 인간의 내면 의식은 선악이 공존하기 때문에 병은 우리 안의 악이 만들었음을 의미한다. 결국에는 자신의 책임이라는 사실이다.

신은 이 세상 모든 물질을 창조하였다. 그것은 선의 결과물이다. 그래서 신이 만들지 않는 병, 불행은 애당초 없는 것임을 알아야 한다."병은 없다, 병은 존재할 수 없다."왜냐하면 신이 만든 것만이 存在존재에 들기 때문이다. 따라서 병은 인간의 부정적인 의식에 의하여 만들어졌기 때문에 결국 병은 없는 것임을 알 수 있다.

병은 잠시 나타난 듯하다가 어떤 계기가 주어지면 사라진다. 이는 인간의 부정적인 의식이 만들었기에 불완전함을 보여준다. 일테면 부정적 신념의 그림자임을 의미한다. 원인인 부정적 의식을 정화 혹은 삭제를 해주면 해결됨을 시사한다. 그런 것이 병이다. 따라서 영원히 존재할 수가 없음을 알 수 있다. 병은 신이 만들지 않았기에 결국 *存在*존재에 들지 않기 때문이다. 이 사실을 제대로 자각하여 믿기만 하면, 병으로부터 자유로워질 수 있는 큰 힘이 된다.

신은 말씀으로 이 세상 만물을 만들었다고 하였다. 우주를 만들고, 태양을 만들고, 지구를 만들면서 이들을 일사분란하게 운행 시키고 있다. 또한 모든 생명체에 생명을 불어넣어 생명 활동을 수행하게 하는 힘이 신의 말씀 즉, 생명의 힘이다. 신으로부터 부여받은 인간의 생명도 신의 생명과 같음을 알 수 있다.

신은 어버이이기에 우리 인간은 어쩔 수 없이 신의 자식이다. 더불어 신의 생명이나 인간의 생명은 성질이 같음을 짐작할 수 있다. 따라서 신의 생명의 힘은, 우리 생명의 힘과 일체이며 같다는 중요한 사실이다. 그러니 우리 생명의 위대함이 증명된다는 놀라운 사실을 말해준다.

인간은 만물의 영장이라고 말하였다. 만물을 다스린다라는 뜻으로 일테면 만물을 지배한다는 뜻이다. 우주를 지배하고 우주를 다스리는 지혜로 해석될 수도 있다. 앞에서 이미 공부하였다. 우주의 중심임을 일컫는다. 모든 만물을 지배할 수 있는 힘과 능력이 있기 때문이다. 신의 능력과 힘을 그대로 계승 받은 존재가 인간이다. 이런 위대성이 내 안에 존재하기에 우주의 주인이자 만물의 영장이며, 세상의 으뜸 존재로 표현되는 것이다.

이런 강한 의식을 소유한다는 사실은 우리의 내면의 실상(실제의 참된 모습)을 제대로 보는데서 비롯된다. 본연의 모습을 찾자는 얘기다. 나약해진 마음에서 자신감이 넘치는 그런 자신은 될 수 없다. 이런 의식들로 무장 되었다면 비로써 질병으로부터 쩔쩔매지 않고, 이까짓 병쯤이야 하는 강한 모습으로 탈바꿈된다. 자연스럽게 면역력은 증강 될 테고, 코로나 19쯤이야 아니 암정도야 하는 보다 강력한 의식의 소유자가 될 것이다.

따라서 면역력이라 함은 외부의 어떤 물질을 흡수한다는 것보다는, 내면의 진면목을 깨닫는 것이 보다 이상적이고, 효율적인 첩경이 될 것이다. 인간은 완전무결 완전 원만한 위대함 그 자체라고 하였다. 내면에는 모든 답이 존재하기에, 힘과 능력인 역량을 인정하여 내 것으로 소유함이 모두의 책무라 생각된다.

4장
신념에 따른 치유사례

1. 설사병을 없애다.

필자는 오래전부터 건강에 대한 지대한 관심을 가지고 있었다. 비교적 몸이 약했던 관계로 의대나 한의대를 희망하였었다. 그 꿈을 비록 이루지 못하였지만 항상 건강에 대한 책들을 수시로 구입해서 읽었다. 그 숫자는 수백 권이 넘는다. 이렇게 건강에 대한 관심이 컸기 때문인지, 필자의 아내도 사십 대 중반까지는 경제 여력만 허락된다면 한의대 공부를 해보라는 이야기를 할 정도였다. 이러한 환경은 자신과 가족의 건강을 지키는 데 큰 도움이 되었다.

보통 설사는 아침 한 끼를 굶고, 냉수만 몇 컵 마셔주면 쉽게 증세가 사라진다. 또한 거품이 부글부글 보이는 설사는 이질 증세라고 생각하여, 한약재 상에서 이질풀이라는 약재를 구입하여 한 움큼 끓여 마시면 곧 가라앉는다.

한번은 술을 많이 마시고 난 후 무리를 했는지, 배탈이 나서 며칠이 지나도 치료가 잘되지 않았다. 약국에서 약을 사 먹어도 별 차도가 없었다. 이 사례는 필자가 마음공부를 하면서 처음으로 치유법을 알게 되는 1990년도의 경험이다.

『생명의 실상』 책 2권의 건강과 관련된 필요한 부분을 찾아 읽기 시작하였다. 읽으면서도 물론 알던 내용이었지만 새삼 하나하나씩 새로운 깨달음이 오기 시작하였다. 평소에는 막연히 알기만 하였던 내용이었지만, 설사병이 생겨 고생하는 입장이라 그런지 하나하나의 내용 들이 가슴에 크게 와 닿았다. 그렇게 약 30분 정도 책을 읽기 시작하자 뱃속이 편안해진 느낌이 들면서 상태가 좋아지는 듯하였다.

아! 이거 효과가 있는 것이 아닌가? 책을 읽고 마음이 밝아졌는데 마음이 밝아지면 이런 식으로 증세가 사라지는가? 가만히 몸 상태를 주시하니 불편한 증세가 거의 사라졌다. 기분이 고무된다. 아! 되는구나! 이런 식으로 병이 사라지는구나 하는 기쁜 마음으로 쾌재를 불렀다.

조금 있으니까 단침이 흘러나왔다. 순간 그동안 장의 기혈순환이 잘 안돼서 배탈이 난 것인데, 마음이 변하니까 자연스럽게 기혈이 뚫려서 순환이 제대로 돼 아픈 증세가 사라지고, 입안에서 단침까지 생기는구나 하는 생각이 들었다. 몸의 컨디션도 좋아지기 시작하였다. 바로 이런 것이구나!

마음의 상태에 따라 몸은 변화한다. 우리의 생각에 따라 몸은 반응하기 시작한다. 신념의 작용에 따라 몸은 시시각각 영향을 받는다는 사실을 확인할 수 있었다. 병이 생기면 그저 약을 먹는다든지, 수술하고 입원을 해야 하는 것으로 단순히 알고 있을 뿐, 다른 방법은 아예 생각조차 못 하는 것이 우리 모두의 현실이다.

이렇게 마음만으로 병을 치유할 수 있다는 것을 알게 되고, 직접 체험을 하자 더없는 희망과 기대가 부풀어 오르기 시작하였다.

병은 왜 나타나는 걸까?

우리가 볼 수 있는 이 세상 현상계는 唯心유심 所現소현 즉, 마음의 나타남의 세계다. 마음에 의하여 모든 것이 비롯되기 때문이다. 예를 들어 컴퓨터가 있다고 하자. 그 컴퓨터를 만들기 전에 오랜 기간 면밀하고 치밀한 구상에 의한 설계와 제작과정이 있었기에 만들어졌을 것이다. 자동차나 건물 또한 마찬가지다.

의사가 되려고 결심하고 공부를 하여 의사가 된 것이고, 축구선수가 축구에 소질이 있다는 것을 알고서 부단한 노력을 한 결과 결국 훌륭한 축구선수가 된 것처럼 말이다. 이것이 마음의 법칙이며, 생각대로 이루어진 결과물이 곧 현실 세계다.

병도 마찬가지다. 우리는 알게 모르게 바르지 못한, 부정적인 생각을 하는 경우가 많다. 이들 나쁜 생각은 마음의 렌즈를 일그러지게 하고, 흐려지게 해서 결국 병의 원인이 되고 만다. 때문에 병은 오랜 시간에 걸쳐서 자기 자신이 만들어낸 부정적인 생각의 산물이라고 할 수 있다.

물론 의도적으로 만들어진 것은 아니지만, 마음의 균형이 깨지면 자연스럽게 몸의 균형도 흐트러지게 되어있다. 이러한 여파로 자신도 모르게 병이 생기게 된다. 이를 막기 위해서는 항상 마음의 렌즈를 잘 닦아야만 한다. 렌즈를 닦으려면 마음공부밖에 없을 것이다.

이 세상에는 먹고살기 위한 공부와 마음공부 두 가지 공부가 있다고 어느 스님이 말했다. 아무리 돈이 많고 높은 지위의 명예가 있다 하여도, 이들의 마음이 항상 편안할까를 생각해보자. 절대 아닐 것이다. 많은 재물을 지키려면 온갖 신경을 다 써야 할 것이고, 그만큼 불안과 두려움이 뒤따르게 될 것이다.

부유층 사람들의 자살률이 일반인들과 비슷한 수준으로 증가하고 있다고 한다. 부유층 사람들의 행복지수도 일반인들 보다 오히려 떨어진다는 연구결과가 나왔다. 돈만 있다고 행복해지는 것은 아니라는 사실이다.

명예도 마찬가지다. 그 자리를 지키려고 온갖 수단과 방법을 다 쓰며, 또 더 높은 자리로 올라가려고 발버둥 쳐야 한다. 마음공부를 해야 하는 것은 바로 이 때문이다. 종교를 갖는다든지, 명상, 참선, 기도, 호흡 등 정신 수련을 통해서라도 마음의 평화를 찾기 위하여 노력해야 한다. 마음이 열리고 지혜가 있는 사람은 어떠한 곤경에서도 불안과 두려움 없이 헤쳐 나갈 수 있다. 마음공부를 하여 영적 진화를 하는 것이 무엇보다도 중요하다는 사실이다.

마음으로 병 없애기.

30분 정도 독서로서 마음이 변하여 설사병의 증세가 사라지니 실로 충격이 아닐 수 없다. 여태까지의 신념이 한순간에 무너지는 계기가 되기에 충분하였다. 병도 마음으로 다스릴 수가 있구나 하는 엄청난 깨달음을 얻게 되자 그 희열이 대단하였다. 승리의 성취감 또한 말할 수 없는 기쁨으로 다가오기 시작하였다.

자신도 모르게 감사합니다. 감사합니다. 감사합니다. 절로 감사한 마음이 우러나오며 온통 희망으로 가득한 기분이었다. 이후로도 설사병은 더 있었다. 한번은 근무 시간에 설사증세가 있었지만 주위에 약국도 없었고, 더욱이 책을 읽을 수도 없었다. 별다른 방법이 없었다. 고민 끝에 암시를 해보자 하는 생각이 들었다.

"신의 아들, 신의 아들은 완전무결 완전 원만, 신이 병을 만들지 않았으니 병은 없는 것이다. 육체는 없다. 미망도 없다. 공즉시색, 색즉시공, 병은 전도망상에서 오고, 전도망상은 미망에서 오고, 미망은 마음에서 오고, 마음은 온 자리가 없다. 병도 온 자리가 없다. 고로 병은 없는 것이다. 병은 없는 것이다. 없는 병은 사라져라. 사라져라. 사라져 버려라."

이같이 암시문을 생각나는 대로 정하고서 암시를 시도하였다. 30분정도 계속 반복 되풀이하였다. 다행히 근무지에 필자 혼자라서 소리를 내어, 암시문의 의미를 생각하면서 암시를 하였다. 그러자 어느 순간 뱃속이 다시 편안해짐을 느낄 수 있었다. 더부룩하고 불편한 느낌이 사라져 버렸고, 이내 입안에 단침도 생기게 되었다. 아! 이렇게 암시만 하여도 되는구나! 성공이구나! 또다시 큰 희열을 느끼면서 생명력의 신비가 엄청나게 큰 힘으로 확대됨을 알 수 있었다.

내 안의 생명력이야말로 나를 지켜줄 수 있는 수호신이자, 위대한 존재라는 아니 신의 생명이라는 것을 크게 깨닫는 계기가 되었다. 역시 감사합니다가 절로 나온다. 희열과 환희가 충만 되어 눈물이 나올 정도로 감격하여 주체할 수 없는 지경이 되었다. 그저 감사할 따름이었다.

이렇게 직접적으로 암시만 해도 병이 사라짐을 경험하고서부터, 어떠한 병도 두려울 것이 없다는 자신감을 갖게 되었다. 내 안의 잠재된 능력, 아니 자연치유능력은 불가능이 없을 거라는 확신을 갖게 되었다. 우리 모두에게 이런 불가사의한 위대한 능력과 힘이 있다는 사실을 깨닫는다면 두려울 것이 없을 것이다.

병은 한낱 먼지만도 못한 힘없는 티끌 같은 존재일 뿐, 금세 사라져 버리는 미망의 그림자다. 실체가 없는 망상과 같은 존재다. 신념에 따라 병은 좌지우지 된다. 마음이 바뀜에 따라 육체는 그에 부응하여 변화함을 알 수 있는 대목이다.

이렇게 잠시 마음이 변하니까 나를 괴롭히던 병이 순식간에 사라졌다. 병은 육안으로 확인되는 어쩔 수 없는 실체이기에, 우리는 요지부동으로 인정할 수밖에 없다. 하지만 이와 같은 마음가짐 즉, 신념에 따라 변하고 사라지는 것이 병이라 한다면 병은 별것이 아니라는 생각이 들 수밖에 없다. 모두는 지금까지의 잘못된 생각을 버리고 달리 생각해야 할 것이다.

이제는 밖에서 구하는 것을 지양하고, 내 안의 무한한 힘과 능력을 찾는데 심혈을 기울일 필요가 있다. 내 안에는 모든 힘과 능력인 위대한 역량을 소유하고 있다. 그것이 바로 잠재능력이자 자연치유능력이다. 이 힘을 믿으며 이를 더욱 개발하기 위하여 온 정성을 다할 필요가 있으며, 더불어 의식의 전환은 반드시 필요하다고 본다.

우리는 그동안 미망의 늪에서 헤어나지 못하고 있다. 눈에 보이는 현상만이 존재하는 실체고, 물질만이 실질이고, 육체만이 나의 본질이라고 믿는 늪에서 말이다. 한마디로 유물 사관에 너무 편중된 의식을 지니고 있다.

따라서 병은 화학적이고 물리적인 치료방법 외에는 달리 방법이 없다고 믿는, 우리 모두가 갖고 있는 잘못된 신념 때문에 꼼짝없이 발목이 잡힌 채 살아온 것이다.

육체는 시시각각 변화한다. 늙고 병들고 죽는 것이 그 예다. 그러나 보이지 않는 내 안의 생명은 나를 살게 하고, 나를 살려주고 있다. 끝까지 변하지 않고 나를 지켜주는 원천적인 근원이자 바탕이며 수호신이다.

생명은 변하지 않는 영원불멸, 완전무결, 완전 원만한 위대한 존재라고 하였다. 변화하지 않음은 오로지 완전무결 완전 원만하기에 가능하다. 그렇기 때문에 우리를 끝까지 지켜주고 수호한다. 그 위대한 내 안의 생명력을 진정 믿고 따라 주는 것만이 가장 큰 우리들의 가치이자 소명이다.

때가 되면 육체는 소멸하여 자연의 원소로 돌아가지만, 영혼은 육체를 떠나 어디엔가 분명히 에너지로 남아있는 것이다. 우주의 대양과 합류하든, 유계에서 또 다른 삶을 영위하든 간에 영원히 존재한다. 왜 영혼인 생명은 영원불멸일까? 그것은 완전무결, 완전 원만하기 때문이라 하였다. 완전하기에 변하지 않고 영원히 존재할 수밖에 없다. 생명을 제외한 완전한 것은 달리 이 세상에 존재할 수 없는 것이다.

그러기 때문에 이 근원이자 근본인 생명력을 믿고 인정을 해야만 한다. 내 안에는 위대한 생명력이 가득 채워져 있다. 이 생명력이 바로 신의 성품인 神性신성임을 자각하자. 생명은 지금 순간에도 쉬지 않고 내안에서 면면히 흐르고 있으며, 나를 지켜주고 있다.

완전한 생명이 나를 지켜주고 있다면 더 이상 불안과 두려움에 떨 필요는 없을 것이다. ˝내 안의 위대한 생명력을 직시하자˝. 다른 것에 의존하지 않고 생명력만 믿고 인정하고 따른다면 무엇이 부족하고 불안할까?

2. 만성 위장병.

병을 만드는 마음의 체증.

2004년 아버지가 뇌경색으로 쓰러지셨다. 서울에 있는 병원으로 모시게 되었지만 경제적 여력이 여의치 못했던 필자는 식구들의 눈치를 보게 되었다. 결국 병원비 문제로 갈등이 생겼고, 필자는 심한 스트레스를 받게 되었다. 매일 병원에 들러서 아버지의 상태를 확인하였지만 아버지는 쉽게 좋아지지 않아서 장기간 병원 신세를 져야만 하셨다. 필자는 심리적인 압박으로 소화기능이 떨어지면서 77kg이었던 체중이 서서히 빠지기 시작하였다.

2개월 후 아버지는 고향 근처의 병원으로 옮기셨다. 뇌경색 증세는 여전하였고 치매증세까지 생겨서 겨우 목숨만 유지하고 계실 뿐이었다. 그사이에 필자의 체중은 10kg이상 빠졌다. 하는 수 없이 위장 내시경 검사를 받았는데 위에 염증이 좀 있을 뿐 다른 증세는 다행히 보이질 않았다. 병명은 신경성 위장염이었는데, 이때 엎친 데 덮친 격으로 알레르기 비염까지 생기게 되었다.

설사에 걸려 고생했을 때와 마찬가지로 치유 암시를 하고, 책도 읽었다. 하지만 그때뿐이었다. 암시를 30분 정도 해주면 위장이 편안해지다가도 2~3시간이 지나면 또 마찬가지로 불편해졌다. 해결책이 아니었다. 이래서는 안 되겠다 싶어 과거에 알던 치료법이 생각나 그 방법을 적용키로 하였다. 총각 때부터 위장이 나쁜 관계로 여러 치료법을 적용하였었다. 때문에 위장병 치료에 나름대로의 방법을 알고 있었다.

여러 가지 방법이 있었지만 일본의 대체의학자 서승조씨의 서식요법 중 조식 폐지를 적용키로 하였다. 이는 아침에 일어나서 점심까지 일체 음식물을 삼가야 한다. 커피, 음료수, 과자, 끓인 물도 모두 금지하고 오직 생수만을 마셔야 하는 치료법이다. 총각 때 이 방법을 적용해서 효과를 보았던 적이 있었기 때문에, 다시 이 방법을 적용하였지만 별로 효과를 보지 못하였다.

왜 이럴까 골똘히 생각하다가 4~5년 전부터 매일 아침 마셔오던 소변 때문이 아닌가 싶었다. 소변은 음식물도 아니고 음료수도 아니지만, 나름대로 효과를 보았기 때문에 소변 마시는 일은 중지할 수가 없었다. 소변의 성분이 장애가 된 것 같아서, 조식 폐지 방법은 결국 포기하게 되었다. 그러면서도 침구 요법, 기공 요법, 운동요법 등 아는 방법을 다 동원하였지만 병은 호전될 기미가 전혀 보이지 않았다.

기력을 보충하기 위해서 개소주도 먹고, 위장약도 복용하였지만 효과는 마찬가지였다. 아침마다 녹즙을 한 컵씩 마시기 시작하였고, 집 사람의 지인으로부터 얻은 강원도 깊은 산속에서 채취한 약재들을 구해다가 끓인 물도 마셨지만 체중은 57kg까지 내려갔다. 나 자신도 많이 위축되었고, 몰골은 형편없이 초췌해져만 갔다.

나와 마찬가지로 좋아질 기미가 보이지 않았던 아버지는 9개월 만에 돌아가셨다. 아버지가 돌아가신 뒤에 어렵사리 병원비도 해결되어 심리적 압박감에서 조금씩 벗어날 수 있게 된다. 가족들과의 불편한 문제는 불신과 오해에 의해서 생긴 일이라 여겨 이해하려고 노력하였다.

스트레스를 계속 받는다면 병은 낫지 않는다는 것을 잘 알기에 마음을 다스릴 수밖에 없었다. 나는 서서히 병에서 회복되기 시작하였고, 정상 체중으로 돌아오는데 꼬박 1년 반이 넘는 시간이 소요되었다.

3일 만에 없어진 위장병.

한동안 무리한 식생활과 스트레스로 위장이 다시 안 좋아졌다. 위장이 나빠진 것은 3개월 정도 되었고 체중도 2~3kg 빠졌다. 책을 읽고 암시를 해도 효과는 잠시뿐 다시 원래 상태로 돌아간다. 이해가 되지 않았다. 설사병이나 그동안 소소한 허리 통증, 두통, 팔다리 통증이 있을 때는 암시로 여러 차례 효과를 보았기 때문이다.

가만히 생각해보니 설사나 두통 허리 아픈 것 등등은 짧은 시간 3~4일 혹은, 수일 정도의 증세였기에, 30분간의 한 번의 치유 암시만으로도 효과를 본 것이 아닌가 하는 생각이 들었다. 기간이 긴 병의 증세는 한 번의 암시로 완전히 사라지길 바란다는 것은 어리석었던 행동이었다.

다시 30분 정도의 치유 암시를 하니까 속이 편해지긴 하였지만 나는 거기서 중단을 하지 않았다. 위장이 의식될 때마다 신의 아들은 완전무결 완전 원만, 육체는 없다, 병은 없다, 병은 사라져라 사라져버리라고 확언과 사념을 해주었다. 두려움과 불안한 마음이 불쑥불쑥 치밀어 오르게 되면, 또다시 암시 문구를 음미하면서 사념을 해주니까 다행히 안정을 되찾게 된다. 잠이 들기 전이나 자다가 깨어나도 암시의 글귀를 되새기면서 확언을 줄곧 해주었다.

이런 식으로 빈틈없이 생각날 때마다 신의 아들 신의 아들은 완전무결, 완전원만, 육체는 없다! 병은 없다! 병은 없다! 병은 사라져라 사라져라 사라져버리라고 10여회씩 눈을 감고 확언을 해줄 때, 가급적 심층부 깊숙이까지 주입한다는 기분으로 해준다.

그러면서 몸의 컨디션이 점점 좋아지는 느낌이 들었고, 3일이 지났을 때 암시를 멈추고 몸의 상태를 확인해보았다. 이후 며칠이 지나도 더 이상 증세가 나타나지 않는다. 3개월 정도 된 위장병 증세가 약 3일 만에 완전히 사라진 것이다

예수나 석가는 한순간에 병을 치유하였지만, 우리 같은 보통 사람은 즉, 깨달음이 적은 관계로 어느 정도의 시간이 소요되어야만 효과를 본다고 생각할 수 있다. 결과야 어찌 되었든 위장 증세를 극복했다는 사실이 중요하다. 백만대군을 얻었다 해도 병을 이겨낸 기쁨보다 더 크진 않을 것이다.

누구든지 병이 생기면 불안, 두려움, 공포를 느끼게 된다. 그런 불길한 느낌은 순간순간 불현듯 찾아와서 우리를 괴롭히고 불편하게 만든다. 상태가 호전되지 않고 오히려 증세가 심해지면 참으로 어려운 상황에 빠지게 된다.

『생명의 실상』다나구치 마사하루 저. 김해룡 역. 에서 심리적 위축으로 수시로 두려움과 공포가 몰려와서 우리를 왜소하게 하고, 쪼그라들게 한다. 이때 생리적 기관은 위축되어 완전히 제 기능을 발휘하지 못한다. 소화액이나 호르몬 등의 분비량은 줄어들어 악영향을 미치고, 전신의 세포가 활력을 잃어 병에 대한 저항력을 약하게 만든다는 내용을 확인할 수 있다.

이러한 증세를 극복하려면 마음의 평화를 찾아야 한다. 마음의 평

화를 찾기 위해서는 진리의 말씀을 따르는 방법밖에 없을 것이다. 암시문의 내용을 이해해 보자. ”신의 아들은 완전무결, 완전 원만하니 병은 없다. 아니 병은 있을 수가 없다.“ 부분의 뜻을 잘 이해하고 음미하면서 되풀이해보자. 완전무결, 완전 원만함을 깊이 되새기는 행위는 두려움과 공포를 사라지게 하는 최선의 방법이다. 금 새 사라진다.

사실 병에 대한 불안, 두려움과 공포만 극복한다면 병은 소멸되면서 사라지기 시작한다. 병은 공포의 반영이라는 말이 있듯이 이들 불안, 두려움, 공포는 질병 치유의 최대의 난제임이 틀림없다. 이 때문에 병은 더욱 커지면서 기승을 부린다. 이들 생각이 불쑥불쑥 튀어 오르는 것은, 심리적으로 병에 지고 있다는 증거다.

이 같은 부정적인 생각을 억제하거나 통제하지 못하면 병은 깊어질 뿐이다. 결국 이들 부정적 소극적인 마음을 극복하고 마음의 평화를 찾아야 한다. 아니 병은 별것 아니라고 무시할 수 있을 정도로 자신감을 찾는 것이 가장 이상적인 힘이 된다. 우리는 이 사실을 반드시 알아야만 한다.

우리가 가지고 있는 위대한 힘.

위장병 환자라면 짜고, 맵고, 뜨거운 음식, 된밥, 혹은 거친 음식을 먹으면 안 된다라고 생각하기 쉽다. 음식을 가려서 먹으려는 마음이야 누구든지 있겠지만, 이들 음식을 적당히 섭취할 때는 아무런 문제가 없다. 짜거나 고춧가루가 들어간 음식을 먹으면, 위장의 상처에 자극을 주어 불편하게 할 것이라고 지레 겁을 먹는 사람들도 있다.

하지만 위장에는 생명이 흐르고 있다. 그 생명은 무한한 힘과 지혜인 역량을 지닌 위대한 존재이기 때문에, 어느 정도의 짠 음식이나 고춧가루 섭취는 아무 문제가 없을 뿐이다. 단지 이것을 먹으면 안 되고, 저것을 먹으면 안 된다고 가리는 나약한 마음이 문제다. 우리의 생명이 고춧가루나 된밥 정도에 쩔쩔매는 그런 형편없는 존재는 절대 아니기 때문이다.

알르레기 비염 환자는 꽃가루에 반응하고, 먼지나 냄새에 매우 취약해진다. 재채기가 나오고, 콧물이 줄줄 흐르고 아주 불편해지지만, 그렇다고 해서 꽃가루가 우리 생명을 위협할 정도의 큰 힘을 가지고 있는 것은 아니다. 또 흔히들 찬 공기를 쐬면 감기에 걸리기 쉽다고 생각한다. 하지만 찬 공기가 생명을 좌지우지하는 그런 엄청난 힘을 가지고 있는 존재일까? 아니면 찬 공기 정도에 꼼짝 못하고 맥을 못 추는 것이 우리라는 나약한 실체일까?

생명은 무엇보다도 위대한 존재이기에, 그 어느 것에도 굴복함이 없고, 영향을 받지 않는 무한한 힘을 지니고 있다. 한낱 고춧가루, 꽃가루, 찬 공기에 쩔쩔매는 그런 나약한 존재가 아니다. 그런 사소한 미물들은 자신 안의 생명을 위협할 수 있는 힘이 없다. 단지 얘기하였듯이 우리의 가리는 마음이 문제고, 겁을 내는 것이 문제일 뿐 다른 것은 없다.

위장이 불편한 사람이 약간의 고춧가루를 먹었을 때 위통을 겪게 되는 것은 겁을 쉽게 내고, 마음이 위축되어있는 상태에 있기 때문이다. 그런 소극적이고 나약한 마음을 갖는다면 위장의 기능을 강하게 만들 수는 없는 일이지 않은가? 마음이 문제일 뿐이다.

그저 이 음식은 신이 주신 것이기에 감사히 섭취하겠습니다 라고 생각하며 즐거운 마음으로 먹으면 아무 문제가 없다. 아니면 이 음식물을 먹으면 내 안의 생명은 다 알아서 영양분을 흡수하여 인체의 필요한 부분에 공급할 것이며, 불필요한 부분은 자연 체외로 배출할 것이라고 생각하면 된다. 굳이 짜고 매운 음식을 불필요하게 많이 섭취할 필요는 없다. 적당량의 섭취는 아무런 문제가 없는 것이다.

꽃가루나 찬 공기도 마찬가지다. 꽃가루를 마시면 안 된다. 찬 공기를 쐬면 안 된다는 소극적 신념이 문제이지, 이들은 사실 아무 힘도 없다. 이런 것쯤이야 상관없어! 神性신성을 소유한 자신이 찬 공기나 꽃가루에 쩔쩔매는 그런 나약한 존재는 절대 아니야 라고 강하게 부정을 하자. 우리는 바로 신의 아들이자 金剛不壞금강불괴(대단히 견고하고 딱딱해서, 어떤 것으로도 부서지지 않는 것.)의 위력을 지닌 위대한 존재라는 틀림없는 사실을 자각하자.

필자는 보통 새벽 시간을 이용하여 글을 쓴다. 방에 불을 켜면 아내의 잠을 설치게 하기 때문에, 방 한구석에 앉아 전기스탠드를 켜곤 한다. 처음엔 스탠드를 사용하면 불빛이 강해서 눈을 버린다며 아내도 아이들도 만류를 하였지만 나는 부정을 하였다. 눈 안 버릴테니 걱정하지 말라며 눈이 나빠진다는 생각이 있으면 나빠질 것이고, 괜찮다고 생각하면 괜찮을 것이라고 큰소리를 쳤다.

스탠드를 켤 때 먼저 자신은 완전무결 완전 원만한 존재이니, 스탠드를 켜면 오히려 눈이 더 좋아진다는 역 암시를 몇 번씩 해주고서 불을 켠다. 1년이 넘었지만 눈이 나빠진 것은 조금도 느끼지 못한다. 이처럼 무엇이든 우리의 마음이 문제일 뿐이다. 안 된다고 하니까 문제가 되는 것이지, 괜찮다고 생각하면 괜찮아진다.

마음이 본다고 생각하자. 안구, 수정체, 망막, 동공, 시신경 등은 한낱 물질에 불과할 뿐, 감각도 느낌도 의식도 성질도 없다. 물질 그 자체만으로서는 볼 수 있다는 것은 사실 불가능하다. 우리가 본다라는 것은 세상을 보는 것은, 눈의 배후에 있는 마음의 작용에 의해서다. 보고자 하는 마음이 있으니 가능한 것이지, 보고자 하는 마음이 아예 없다면 본다는 것은 불가능하다. 결국 마음의 작용 외엔 다른 것은 있을 수가 없다는 점을 이해해야 한다.

눈 그 자체는, 물질 그 자체는 아무 능력이 없고 힘이 없다. 눈은 단지 보고자 하는 마음을 전달시켜주는 매개체이고, 본다는 특성을 가진 물질일 뿐이다. 일테면 우리 안의 생명이 깃들어 있으므로 해서, 그 생명의 작용으로 본다라는 기능을 수행하는 것이다. 이런 사실 자체를 순순히 받아드려야 하며, 우리 마음과 몸의 상관관계는 이런 식으로 성립된다는 것을 인식해야 할 필요가 있다.

『생명의 실상』 책에서도 이들 내용을 분명히 언급하였다. 제대로 인식만 하면 웬만한 눈병쯤은 쉽게 치유될 수도 있다는 사실이다. 더불어 듣기도 마찬가지다. 귀 또한 듣기 위한 전달 매개체일 뿐, 마음을 통해서만 들을 수 있음이다. 혀도 마찬가지다. 맛을 느끼는 것은 마음이다. 우리는 이런 관계를 좀 더 유심히 관찰해야 할 필요가 있다.

　당신은 이런 이야기가 생소하며, 생명이니 마음의 법칙이니 하는 내용에 별반 관심이 없을 수도 있을 것이다. 어느 정도 관심을 갖게 되었다면 생명력에 대한 믿음을 더욱 공고히 할 필요가 있다. 완전한 생명력을 믿고, 모든 것을 그 힘에 맡길 수 있게 된다면 더 바랄 나위가 없을 뿐이다. 아직은 그런 큰 신념을 가지는 일은 쉬운 일이 아니기에, 어느 정도는 물질적 치료가 필요할 것이다. 약을 먹든 수술하든 상관없다.

　더불어 이들 내용을 함께 적용한다면 우선 심리적 안정을 꾀할 수 있고, 잘못된 불안이나 공포에서 많이 벗어날 수 있다. 새로운 자각은 자신도 모르게 커다란 위안과 희망을 안겨준다. 신념의 힘이 커지면 커질수록 그의 위력은 상상을 초월하는 위대함을 보여준다. 엄청나게 큰 이득이 되는 것이다.

　우리는 더욱더 신념을 키워나가며, 생명력의 위대성을 믿게 되고, 모든 것을 맡길 수 있는 그런 경지까지 도달해야 한다. 100프로를 믿으면 생명력은 100프로 발휘될 수밖에 없다. 생명력은 자신이 마음먹는 만큼 우리에게 다가온다. 50프로만 믿으면 50프로 밖에 생명력은 나오지 않는다. 믿음만이 최대의 무기이자 가치다.

　이 얘기가 시사하는 바는 약이나 수술 등 화학적 물리적 방법에 의존하면 할수록 생명력의 발현은 점점 약해지게 된다는 이치다. 물질을 의존하고 추종을 하니 자연 내면의 영적 자각은 약화 되어, 자신의 본질을 외면하는 결과를 가져온다. 따라서 발현되어야 할 잠재된 자연 치유능력은 점점 소실되어 간다는 안타까움이다.

배수의 진을 친다는 말이 있다. 빠져나갈 수 있는 부분은 다 막고, 오직 한길로만 옆도 뒤도 보지 않고 철저히 앞만 보고 한 치의 흐트러짐 없이 전진만을 해야 하는 상황을 말한다. 그렇게 되면 내 안의 생명력은 혼신의 힘을 기울여 완전한 건강한 생명체를 만들어 줄 것이 틀림없다. 이렇게 되려면 당신 안의 위대한 생명력에 대한 더욱더 큰 믿음이 필요할 뿐이다.

3. 5년 된 비염.

쉽게 치료되지 않는 비염.

앞 장에서 이미 밝혔지만 아버지가 병원에 입원하시면서 심리적 타격이 커진 탓에 위장병이 생겼고, 심신이 많이 나약해진 나머지 알레르기 비염도 함께 발병하게 되었다. 진찰을 받아본 결과 코 벽은 벌겋게 충혈 되었고, 부어오르기까지 해서 코안은 거의 막힐 정도가 되었다. 의사의 말에 의하면 이병은 완치시킬 수 없어서 약으로 완화시키는 방법밖에 없다고 한다.

자가 치료의 수단으로 수지침을 놓았고, 기공법도 시도하였다. 코 마사지까지 했지만 효과는 없었다. 조금만 자극을 받아도 코는 시큰거렸고, 이어서 재채기까지 나오면 콧물이 주체 못할 정도로 흘렀다.

그렇게 되자 일상생활 하기가 불편하기 짝이 없었다. 이때 나는 여지없이 치유 암시를 하였다. 삼십 분 정도 해주면 증세가 가라앉긴 했지만, 얼마 지나면 다시 증세가 나타나길 반복하였다. 몇 번 시도를 해봐도 특별히 해결의 기미는 보이질 않았다.

책을 보니 비염이나 축농증은 바이러스에 의하여 생긴다고 하였다. 양자역학 편에서 모기의 사례를 들면서 천지 만물과 화해를 시도하였던 경우가 있었듯이, 바이러스와 화해를 하기로 하였다. 바이러스에게 나는 너희를 사랑하고 감사하는 마음을 갖고 있다고 말하며, 여기는 원래 너희가 있을 곳이 아니다. 너희들은 너희의 고향이 있고, 부모 형제들이 있을 것이고, 이웃이 있고, 일가친지들이 있을 것이다. 그곳으로 가서 편안히 안락하게 사는 것이 좋지 않겠느냐고 타이르면서 애정을 보이기 시작하였다.

단지 잘못은 내게 있을 뿐이고, 너희들은 아무 잘못도 없다. 너희가 나타나게끔 자신 내면의 심리적 부정적인 요인이 축적되어 빌미를 준 셈이다. 그로 인해 비염이 생긴 것이니, 이를 깨닫게 해준 것에 오히려 감사하게 생각한다. 감사하다. 바이러스여 감사하다. 라고 사념을 해주었다.

3~4일간을 줄곧 해주니까 신기하게도 코 상태가 많이 좋아졌다. 생활하는데 지장이 없었기에 더 이상 신경을 쓸 필요가 없게 되었다. 그저 미물인 바이러스와 화해를 하니까, 내 몸에서 바이러스가 사라진 것이라고 생각을 하며 한 달 정도는 잊고 살았다.

그러다가 어느 순간부터 다시 비염 증세가 나타나게 되었다. 다시 재발이 되었다 싶으니 이런 방법 저런 방법을 적용 해봐도 잘 없어지질 않았다. 내성이 생겨서 그런가보다 싶었고, 의외로 애를 먹이며 없어지지 않으니까 신경이 더욱 쓰였다. 하지만 내성이란 생각 자체가 잘못된 생각이라는 것을, 어리석게도 나중에 알게 되었다,

완전한 생명에는 병이란 것이 있을 수없는 것이어서, 내성이 생기고 바이러스가 강해지는 일과는 아무런 관계가 없는 것인데도 말이다. 병은 없고, 병은 사라져야 한다는 신념만 있으면 되는 것이기에, 내성을 염두에 둔다는 것은 그만큼 나의 신념체계가 약화 되었다고 볼 수밖에 없다는 증거였다.

3일 만에 해결된 비염.

비염으로 5년 동안 고생하였다. 그 시간 들을 보내며 다른 치유방법도 적용해보았고, 치유 암시도 여러 번 해보았지만 여전하였다. 치유 암시를 30분 정도 해주고 나면 증세가 잠시 없어지긴 하지만, 이것만으로는 부족하다는 것을 알고 있었다. 일상생활 속에 빠지다 보니 집중력의 감소로 수시로 해주어야 할 사념이나 확언을 자꾸만 잊게 되었다. 문제는 바로 이 부분이다.

다른 질병처럼 계속적으로 통증이 있거나 컨디션이 안 좋아져서 생활하기가 불편하였다면 확언과 사념 또한 잊지 않고 계속했을 것이다. 그러나 이따금 씩 오는 간헐적 비염 증세였기 때문에 크게 신경을 쓰지 않았다. 결국 시간을 내어 비염에 대해서만 집중할 수 있는 날을

잡기로 하였다.

　2011년 초 1월1일부터 3일간을 디데이로 잡았다. 집에서 쉬며 편안한 마음을 가지고, 치유 암시를 30분간 반복적으로 되풀이해 주었다. 그리고 틈만 나면, 나는 신의 아들, 신의 아들은 완전무결하다. 육체는 없다, 병은 없다. 병은 사라져라. 사라져 버리라는 암시(확언)를 눈을 감고 또는 눈을 뜨고서도 10여 회씩 깊게 주입 시키려고 노력하였다. 더불어 사념과 명상을 하여 암시문의 내용 들을 재음미하는 그런 숙고의 시간을 지속 유지하려 하였다. 여기서 증세가 좋아지지 않는다고 해도 중단하지 말자는 다짐을 잊지 않았다.

　그렇게 계속해서 노력하며, 자나 깨나 생각날 때마다 약 3일 동안 줄곧 시행을 해주었다. 평상시에도 코가 막히는 증세는 별로 없었지만 3일 후에 코가 확 뚫리는 느낌을 받자 기분이 좋았다. 이대로 증세가 다 없어지는구나 하고 내심 기대를 하면서 확언과 사념을 빈틈없이 계속 더 해준다. 어느 시점에서 중단하고 상태를 지켜보았다. 평소에는 손가락을 콧속에 넣어 코 벽을 건드리면 따끔따끔했고 기분이 좋지 않았다. 하지만 그런 느낌이 사라졌다.

　하루가 지나도 별다른 증세가 보이지 않았다. 전에는 30분 동안 치유 암시를 해준 후에 2~3시간만 지나도 다시 재채기가 나왔는데 이제는 드디어 벗어나게 되었다고 쾌재를 불렀다. 어쩌다 전철을 타도 예전 같았으면 전철안의 혼탁한 공기와 냄새가 항상 코를 자극하여 재채기와 콧물이 심하게 나왔을 텐데, 이제는 생활하는데 불편함을 진히 느끼지 못한다. 이렇게 해서 비염 증세도 결국 사라져 버렸다.

이러한 방법으로 위장병도 없애고, 비염도 없앴으니 병이란 별것이 아니라는 생각을 하게 된다. 어느 정도 조건만 맞춰주면 내 안의 자연 치유능력은 여지없이 발휘된다는 사실을 알게 되었다. 일반적인 화학 적 물리적 치료를 하지 않고, 오직 마음만으로 잠재의식을 일깨워주 기만 한다면 치유가 가능하다는 사실을 알게 된 것이다.

내 안의 생명은 스스로 지혜를 펴, 구석구석 불편함을 제거해 주는 위대함과 영묘함을 지닌 무한 역량의 존재임을 다시 깨닫는 계기가 되었다.

무엇이 두렵겠는가! 이러한 신비한 능력이 내 안에 존재한다는 사 실을 믿고, 주저하지 않고 곧바로 행동으로 실천하면, 문제는 해결된 다. 알아서 정확히 처리를 해주니 얼마나 감사한 일인가. 더 이상 미 망의 혼돈에서 허덕일 필요가 없을 뿐이다. 또한 감사하고, 감사하고, 감사한 일이다. 내 안의 생명력의 위대함을 자각하자!

우리는 육체만이 진정 나이고, 생명이며 본질이라고 생각해왔다. 지금도 대부분의 사람들은 이렇게 생각을 하고 있다. 수천 년 동안 이 생각은 변함없이 지속되었기 때문이다. 이런 사실은 아직도 많은 사 람들이 꿈속에서 헤매고 있다는 반증이다. 모두는 꿈속에서 깨어나 각성해야 한다. 무엇이 진실이며. 무엇이 가짜인지, 옳고 그름의 진위 를 분명히 해야 할 것이다. 이보다 더 중요한 세상의 이치가 또 있을 까?

우리는 세상에서 가장 중요한 것이 무엇인지 알지 못한 채 잃어버 리고, 그저 무지 속을 헤매며 살아온 듯하다. 세상의 현자들은 생명 즉, 마음의 중요성과 위대성을 오래 전에 갈파하였다. 또한 양자역학을 통하여 이미 수십 년 전에 그러한 어렵고 난해한 이치와 원리들이 분명히 해석되었다. 그런 가르침을 받들어 이제는 깨어나야 한다. 미망의 어둠속에서 하루빨리 헤쳐 나오는 길을 찾는 혜안만이 필요할 뿐이다.

그래야 본질이 무엇인지를 알고, 본래의 진면목이 어떤 것인가를 알게 되고, 진정 추구해야 할 목적이 무엇인지를 파악하게 될 것이다. 자신 안의 육체를 뛰어넘어, 그 뒤에 보이지 않는 생명력의 참모습인 영적 실체를 분명하게 인식해야만 한다. 그 길만이 우리를 진정 자유롭게 할 수 있는 길이다.

4. 어깨 통증.

암시의 효과가 좋은 시기.

2010년 12년 말경에는 두 차례 큰 눈이 왔다. 동네 골목이 비좁아 평상시 차량통행에 불편을 주어 자주 골치 아픈 일이 벌어진다. 골목의 길이는 무려 100미터 정도나 된다. 40센티 이상 눈이 왔으니 하는 수 없이 큰 아들과 같이 삽을 빌려서 제설 작업을 하였다. 리어커가 있으면 눈을 담아 큰길가에 버리면 좀 더 수월했을 텐데, 구하지 못해서 삽으로 치운 눈을 벽 쪽에 수북이 쌓아 놓을 수밖에 없었다.

그렇게 한쪽으로 차가 소통할 수 있도록 길을 만들다 보니 3시간이나 넘는 시간 동안 작업을 하게 되었다. 힘은 들었지만 모처럼 땀을 흠뻑 빼고 나니 기분은 좋았다. 일을 마치고 난 뒤 샤워를 한 후 간단하게 맥주를 한잔 마시고 잠을 청하였다. 팔다리는 나른하고 묵직한 느낌이 들었지만 기분은 산뜻하였다.

저녁 9시 무렵, 아무렇지도 않던 오른쪽 어깨가 갑자기 결리면서 아프기 시작하였다. 손을 쓸 때마다 상당한 신경이 쓰일 정도였다. 여태까지 어깨가 아픈 것은 별로 느껴보지 못하였다. 매일처럼 스트레칭을 한 덕분에 오십견과 같은 증세는 전혀 모르고 살아왔기 때문이다. 치유 암시를 해보자는 마음이 있었지만, 집중이 되지 않을 정도로 어깨가 쑤시고 통증이 심했다.

이런 것이 오십견인가 싶었다. 억지로 암시를 시작 한지 십 여분이 지났을까 잠이 오기 시작하였다. 암시를 시작한지 얼마 안되었기에 이대로 잠이 들어버리면 어떡하나 하는 걱정이 되었다. 암시의 시간이 짧으면 효과는 적기에 적어도 30분 정도는 시간을 유지해야만 한다. 그러면서 점점 더 비몽사몽 잠속으로 빠져들면서도 암시를 더 하려 했던 것 같다.

눈을 떠보니 새벽 3시쯤 되었다. 잠들면서 치유 암시(30분 정도의 반복된 확언을 필자는 치유 암시라는 명칭을 쓴다.)를 하던 생각이 들어 어깨를 주시하였다. 그런데 아픈 것이 없어졌고, 결리고 쑤시던 증상 또한 감쪽같이 사라졌다. 암시의 시간이 짧으면 안 될 텐데 하고 걱정을 하였는데 다행스럽게 효과가 있었다. 그 이후로도 어깨 아픈 증세는 더 이상 느끼지 못하였다.

　이러한 경험을 통해 잠들기 전이나 잠에서 막 깨어날 때의 상태 즉, 비몽사몽 나른하고 이완된 상태에서 암시해야 효과가 크다는 것을 다시 한 번 확인하게 되었다. 이때 집중이 잘되어 암시의 문구가 잠재의식 속으로 강력히 침투되어, 가장 큰 힘을 발휘하게 된다.

암시할 때 유의할 점.

　"마음이 주범이다." 그래서 아픔을 느끼게 된다. 아픔은 잘못된 마음, 사리에 어두워 갈피를 잡지 못하고 헤매는 마음 즉, 미망에 의해서 오는 것이라고 하였다. 일테면 병이나 통증은 원래 실체가 없기 때문에 없는 것일 뿐인데, 우리가 병이나 통증을 존재하는 실체라고 착각하는 것을 미망이라고 하였다.

　이런 미망을 없애려고 노력한다면 아픈 것은 사라지게 된다. 어깨에 집중되어있는 잘못된 마음을 없애버리려면 어깨통증은 자연스럽게 사라지게 된다는 이치다. 풀이를 하면 어깨엔 근육도 있고, 인대도 있고, 신경도 있고. 혈액도 있다. 단지 이들은 물질일 뿐 어떤 느낌이나 감각도 없고, 의식도 없고, 성질 역시 없을 뿐이다. 물질은 자신을 나타내거나 표현할 수 있는 힘이나 기능은 전혀 없다. 그래서 어깨인 물질은 아픔을 느낄 수가 없어야 한다. 아픔을 느끼는 것은 오로지 마음의 작용임을 알아야 한다고 하였다.

　아픔의 요인은 어디까지나 어깨에 있는 마음의 작용이다. 어깨에 마음이 없다면 절대 통증이나 아픔은 없는 것이 된다. 죽은 시체는 아픔을 느낄까? 우리가 어깨가 아프면 단순히 어깨인 물질이 아프다고만 여긴다. 그래서 그곳에 침을 놓고, 부항을 뜨고, 약을 바르기도 하며, 진통제를 이용한다. 어깨에 있는 마음이 아픈 것이라면 이런 방법의 대처는 상당히 어설픈 방법이라 여겨진다. 그래서 필자는 암시요법을 적용하여 30분 만에 완벽히 극복하였던 셈이다.

육체의 이상은 쉽게 바꿀 수 없지만, 마음은 얼마든지 바꿀 수 있고, 다른 곳으로 돌려놓을 수 있기에 가능한 일이다. 이러한 원리를 생각하면서 미망은 사라져라, 아픔은 사라져라, 사라져 버리라는 확언을 해주면 자연스럽게 어깨에 몰려있던 잘못된 마음 즉, 미망의 마음이 사라지니 결국 아픔은 없어지게 된다. ”마음이 주범이기에 가능해진다.“

이때 치유 암시는 잠재의식 속으로 긍정의 힘을 침투시키는 가장 강력한 도구가 된다. 반복적으로 행하는 확언에 의하여 암시의 효과는 극적인 효능을 발휘하게 된다.

치유 암시를 할 때는 하나의 병 증세만 놓고 생각해야 한다. 위장병이 있고, 비염이 있고, 어깨 결림이 있다고 해서 한꺼번에 다 해결하자고 욕심을 부리면 전혀 효과를 볼 수 없다.

마음이 분산되어 한곳으로 집중하는데 어려움이 따르기 때문이다. 차분하게 한 가지씩 따로따로 암시를 해줘야 한다. 하나의 병 증세를 완전히 치유하고서 다른 증세를 치유해야 된다. 또는 하나의 증세에 치유 암시를 해주고 난 후, 일정 시간 동안 다른 증세를 생각하면서 암시를 해도 된다는 얘기다. 그래야만 소기의 성과를 거둘 수 있다.

그리고 암시를 할 때 가급적 빠르게 하는 것이 중요하다. 천천히 느리게 하면 마음에 틈새가 생겨서 잡념이 생기기 쉽다. 잡념이 들면 암시를 하다가 방향을 잃어버리기 쉽고, 집중력이 떨어지게 되고, 그렇게 되면 아무래도 효과는 약해질 수밖에 없다. 그래서 일사불란하게 비교적 빠르게 하는 것이 좋다. 그래야 뇌파가 쉽게 안정되며, 암시문의 내용이 침투가 제대로 되어, 내 안의 신성과 동조가 이루어져서 원하는 효과를 얻을 수가 있다.

병은 사라져라, 통증도 사라져라 하는 부분에서는 가급적 강한 명령조로 하는 것이 도움이 된다. 폐부 깊숙이 암시의 힘을 전달시킬 수 있는 힘이 되며, 믿는 마음이 더욱 돈독해짐을 느끼게 되기 때문이다. 사람들은 암시에 대해서 생각할 기회가 별로 없었을 것이다. 실제로 정성을 다하여 실험을 해보면 그 효과는 의외로 큰, 극적임을 알게 된다. 분명히 이들 사실을 믿고 의심하는 마음 없이 정성을 기울여 실행하면, 어떤 사람이라도 효과는 뚜렷하게 볼 수 있다. "내 안의 힘은 무한을 달린다."

5. 감기.

열로써 다스려진 감기.

감기란 글자 그대로 기를 감지한다는 뜻이다. 체내의 원기가 약하면 바이러스를 막지 못하기 때문에 감기에 자주 걸릴 수밖에 없다. 한의학에서 이르길 흉추 부위의 목 바로 아래에 있는 풍문이라는 혈이 있는데, 처음에 이곳으로 감기 기운인 사기가 들어온다고 한다. 그 후 감기의 사기가 목 부위의 풍지혈에 모이고, 그다음에 후두부의 풍부혈에 모여 있어서 감기를 악화시킨다고 한다.

때문에 으슬으슬한 감기 기운을 느끼게 되면, 목도리를 한다거나 드라이의 뜨거운 열을 목 주위에 쏘여주며 감기 기운을 완화시키기도 한다. 사전에 그렇게 하면 감기의 예방에도 좋고, 가벼운 증세는 치료되기도 한다는 것을 대부분 인정을 한다. 감기는 옛날부터 백 가지 병을 일으키는 백 병의 원인이라고 알려져 왔다. 모든 병의 시초가 된다는 의미다. 그러나 감기는 아직까지 별다른 특효약이 없다. 한번 감기에 걸리면 약을 먹든 안 먹든 열흘 정도는 가지 않는가?

어릴 때 어머니는 콩나물국에 고춧가루를 풀어서 얼큰하게 해서 한 그릇 마시게 하고, 방에 군불을 때고 두꺼운 이불을 머리까지 푹 덮고, 땀을 쭉 빼게 하셨다. 이때는 코가 막히는 것이 제일 큰 문제였다. 코가 막히니 답답해서 이불을 제치면 찬 기운이 머리 쪽에 들어오니 효과를 못 보고, 이불을 계속 덮고 있자니 답답해서 한마디로 미칠 지경이다. 그래도 한참을 참고서 그렇게 있다 보면 땀을 흘리게 되고, 어느 순간에 코가 확 뚫리게 되는 걸 느낄 수 있었다. 그러면 감기 기운은 이내 사라지고 말았다.

기성세대들은 거의 이런 경험이 있을 것이다. 어떤 사람들은 콩나물국에 고춧가루를 타서 마시고, 소주를 몇 잔 마신 뒤 잠을 푹 자기도 한다. 이런 방법을 살펴보면 감기 치료를 위해서 열을 내서 땀을 빼야 한다는 공통점을 발견할 수 있다. 찬 기운이 들어왔으니 이를 제거하기 위해서 열로써 다스리려 했던 선현들의 지혜를 엿볼 수 있는 부분이다.

필자도 염력 기공을 조금 발휘할 수 있다. 이는 감기 기운이 들어오는 흉추 부위의 풍문혈에 마음을 집중하여 기를 1분 정도 보내면 된다. 자신이나 상대방이 콧물이 난다든지, 목이 컬컬하고 으슬으슬 춥다든지 할 때 이 염력 기공을 해주면 감기 초기 증세는 쉽게 사라진다. 그러나 2~3시간이 지나면 이미 몸에 감기 기운이 다 퍼진 뒤라서 해결되지 않는다. 하지만 필자는 한 번 걸리면 떨쳐버리기 힘든 감기를 30분 만에 해결하는 방법을 알아낼 수 있었다.

30분 만에 해결된 감기.

2010년 겨울의 일이다. 잘 때 이불을 차 내서 그런지 새벽부터 감기 기운을 느꼈다. 목에 기를 넣어도 이미 시간이 경과 된 뒤라서 효과를 보지 못하였다. 콧물은 줄줄 흘렀고, 재채기까지 심해져서 컨디션이 많이 저하되었다. 오후 3시쯤 일을 마치고 난 후 피곤함이 느껴져서, 햇빛이 비치는 곳에 차를 세우고 잠시 휴식을 취하기로 맘을 먹었다. 이때 문득 치유 암시를 한번 넣어보면 어떨까 하는 생각이 들었다.

다른 병에는 암시의 확언을 통해서 효과를 보았지만, 감기는 암시해 볼 시도조차 해본 적이 없었고, 생각도 전혀 못하였다. 한번 걸리면 보통 열흘은 보내야 하였기에 아직 까지 특별한 방법을 발견하지 못한 터라 그저 속수무책이라는 생각을 해왔을 뿐이었다. 시도해서 효과가 없으면 할 수 없는 일이고, 생각이 난 김에 경험이라도 한번 해보자는 심정으로 암시를 하기 시작하였다.

신의 아들, 신의 아들은 완전무결 완전 원만, 육체는 없다, 병은 없다. 감기도 없다, 없는 것은 사라져라, 사라져 버리라고 치유 암시문과 비슷하게 문구를 적용하여 반복하면서 확언을 해주었다. 10여 분이 지나자 상복부 쪽이 따뜻해져 옴을 느낀다. 여기에 고무가 되어 더욱 심혈을 기울이면서 암시를 해주었다. 따뜻한 기운은 차츰차츰 윗부분으로 올라가면서 나중에는 코를 거쳐 이마 부위까지 열이 수반됨을 느낄 수가 있었다.

이런 과정을 거치면서 대략 30분 정도 암시를 한 뒤 멈추었다. 히터를 켜 놓은 상태고, 따뜻한 햇살이 비춰져서 그런지 잠이 오기 시작하였다. 물론 암시를 하면 기공을 해도 마찬가지지만 뇌파가 안정되어 쉽게 잠이 온다.

그렇게 20여 분의 시간이 흘렀을까, 잠시 잠이 들어 깨어보니 컨디션이 괜찮은 것 같았다. 코를 훌쩍해 보니 막힌 것이 사라졌고, 목도 컬컬하고 목소리도 변했었는데 부드러워졌다. 잠을 자고 난 후라서 오는 효과인지 하는 반신반의한 마음이 들었지만 결국 치유가 되었다.

얼마 후 감기 기운이 또 왔다. 이때만 해도 비염 증세가 있었고, 새벽에 일어나 책을 본다든지 글을 쓰다 보면 쉽게 감기 기운이 오곤 하였다. 기공으로 거의 해결하지만 때론 시간이 경과 되었다든지, 마음의 집중이 잘 안 될 때는 기공의 효과는 보지 못하였다. 그날도 오후에 운전하던 도중 차를 양지쪽에 세우고 치유 암시를 하기로 아예 작정하였다.

전번 암시 효과에 대해서 궁금함이 컸기에 마침 잘 되었다 싶었다. 다시 암시의 확언을 10 여분 해주니 배꼽 윗부분이 따뜻해짐을 느낀다. 아! 이것이 치유의 한 과정인가 하는 생각이 들어 더 집중하여 열심히 하였다. 명치를 지나 가슴, 목 부위까지 따뜻함이 올라가자 기분이 묘하게도 아주 좋았다. 코끝을 지나 이마까지 왔을 때는 맹렬히 몸부림을 치듯 강하게 암시를 몇 분간 더 해주었다.

암시를 끝내고서 몸 상태를 주시하려는데 기분은 좋았지만 또 잠이 찾아왔다. 잠시 눈을 붙이고 깨어나자 감기 기운이 이내 없어진 것을 알 수 있었다. 아! 되는구나! 감기도 사라지는구나, 수천 년 동안 해결하지 못했던 감기가 내 안 생명력의 힘에 맡기면 불과 30분이면 없어져 버리니 감격에 복받친다.

이것은 엄청난 발견이자 대단한 성과라는 생각이 들었다. 전혀 기대도 안 했던 일인데, 그저 시험 삼아 시도해 보았을 뿐인데, 이렇게 예기치 않는 성과를 가져올 줄이야! 이는 내 안의 자연치유능력의 신비함과 영묘함을 진정으로 느낄 수 있는 계기가 되었다.

내 안의 지성은 활동을 개시하면 어떻게 해야지 병이 없어진다는 것을 너무도 잘 알고 있음을 알려주는 듯하다. 다 알아서 척척 해결해 줄 뿐이다. 상복부에서부터 따뜻한 열이 발생된다는 것을 감히 어떻게 상상할 수 있었겠는가? 마지막엔 이마까지 열이 전달되어 감기 기운이 사라지게 한다는 일은 도저히 예측할 수 없을 만큼 기이한 일이다. 이러한 현상은 인간의 두뇌로는 짐작할 수 없는 일이지 않은가? 이는 오직 내 안의 지성, 아니 신성만이 주관할 수 있는 일이다.

감기에 걸리면 열을 내서 치유해 왔던 것이 사실인데, 그 이치와 똑같이 열을 발생하게 하여 증상을 없애주니까 내면의 잠재된 치유능력은 참으로 신비스러울 뿐이다. 내 안의 능력에 대해서 점점 더 큰 확신과 믿음인 신념을 얻는 계기가 되었다.

그 이후로도 몇 차례 경험을 더 하였다. 탄력을 받아서 그런지 이제는 감기에 걸려도 20여 분이면 증세가 소멸되기도 한다, 마음이 앞서서 그런지 배 쪽에 열을 빨리 느껴보려고 의식적으로 유도를 하려 하였다. 그러면 신기하게도 내가 유도한 대로 열을 느낄 수 있었다. 그 또한 효과가 있었지만 이 방법은 아니라고 생각했다. 내 안의 생명의 흐름을 얄팍한 두뇌로 조종한다는 것처럼 느껴졌기 때문이다.

암시할 때는 비교적 바깥 기온이 따뜻한 상태에서 실행해야 도움이 된다. 암시할 때 외부의 온도가 썰렁하면 상복부에서 목 부위까지는 열이 형성되어 올라가는 것을 느낄 수가 있다. 하지만 목 부위부터는 외부에 노출되어 찬 기운이 강하게 되면, 체내의 온도와 상충 되어 뜨거운 느낌은 위로 상승하지 못하고 거의 정지 상태로 머물러 있게 된다.

집안이나 외부에서 휴식을 취하면서 암시를 시도할 때는 찬바람이 들어오지 않는 상태에서 하는 것이 좋다. 찬바람이 들어오면 그만큼 시간이 지연되고 치유에 있어서 지장을 받기 때문이다. 몸에서 일정한 체온을 유도해야 하기에 바깥의 온도 차가 크면 그만큼 힘이 드는 것은 어쩔 수 없다.

이같이 감기는 전통적으로 열을 내서 치료하는 방법과, 마음으로 열을 유도하여 치유하는 방법은 일맥상통한다고 보여진다. 이와 같은 방법은 우리 몸 안의 잠재된 치유의 원리이자 자연치유 방법이며, 치유의 메커니즘이라 말할 수 있을 것이다.

6. 이석증(어지럼증).

평소와 다름없이 새벽에 글을 쓰고 있었다. 내용을 머릿속으로 정리하려는데 몇 자 쓰다가 갑자기 생각이 나지 않는 일이 반복되었다. 잠이 부족한 것은 없었고, 전날 저녁에 술을 과음했다든지 무리한 일도 없었다. 10여분 글을 쓰는 둥 마는 둥 하다가 좀 쉬었다가 하려는 마음에 누우려 하는데, 약간 어지러운 느낌을 받았다. 평소에 느끼지 못하던 일이었다.

이상하다 싶어 누운 상태에서 고개를 들고 다시 일어나려 했더니 갑자기 팽돌면서, 천장이 주저앉고 방바닥이 뒤집히는 그런 느낌이 들었다. 어지럽고 빙글빙글 도는 느낌이라 어찌해야 좋을지 모르겠어서 가만히 누워서 진정을 시키려고 했지만 속수무책이다. 게다가 토할 듯이 매스꺼운 증세가 목까지 차올랐다.

의식은 있어서 우선 사랑합니다. 사랑합니다 라고 주문을 외우면서 기를 넣은 후 집사람을 깨워 팔다리를 주물러 달라 하고, 답답해서 창문도 열어 놓게 하였다. 별다른 방법이 없어서 생각 끝에 치유 암시를 몇 분간 행하다가 곧바로 잠이 들어 버렸다. 얼마 후 깨어보니 약간 덜한 듯도 하였지만 아직도 참지 못할 정도로 어지러운 증세가 있었다. 집사람은 119라도 불러 병원에 데려가려고 했지만, 나는 스스로 알아서 할 테니 부정적인 생각은 하지 말라고 일축하였다.

다시 치유 암시를 시작하였다. 10 여분 하는 도중에 졸음이 몰려왔다. 치유 암시의 시간이 짧은 듯했기 때문에, 이대로 잠들어 버리면 효과가 없을 것 같다는 생각에 억지로 잠이 오는 것을 참아가면서 암시를 계속하였다. 그러다 어느 순간에 잠이 들어 버렸고 약 30분간 숙면을 취하게 되었다. 눈을 뜨고 생각해보니 상태가 호전된 것 같은 느낌이 들었다.

고개를 들고 일어나보려고 하자 어지럼증 증세가 없었고, 자리에서 일어나 보아도, 고개를 흔들고 몸을 뒤척이고 걸어보아도 괜찮았다.

그렇게도 힘들고 괴롭히던 증세가 아예 보이지 않았다. 약간 힘이 없고 몸이 나른하고 부자연스러운 느낌은 있었지만, 어지럽다는 느낌은 전혀 들지 않았다.

그 후로도 혹시 염려돼 계속 주시를 하였지만 별다른 이상은 없었다. 생각해보면 몸 상태가 안 좋아서 이런 증세가 나타난 것이 사실이지만 한편으로 내 안의 지성이 한 가지 병이라도 더 경험해서, 그 치유사례를 보태라고 계시를 주어 일어난 일이 아닌가 하는 우 문 아닌 우 문을 해본다.

내 안의 神性신성은 이번에도 실망을 주지 않고 여지없이 병의 개념을 깨부순다. 병이란 존재는 엄청난 위력을 가진 듯하여, 우리를 두려움과 공포 속으로 휘둘리게 하고 무력하게 만들면서, 우리는 꼼짝없이 당하고 만다. 그러나 정신만 바짝 차리면 이 정도는 쉽게 물리칠 수가 있다. 다른 것도 아닌 내 안의 힘으로 말이다. 내 안의 힘은 사실 상상치 못할 위대함이 있다. 이 위대함만 알고 인정하면 걱정할 일이 조금도 없을 뿐이다.

우주를 창조했던 힘이, 수천 년 역사의 수레바퀴를 영속적으로 굴려온 그 위대한 생명의 힘이 바로 내 안에 존재하기 때문이다. 우리는 각자 그런 엄청난 힘을 소유한 위대한 존재인 것이다.

내 안에 있는 위대한 힘.

넓은 대양 한가운데서 한 컵의 물을 떴다고 생각해보자. 그 한 컵의 물은 똑같은 바다의 물이다. 바다는 전체의 생명이고, 컵에 들어있는 물은 우리 각자의 부분에 깃든 생명이라고 할 수 있다. 바다는 전체의 신이고, 우리 각자는 그 신의 일부분이다. 우리는 자연의 산물이기에, 신의 생명을 그대로 전수 받은 것이다. 생명은 우리 내면에 면면히 흐르고 있다. 그것이 곧 신성이자 신의 생명이다.

우리는 대자연의 아들이라고 하였다. 그러기에 우리의 내면에는 엄청난 힘, 즉 위대한 능력과 창조의 역량을 소유한다는 사실이다. 자연의 힘을 그대로 전수 받았다는 사실은 놀라운 경이로운 일이다. 이 얼마나 고무적인 일인가! 이런 힘과 능력을 소유함이 우리 본연의 실체인데, 우리는 전혀 알지도 못하고 인정조차 하지 않는다. 이런 내용들은 그저 표현하기 위하여 만들어낸 말의 수단이 아니다.

필자 같은 한낱 보잘것없는 무지렁이가 이러한 표현을 할 수 있다는 것은, 언감생심 감히 부끄러워 고개를 들 수 없는 일이다. 하지만 위대한 성현들 즉, 예수나 석가가 산 증인이고, 동서고금을 통한 모든 현인들은 이 힘을 인정하고 내 것으로 만들었기에 오늘의 그들이 존재하지 않는가? 그런 능력과 힘을 모두는 똑같이 소유하고, 또한 우리 안에도 고스란히 존재하고 있을 뿐이다. 그러기 때문에 우리는 자신을 좀 더 높이 평가할 수 있고, 스스로의 차원을 한층 더 높여야만 한다.

모든 것은 밖에 있는 것이 아니라, 바로 내 안에 있다. 내 안의 어떤 크고 작은 문제라도 조율하고 해결할 수 있는 위대한 능력과 힘인 역량이 존재한다. 진정으로 위대한 역량을 인정하고 믿을 수 있어야 한다. 이 능력과 힘을 씨크릿의 법칙에 따라 자신의 것으로 끌어내어 사용할 수 있다면, 이보다 더 큰 가치 있는 일은 없다고 생각한다.

우리는 밖에서 그 무엇을 찾으려고 발버둥 친다. 진정 해결책이 어디에 있는지 알지 못하고 헤매다가 결국 미궁 속으로 빠지는 것이 우리의 모습이고 현실이다. 행복, 성공, 건강이 다 내 안에 있지 밖에 있는 것이 아니다. 자신 안에 있는 다이아몬드를 찾기만 하면 된다. 그 다이아몬드는 바로 예수이자 부처이고, 신이다. 그러한 실체가 내재되어있는 것을 자각해야 한다.

일이 잘 풀리지 않을 때 바로 우리 마음가짐의 문제이며, 모든 것은 자신의 책임이라는 것을 알아야 한다. 남을 탓하고 원망할 필요가 없는 것이고, 환경이나 누구에게 잘못이 있는 것이 아니다. 오직 내 안의 심리적 요인만이 문제이고 원인일 뿐이다. 내 마음만 제자리로 되돌리려는 노력을 한다면 창조의 힘인 지성은 곧바로 올바른 길로 안내해줄 것이다.

우리가 살고 살아가고 있는 힘은 생명력 덕분이다. 이로 인해 숨을 쉬고, 음식물을 먹으면 소화를 시키고, 혈액을 만들어 온 몸 곳곳으로 영양분을 보내어 활력을 불어 넣어줄 수 있다. 심장을 뛰게 하고, 콩팥에서 불순물을 거르는 일들은 우리가 의식적으로 할 수 있는 일이 아니다. 탄생에서 죽음에 이르기까지 이어지는 불가사의한 작용과 힘은, 바로 생명의 힘일 뿐이다.

가만히 눈을 감고 생각해보면 분명히 우리 안에는 그 어떤 힘이 존재한다는 사실을 알 수 있다. 그 어떤 힘이란 무엇일까? 바로 우리를 안내하고 이끌고 살게 해주는 원동력인 생명력이 가지는 위대함이다. 생명은 아무 조건 없이 우리를 존재케 하며, 지탱할 수 있도록 해준다. 생명력이란 내 안의 지성인 신성을 일컫는다.

사람들은 흔히 신의 존재 여부에 대해서 말하지만, 이런 논쟁 자체는 아무런 의미도 가치도 없는 얘기일 뿐이라 생각된다. 이런 부질없는 일에 더 이상 에너지를 낭비해서는 안 된다고 본다.

전쟁터에 나갔다 치자. 총알이 빗발치는 포화 속에서 불안과 공포가 뒤덮는 최악의 순간에 무엇을 생각하겠는가? 극한의 상황에 처하게 된다면 자신도 모르게 그 누군가에게 제발 목숨만 살려달라고 기도를 할 것이다. "신이시여 살려주십시오. 제발 목숨만 살려달라고 처절한 기도를 할 수밖에 없을 것이다." 누구든 간절히 기도할 수밖에 없다.

우리에게는 자신이 알고 있는 만큼만 볼 수 있는 지혜가 있다고 하였다. 마음 안에 신이 있다는 것을 느낄 수 있으니까 신을 찾는 것이고, 그런 느낌이 없다면 신을 찾을 이유가 없는 것이다. 그것은 바로 내면에 존재하는 신성을 찾는 일이 될 것이다. 그렇기 때문에 신의 유무에 대해서 더 이상 논하는 것은 어리석은 일이라 할 수 있다.

의식 전환의 필요성.

본연의 마음으로 돌아가서 내면의 진수를 찾으려는 노력이야말로 우리에게 남겨진 숙제다. 진정한 내면이 가진 신성과 그 위대함을 알게 된다면 바로 자신의 존재의미를 알게 되고, 자신의 믿는 마음이 그만큼 확대될 것이다. 그래서 의식의 전환이 필요하다고 본다.

『의식 혁명』 책. 데이비스 호킨스 저. 에서 우리가 의식 수준의 척도를 1에서 1,000까지로 분류한다면 이때 1,000의 수준에선 예수와 석가 같은 성인의 의식 수준을 말한다고 한다. 일반인은 기껏해야 200~300 정도의 의식 수준임을 가르킨다. 우리는 태어나서 늙어 죽을 때까지 의식 수준이 겨우 5정도 밖에는 발전이 없다고 한다.

이 말이 의미하는 뜻은 그저 본능적인 삶에만 충실해 왔다는 증거다. 이는 단순히 먹고 사는 일에만 한평생 매달리다가 만다는 의미일 것이다. 즉, 마음의 양식을 쌓기 위해서 노력하는 일이나, 영혼의 성장을 높이기 위해서 그 어떤 노력도 등한시했기 때문일 것이다.

지금까지 인류는 물질문명 측면에 있어서는 엄청나게 눈부신 발전을 해왔다. 하지만 그만큼의 도덕관이나 윤리관은 무너지거나 황폐해졌고, 가치관은 점점 퇴색되어 나락의 세계로 빠져들어 가고 있다. 공정사회나 공동체 의식 같은 상식적이고 남을 배려하는 그런 이념들은 공염불이 되고 있다. 회생이 되려면 의식을 전환하는 방법밖엔 없을 것이다.

가장 우선시되어야 하는 것은 바로 나 자신을 사랑하는 방법을 배워야 한다. 나 자신의 소중하고 존귀함을 알아야만 타인도 인정할 수 있고, 사랑할 수 있게 되어 공동체 의식이 발휘될 수 있다. 여기에 더하여 마음속 신성의 존재를 자각해야만 한다. 자신 안에 창조할 수 있는 힘과 역량이 있다는 사실을 자각해야만 밖에서 구하려는 생각을 버릴 수 있다.

자신의 진면목만 제대로 파악한다면, 우리는 남을 짓밟고 일어서야
만 내가 설 수 있는 것이 아니라는 사실을 알 수 있을 것이다. 남보다
뒤쳐지지 않고 남보다 앞서나가고 살아남기 위해서 아귀다툼을 한다.
온갖 부정적 수단과 방법을 가리지 않고, 상대를 눌러야 성공한다고
생각한다. 올바른 길은 사라지고 비정상적인 방법을 추구하면서 어쨌
든 나만 잘되면 된다는 의식으로 살아가는 사람들을 볼 때면 마음이
착잡해진다.

삶의 목적이 무엇인가 생각해보자. 한 개인의 마음의 평정을 위해
서는 평화를 찾는 일이 궁극적인 목적이 되어야 한다. 마음이 편안하
다는 것은 그만큼 순수하고 거리낌이 없다는 것이 아닌가? 영혼의 순
수함과 청정함을 일컫는다. 남과 함께 더불어 살아야 한다는 생각이
지배할 때, 거리낌 없이 마음 편하게 살 수 있는 지름길이 될 것이다.

우리 각자는 개개인의 옹달샘이 되기 위해 노력해야 한다. 깊은 산
속의 옹달샘은 그 자체만 맑은 것이 아니라, 산 계곡을 흘러 내려오면
서 주위도 함께 맑아지게 만들어 준다. 이런 작은 옹달샘이 곳곳에 생
겨나야지만 자연스럽게 주위도 맑아지게 될 것이다. 부정을 저질러
큰돈을 벌었다고 해도 언젠가는 새어나가기 마련이다. 죄의 대가를
떠나서 하늘에서 내려다보고 있다는 엄청난 사실을 알아야 한다.

나쁜 짓은 엄연히 상념의 결과로서의 에너지다. 에너지는 소멸되
지 않고 어디엔가 분명히 존재할 것이고, 언젠가는 자신에게 되돌아
와 엄청난 화를 불러온다. 나쁜 에너지는 내가 만든 것이기에 나한테

로 오지, 남한테는 절대 안 간다. 이 말은 결국 뿌린 대로 거둬들인다는 인과응보의 한 단면이다.

　나쁜 짓을 하는 자신도 문제지만, 그 나쁜 상념은 가장 먼저 자신의 가족에게 전달될 수밖에 없다. 가족과 이웃에게 더 이상 화를 미치지 않는 현명한 삶을 살아야 한다. 상대적으로 선행을 하게 되면 그 덕은 하늘에 차곡차곡 쌓여 몇 배로 복을 내려줄 것이다. 우리는 이 내용을 너무도 잘 알고 있다. 이것이 바로 변하지 않는 진리다.

부정적인 상념을 버리자.

　가족 중에 환자가 있으면 걱정을 하게 된다. 그러나 그 불안한 마음에서 오는 걱정과 염려의 마음은 환자에게 그대로 전달되어 더 나쁜 영향을 미치게 된다. 누군가 병원에 입원해 있으면 가족이 병간호를 하게 되는 것은 일반적인 일이지만, 가족이 걱정하는 부정적 마음이 환자에게 전달되는 것을 생각하면 그것은 좋은 일만은 아닌 듯싶다.

　그래도 병이 호전되고 있다면 다행이지만, 환자가 위중한 상태라면 가족의 일원으로서 얼마나 상심이 크겠는가. 병이 오래 진행되면 그 치료비와 지장을 초래하는 일상생활 등 걱정거리가 자연적으로 늘어나기 마련이다. 필자의 아버지가 병원에 오래 입원해 계셨기 때문에, 불안한 심정은 누구보다 잘 알고 있다. 그때의 복잡다단한 무거운 심정은 이루 다 말할 수 없다. 하지만 그런 불편한 걱정이 가득한 상태에서 환자를 돌보게 되면, 환자에게 그대로 부정적 상념이 전달된다는 사실이다. 환자에게 좋을 수가 있겠는가?

환자와는 아무 관계가 없는 제삼자가 병간호를 하는 것이 제일 좋다고 하지만, 현실적으로 어려운 점이 있어서 아무래도 쉬운 일은 아닌 듯싶다. 때문에 가족들은 환자를 돌보기 이전에 마음 법을 공부해야 할 필요가 있다. 진리의 서적을 통해서도 다른 방법을 통해서라도 마음 법을 공부해야 한다. 환자에게 나쁜 영향을 미치지 않고, 가급적 좋은 상념을 전달하려면 진리의 말씀을 상기시켜야 할 것이다.

그리고 환자에게 말로써 하는 위로와 격려도 필요하겠지만, 환자가 어린이라면 옆에서 좋은 책을 읽어주는 지혜가 필요하다. 책을 읽어주면 그대로 염파가 전달되어 긍정적 효과가 크다고 한다. 어릴수록 부모의 상념의 영향을 더욱 크게 받기 때문이다. 의식이 없는 중환자라도 걱정만 하지 말고, 기도를 통한 좋은 상념을 보내주려고 노력해야 한다. 의식은 없지만 영혼만큼은 살아있기 때문에 환자는 어떤 말이라도 다 알아들을 수 있다고 한다.

가급적 환자 앞에선 병 얘기는 하지 않는 것이 좋다. 남편을 간호하게 된 여자가 있었는데 이 여자는 절대 병 얘기는 꺼내지 않았다고 한다. 병을 얘기하면 환자의 잠재의식 속에 그만큼 부정적인 짐을 가중시키는 결과밖엔 안 되기에, 절대 금물이라는 것을 여자는 잘 알고 있었다. 가급적 좋은 얘기, 낫는다는 신념을 불러일으킬 수 있는 그런 말들이 필요하다는 것을 알기에, 그 부인은 남편을 환자로 대하지 않았다고 한다.

웃으려 노력하였고, 웃음을 주기 위해서 주위에선 밝은 마음이 되어야 하는 것을 알았기 때문에 항상 밝게 생활하였다고 한다, 웃음의 중요성에 대해서 더 이상 언급할 필요는 없다. Tv를 함께 보더라도 가급적 코미디프로나 유쾌한 장면들을 함께 보는 것이 일상이며, 부정적인 내용 들은 피하려고 하였다.

병문안을 오는 지인들에게도 환자 앞에선 절대 병 얘기는 꺼내지 말도록 당부하는 글을 문 앞에 써 붙여 놓았다고 한다. 들어와서 좋은 얘기만 하고 가시라고 부인은 누구한테나 부탁의 말을 하였다. 환자에게 좋은 상념을 전달하려고 노력한 간호 덕분에 남편을 빨리 쾌유시킬 수 있었음은 분명하다.

이와 같은 이야기는 마음이 가지고 있는 영향력의 중요성을 좀 더 설명하고자 하는 취지다. 환자 자신도 긍정적인 신념을 얻기 위해서 결국 마음 법을 알아야 하고, 두려움, 불안, 공포와 싸워 이기려면 심리적 철학적 신념을 지녀야 한다, 그래야만 굳건히 견뎌낼 수 있으며, 그까짓 병쯤이야 하고 훌훌 털어버리고 일어날 수 있게 된다.

7. 피부병.

필자는 30여 전에 얼레라는 피부병이 있었다. 등 쪽에 허옇게 얼룩덜룩 보기 흉하게 자국이 생기는 병이다. 나중에는 목까지 번져 칼라가 없는 옷을 입는다든지 셔츠만 입어도 뒤에서 상대방에게 눈에 뜨일 정도로 확인되는 증세였다. 가려움이나 크게 불편한 점은 없었지만 대략 10여년은 이 병을 갖고 있었다. 그 당시에는 시골에 계신 어머니를 비롯하여 주위 많은 사람들이 이 증상을 갖고 있었던 것으로 기억된다.

약국에서 연고나 물약도 여러 번 사다가 발라보고, 약을 먹어도 완치가 되지 않고 점점 더 번지기만 하였다. 이때 어느 회사의 물약이 유명했었는데 이 약을 3~4일 바르면 감쪽같이 사라진다. 하지만 그러다 며칠 있으면 다시 발병하여 애를 먹였다.

한번은 서점에서 Ca에 대한 책자가 있어서 읽어보다가 흥미로운 사실을 알게 되었다. Ca을 화학적으로 변화시키면 우리 몸의 어느 부분이 좋아진다는 내용이었다. 혹시나 하는 마음에 칼슘을 구입해서 복용한 적이 있었다. 복용 후 생각을 않고 있었는데, 얼마 후에 얼레 증세가 완전히 사라져 버렸다. 특별히 다른 조치취한 것도 없었다. 칼슘 덕분에 원하는 바는 효과가 없었고, 피부병만 효과가 있었구나 하고 혼자서 인정을 한 셈이 되었다.

십여 년 전쯤의 일이다. 배 쪽에 약간 붉은색의 콩알만 한 반점이 보여서 때가되면 없어지겠지 하고 무관심하였다. 시간이 지나면서 조금씩 번져나가긴 했지만 그렇다고 가렵거나 다른 자각증세는 전혀 없었다. 신경을 안 쓰고 지내던 중 증세가 상당히 크게 번졌다. 배 부위 왼쪽에 반점이 여럿이 모여 직경 10센티 이상의 크기로 번져 있었고, 오른쪽 배 부위에도 약간 있었다.

오른쪽 유두 부분과 양쪽 겨드랑이에도 이 증세가 번져 있는 것을 발견하였다. 술을 마신 후에는 더 심해졌다. 전에 무좀 증세가 있었을 때도 즉시 없어졌기 때문에, 이까짓 피부병도 조금만 마음으로 없애려고 노력하면 없어지겠지 하는 생각을 하였다.

이 피부병은 이제 내 몸에 남아있는 마지막으로 나타난 병 증세라고 생각된다. 여태까지 마음으로 병을 다스려 왔기 때문에 하나의 치유사례를 더 수록할 수 있겠다 싶어 신경을 쓰면서 30분 정도 치유 암시를 처음으로 시도를 하였다.

암시 후 변화를 보니 육안으로 볼 수 있는 변화는 크게 없었다. 며칠 후 다시 치유 암시를 해보았다. 이것도 1년 정도 됐기에 30분만 가지고선 어림도 없겠지 하는 생각도 이미 갖고 있는 상태였기 때문에, 완전히 치유될 때까지 확언과 사념을 계속해야 할 것이라 생각하였다.

그래서 신의 아들은 완전무결 완전 원만, 육체는 없다. 병은 없는 것이다. 이까짓 피부병에 위대한 존재인 신성이 쩔쩔매서야 되겠는가? 사라지라고 사라져 버리라고 사념을 해주면서 관찰을 해도 뚜렷한 변화는 없었다. 마음의 각성이 부족해서인지, 빈틈없이 확언과 사념을 해주어야 하는데 집중력이 부족해서 그런지는 정확하게 알 수 없었다.

천지 만물과 화해한다는 측면에서 앞장의 비염의 예에서 그랬듯이 이것도 일종의 세균일 것이고, 세균과 화해를 해야겠다는 생각을 갖게 되었다. 나는 너희들을 해치려는 마음은 조금도 없다. 너희들도 원래는 너희늘만이 살 곳이 있으니까 그곳으로 가서 부모 형제와 주위의 친지들과 안락하게 살길 바란다.

그리고 나에게도 뭔가 잘못된 마음에 의한 부정적 원인이 있어서 피부병이 나타난 것이니까, 이것을 깨우쳐 주려고 나에게 와 있는 것이니 오히려 감사하다고, 감사하다고 세균이여 감사합니다. 감사합니다 라고 사념을 해주었다. 이렇게 수일간 생각날 때마다 되풀이해 주었지만 달라진 것이 없었다. 아직도 깨달음이 부족한 상태이기 때문일까?

암시도 볼록렌즈에 초점을 맞추듯 해야 한다. 일념을 가지고 집중을 해서 마음속 깊은 잠재의식까지 제대로 전달되어야만 비로소 효과가 있게 된다. 정성이 부족한 것인가. 구태의연하게 암시만 하면 효과가 있겠지 하는 막연한 생각으로 시도했기 때문은 아닌지, 혹은 신념이 부족해서 그런가 싶었다.

가만히 생각해보니까 최근에 와서 습관처럼 매일 저녁에 술을 마셨다.

막걸리 혹은 소주 등 많은 양은 아니지만 반 병식은 매일 마신 것 같다. 이 때문에 효과가 없는 것인가 하는 생각이 들었다. 그래서 일단 술을 중단하고 다시 치유 암시를 하며 확언을 하였지만 변화가 보이지 않았다.

하는 수 없이 나의 신념의 체계에 어딘가 분명한 문제가 있어서 그런가 보다 생각하고 관련된 책자를 보면서 마음을 다시 다 잡으려 노력하였다.

그런데 문제가 되는 것이, 이 피부병 자체에 별반 변화가 없다는 점이다. 암시를 하면 약간의 색깔이 변화가 있는 듯도 하고, 손끝으로 만져보면 오돌도돌한데 암시를 해주면 약간 가라앉는 느낌이 드는 정도다. 하지만 분명히 확인할 수 있는 정도의 변화는 아니었다.

생각 끝에 약국에서 연고를 사다 발라보면 변화를 알 수 있을 것이라는 생각이 들어서 약사에게 얘기를 하니 이것은 어루러기라고 한다. 약을 복용하면서 연고를 함께 발라야 치료가 된다고 한다. 일단 연고만 사다 발라보기로 하고 3일간 발라보았다. 약은 왼쪽 배 쪽의 큰 부위 한 곳만 시험 삼아 바르게 되었다.

겨드랑이에는 아무래도 털이 있어서 불편함이 있고, 반응만 살피려고 했기 때문에 바르지 않았다. 약을 바른 부위는 확실하게 붉은색이 많이 가라앉는 듯했다. 눈에 식별될 정도로 증세가 완화된 듯 거의 희끗희끗하기만 하였다. 반면 약을 바르지 않은 부분은 그대로였다.

그날 저녁에 잠을 자다가 새벽에 깨서 뒤척이다 보니 생각 끝에 치유 암시를 넣어야겠다는 생각이 들어 암시를 시도하였다. 아무래도 잠결인지라 암시문의 내용은 정립이 잘 되진 않지만, 암시문은 비교적 길게 잡았다. 짧고 단순하게 암시문을 선택하면 쉽게 잠이 오고, 암시시간이 너무 짧으면 효과를 보지 못한다는 사실을 너무나도 잘 알기 때문이다.

"신의 아들, 신의 아들은 완전무결 완전 원만, 병은 없다. 육체도 없다. 미망도 없다. 이 정도로 짧게 하다 보면 단순해서 잠이 쉽게 오기 때문이다. 여기다 공즉시색 색즉시공, 병은 전도망상에서 오고, 전도망상은 미망에서 오고, 미망은 마음에서 오고, 마음은 온 자리가 없다. 병도 온 자리가 없다. 고로 병은 없는 것이다. 없는 병은 사라져라. 사라져라. 사라져라."라고 길게 잡았다.

반복해서 30분 정도 암시를 하다가 어느새 잠이 들어 버렸다. 다음 날 저녁에 퇴근 후 샤워를 하면서 배를 확인해보니 거의 증세가 안 보일 정도로 자취를 감춰버렸다. 아내한테 겨드랑이를 보여주면서 물어보니 겨드랑이에도 증세가 없다고 한다. 분명히 배의 일부분과 겨드랑이에는 약을 바르지 않았기 때문에, 뭔가 약을 바른 부분 하곤 다른 점이 있을 텐데 라는 생각이 들었지만, 똑같이 흔적이 양쪽 모두 감쪽같이 사라졌다.

순간 생각에 아 엊저녁에 암시 효과가 제대로 발휘되었구나 하는 것을 알 수 있었다. 역시 잠들기 전의 비몽사몽의 상태에서 암시해야 비판하는 마음도 없고, 의심도 없이 잠재의식 속에 순수하게 스며들어 효과를 크게 발휘한다는 사실을 다시 한 번 느끼게 되었다.

신념의 재정비.

잠시 신념의 체계에 문제가 있었던 것이다. 타성에 젖어서 100% 다 믿는 마음이 아니고, 어느 순간 의심하고 비판하는 의식이 자신도 모르게 스며들어서 일부는 퇴색되어 효과가 떨어진 것이라 보여진다. 타성에 젖어 들어 신념이 반감되어 있다는 증거다.

그리고 크게 불편함이 없고, 커다란 고통을 느끼는 것도 아니라서 반드시 치유시켜야 한다는 절실함이 부족해서인지도 모를 일이다. 분명한 점은 아직도 공부가 부족해서 깨달음이 부족한 것만큼은 확실하다. 꾸준히 정진하여 믿는 마음을 키울 수밖에 없을 것 같다.

약을 5일 동안 더 발랐다. 그래도 혹시 하는 마음에서 주시하면서 약을 바르게 되었지만 더 이상 바를 필요가 없을 것 같아서 6일째엔 약을 바르지 않고, 일부러 저녁에 술을 마셔보았다. 혹시 술의 영향으로 다시 증세가 보이지 않겠나 하는 의구심과 확인하는 마음으로 술을 마셨다. 마신 후 한참 후에 확인을 해보니 전 같으면 술기운에 벌겋게 충혈된 듯 보였었는데 전혀 변화가 없었다.

이제는 다 사라진 것이라고 생각하였다. 자세히 들여다보면 약간의 흔적은 보인다. 이 흔적이야 시간이 지나면 자연히 없어질 것이라서 신경 쓸 일은 아니고, 아무튼 피부병은 사라져서 일단락 지었으니 그래도 마음은 편안해졌다.

사실 마음으로 병을 치유한다는 경험담을 써오면서 몇몇 가지의 사례를 밝혔지만, 피부병을 치유 못 시킨다면 아무래도 자존심의 상처를 받는 것을 떠나서, 심리적으로 위축될 수밖에 없을 것 같은 기분이 들었다. 왜냐면 병 중에서도 치유할 수 있는 병이 있고, 치유 못 시키는 병이 있다고 하면 문제는 커진다. 남들 앞에서 떳떳하게 말할 수 있는 자신감이 반감되어서 마음으로 병을 치유시킬 수 있다고 말하기가 곤란해지기 때문이다.

이것은 능력의 문제가 아니라 깨달음 정도에 따라서 결론지어지기 때문에 벽에 부딪히는 결과가 된다. 다행이 치유가 되었기에 그래도 안심이 된다. 어느 정도의 과정을 거치면서 실패도 하고, 고심도 하면서 결국 약을 바르면서까지 변화하는 과정을 확인해야 하는 상태까지 갔지만, 이것도 하나의 해결방법의 과정이라고 생각할 수 있어서 다행이라고 생각했다.

여기서 한마디 더 한다면 병이 치유되었든 치유가 안 되었든 간에 우리는 양자에 대해서 감사해야 할 것이다. 다행히 병이 치유되었다면 더 바랄 나위 없이 감사할 일이지만, 치유가 안되었는데도 감사해야 한다는 얘기는 어떻게 보면 궤변이라는 생각이 들지도 모르겠다. 그러나 정확하게 생각하면 깨달음이 부족한 결과임을 알 수 있고, 이를 알려주는 계기가 되니까 오히려 감사하다고 해야 마땅하다.

예를 든다면 예수와 석가와 같은 성현들은 위대하고 훌륭하다는 사실은 누구든 인정을 한다, 예수가 문둥병 환자나 앉은뱅이 환자에게 네 죄를 사하노라 하는 말씀으로 치유를 하였고, 혈우병 환자가 예수의 옷자락을 만졌을 때 치유가 되었다. 하지만 모든 사람의 병이 다 치유된다고 볼 수 있겠는가?

여기에는 분명 그렇지 못할 엄연한 사실이 존재한다고 볼 수 있다. 예수의 위대함을 믿는 사람들은 역시 병이 치유될 것이다. 그러나 예수의 사랑과 이념을 따르지 않고, 오히려 배척하고 불신을 하는 사람들이 과연 예수에 의해서 병이 치유가 될 것인가? 이는 전혀 그럴 수 없다고 본다. 왜냐면 믿는 마음이 없기 때문이다. 믿는 마음이 없으면 치유는 어렵다고 볼 수밖에 없다.

이렇듯 믿고 안 믿고의 차이는 분명히 드러날 수 있다. 그래서 우리가 마음으로 병을 치유할 때 믿는 마음이 크면 클수록 즉, 신념이 강하면 강할수록 병은 쉽게 치유가 된다. 믿는 마음이 약하고 의심하고 부정하는 마음이 크면 병은 당연히 치유가 어려워진다. 결국 치유의 성패는 믿는 마음에 따라 결정이 된다. 신념은 무적이란 말이 있듯이, 믿는 마음을 더욱 확실하게 공고히 하려고 노력해야만 하리라 본다.

8. 두통.

얼마 전에 집안에 생긴 일 때문에 스트레스를 많이 받아야만 했다. 상당기간 동안 과다하게 신경을 쓰다 보니 신심이 많이 위축되었다. 심리적 갈등으로 마음이 불편하기에 좀처럼 안정이 되지 않는다. 평소의 생각대로 마음의 평화를 많이 갈구하였지만 지옥의 터널에서 헤매는 듯한 나쁜 생각들이 계속 떠올라서 괴로움이 지속된다.

그러던 중 새벽에 책을 읽는데 약간 어지러움을 느꼈다. 전에 느껴보았던 이석증 때의 어지럼 증세 때문인지, 제법 긴장을 하게 되었다. 혹시 재발하는 게 아닌가 하는 염려를 했지만 다행히 전의 증세와는 달랐다. 가만히 살펴보니 증세가 가볍게 있을 뿐 크게 어지럽지는 않았다. 그런데 낮에 활동할 때 몸을 숙이는 일이 있을 때마다 머리가 흔들리는 증세가 나타남을 알게 되었다.

하지만 이 증세는 그때 잠시뿐 이었다. 생각보다 그리 심하지 않았기에 신경을 쓰지 않다가, 퇴근 후 집으로 와 다시 이 증세가 나타나서 몇 분 정도 암시문의 글귀를 통한 사념을 해주었다. 그러자 머리가 흔들리는 증세가 곧 없어진다. 하지만 다음날 오전 10시쯤 되니까 다시 머리가 흔들림을 느끼게 된다. 며칠이 지나자 머리 윗부분인 정수리 부분이 찐한 느낌이 들었다, 그러다가 이마 부분까지 그 증세가 내려오기 시작하였다.

그날 밤에 암시의 확언을 해주었다. 다음날 보니 머리가 흔들리는 증세는 없어졌지만 찐한 증세는 그대로 남아있었다. 낮 시간에는 괜찮다가도 특히 오후가 되면서 피곤이 누적되면 더 심해진다. 머리 부분에 침착된 나쁜 기운인 사기를 빼낼 생각으로 이마 부분에 긴 침을 이용하여 톡톡 쳐서 피부에 살짝 자극만 주려는 시도를 하였다, 몇 시간이 지나도 효과는 별로였다.

기공법에선 소주 천을 돌린다는 기공술이 있다. 이는 머리의 백회혈에서 시작해서 얼굴을 통하고 가슴을 거쳐 배의 단전을 통과한다. 이어 생식기 부위의 회음혈을 통하고 항문을 거쳐서 등 뒤에서부터 머리까지 한 바퀴를 돌려 기를 순환시키는 방법이다. 이 방법으로 앞뒤로 몇 바퀴 돌려 시행하고 나니 꽤 좋아진 듯싶었지만, 다음날 오후쯤 또다시 찐한 증세가 나타났다. 유난히 피곤할 때 더 심하게 나타난다.

이것이 어떤 현상인지 유심히 관찰하면서 암시를 넣어도 효과는 별로 느끼지 못한다. 이런저런 방법을 적용해도 잠시 그때뿐이었다. 여러 방법을 시행하며 며칠이 지나고 나서야 비로써 활성산소 때문이 아닐까 하는 추측을 하게 되었다. 활성산소를 없앨 수 있는 항산화제 영양제를 복용하고 비슷한 증세가 사라진 경험이 있었기 때문이다.

위장과 식도염이 생겨 고생을 많이 했을 때, 우연히 활성산소를 제거해주는 영양제를 복용하고 나서 극복하였던 경험이 있었다. 활성산소는 스트레스로 인한 부산물로서 노화를 부추기고, 대부분 질병의 원인이 될 수 있는 인체에 아주 유해한 작용을 하는 물질이다. 활성산소 때문에 머리가 아픈 것이라는 생각이 들었다. 그리고 아드레날린이나 코리티솔 등의 해로운 호르몬도 같이 수반됨은 당연할 것이다.

활성산소나 아드레날린, 코리티솔 등도 일종의 에너지이기 때문에 에너지 자체는 분석해보면 결국 미립자라고 할 수 있다. 미립자는 인간의 마음을 아주 잘 읽는다고 하였다. 마음이 불편하다는 것을 미립자는 이미 알아차리고 거기에 힘을 얻어 나쁜 물질들을 증가시키며, 나를 괴롭히고 있는 것이 아닌가하는 생각을 해본다. 그래도 미립자는 사람의 마음을 정확히 읽고, 그에 따른 반응을 하기 때문에 다행이다 싶었다.

이들 나쁜 물질들은 잘못된 마음 즉, 스트레스로 인해 생긴 해로운 물질이기에 사기라는 명칭을 써보기로 하였다. 사기는 실체가 없는 것이고, 결국은 없어져야 하는 존재이기에 사라져라 사라져 버리라고 여러 번 확언을 하였다. 다행히 그 증세가 가벼워지는 느낌이 든다. 여기에 힘을 얻어서 몇 분을 더해주었더니 증세가 보이질 않았다.

이들 사기 자체는 아무 힘도 없는 하찮은 마음의 찌꺼기일 뿐이니, 다시는 나타나지 말고 사라지라고 더불어 사념도 하였다. 다음날에도 다시 사라져라, 아니 꺼져버리라고 강하게 명령을 하였다.

생명은 이미 너라는 존재를 알아차렸다. 너는 너무도 하찮은 존재이기 때문에 외면할 것이다. 그런 소소한 존재가 생명에 대적이라도 하려는 듯 나타나 작용을 하니 한마디로 가소로울 뿐이다.

나의 의식 속에는 이런 생각들로 정리가 되고 있었다. 이렇게 하다 보니까 다행히 더 이상의 증세는 보이지 않았다. 어느 정도 시행착오를 겪었지만 마음 이치만 이해하고 약간의 깨달음만 더한다면, 다른 방법에 의존할 필요 없이 내 안의 힘만으로도 제어가 가능함을 알게 되었다.

물론 활성산소나 아드레날린, 코리티솔 등은 한번 없어졌다고 완전히 없어지는 것이 아니기에, 시시탐탐 기회를 노리고 있을 것이다. 과도한 노동이나 운동을 하든지, 무리한 생활습관과 스트레스를 받으면 다시 생기게 되니까 항상 조심하는 수밖에 없다. 그러기 때문에 이를 제거하기 위해서 마음의 준비를 해 두는 것이 좋을 것이다. 이런 시행착오를 겪으면서 처음으로 사기제어를 시도하게 되었다.

양자역학의 일면을 좀 더 언급해야 할 필요가 있을 것 같다.

『왓칭』 김상훈 저서. 에서는 삼라만상의 모든 물질들은 미립자 단계에서 쇠붙이, 돌, 물, 식물, 동물, 육체의 암 덩어리, 병의 찌꺼기 들은 사람의 마음을 아주 잘 읽는 자체에 의식인 정보를 소유한다고 하였다, 즉 만물은 사람의 마음을 속속들이 들여다보는 그들만의 능력이 있다. 이는 결국 천지 만물이 사람의 마음을 읽는 미립자들로 구성이 되어있다는 해석이다.

1966년 미국 중앙정보국 최고의 거짓말 탐지 권위자였던 백스터라는 사람이 있다. 사무실에서 화분을 보다가 드라세나 식물에 거짓말 탐지기의 하나인 피부 반응 감지기를 잎사귀에 붙여 놓았다. 그런 후에 물을 주다 보니까 모니터에 즉시 기쁨의 반응이 나타났다. 식물의 잎사귀가 사람의 감정과 꼭 같은 반응을 보여서, 이상하다 싶었던 백스터는 다른 충격을 주기로 하였다.

잎사귀를 하나 떼어내 태워보면 어떨까 생각하고, 성냥을 찾으려고 생각하는 순간에 혹시나 하는 마음으로 그래프를 보았다. 그때 갑자기 그래프가 요동치기 시작하였다. 이 반응은 공포의 반응이었다고 한다. 화초는 공포의 반응을 그래프에 그려내고 있었다. 성냥을 찾아 불을 붙인 것도 아니고 그저 생각만 했을 뿐인데 말이다. 화초가 사람의 생각을 읽는 것이었다.

성냥을 찾아 불을 붙여 잎사귀에 갖다 댔다. 갑자기 그래프는 차트 맨 꼭대기 한계까지 치솟았다. 다시 성냥을 원래 있던 곳으로 원위치 시키니까 그제야 그래프는 정상으로 떨어지게 되었다. 이처럼 식물도 사람의 마음을 읽는다, 그것도 아주 정확하게 읽는다. 신기한 일이다, 여기에 사용했던 피부반응 감지기는 지극히 민감한 장치라고 한다. 혈압 맥박 등의 섬세한 움직임을 감지해서 감정의 변화를 읽어낸다고 한다. 그러기에 스트레스나 거짓말을 알아차릴 수 있다고 한다.

위와 같이 최첨단 촬영 장치를 통해서 실시한 실험 결과는 모두 사실로 확인되었다. 코로트 코프 박사라는 사람은 화분의 식물들을

GDV와 연결시킨 후 연구원들에게 분노, 저주, 슬픔, 사랑, 기쁨 등의 감정을 품어 보도록 하였다. 식물은 그 감정들을 정확히 읽어냈다고 한다. 박사는 이렇게 선언하였다고 한다. 사람의 뇌파도, 식물도, 모두 똑같이 미립자로 만들어져 있다. 그러기에 식물이 사람의 생각을 읽어내고, 정보를 주고받는 건 지극히 당연한 일이라고 말이다

이같이 식물들도 사람의 마음을 정확히 읽어낸다는 사실이다. 세상의 모든 물질들이 똑같이 사람의 마음을 읽는다는 사실은 도저히 상상할 수 없었던 놀라운 일이 아닌가? 물질의 근원이 모두 미립자로 되어있기 때문이다. 실로 놀라운 일이 아닐 수 없다. 일테면 모든 물질의 미립자는 자체에 의식인 정보를 소유하기 때문에 이런 현상이 가능하다고 볼 수 있다.

여태까지 우리는 이런 사실을 전혀 알지 못하였다. 결국 세상의 모든 물질들은 사람 마음의 영향을 받는다는 사실이 밝혀진다. 여기에는 엄청난 숨은 뜻이 내포되어 있다, 사람의 마음에 따라서 모든 물질은 변화하게 되며, 마음의 영향력에 의하여 좌지우지된다는 이치다. 이는 자연이 법칙이자 그런 속성을 지닌 것이 일체의 만물이라는 아주 귀중한 울림이다.

만물의 주인은 인간의 마음이라는 사실을 일컫는다. 따라서 인간은 만물의 영장이라는 해석과 일맥상통하지 않을까?

성경에 말씀으로 만물을 만들었다는 이야기나, 반야심경의 공즉시색(마음으로 물질을 만들었다는 해석.)의 뜻이 양자역학에 의해서 정확하게 해석되고, 증명이 되었다고 볼 수 있다.

현인들은 오래전부터 우리 안에 신성과 불성이 있다고 말하였다. 신의 성품과 부처의 성품을 그대로 우리 안에 소유하고 있다는 뜻이다. 이는 신의 아들이라는 대전제가 성립되고, 위대한 힘과 능력과 창조력이 모두에게 내재 돼 있다는 얘기다. 위대한 힘과 능력과 창조력은 바로 마음에서 비롯되기 때문이다.

우리 조상들이 올바르고 착하게 살아야 한다고, 그렇게도 강조를 하였던 이유도 이 때문이 아닐까.

선한 마음이든 악한 마음이든 이미 우주에선 다 읽고 있다는 사실이다. 우주는 에너지로 이루어져 있고, 에너지는 미립자의 결합체이므로 우리들의 마음을 모두 꿰뚫고 있음이 분명해지게 된 셈이다. 하늘에서 이미 모든 것을 내려다보고 있다는 것은 엄청난 충격이다. 지성이면 감천이고, 하늘을 숭배하고, 조상을 잘 섬기고, 부모에게 효도해야 하는 것은 너무도 당연하다.

진인사대천명이고, 하늘은 스스로 돕는 자를 돕는다고 하였다. 사필귀정이니, 권선징악이니, 뿌린 대로 거둬들인다느니, 인과응보로써 죄의 대가를 받아야 하고, 천벌을 받는다는 이야기는 모두가 우주의 법칙이자 진리일 뿐 조금도 사실에서 벗어날 수 없는 선현들이 물려준 소중한 지혜다. 결국 우주 마음도 미립자로 이루어져 있기 때문에, 우리의 마음을 정확히 읽는다는 어쩔 수 없는 세상의 이치에서 한 치도 벗어날 수 없기 때문이다.

다시 본론으로 돌아와서 병적인 부분에 적용을 시켜보자. 암이 있고 심장병이 있고, 당뇨가 있다고 하자. 어찌 되었든 모두는 잘게 쪼개면 미립자다. 모든 병은 미립자로 되어있기 때문에 이들 미립자는 환자의 마음을 읽을 수밖에 없다. 그것도 정확하게 읽는다. 환자가 병을 두려워하고 있으면, 곧바로 병의 미립자는 지금 우리 주인이 병을 무서워하고 있구나 하고 알아차린다. 미립자의 주인은 바로 사람의 마음이기 때문이다.

두려움이나 불안, 공포는 우리를 오그라들게 하고, 생리적 기능을 위축시켜서 병을 점점 더 악화시킨다고 하지 않았는가. 때문에 주인인 마음이 불안을 느껴서 떨고 있으면, 병의 미립자는 바로 알아차리고 더욱더 활개를 칠 수밖에 없다. 그렇기에 환자는 부정적이고 소극적인 생각을 해서는 안 된다. 하지만 우리는 병에 걸리면 어떤 사람이라도 걱정과 염려를 안 할 사람은 없을 것이다. 어떻게 해서라도 여기에 굴복당하지 않고, 견디어내고 이겨 낼 수 있는 심리적 구축만이 결정적 핵심임은 자명하다.

결국 필자가 반복해서 강조하고 있듯이, 미립자와의 싸움일 뿐이다. 미립자를 상대로 해서 우리가 어떻게 대처를 해야 하는가가 가장 중요한 관건이 될 수밖에 없다. 이는 미립자의 속성을 완벽하게 굴복시켜서 이겨내든지, 미립자에게 항복을 당하든지 둘 중 하나다.

조금이라도 마음이 나약해지면 미립자는 병이 악화되는 쪽으로 극성을 부린다, 이 극성을 부리는 자체를 아예 잠재우려면 오직 방법은 단 하나 미립자의 의지를 꺾을 수밖에 없다. 아니 기를 완전히 눌러버려 맥을 못 추게 해야 한다. 호랑이 앞의 토끼처럼, 고양이 앞에 쥐처럼, 옴짝달싹 못하게 철저히 기선을 제압해야만 한다.

그러려면 방법은 역시 낫는다는 신념, 반드시 회복되어야 한다는 강한 의지, 기필코 치유 시켜야 한다는 불굴의 투지가 필요할 뿐이다. 이런 마음의 자세만이 소극적이고 부정적인 마음을 이겨낼 수 있는 유일한 방법이다

그래야지만 병의 미립자들은 우리 주인은 치유시키려는 강한 의지를 갖고 있구나 하고 재빠르게 눈치를 챈다. 마음이 굳건해질수록 미립자들은 항복하고 만다. 결국 미립자는 치유되는 쪽으로 태도를 바꾸고, 협조를 해주게 된다. 그러면서 점점 더 상태는 좋아지게 될 수밖에 없다.

우리는 생명의 이치를 알아야 하고, 인간 본연의 근본 본질이 무엇인지를 알아야 한다. 생명은 영원하고 불멸한다고 하였다. 우리를 살게 하고 살려주는 힘은 태초부터 지금까지 끊이지 않고 면면히 이어져 왔기 때문에, 앞으로도 영원히 존속할 것이 틀림없다.

그 영원불멸인 생명이 바로 자신 안에 존재한다는 중요한 사실을 우리는 인식해야 한다. 생명의 영원불멸한 원리는 오로지 완전무결 완전 원만하기 때문에 성립된다. 완전무결 완전 원만한 것이 자신임을 말한다.

오직 나만을 굳건히 지켜주고, 나를 살게 하고, 살려주는 힘이 바로 내안의 위대한 생명이다. 병이나 육체는 변화하여 소멸될 수밖에 없는 것, 변화하는 것은 힘이 없고 실체가 없기에 없는 것이라고 하였다. 변화하면서 언젠가는 사라지기 때문이다. 우리는 지금까지 물질에만 큰 가치를 두었다. 알고 보면 별것도 아닌 물질이 진정한 가치가

있는 것으로 크게 착각하고 물질을 추종하였다.

병 또한 눈으로 확인되니까 이 또한 실체적 존재라고 다들 믿고 있으며, 불안과 두려움에 떨고 있다. 마음과는 별개라서 마음으로는 손을 쓸 수 없는 것이 육체고, 병이라고 다들 그렇게 알고 있었다. 이를 제거하기 위해서 오로지 물질적 물리적 치료만이 유일한 방법이라고 생각해왔다. 병은 물질적 존재로 확인이 되기 때문이다.

이렇게 모두는 잘못된 인식에 함몰되어 미궁 속에서 허둥대고 있다. 그 결과 아무리 현대 의학이 발전되었다 해도 불치 난치병들이 난무하고, 또 예기치 못했던 새로운 병들이 생긴다. 환자 수는 양산되고 있음이 이를 증명한다라고 볼 수 있을 것이다. 정도는 멀리한 채 샛길로만 빠져든 형국이기 때문에 앞으로도 해결책은 요원하리라 본다.

자신의 주인은 마음이라고 하였다. 진정 마음만을 따르고, 올바른 마음 법칙의 중요성을 인식하고, 또한 진정한 가치를 추구하려고 노력해야 함이 무엇보다 중요하다. 내 안의 신성을 발견하고 인정하는 것이 가장 큰 급선무다. 내 안에 신의 생명이 있음을 자각하는 그 일만이 바로 신의 아들 즉, 신을 찾을 수 있는 이치라 할 수 있다. 신을 찾아서 신의 아들이라는 자각만 갖는다면 행복, 건강은 얼마든지 확보할 수 있는 것이다.

내 안의 신성은 완전무결 완전 원만한 존재인데, 불완전한 모습을 보이는 하찮은 병같은 존재가 신성에게 접근할 수 있겠는가? 신성으로 이루어진 인간이 병에 걸려서는 절대로 안 된다는 이치다. 이들 자각만 확실히 갖는다면 병은 금세 사라질 것이며, 아무런 저항도 못하고 없어지는 것이 바로 병의 실체다. 진실한 믿음만 갖는다면 병은 순식간에 봄눈 녹듯이 사르르 녹아 없어지는 것이다.

병 그 자체는 힘이 없기 때문이다. "병은 힘이 없다". 단지 우리가 병을 인정하고, 나약한 마음을 보일 때 극성을 부리고, 활개를 치며 괴로움을 느끼게 된다. 병 자체에 필요 이상 집착하고, 신경을 쓰니 병이 더 커진다는 얘기다. 그러기 때문에 병은 부정적 마음의 흔적 즉, 그림자라는 말이 있는 것이 아닐까? 병은 부정적 마음의 결과물이다. 일테면 병은 공포의 반영에 불과할 뿐이라는 사실을 인정해야 한다.

이들 부정적인 마음을 없애는 것이 급선무다. 마음의 법칙만 어느 정도 이해하면서 정립이 된다면 큰 문제는 안 된다. 따라서 원인인 부정적인 요인만 제거한다면 병은 얼마든지 해결할 수 있다는 논리다. 우리의 심리 즉, 깨달음의 중요성을 새삼 느끼게 된다.

9. 심한 불안증과 우울증에서 벗어나다.

지금으로부터 11년 전쯤의 일이다. 전에 살던 곳에서 한 지인을 우연히 만나게 되었다. 필자가 사는 주변에서 살고 있었다. 그분에 대한 인식은 항상 얼굴엔 웃음기를 띠고 있었고, 유머 감각이 남달랐음을 알고 있었다. 그런 분이 초췌해서 영혼이 이탈한 듯, 무기력하여 다른 사람을 보는 듯하였다.

반갑기도 했지만 어떤 영문인지 궁금해서 물었더니 최근에 정신병동에서 퇴원하여 집에서 가료중이라 한다. 집안에 문제가 생겨 큰 충격으로 스트레스를 받아서 심신이 피폐되어 있던 중, 본인의 의사와는 상관없이 가족의 등에 떠밀려 정신병동에 가게 되었다고 한다.

그런 결과 지금은 우울증 증세에다, 심한 불면증과 영혼의 피폐로 넋이 나간 듯한 모습을 띠고 있음을 알 수 있었다. 필자는 조금의 힘이 될 수 있지 않을까 하는 마음에서 마음 법에 대해서 저녁 시간을 이용하여 여러 번에 걸쳐 강의식으로 설명을 하였다. 그 당시 필자의 첫 저서 『마음이 통하는 치유의 기적』 책이 출간된 지 얼마 되지 않았을 때다. 책을 주며 읽어보면 참고가 될 것이라는 말을 덧붙였다.

우선 지인의 말을 들어보니, 정신병원에 자신의 의지와는 아무 상관없이 억지로 입원시킨 가족을 원망하고 있었다. 입원할 정도로 문제가 심각한 것은 전혀 없었다고 한다. 누구보다도 자신의 문제는 자신이 너무도 잘 알고 있었던 상황이었다. 문제는 자신으로 인하여 주변 사람들이 어떤 안 좋은 영향을 받을까 봐, 염려돼서 병원에 억지로 입원을 시킨 사실을 원망하고 있었다.

그러한 원망, 미움, 분노, 회의감이 가중되어 그 결과 마음의 상처는 극에 달할 정도였다. 비참함과 적개심, 용서할 수 없는 원망과 분노는 도저히 통제할 수 없을 지경에 다다른 것이다.

필자는 우선 생명에 대한 본연의 자세에 대하여 설명해주었던 것으로 기억된다. 생명은 어떠한 것으로부터 위협을 받거나, 손상을 입힐 수 없는 그런 힘을 소유하기에 절대 굴복당함이 없음이다. 내가 잠시 심한 심리적 타격을 입어 심신이 피폐해지는 지경에 이르렀지만, 내 안의 생명은 조금도 위축되거나 줄어들거나 손상을 입지 않는다는 사실이다.

생명은 신성을 띤 신의 아들이자, 金剛不壞금강불괴(대단히 견고하고 딱딱해서 어떤 것으로도 부서지지 않는 것.)의 위력을 지닌 위대한 존재이기에, 절대 위해를 받거나 손상을 받아 흔들림이 없어야만 한다. 조금도 변함없고 위축됨이 없는 완전무결의 상태로 생명은 내 안에서 그대로 존속할 뿐이다.

자신의 현실 상황에 분노하고, 적개심을 갖고, 미움과 원망이 뒤섞인 결과 어려움이 나타나게 된 것이다.

단지 감정이 영향을 받고 뒤틀려져서, 심신의 왜곡을 불러왔을 뿐이다. 이런 식으로 누구든지 상처를 받기 쉬운 일이다. 따라서 심신의 왜곡은 통제할 수 있고, 개선할 수 있기 때문에 큰 문제는 안 된다는 사실을 공부해야 할 필요가 있다.

지인이 지녀야 할 가장 중요한 마음은, 상대에 대한 이해와 용서임을 인정하는 길이 치유의 지름길이라는 사실이다. 용서하지 못하는 마음은 결국 자신을 더욱 힘들게 만든다. 지인은 처음에는 용서는 안 된다고 강하게 부정을 하였다. 왜 내가 그들을 용서해야 하느냐고 반문했다. 절대로 용서를 못 한다는 것이다. 필자는 그런 강한 부정의식을 바꾸기 위해서 나름의 노력을 하였었다.

용서하면 자존심이 상처를 입고, 그 사람한테 진다는 생각을 하는 것 같다. 평생 미워해야만 그것만이 복수할 수 있는 최선의 방법이라고 생각 하는 사람들도 있다. 더불어 용서를 하면 잘못을 한 사람이 죄에서 벗어나 해방이 된다고 생각을 하는 것 같기도 하다. 용서하기가 참으로 어려운 행위로 보여진다. 오죽 상처가 심하면 그러겠느냐고 이해도 되지만 안타깝기 짝이 없다.

피해를 입어서 스트레스를 받고, 심지어 병까지 걸렸는데 용서는 안 된다 하니, 결국 그 사람의 그늘에서 벗어나질 못하고 질질 끌려다니는 노예 아닌 노예가 되어있는 것이다. 여기서 벗어나려면, 아니 내가 살기 위해서라도 결국 용서를 해야만 한다. 용서하면 잘못을 저지른 사람으로부터 내가 해방이 된다. 내가 용서를 못하는 대상은 내가 용서 못하는 것에 대한 상처를 받거나 괴로워하는 마음이 전혀 없다. 오직 나만이 괴로워하고 있을 뿐이다.

여기서 벗어나는 길은 결국 어렵더라도 상대를 용서해서 불편한 마음으로부터 벗어나야만 한다. 그래야만 부정적인 심리의 에너지가 사라져서 치유는 이루어진다. 부정적 심리가 사라지지 않고 내면에 그대로 자리 잡고 있다면 사실상 치유는 불가하다. 따라서 용서라는 것이 말은 쉽지만 현실에선 너무도 어려운 과제가 아닌가 싶다.

용서할 수 없는 마음은 스스로 마음의 벽을 쌓는 결과다. 자신 안의 생명의 지성으로부터 부여받은 사랑과 자비의 마음과 격리되어 살리는 힘, 고치는 힘을 부여받을 수 없게 될 것이다. 그렇게 되면 영원히 불행의 늪에서 헤어날 수 없게 된다.

결국 우리가 용서하는 일은 스스로가 살기위한 방편이다. 나 자신을 살린다는 얘기다. 그러기 위해선 적지 않은 힘이 들겠지만 용기를 내야 한다. 용기를 내지 않으면 용서는 불가능하며 용기 있는 자만이 용서할 수 있다. 앞에서 이미 다뤘던 내용이다.

대부분 병은 스트레스에 의해서 오기 때문에 스트레스 요인인 마음의 찌꺼기, 마음의 응어리를 제거해야만 병은 치유가 된다. 용서와 감사의 마음으로 내면의 부정적 감정을 완전히 제거해야 한다고 필자는 조언하였다. 이런 식으로 마음법을 주지시키려고 노력을 하였던 것으로 기억된다.

서서히 자신을 통제할 수 있는 내면의 힘이 자리를 잡으면서 불행의 그늘에서 벗어나는 결과를 보여준다. 심리적 변화에 의해서 증세가 호전됨을 보여주면서, 차츰 어두운 그림자는 벗겨진다. 얼마 지나지 않아 완쾌되어서 정상적인 생활을 하게 되었다. 지금은 직장생활도 아무 이상 없이 잘하고 있다. 간혹 만나서 소주 한잔 씩 하는 사이다.

나

마음 해독법
(사기제어법)

1장

마음으로 인체의 불순물(독)을 제어하다

누구든지 알게 모르게 체내에 여러 병의 원인이 되는 이물질인 독을 축적하면서 살 수밖에 없는 것이 현실이다. 여기에는 식품에서 오는 유해물질, 환경 영향에 의한 오염, 화학약품의 독, 스트레스에서 발생되는 유해한 독들이 주종을 이룬다.

생활 습관에서 발생되는 유해물질들 즉, 요산, 젖산, 전자파, 정전기, 중금속, AGE(당독소), PDK1(노화와 암 유발 물질), 세라마이드, 아드레날린, 코리티솔, 활성산소, 어혈, 혈관 청소, 냉기, 산성체질, 수치심, 콤플렉스, 트라우마, 죄의식, 잘못된 믿음 등 많은 물질적, 정신적 부정적 요인들이 있다. 이들을 통틀어 여기서는 사기(독)라는 명칭을 써보자.

이들 중에서 우리 몸에 해로움을 주는 결정적인 요인으로 스트레스를 들 수 있다. 스트레스의 부정적인 영향은 실로 점입가경임을 우리 모두 인정한다.

평생을 살면서 본인의 의도와는 상관없이 그저 스트레스를 받을 수밖에 없다. 어제도 오늘도 그리고 내일도 역시 마찬가지로 항상 스트레스에 노출 되어 있다.

삶이라는 자체가 스트레스인지도 모를 정도로 스트레스를 받고 있다. 수만 가지의 스트레스는 우리 몸에 그대로 축적되어서 어떤 피해를 줄지 그저 참담하기만 할 뿐이다. 이들 스트레스는 결국 심신과 영혼을 파괴하면서 병의 직접적인 원인이 되고 있다.

축적된 사기는 우리 몸의 여러 부분에서 노출되어, 병의 원인으로 잠재하고 있다가, 때가 되면 결정적 작용을 하여 병으로 나타나게 된다. 이들 부정적인 요인들은 축적만 시켜왔지, 어떻게 해야지만 몸 밖으로 배출시킬 수 있는지의 방법은 대부분 모르고 있다. 그저 나쁜 물질의 축적이나 스트레스를 받으면 안 된다라는 정도의 생각만 갖고 있다. 또 병이 된다는 사실은 어떤 사람도 부인하지 않는다.

필자는 마음으로 질병을 치유하면서 신념의 방법만으로 병을 치유한다는 것은, 일정한 한계가 있다는 것을 알게 되었다. 신념의 힘이 병의 치유에 가장 강력한 힘이 된다는 사실을 누구도 부인하지 못할 것이다. 신념 무적이라고 하였듯이 신념의 힘은 타방면에서도 그러하듯, 질병 치유에 있어서도 가장 강력한 무기가 됨은 부인하지 못할 확실한 사실이다. 그러나 여기에도 불가피하게 한계가 있음을 알 수 있었다.

첫째 우리가 신념을 발휘한다는 자체는 어떠한 특별한 공부가 뒤따라야만 가능해진다. 사람들이 일정한 신념을 확보하기란 상당히 어려움이 따른다는 것을 인정할 수밖에 없다. 책을 읽는다든지, 마음 수련을 하여야 할 것이기 때문이다. 일상생활을 하면서 이러한 신념을 돈독히 쌓기란 사실상 많은 제약과 어려움이 따른다.

두 번째 어느 정도 쌓아온 확고한 신념이라고 해도, 시간이 지나면서 마음이 나태해지고 타성에 젖다 보면 신념은 자연 약해지기 때문이다. 약해진 신념으로 질병을 치유하는 것은 어려운 일이다.

약해진 신념을 원래대로 회복시켜야만 질병 치유가 가능하기 때문에, 이를 회복하기 위해서는 많은 노력이 필요하다. 관련된 분야의 책을 읽는다든지, 다른 방법을 통해서라도 신념을 재충전 해야 하기 때문에 어려움이 뒤따른다. 그래서 신념의 방법만으로는 한계를 느낄 수밖에 없음을 그동안의 경험을 통해서 알게 되었다.

따라서 재3의 다른 방법을 찾아야 한다는 강한 욕구가 가슴속에 응어리로 남는다. 일반적으로 접근하기가 수월하여야만 누구든지 적용 가능키 때문이다. 많은 연구 분석이 필요함은 어쩔 수 없을 것이다. 앞편 두통의 사례에서 이미 표현을 했던 바가 있다. 한번은 가족 문제로 수개월째 큰 스트레스를 받게 되었다.

그 결과 처음엔 고개를 숙일 때 머리가 흔들리는 느낌이 나타났다. 그 후에는 머리 윗부분이 찐하면서 이마 부분까지 내려오는 현상도 생긴다. 특히 오후쯤 되면 피곤을 느끼면서 이 증상은 심하게 나타나 매우 불쾌해지고 의아스러웠다. 그 당시는 이게 어떤 현상일까 의문만 가졌을 뿐, 어떤 질병의 시초가 된다는 사실은 전혀 알지 못하였다. 결국 공황장애와 우울증의 시초가 되었다.

이들 증상을 제거하려고 암시요법, 다른 요법도 추가했지만 여의치 못하였다. 이를 어떻게 해결해야 할지 방법을 찾다 보니까, 앞의 신념 부분에서처럼 병을 사라지라고 해서 병은 사라졌기에 이 방법을 적용하면 어떨까 하는 생각을 하게 되었다. 이들 증상은 줄곧 받아온 스트레스 때문에 머리 부분에 이물질인 사기(독)가 쌓여 생긴 것이라고 판단을 하였기에 가능성이 있지 않을까 싶었다.

여기에는 아드레날린, 코리티솔, 활성산소 같은 나쁜 물질들이 축적되어서 이상 증상이 발생하게 되었다고 생각할 수밖에 없었다. 이들 물질을 사기라고 부르게 되었다. 그래서 사기 사라지라고, 사기 사라져라고 5분여 동안 반복해서 확언을 한 결과 머리가 아픈 증세가 약해진 듯하였다. 여기에 힌트를 얻어, 계속해서 확언을 해주니까 효과가 나타난 것이다. 이렇게 마음 해독법은 시작되었다.

탄력을 받아 경험하다 보니까 인체 내의 모든 사기는 다 배출이 가능하지 않을까 하는 생각을 하게 된다. 고혈압이 있을 땐 어혈 사라져라, 어혈 사라져라라는 확언을 30여분 반복하면 최고혈압이 10 정도는 떨어진다. 꾸준히 해주면 혈압 정상회복도 가능해지는 것이다. 나이가 들면 아무래도 소변보기가 힘들어진다. 전립선 비대의 문제로 판단을 하기에 소변보기가 불편할 땐 전립선의 사기 사라지라고, 사기는 사라지라고 어느 정도 확언을 해주면 소변보기가 한결 쉬워진다.

위에서 머리가 찐하고, 흔들리는 증세는 없어졌기 때문에 한동안 관심을 두지 않았었다. 그러나 그 뒤에도 같은 류의 스트레스를 줄곧 받아왔기 때문에 그 증세가 다시 발생하자, 결국 공황발작이 일어났다. 아드레날린, 코리티솔, 활성산소 등의 사기가 몸에서 나쁜 영향을 끼친 결과, 자율신경 실조증이 수반되어 비정상적인 호르몬이 발생되면서 공황발작까지 생긴 것이라고 판단을 하였다.

발작하는 순간 다급해져서 머리에 축적된 사기 사라져라, 사라지라고 10여회 반복해서 확언을 해주었더니, 발작 증세가 조금씩 약해지기 시작한다. 크게 다행이었다. 몇 분을 더해주니까 공황장애의 발작 증세는 곧바로 사라지게 되었다. 발작할 때마다 확언을 해주니까 공황장애는 더 이상 발생하지 않는다. 이런 사실은 엄청난 희망이자 큰 축복이 되고도 남았다.

그리고 우울증 증세도 뒤따라 나타나서 고통을 주게 된다. 삶에 아무런 의욕도 없고, 무기력해지고, 오늘 하루 밖에 나가서 일을 한다고 무슨 의미가 있을까라는 비관적인 생각과 염세적인 기분이 들었다. 온몸이 나른하고 처짐을 느낀다. 동시에 잠을 잘못 자니까 컨디션은 더욱더 엉망이 되었다. 이런 증상은 책을 보니까 우울증의 시초로 설명되어 진다. 우울증도 이런 경로를 거쳐 나타난다는 것을 알게 되었다.

이런 현상이 우울증의 증상이라고 생각하니까, 크게 걱정이 되어서 상당한 부담으로 다가온다. 역시 사기 사라지라고 하면 효과가 있을까라는 생각을 하면서 시도를 해보기로 하였다. 사기 사라지라 사라져 버리라고 반복 확언을 5분여 정도 하다가 잠이 들었다. 아침에 확인해보니 다행히 머리가 시원하고 상큼함을 느끼게 되었다. 10여분 정도 확언을 더 해주니까, 기분이 고무되면서 의욕이 생기는 것을 느끼게 된다. 따라서 우울증의 치료방법을 알게 되는 계기가 되었다.

심지어 각 장기에 축적된 사기제어도 가능해짐을 알게 된다. 심장에 부담이 되는 듯한 기분이 들면 심장의 사기 사라지라고 확언을 반복하면 심장이 편해졌다. 불안, 초조, 긴장감 등은 심장과 관련이 있음을 진작 인식하였고, 심장의 사기 사라지라고 10여분 이상 확언을 해주면 불안, 초조, 긴장은 이내 사라진다. 간혹 폐도 기침이 많아져서 걱정될 때, 폐의 사기 사라지라고 확언을 해주면 몇 분 안돼서 곧 기침이 멈춰진다. 다른 장기들도 마찬가지로 효과는 나타난다.

특정한 부분을 의식하지 않고 그저 사기 사라지라고 반복 확언을 10여분만 해줘도 몸의 컨디션이 좋아지면서 발걸음이 상당히 가벼워진다. 더욱이 한꺼번에 오장육부 사기 사라지라고 어느 정도 확언을 해주면 피부도 부드러워지고, 목소리도 커지면서, 몸의 컨디션이 많이 좋아진다. 그리고 감기증세 때도 오장육부 사기 사라지라고 20여분 정도 확언을 해주면 감기 증세는 이내 사라졌다. 부족하다 싶으면 냉기 사라지라고 확언을 10여분 더해주면 감기는 거의 완벽히 사라진다.

이 같은 경험에서 힘을 얻어 체내의 모든 이물질(사기), 병의 직접적인 원인이 되는 모든 독을 제어할 수 있지 않을까라는 희망을 갖게 되었다. 그렇다면 엄청난 가능성이자 희망이 되고도 남음이 있을 것이다. "이들 원리는 어떤 것일까?" 원리를 알기 위해서 참고 문헌을 뒤적이게 되었다.

성경에는 하느님의 말씀이 이 세상 만물을 창조하였다고 한다. 말씀은 마음의 변형임을 말하고, 즉 마음으로 우주, 태양, 지구를 만들고 모든 물질(인간의 육체도 포함)을 만들었다고 하였다. 불경에도 공즉시색이라고 말한다. 여기서 공은 마음을 뜻하고, 색은 모든 물질(인간의 육체도 포함)을 뜻하며, 결국 마음이 만물을 만들었다고 명시하고 있다.

마음이 물질을 만들었다고 분명히 말하고 있다. 여기에 세상의 모든 이치가 함축되어 있음을 어렴풋이 알게 된다. 이를 분석해야 할 필요성을 절감했다. 말씀인 마음으로 모든 물질은 창조되었기 때문에 그들 물질의 내면을 들여다 보자. 여태까지 알지 못하였던 어떤 신비로운 이치와 원리들이 분명히 내재 돼 있을 것이라는 추측은 충분히 가능하리라 생각된다.

이들 말씀에 따르면 세상의 모든 물질들의 생성 근원은 마음이라고 하였기에, 물질의 근원을 들여다볼 필요가 있다. 돌이든, 물이든, 나무든, 육체든 그들 물질의 입자의 근원, 즉 근본의 본바탕에는 반드시 마음이라는 정보가 이미 존재하지 않을까라는 의문이 드는 것은 어쩔 수가 없다. 물질 생성의 본질 본원은 마음이기에 충분히 가능할 것이라는 추측이 간다.

그래서인지 물을 보고 사랑한다고 말하면 알아듣고서, 좋은 물 일테면 육각수로 변하게 된다. 증오하거나 미워한다고 하면 형편없이 일그러진 물의 형태로 변한다는 사실은 익히 잘 알고 있다. 꽃도 사랑한다고 하면 예쁜 꽃을 피우고, 증오하거나 미워한다고 하면 볼품없는 꽃으로 피어난다.

수저를 보고 휘어져라고 하면 수저는 알아듣고서 휘어진다. 시골의 농작물은 주인의 발자국 소리를 듣고 자란다고 하였다. 이런 사실들은 그들 자체의 의식인 마음이라는 정보가 내재 돼 있어서, 사람의 말을 알아듣는다는 사실을 일컫는다. 일체의 만물이 다 그렇다고 한다.

이는 성경이나 불경의 말씀에, 마음이 모든 만물을 만들었다고 하였기에 그를 증명한다고 볼 수 있지 않을까? 충분한 설득력을 갖춘다고 생각된다. 또한 이들 사실은 인간의 마음이 만물을 지배 통제한다는 사실을 알 수 있게 해준다. 만물의 주인은 바로 인간의 마음이라는 엄청난 사실을 말해준다.

인간의 생명인 마음은 창조주로부터 부여받았기 때문에, 창조주의 마음이나 인간의 마음은 성질, 성품, 성격이 같음을 알 수 있다. 그렇기 때문에 물질을 창조하고, 지배할 수 있는 것은 지극히 타당하며 원리적 해석이 가능해진다.

양자역학에도 물질을 잘게 쪼개면 조직, 분자, 원자, 미립자 순으로 분리되게 된다. 이때 미립자의 단계에서는 반드시 의식인 정보가 개입돼 있다고 하였다. 그러기에 인간의 마음에 따라 물질은 알아듣고서 좌지우지된다는 사실을 입증한다고 본다. 만물의 주인은 바로 인간의 마음이라는 논리가 성립된다. 양자역학에 의해서 위의 성경, 불경의 난해한 말씀들이 여지없이 증명되었고 해석되었다는 사실을 알 수 있다.

따라서 이런 원리에 의해서 육체 안의 모든 이물질(독, 사기)들도 사라지라고 하면 다 알아듣고서 사라질 수밖에 없는 것이다. 요산, 젖산, 중금속, 전자파, 정전기, 냉기, 산성체질, 어혈(콜레스트롤, 중성지방, 혈전, 기타 이물질), 혈관청소, AGE(당독소), PDK1(노화와 암 유발 물질), 세라마이드, 아드레날린, 코리티솔, 활성산소 등의 물질들이 다 사라지게 된다.

게다가 내면의 심리적인 부정적인 요인들 즉, 스트레스와 같은 잘못된 믿음, 죄의식, 콤플렉스, 수치심, 트라우마 등도 사람의 마음을 알아듣기에 정화가 가능하다. 어차피 이들 심리적 요인들도 최종적으로는 파동인 에너지 상태로 놓여있기 때문이다. 결국 에너지는 물질이자 미립자의 결합체이기에 자체에 의식인 정보를 반드시 소유하기 때문에, 사라지라고 하면 알아듣고서 사라진다는 사실을 보여준다.

물질의 주인은 마음이기에 결국 마음으로 지시 명령을 내리면 이들 사기(독)인 물질적 독, 정신적 독은 사라져야만 하는 것이 이들의 운명이자 속성이다. 여기에는 세상의 엄청난 이치가 숨어있다고 보아야 할 것이다. 이런 사실은 여태까지 어떤 사람도 알지 못하였던 소중한 지혜이자 우리 내면의 힘이자 능력이라고 분명 말할 수가 있다.

조금 더 설명해보자.

쇠붙이, 돌, 물, 동물, 식물, 인간의 육체, 암 덩어리, 온갖 질병들, 이들 물질들은 영원히 존속을 못하고 변화를 거쳐 언젠가는 사라진다. 그래서 진정한 실체가 없기에 없는 것이라고 말할 수 있다. 잠시 있는 듯이 보이지만 결국 변화하면서 사라지기 때문에 실체가 없다는 얘기다. 이것이 만물의 속성이다.

반면에 생명인 마음은 육체가 사멸해도 육체에서 떠난 마음은 사라지질 않고, 마음의 에너지는 우주 대양의 어느 공간에서 영구히 존재한다고 한다. 생명만이 오로지 영원히 존속한다는 사실이며, 생명 외에 어떠한 것도 영원히 존재하는 것은 없다는 것을 말한다. 그래서 생명은 영원불멸이라고 말하였다. 왜냐면 완전무결 완전 원만하기 때문이다. 따라서 우리의 육체나 병은 변하면서 사라지기 때문에 결국 실체가 없는 불완전 자체임을 알 수 있다.

그러기에 병은 원래 없고, 실체가 없는 것이기 때문에 사라지라고 하면 사라지는 것으로 이해를 하면 될 것이다. 실체가 없는 것이기에 언젠가는 사라져야만 하는 존재이기 때문이다. 역시 사기도 에너지로써 언젠가는 사라져야만 하기에 사라지라고 하면 사라질 수밖에 없을 뿐이다. 그들 자체 내면엔 이미 의식인 정보가 존재하기 때문에, 인간의 말을 정확히 알아듣고 결국 사라진다. 이들 현상은 이미 과학에서 증명된 사실이고, 자연의 순수한 이치일 뿐이라고 표현을 한다.

그리고 우리는 생명체로써 존재한다. 이 생명체라 함은 마음과 육체의 결합체임을 말한다. 살아있는 동시에 생명 활동으로 존재의미를 부여받는다. 그러나 육체에서 마음이 분리되면 이미 죽은 목숨이다. 우리는 나라는 존재를 가리킬 때 마음을 나라고 하지는 않는다. 모두는 육체를 나라고 한다. 그 내면을 본다면 새로운 자각이 들것이다.

육체라는 존재는 마음이 없으면 존재할 수 없다. 마음이 없으면 홀로 설 수가 없고, 어떠한 기능이나 역할도 못한다. 마음이 있어야지만 비로소 육체로서의 존재감이 표현된다. 육체에서 마음이 떠나면 바로 시체가 된다. 육체라는 존재는 이런 존재인 것이다. 마음이 있으면 존재하고, 마음이 없으면 존재할 수 없는 것이 바로 육체다.

육체라는 단어 그 자체의 순수한 의미만을 생각할 때, 마음이 빠져 있는 상태를 말한다. 이분법으로 생각해보자. 마음과 육체가 분리되어 별개의 각각의 존재라는 의미로 해석해보자. 이때의 육체는 마음이 없기에 죽음을 의미한다. 바로 시체로 있든지, 아니면 자연의 원소로 회귀되어 있을 것이다. 육체 혼자서는 존재할 수 없다. 스스로는 아무런 힘과 능력을 전혀 발휘할 수 없다. 자신을 표현할 수도 없고, 자신을 존재시킬 수 있는 힘 역시 없다.

그런 존재가 육체이니까 육체라는 단어의 순수한 의미는 없다는 표현이 맞을 것이다. 바로 육체는 없다는 말이 성립된다고 말할 수 있다. "육체는 없다!" 육체 혼자서는 존재할 수 없기 때문이다. 따라서 육체가 없으면 육체에 기생하는 질병도 당연히 없는 것이 맞다. 통증도 역시 없는 것이 타당하다.

그러므로 육체 안에 존재하는 사기도 없음을 알 수 있다. 역시 사기도 없어져야 하는 존재이기에 사라지라고 하면 사라진다. 이들이 생명처럼 필연적인 존재라면 사라질 수가 없는 것이다. 사기 역시 병의 직접적 원인이 되며, 몸에 기생하는 불필요한 물질이기에 사라져야만 한다. 실체가 없기에 결국 사라진다. 반드시 사라질만한 이유가 있기 때문이다.

모든 물질은 인간의 마음을 정확히 꿰뚫어 보는 능력이 있음을 공부하였다. 물질은 반드시 인간의 마음을 읽는 그들 자체의 의식 즉, 정보를 소유하고 있다.

그래서 병도 그 자체에 의식이 있기 때문에 사라지라고 하면 사라진다는 결론에 이른다. 그리고 병의 미립자가 우리 마음을 정확히 꿰뚫어 보고 있음을 알아야 한다. 불안과 두려움, 공포에 떨면 병의 미립자는 재빨리 눈치 채고, 환자 자신이 무서워서 벌벌 떨고 있구나 하고 그대로 받아드려서 점점 더 병은 악화된다.

반면에 어떠한 일이 있어도 반드시 이겨내야 한다는 강한 불굴의 의지와 신념을 소유하면, 당연히 치유되는 쪽으로 병의 미립자는 눈치를 채고 재빨리 방향을 바꾼다. 긍정적인 생각, 부정적인 생각에 따라 병의 미립자의 전자 흐름의 방향이 바뀐다는 사실까지 현재 과학에 의해서 밝혀진 상태다. 이런 현상이 세상의 원리이자 이치다. 이미 1900년대 초에 수립된 양자역학에서 밝혀진 이론이다.

따라서 처음부터 이런 내용에 적응이 잘 안될 수도 있고, 이해하기 어려운 부분이 분명히 따를 수 있다. 이런 내용을 공부한 적이 없기에 생소할 수도 있다. 그러나 위의 내용 들을 이해하려고 노력하는 것은 무엇보다 중요하다. 우선 이해를 해야지만 이들 내용을 인정하게 되고, 믿음이 생겨서 방법을 터득할 수 있다.

위의 내용만으로 부족하다면 다른 참고서적을 참조하면 도움이 될 것이다. 제일 중요한 점은 이치와 원리를 파악하려는 마음가짐이 필요한 것이다. 왜 이런 현상이 가능할까? 하고 말이다. 이들 방법은 바로 터득되기도 하고, 며칠만 노력하면 충분히 가능하기도 하다.

특히 종교 생활을 하는 분들은 이미 이들 이치와 원리들이 성경이나 불경의 말씀에 깊숙이 자리 잡고 있기 때문에 이해도가 훨씬 빠르다. 성경의 말씀 중 "하나님 말씀으로 이 세상 만물이 만들어졌다는 의미"와 불경의 "공즉시색의 의미"안에는 세상의 모든 이치와 원리가 담겨져 있음을 알 수 있다. 이들 내용을 조금만 해석할 수 있는 지혜만 뒤따른다면 필자의 마음해독법 정도는 금방 체득을 할 수 있을 것이다. 그리고 과학에서도 증명하지 않았던가? 조금도 머뭇거릴 필요가 없다.

그리고 일반인들의 경우도 3주 정도 노력한다면 충분하리라 생각한다. 우리가 습관을 바꾸는 데는 보통 3주 정도 시간이 소요된다고 한다. 여기에도 깨달음이 작용을 하게 된다. 우리 몸의 세포에서 받아드리려면, 체질화가 되려면 조금의 노력은 아깝지 않음을 분명히 말할 수 있다.

이들 방법만 터득한다면 사실상 질병으로부터 자유로워질 수 있다. 부작용 전혀 없고, 비용도 전혀 필요 없다. 조금만 시각을 달리한다면 우리 안의 잠재된 능력으로 무한한 힘을 얻을 수 있는 전천후 방법임을 자부한다.

2장
사기(나쁜 기운)의 종류

1. 요산.

　요산은 퓨린이라는 물질이 분해되면서 생기는 대사산물이라고 한다. 이는 주로 콩팥에서 배설된다. 흔히 요산은 통풍의 원인으로 알려져 있고, 과다한 요산이 관절에 축적되면 결국 통풍으로 나타난다. 그리고 요산이 신장에 축적되면 신장 질환을 야기한다고 한다.

2. 젖산.

젖당이나 포도당 따위의 발효로 생기는 유기산이라 한다.

생체내의 에너지 대사에 관여하는 중요한 생화학적 물질이다. 심한 운동을 할 때나 저산소 환경에서 산소 공급이 충분하지 못해서 젖산 처리가 제대로 이루어지지 않아서 근육 속에 축적되고, 이것이 혈액 속에 나타나서 혈중 젖산 농도가 높아진다고 한다. 따라서 일종의 피로물질로 알려져 있다.

3. 전자파.

전자파는 전기장과 자기장의 2가지 성분으로 이루어진 파동으로 공간상에서 광속으로 전파된다고 한다. 전자파에는 라디오 전파, 적외선, 가시광선, X선, 감마선에 이르기까지 에너지의 크기에 따라 각기 다른 명칭이 부여된다. 실생활에 사용되고 있는 가전제품 등에는 인체에 유해 한 전자파가 나오고 있다. 이들의 폐해는 심각함을 넘어서 건강에 절대적으로 악영향을 미치고 있다.

필자는 2021년 7월쯤에 속이 울렁거리는 현상이 자주 발생해서 원인을 분석 하게 되었다. 결국 전자파 영향으로 판단해서 전자파 사라지라고, 사라져 버리라고 반복 확언을 해주니까 그대로 사라져 버린 경험이 있다. 아무래도 TV, 컴퓨터, 스마트폰을 많이 이용하다 보면 전자파에 많이 노출되기 때문에 심각한 단계까지 이를 것이다.

TV, 컴퓨터나 스마트폰을 많이 이용하면 눈이 뻑뻑하거나 침침함을 보통은 느끼게 된다. 하지만 위장의 메스꺼움까지 전자파의 영향을 받는다는 사실은 놀랍기만 하였다.

4. 정전기.

정전기는 물체 위에 정지하고 있는 전기를 일컫는다. 우리가 특히 겨울에 차가운 물질을 잡을 때나, 머리카락을 만질 때 정전기가 주로 많이 발생한다. 이러한 정전기의 발생은 마찰 때문이라 한다. 찌릿찌릿한 느낌은 별로다. 정전기도 인체에 유해한 작용을 하기 때문에 여러 질병의 원인이 된다고 알려져 있다.

5. 중금속.

우리 몸에는 배출이 어려운 비소, 베릴륨, 수은, 카드뮴, 알루미늄, 망간, 납 등의 해로운 중금속이 있는반면 철, 아연, 구리 등 살아가는

데 반드시 필요한 필수 영양소도 있다. 해로운 중금속이 체내에 축적되면 중독 현상으로 인하여 여러 신체에 부작용으로 나타난다.

6. 활성산소의 악영향.

음식물 섭취 후 영양소의 산화 과정에서 우리가 호흡한 산소 중의 2~5%가 활성산소가 된다고 한다. 그 외의 생성원인으로 환경오염과 화학물질, 자외선, 혈액순환 장해, 흡연, 음주, 과도한 운동, 과도한 노동, 그리고 제일 주목해야 할 요인은 바로 스트레스다. 활성산소는 우리 몸의 세포막과 DNA를 손상시키며 노화를 일으키는 주범이다.

더불어 암, 동맥경화, 심근 경색증, 고혈압, 치매 등등 지구상의 질병의 수가 3만 가지가 넘는다고 한다. 활성산소는 이들 모든 질병에 개입하여 원인으로 작용하는 유해요인이다. 그리고 나이가 들수록 활성산소를 제어하는 황산화 물질은 오히려 더 적게 만들어진다고 하니, 노년으로 갈수록 더욱 조심해야 할 것이다.

a. 변비가 해소되다.

새벽에 잠에서 깰 때 잠이 잘 들지 않아서 혹시 잠을 설치면 아무래도 스트레스가 쌓이게 되고, 활성산소가 생기지 않을까 하는 생각이

들었다. 그래서 활성산소 사라지라고 확언을 수차례 해주었다. 아침에 예상외로 변이 쉽게 해결되었다. 혹시 활성산소의 제어 확언이 효과가 있었나 하는 생각이 들어, 다음에도 잠을 설칠 때마다 확언을 해주니까 매번 효과가 있었다. 완전히 활성산소의 영향이라는 사실을 깨달았다.

이런 생활을 한지 10여 년이 넘었을 것이다. 우리가 신경을 많이 쓰거나 스트레스를 받게 되면 통상 변비증세가 생긴다. 이러한 변비 증세는 아마도 대부분 활성산소의 영향이라 생각된다.

b. 피곤이 사라지다.

하루의 일과가 끝나는 오후가 되면, 피곤과 더불어 신경을 많이 쓰게 되어 머리가 띵하며 컨디션은 많이 저하된다. 이때도 활성산소의 영향이 크리라 짐작되어서 활성산소 사라져라, 사라져 버리라고 퇴근 후 운전을 하면서 10 여분 정도 확언을 해주었다.

머리가 띵하는 증세는 없어졌고, 어느 순간부터 상복부가 시원해짐을 느끼게 되었는데, 이는 뇌와 위장 신경이 자율신경의 관여로 직접적으로 연결되어 있다는 사실을 말해주는 것 같다. 활성산소가 사라지니까 자연히 위장까지도 그의 영향으로 시원해지는 것이 아닌가하는 생각이 들었다. 피곤함도 거의 사라졌다.

c. 지겨움이 사라지다.

잠을 필요 이상 많이 잘 때 간혹 지겨움을 느끼게 된다. 또 어떤 일을 반복적으로 많이 하게 되면 지겨움이 느껴진다. 몸에 어떤 불필요한 영향을 미치게 되면 우리 몸은 과잉 반응을 나타내는 듯하다. 이런 현상들이 결국 활성산소의 영향임을 알게 되었다. 이때도 활성산소 사라지라고 반복 확언을 몇 분 정도 해주면 지겨움은 이내 사라진다.

d, 숙취도 활성산소의 영향이다.

술을 과음하게 되어 밤에 잠을 자다 깨보면 속이 쓰리고, 배가 살살 아프기도 하며, 머리가 띵하고, 어찔어찔할 때도 역시 활성산소의 영향임을 알게 된다. 활성산소 제어 확언을 10 여분 이상 해주면 이들 숙취 증세는 감쪽같이 사라진다.

e, 속 쓰림 증세.

스트레스를 여러 날에 걸쳐서 받게 된 경험이 있었다. 과중한 스트레스를 받게 되니까 어느 순간부터 명치 부분이 쓰려오기 시작했다. 활성산소의 영향이라는 사실을 예전부터 알고 있었기 때문에 사라지라는 확언을 해주니까 곧 증세가 사라졌다. 역류성 식도염도 같은 부류이기에 똑같이 처치를 해주면 된다.

f, 과식 후 속이 부대낌,

과식하면 속이 부대끼면서 부담을 준다. 이 현상의 주범도 바로 활성산소다. 사라지라는 확언을 10 여분 이상 해주면 증세는 서서히 사라진다.

g, 감기 증세 때 인후 통증,

감기가 오래가다 보면 인후 통증이 간혹 오는 경우가 있다. 인후 부분을 만져보면 부운 느낌도 있고, 목소리도 변형되고, 통증도 느낀다. 틀림없이 활성산소의 영향이다. 확언을 해주면 가볍게 치유된다.

h, 운동 후의 팔다리 통증.

등산을 하든지, 다른 운동을 하게 되면 팔다리가 알이 배면서 가만히 있어도 뻐근함을 느끼며 쑤시고, 통증이 생긴다. 이때도 활성산소의 영향임을 알게 된다. 활성산소 제어 확언을 해주면 뻐근한 통증은 서서히 사라진다.

i. 구내염.

일을 무리하게 하면 피곤함을 느끼면서 간혹 구내염이 생긴다. 필자는 특히 혀의 오른쪽 중간부위에 상처가 나면서 통증을 느끼고 불편해지는 경우가 있다. 처음엔 어떤 현상인지 몰랐기에 약을 복용하였지만 여러 날 치료를 해도 증세가 쉽게 사라지질 않는다. 분석을 해보니 활성산소의 영향이 아닐까 해서, 활성산소 사라지라고 확언을 수분 정도 해주니까 바로 반응이 나타났다. 10여 분에 걸쳐 확언을 두세 번 정도 해주니까 이틀여 만에 증상이 완전히 사라졌다.

2022년 6월쯤 시골의 어머니가 코로나 19에 확진되어 완치판정을 받았던 적이 있다. 그 후 치아에 틀니를 하였던 잇몸이 통증이 심하여 고생하였던바, 병원치료를 받고 하여도 차도가 없다 하신다. 필자는 아마도 염증의 현상으로 통증이 온 것으로 판단하여 양파 등에 많이 함유된 "케르세틴"이라는 염증을 줄이는 성분을 적용하기로 하였다. 이 케르세틴은 음식을 섭취하던지 다른 물질로부터 섭취해야지만 체내에 축적이 된다고 한다.

필자는 인체에 필요한 물질이 요구될 때, 그 물질의 생성을 원하게 되면 필요한 물질이 생성됨을 많은 경험으로 터득을 하였다. 그동안 케르세틴은 염증을 줄이는 탁월한 효능이 있음을 진작부터 알게 되었다. 그래서 케르세틴 생성, 케르세틴 생성이라는 원격염력 확언을 30여분 정도 2~3회 해주었다.

결과를 보니 효과가 없어 통증의 차도가 없는 것이다. 이 방법 저 방법 강구하다가 구내염처럼 활성산소의 영향이 아닌가 싶어 활성산소를 제어하는 황산화의 여왕으로 알려져 있는 "글루타치온"을 적용하기로 하였다. 염력에 대해서 언급을 하였는데 뒷부분에서 설명이 더해진다.

글루타치온 역시 외부에서 어떤 물질을 흡수하여야 보충이 가능해진다. 필자는 글루타치온 생성, 글루타치온 생성이라고 30여분 어머니에게 염력 확언을 하였다. 다음날 전화로 확인을 하니 다소 통증이 줄었음을 알 수 있었다. 여기에 힘을 얻어 글루타치온 생성 확언을 30분정도 수회를 해주니 완전히 통증이 사라지게 되었다.

여기서 힌트를 얻은 사실은, 아마도 입안의 문제는 거의 활성산소의 영향이 아닌가라는 점을 인식하게 되었다. 일테면 코로나19의 영향으로 많은 고생을 하였던바 활성산소가 과잉 생성이 된 결과 잇몸 통증이 발생하였다고 생각을 하게 되었다. 필요한 물질의 생성에 대한 내용은 "인체에 부족한 물질을 스스로 재생산할 수 있는 힘이 있다."의 뒤편 목록에 자세히 수록되어있다.

j, 공황 발작.

한번은 코가 막혀서 답답함을 느끼다가 이에 집착하다 보니까 점점 더 답답함이 치밀어 올랐다. 불안감과 공포감이 엄습하자 금방이라도 숨이 멎을 것 같고, 질식할 것 같은 그런 고통이 찾아왔다. 이때 심장의 박동이 상당히 빨라지면서 숨이 멎을 것 같은 고통을 느끼게 된다. 심장 박동은 보통 1분에 70회 정도면 정상인데, 발작이 일어나면 심장박동은 무려 150~160까지 올라가는 실험사례가 있었다.

이런 현상 역시 활성산소의 영향임을 알게 되었다. 불안감이 치솟아 기승을 부릴 때는 활성산소가 작동하여 빚어지는 현상이라 보여진다. 이때도 역시 활성산소 사라지라고 몇 번만 확언을 해주면 증세는 가벼워지기 시작한다. 몇 분만 더해주면 발작 증세는 곧 사라진다.

k. 중독 증상.

우리가 중독이라고 하면 노름, 섹스, 마약, 알콜, 담배, 게임중독 등 등 많이 있을 것이다. 이 중독 현상도 활성산소의 영향이 아닌가 생각된다. 필자도 술을 많이 마시진 않지만 비교적 좋아하는 편이다. 여러 날 마시다 보면 당연히 그 시간이 되면 술 생각이 나곤 했다.

아무래도 습관적으로 술 생각이 나는 것은 활성산소의 영향이 아닌가 하는 생각이 들었다. 술 생각이 날 때 활성산소 사라지라고 확언을 해주니까 효과가 있는 듯하여, 몇 번을 더해주니까 감쪽같이 술 생각이 사라졌다. 매번 적용을 해보니까 효과는 항상 나타난다.

그리고 중독 증상이라고 느낄 수 있는 그런 경험을 할 때 적용해보면 효과가 나타남을 알 수 있다.

필자의 큰 아들이 담배를 피워서 상당히 신경을 쓰게 되었다. 스스로 끊으려고 시도도 하였지만 번번이 실패를 한 것으로 알고 있다. 이번에는 친구들과 내기를 하고서 끊으려고 시도를 한다고 한다.

몇 마디 조언을 해주면서 아마도 금단현상은 활성산소의 영향일 듯하니까 때가 되면 활성산소 사라지라고 확언을 해주라고 하였다. 도중에 피부가 가려워서 어느 정도 고통은 있었지만 금단현상은 스스로 제어할 수 있었다. 결국 담배를 끊었고 10년이 지났다. 크게 다행이다 싶다.

이렇게 활성산소의 폐해를 예로 들었지만 활성산소는 일상생활에서 많은 부분에 관여하고 있다. 대부분의 질병의 원인이자, 노화의 주범이라고 하니까 절대적 해로운 물질임엔 틀림없다. 이러한 나쁜 물질을 단순히 마음만으로 퇴치할 수 있다면 더없는 가능성의 희망이 되지 않을까?

그만큼 건강에 해로운 물질이기 때문에 관심을 갖고 대처해야 함은 당연한 일이다. 활성산소의 제어 확언을 상황에 따라서 적절히 해준다면 건강에 큰 보탬이 되리라고 확신한다.

7. AGE(당독소).

AGE란 "Advanced Glycation End products"의 약자다. 최종 당화산물이라고 한다. 만성 염증과 노화 원인의 물질인 에쥐이(AGE)가 최근에 조금씩 알려지고 있다. 이는 몸 안의 단백질이 혈액 속의 당과 결합함으로써 생겨난다고 한다. AGE가 생기는 경로는 에쥐이가 많이 함유된 식품을 섭취함으로써 생기고, 또 다른 하나는 고혈당이나 염증이 지속됨으로써 몸 안의 단백질과 당이 결합해서 체내에서 에쥐이가 쌓이게 된다고 한다.

AGE는 염증을 일으키는 물질이며, 만성 염증뿐만 아니라 노화와도 깊은 관련이 있는 물질이라고 한다. 최근까지 노화의 물질로 활성산소를 알고 있었는데, 연구에서는 에쥐이가 더 많은 인체에 유해한 작용을 하고, 오히려 활성산소보다 노화에 더 큰 관련성이 있다고 발표를 하고 있다.

AGE 수치가 높은 사람일수록 빈혈이 있으며, 신장 기능이 떨어지고, 동맥경화가 진행된다는 사실이 밝혀지고 있다. 그리고 에쥐이가 높은 사람일수록 악력 즉, 손으로 쥐는 힘이 약해지고, 심장병으로 사망하는 경우가 많다는 사실도 밝혀졌다.

또한 에쥐이 수치가 고령자의 수명을 예측할 수 있는 척도가 된다는 사실도 분명해졌다. 따라서 에쥐이가 가장 강력한 사망 원인이 되는 물질이라고 확실하게 알려지고 있다. 인체에 가장 유해한 물질로서 독소의 폭탄이라는 표현을 할 정도로 최악의 독임을 일컫는다.

위의 내용들은 『몸은 얼굴부터 늙는다』 KRD Nihombashi 메디컬팀 지음. 황혜숙 옮김. 의 저서에서 인용하였다. 이런 유해한 물질이 우리 체내에서 생성된다고 한다. 여기에 분명 대처 방법을 강구해야만 AGE의 폐해로부터 탈피할 수 있을 것이다. 이런 해로운 물질이 밝혀지고 있음을 주목하자.

필자는 이를 의식하여 AGE 사라지라고 사라져 버리라고 수시로 확언을 해주었다. 짧은 시간의 경험으로선 우선 몸의 활력이 솟아나는 일테면 목소리가 우렁차짐을 느낀다. 컨디션의 향상되는 효과가 있음을 알 수 있다. 분명 이물질이 빠져나가니까 이런 효과는 나타난다고 판단을 한다.

그리고 피로와 직접적으로 연관이 있음을 알 수 있었다. 필자는 오래전부터 강의를 듣는다든지, 상담을 오랜 시간 한다든지, 모임 등을 갖게 되어 장시간 시간을 보내면 제일 먼저 목소리가 가라앉는 현상이 찾아온다. 아마 수십 년은 그런 경험을 하게 되어 상당히 고심하면서 지내왔다.

아무래도 체력이 떨어진 결과로 인정하여 여러 노력을 해보았지만 뚜렷한 효과는 없었다. AGE사라지라고 확언을 30 여분 정도 두세 번 해주니, 이 증세가 말끔히 사라졌다. 특기할만한 일이다. AGE의 중요성을 절감하게 되는 계기가 되었다. 연관된 세부적인 내용은 뒤에서 더 서술되어진다.

8. PDK1(노화와 암 유발 물질).

최근에 유튜브를 보니 대략 1년 전쯤에 카이스트 조광현 교수팀이 노화 세포를 젊은 세포로 바꾸는 회춘 기술과, 암세포를 죽이지 않고 정상 세포로 되돌리는 기술을 개발하였다는 내용을 보았다. 이 내용이 사실이라면 의학의 획기적 전환점이 되고도 남음이 있으리라 믿는다. 암을 다스리고 노화를 정복하는 시대가 다가옴을 시사한다. 물론 노벨상은 따 놓은 당상이다.

노화 세포를 젊은 세포로 바꾸는 역 노화 원리를 발견하였다. 젊은 세포가 점점 노화 세포로 전환되면서 세포 내에 복잡한 분자 넷트웍의 변형에 따라 발생되는 문제 때문에, 그동안 역 노화 원리를 개발하기가 어려웠다고 한다. PDK1이라는 분자 스위치를 찾아서 이를 억제하니 노화된 세포가 젊고 건강한 세포로 되돌아가는 결과를 드디어 밝혀냈다고 말한다. 초 장수 시대의 서막이 열리는 듯하다.

암을 보자. 현재 3명중 1명이 암에 걸린다는 보고가 있다. 항암제 요법은 암세포의 사멸만이 공격의 목표였지만, 주변의 정상 세포에도 악영향을 끼친다. 그에 반해 암세포를 죽이지 않고 암세포를 정상세포로 환원시키는 방법을 발견하였다. 암세포는 유전자 돌연변이에 의하여 발생하기에 이때 유전자 돌연변이를 되돌리지 않아도 정상 세포로 가역화 시켜서 전환이 가능해진다 한다. 항암제의 여러 부작용의 한계를 극복하고, 암 정복을 할 수 있다는 사실을 말해준다.

역시 PDK1 독소의 작용에 의하여 암이 발생되기에 이를 제거하면 암이 정상세포로 전환된다는 이치다. 암의 예방과 정복이 가능해진다는 얘기다. 물론 약품이 개발돼서 상용화되기란 상당한 시간이 소요되리라 믿는다. 적어도 10년은 족히 소요되리라 본다. 하지만 노화와 암이 정복된다면 어떤 세상이 펼쳐질까? 생각만 해도 가슴이 떨리는 현상으로 다가온다.

필자는 여기서 엄청난 희망을 엿보게 됨은 어쩔 수 없다. 필자의 사기제어법(마음 해독법)을 적용하면 노화와 암 발생의 주법인 PDK1는 얼마든지 통제할 수 있기에 가능성의 희망은 대단해진다. 위의 논리가 정확히 신뢰할 수 있는 연구결과라면 약제 개발을 기다릴 필요가 없이, 즉시 바로 적용 가능하기 때문이다. 필자의 사기제어법을 통하여 체내의 물질적 독이나 심리적 독을 그동안 마음만으로 해독하여 많은 질병에 결정적 효과를 보아왔기 때문이다.

우선 노화를 분석한다면 60조의 모든 세포가 나이에 따라 거의 비례해서 노쇠화 되어있을 것이다. 여기에는 PDK1라는 독소가 결정적 원인이기에 이론에 따른다면 이를 제어를 해주면 된다는 이치다. 이 독성물질이 빠져나가면 사실상 젊은 세포로 전환이 가능해질 것이다. 몇 시간이면 충분히 독성물질은 제거가 되리라 예측을 할 수있다.

여태까지 필자의 수많은 경험으로선 충분하지 않을까라는 가능성을 말이다. 물론 부족하다면 시간이야 더 적용하면 될 뿐이다. 독성물질이 체내에서 빠져나갔다 해도 금방은 노화 세포가 젊은 세포로 전환될 개연성은 좀처럼 점치기가 어려울 것이다. 시간이 지나면서 점진적으로 그 추이를 지켜보아야 할 것임은 틀림이 없다.

암적인 부분도 우선 PDK1라는 독성물질을 암세포로부터 제거할 수 있다면, 돌연변이의 암세포가 정상세포로 전환된다는 이론에 따른다면, 치유의 가능성은 충분하리라 본다. 그리고 생활습성에 따른 이미 축적된 독성물질을 어느 정도 배출시키면 암 예방은 당연히 기대해볼 수가 있을 것이다. 암세포로 돌연변이 될 단계에 돌입하기 전에 독성물질을 충분히 줄이면서 관리를 잘 한다는 전제하에서 말이다.

이미 암에 걸려있다면 독성물질의 제거로 인하여 정상 세포화 되기에 암 치유는 당연히 따라올 수밖에 없을 것이다. 어떤 부작용이나 다른 이상증세가 없이 순수히 정상세포화 된다면 기적을 말할 수밖에 없다. 이론대로라면 그런 세상이 곧 다가올 수 있음은 당연한 귀결이다.

필자의 사기제어법으로 충분히 대처할 수 있다고 본다. 방법은 이미 설명되어 졌듯이 PDK1 사라지라고 사라져버리라고 반복적으로 확언만 해주면 된다. 그러면 PDK1 독성물질은 스스로 알아듣고서 사라질 수밖에 없는 것이다. 다른 사례에서처럼 똑같이 적용하면 충분한 소기의 성과를 볼 수 있음은 당연한 귀결이라 보여진다.

이런 엄청난 희망을 볼 수 있는 절호의 기회가 찾아왔는데 주저하지 말고 필자의 사기제어법(마음 해독법)을 터득할 수 있다면 이보다 더 큰 행운이 있을까? PDK1을 제어할 수 있는 약재가 개발될 시기를 기다리려면 시간이 아까울 뿐이다. 모두의 가능성을 두고 깊은 사려가 필요하다고 본다. 관련된 내용은 뒤편에 수록되어 진다.

9. 세라마이드.

비만에 대해서 간단히 서술해보자. 필자의 큰 아들이 과체중이라 큰 부담을 주고 있다. 물론 다이어트를 여러 번 시도했지만 매번 요요 현상 때문에 체중은 점점 더 증가해서 거의 정점에 다 달은 듯이 보인다. 이제는 속수무책으로 아예 다이어트는 포기상태에 있는 듯하다. 그래서 필자는 비만에 대해서 분석을 하는 처지가 되었다. 더불어 필자 자신도 체중이 증가 되어 은근히 걱정되었다. 키가 176cm, 평소 체중이 75~76kg이었는데 83kg까지 불어나서 반드시 감량해야만 할 것 같았다. 처음엔 마음만으로 체중을 줄여보려고 여러 방법을 시도하였지만 여의치 못하였다.

결국 밥이라든지 면 종류의 탄수화물 섭취는 가급적 줄이고, 고지방식(돼지고기만 섭취) 다이어트를 시도해서 약 두 달 만에 6kg정도 살을 뺐다. 물론 요요현상이 문제가 될 것이라는 생각은 했다. 책을 보면 인슐린의 저항성이 요요의 가장 큰 원인으로 되어있다. 췌장에서 분비되는 인슐린은 우리 세포가 혈액에서 당과 지방을 흡수해 그 것을 연소함으로써 에너지를 얻을 수 있게 도와준다.

그러나 세포가 인슐린에 제대로 반응을 하지 않게 되어 당과 지방을 흡수 못하는 현상이 나타난다. 이때 췌장은 인슐린 부족으로 인식해서 인슐린을 더 많이 만든다. 인슐린양을 늘리면 세포들이 마침내 그 메시지를 받아드릴 것이라고 기대하고서 말이다. 그러나 췌장이 인슐린을 더 많이 분비하게 되면 결국 세포들이 인슐린에 더 강한 내성을 보이는 악순환이 반복된다. 한마디로 세포들이 인슐린에 무뎌지는 현상이 발생 된다고 한다. 이를 "인슐린 저항성"이라 지칭한다.

결국 세포들은 인슐린에 대한 반응을 완전히 멈춘다. 그 결과 세포가 혈액에서 당과 지방을 흡수하지 않으면, 그들 당과 지방이 혈액 속에서 끊임없이 순환하고, 동맥과 간처럼 불필요한 곳에 가서 쌓이게된다. 이런 상황은 제2형 당뇨병과 고혈압이 되고, 상황이 개선되지 않으면 결국에는 동맥 손상, 신장 병, 시력상실, 심장병 등을 초래한다고 한다.

게다가 세포는 혈액에서 당과 지방을 섭취하지 못해 영양 부족에 시달리게 된다. 그리고 배고픔을 느끼고 더 많은 음식을 먹게 되며, 몸에 지방이 더 많이 쌓이면서 악순환은 이어진다. 이같이 인슐린 저항성은 결정적으로 우리 몸에 악영향을 초래하게 된다.

인슐린 저항성의 원인은 고지방 식품에 계속 노출되고, 불필요한 지방이 체내에 축적될 때 "세라마이드"라는 독성 지질이 생성되어 발생 된다고 한다. 세라마이드라는 물질이 점점 더 많이 생성되면 인슐린 내성과 염증, 세포의 죽음까지도 초래한다는 것이다. 세라마이드 물질을 제거하는 것만이 해결의 방법이 되리라 본다.

그래서 필자는 6kg정도의 살을 빼고, 필자의 사기제어 방법을 적용하여 세라마이드라는 일종의 사기를 제어하였다. 그 결과 현재 4년여 시간이 지났지만 요요현상은 전혀 없다. 약간씩 체중의 증가 기미가 보이면 바로 세라마이드 사라지라고 20~30분 정도 확언을 해주면 바로 체중이 정상으로 돌아온다.

간혹 세라마이드는 독성 물질이기에 요요현상은 없지만, 그래도 체내에 잔존돼 있지 않겠나 하는 생각에 세라마이드를 제거하기 위해서 확언을 해주고 있다. 큰 아들한테도 다이어트를 다시 시도해보라고, 요요의 주범인 인슐린 저항성은 처치가 얼마든지 가능하다고 말을 하여도 반응은 별로다.

그리고 더욱 중요한 점은 당뇨병의 대부분을 차지하는 제2 당뇨병 치유의 가능성을 세라마이드를 제거함으로써 기대해볼 수 있다는 것이다. 제2 당뇨병의 원인이 인슐린 저항성인데. 이 인슐린 저항성의 원인이 되고 있는 "세라마이드" 독성 물질을 처치할 수 있다면 큰 가능성의 희망이 되지 않을까?

10. 어혈.

어혈은 인체 내의 탁한 피 즉, 죽은 피를 말한다. 혈액 속에 콜레스트롤, 중성지방, 혈전, 각종 찌꺼기 등이 포함된 혈액이다. 원인은 몸을 차게 하여 냉증이 오고, 과식, 스트레스 등이 주된 원인이라고 한다. 피가 정상적으로 흐르지 못하고 정체된다면 당연히 질병의 온상이 된다. 그리고 혈관에 콜레스트롤이나 중성지방이 쌓여 혈관이 가늘어지고 막힐 수도 있고, 나이가 들면 혈관벽의 탄력성이 줄어든다.

그리고 어혈은 건강의 최대의 난적이 된다. 어혈이 발생하여 전신에 분포되면 모든 질병의 단초가 된다. 혈액의 여과는 신장과 간에서 수행된다. 신장과 간 기능의 저하는 당연 혈액 여과의 불량함이 따른다. 그러면 어혈은 생길 수밖에 없는 결과가 된다. 어혈이 생김에 따라 몸의 전신에 악영향을 끼침은 상상을 초월한다.

어혈이 생기는 초기 단계는 신장 기능의 약해지면서 고지혈증이 생긴다고 한다. 어느 정도 진행되면 간장에 영향을 주게 되고 어혈은 생성되어 혈액이 응고되면서 혈전이 된다고 한다. 이 단계에서 고혈압이 발생한다고 한다. 어혈이 전신에 퍼져나가면 모든 장기와 대부분의 세포에 악영향을 끼칠 수밖엔 없을 것이다. 우선 혈액이 응고되면 말초혈관의 모세혈관은 거의 막히게 되어 제 기능을 못하게 된다.

혈관이 막히면 세포에는 산소나 영양분 공급이 차단될 수밖에 없다. 그러면 해당된 세포는 사멸될 수도 있고, 산소와 영양분 공급이 안되니 수면 세포로써 남아 제 기능을 못하고 정지되어 있는 세포도 있을 것이다.

당연 이들에 따라 질병은 수반될 수밖엔 없다. 거의 대부분의 질병이 이런 과정을 거쳐 발생이 된다고 보아야 할 것이다.

그래서 질병이 있으면 우선 혈액 여과를 해주는 신장과 간 기능을 정상화 시킬 필요가 있는 것이다. 신장과 간 기능이 정상화 되면 혈액을 제대로 여과시켜주니 어혈 생성은 중단이 될 것이다. 그런 다음 질병 부위의 어혈을 정화해주면 혈관이 뚫리면서 혈액은 통하게 된다. 드디어 질병 부위엔 산소와 영양분의 공급을 받게 된다. 그곳의 죽은 세포는 사라지면서 세포 분열 이치에 따라 아들 세포인 새로운 세포가 등장하여 세포 재생이 이루어질 것이다.

더불어 수면 세포도 산소와 영양분이 제대로 공급되니 잠자고 있던 세포 기능의 정상화는 이루어질 수밖에 없다. 이런 기전을 통하여 질병 치유는 가능해진다고 보면 무방하리라 본다. 역시 필자의 사기제어법을 적용하면 이들 내용의 소기의 성과는 당연한 결과가 된다.

따라서 어혈로 인하여 우선시 되는 부분은 아마도 고혈압임을 부인 못 할 것이다.

a. 고혈압.

평상시 스트레스를 많이 받게 되면 혈압이 높아지는 경우가 있지만, 보통 최고의 혈압은 통상 130~140 정도로 나타난다. 아마 50대 이후로는 120이하로 내려간 기억이 별로 없는 듯하다. 혈관 속에 붙어있는 노폐물과 혈액속의 어혈을 제거한다는 뜻에서 어혈 사라져라, 어혈 사라지라고 하루에 한두 번정도 10여 분을 수일간 확언을 해주게 되었다.

그 결과 최고혈압이 120이하로 내려감을 알 수 있었다. 왼쪽에 103에 74, 오른쪽이 116에 84가 나왔다. 며칠 후 다시 재보니 왼쪽이 108에 82이고, 오른쪽이 112에 84의 수치가 나왔다. 의외의 결과로 신선한 충격이 되고도 남았다,

수시로 어혈 정화에 신경을 쓴다면 혈압 안정에 큰 도움이 되리라 생각된다. 어차피 콜레스트롤, 중성지방, 혈전 등도 잘게 쪼개면 최종의 단계에선 미립자다. 이들 미립자는 반드시 자체에 의식인 정보를 소유하기 때문에 마음의 지시에 따라 알아듣고서 좌지우지 되어야만 한다. 그 결과 혈압도 조절이 가능하다는 사실을 알게 되었다.

정화방법은 사기제어 방법과 동일하다. 혈관속의 혈액을 생각하면서 어혈 (콜레스트롤, 중성지방, 혈전, 각종 찌꺼기) 사라져라, 사라

지라고 계속해서 반복 확언을 하면 된다. 지금도 어쩌다 혈압을 재보면 130~140 정도를 유지하고 있다. 다소 걱정돼서 확언을 어느 정도 해주면 다시 120정도로 내려간다. 꾸준히 해주면 좋을 텐데 게을러서 탈이다.

그리고 위의 내용에서처럼 어혈은 신장과 간 기능의 부조화로 발생된다고 하였다. 이들 기능부터 살려주면 혈액 여과가 정상화되기에 어혈 생성은 차단되어 혈압에 도움이 될 수밖에 없다. 다양한 지혜를 펴는 통찰의 필요가 요구된다.

현재 고혈압으로 고통 받고 있는 사람이 약 800만 명이 넘는다. 약을 먹어도 혈압 조절이 잘 안 되는 사람이 100만 명이 된다 하니 놀라운 사실이 아닐 수 없다. 혈압도 뒤편에서 말하는 염증과 관련이 있다고 이미 밝혀지고 있다. 이렇게 혈압이 마음만으로 조절 가능하다면 오히려 시각을 완전히 달리해야 할 것이다. 해결의 방법이 바깥에 있지 않고, 바로 내 안의 마음속에 있음을 알아야 할 필요가 있다.

b. 허리 통증.

생활하다 보면 허리가 뜨끔하고 다치는 경우는 사람들이 일반적으로 겪는 증세다. 허리를 다치게 되면 조금만 있으면 주위의 근육들이 긴장되면서 굳어지게 된다. 이때 통증이 수반되면서 별다른 조치를 취하지 않으면 2~3일만 지나도 벌써 골반과 다리 근육에도 영향을 미친다. 그렇게 되면 혈액순환 장애 증상이 올 수밖에 없고, 당연히 어혈은 아픈 부분에 몰리게 된다.

경험상 어혈이 문제임을 확인하게 된다. 허리를 다쳤을 때 보통은 부황을 뜨든지, 그곳에 사혈을 하게 되면 허리 통증이 완화되는 것을 알 수 있다. 어혈이 어느 정도 제거되어서 나타나는 현상이라고 여겨진다.

여기서 힌트를 얻어서 어혈 제어 시도를 해보았다. 20~30분정도 허리에 있는 어혈 사라져라, 사라지라고 반복 확언을 해주었다. 그때 당시는 통증에 별다른 변화가 없었지만, 다음날 활동하는데 어제 보다는 많이 부드러워 졌다.

어혈이 일부 줄어드니까 통증은 금방 사라지지 않았지만 서서히 가벼워지는구나 하는 느낌을 받았다. 그래서 남아있는 어혈을 제거해주면 되리라 생각하고 10여분 더 확언하였다. 그다음 날에도 좀 더 통증이 가벼워짐을 느낀다. 약간은 통증이 남아 있어서 어느 정도 확언을 더 해주니까 증세가 완전히 사라졌다.

어혈이 제거되니까 혈액순환이 정상화된 것이었다. 굳어 있는 근육들도 풀어지면서, 요추를 지지하던 인대나, 압박받던 신경도 정상으로 회복되고 동시에 통증이 사라진 것이라 생각된다. 여러 번에 걸쳐서 효과를 보게 되었다. 마음만으로 어혈을 제거하고, 그에 따른 통증을 제어할 수 있다는 점을 보여준다.

필자는 허리가 약한 관계로 젊은 시절부터 수시로 허리가 뜨끔하면서 매번 고통을 받아왔다. 이런 경우를 허리 염좌라고 일반적으로 표현한다. 다행히 젊은 시절 카이로프랙틱의 기술을 터득한 관계로 수월하게 치료를 해왔다. 그러나 이들 염좌는 다른 기전을 통하여 발생한다는 사실에 주목해야 할 것이다.

이는 트라우마에 의한 영향으로 발생한다고 알려져 있다. 트라우마에 의해 뇌에서 염증이 만들어져서 염좌 현상이 생긴다는 연구보고다. 트라우마가 원인이니 통증이 나타날 때마다 10여 분 정도 트라우마 사라지라고 사라져라고 확언을 해주면 통증은 가볍게 사라진다. 이와 같은 경험을 하다 보니까 더 이상 허리 염좌는 나타나지 않는다.

그렇다면 이 현상의 원인은 물리적인 요인 보다는, 오히려 스트레스인 심리에 의한 트라우마의 영향이 주된 원인임이 부각된다.

c. 손 저림, 발끝 저림.

이 경우도 어혈이 원인임을 경험해보면 알 수 있다. 혈액순환이 제대로 안되니 당연히 손이나 발끝이 저릴 수밖에 없는 것이다. 손이 저릴 때 요통 때와 마찬가지로 어혈 제어 시도를 10 여분 하였다. 몇 시간이 지나니까 손 저림은 반감됨을 느꼈다. 효과가 허리 통증보다는 비교적 빠르게 나타난다.

한 번 더 손의 어혈(콜레스트롤, 혈전, 중성지방, 혹은 찌꺼기들) 사라지라는 확언을 10여 분을 더해주었다. 다음날 보니 많이 좋아졌다. 마지막으로 확언을 더 해주니까 손 저림 현상은 완전히 사라졌다. 손 저림 증싱도 역시 어혈이 문제였다는 것을 확인하는 계기가 되었다.

지금에 와서는 저림 현상도 거의 대부분 뇌에서 발생 되는 트라우마에 의한 염증의 결과로 인해 나타난다고 보고 있다. 치유는 트라우마의 부정적 에너지를 원인이라고 인정하고 트라우마 사라져라, 트라우마 사라지라고 10여분 정도만 반복 확언을 하여 정화해주면 손발 저림 증상은 쉽게 사라진다.

뒤편에서도 말하겠지만 모든 트라우마를 한꺼번에 사라지라고 확언하였다. 손 저림이 발생할 만한 원인인 트라우마 에너지가 다 사라져서인지 몇 년이 지났지만 아직은 저림 현상이 나타나지 않고 있다. 직접 연관된 트라우마는 아마도 적은 양의 에너지를 지닌, 소소한 성격의 작은 스트레스인 트라우마일 것이라는 생각을 하게 된다.

d. 옆구리 결림(담 결림).

앞의 손 저림 증세와 같이 옆구리 결림도 어혈이 문제였다. 똑같이 처치를 해주면 된다. 잠을 잘못 자면 목에 통증이 오는 경우도 마찬가지다. 이같이 혈액순환이 잘 안돼서 어혈이 모이면 우리 몸은 통증을 일으킨다.

더불어 옆구리 결림이나 담 결림 현상도, 손발 저림 현상처럼 대부분 뇌에서 발생되는 염증이 원인이라는 사실이다. 역시 트라우마를 정화 시켜주면 감쪽같이 사라진다. 모든 트라우마 사라지라고 확언을 해준 덕분인지 역시 몇 년이 지났지만 결림 현상은 없다.

11. 혈관 청소.

혈관은 우리 몸에 필요한 산소와 영양소, 불필요한 이산화탄소와 배설물 등이 혈액을 통하여 심장과 인체의 각 장기 및 조직 사이를 순환시키는 통로다. 이는 크게 동맥, 모세혈관, 정맥으로 나뉜다. 동맥은 허파를 거쳐 산소가 풍부해진 혈액을 좌심실로부터 온몸의 조직으로 전달하고 세동맥으로 갈라진다. 모세혈관은 세동맥과 세 정맥 사이를 연결하는 가느다란 혈관이다. 정맥은 조직에서 사용된 혈액을 다시 심장으로 모이게 하는 혈관을 말한다.

혈관의 길이는 대략 50만km나 된다고 한다. 심장에서 나간 피가 다시 돌아오는 데는 약 40초가 걸린다 하니 놀라운 사실이 아닐 수 없다. 혈관에는 세월이 흐르고 나이가 들다 보면 이물질이 많이 끼어서 혈관이 가늘어지는 현상이 생기고, 혈관 벽의 탄력은 당연히 줄어든다.

특히 동맥의 죽상경화증은 콜레스트롤, 중성지방 등에 의해서 동맥 안이 좁아지면서 딱딱하게 굳어지는 것을 말하는데, 이를 동맥경화증이라고 표현한다. 이들에 의한 혈액순환의 부조화는 심장에서는 협심증이나 심근경색의 원인이 되고, 뇌에서는 뇌혈관이 터지는 뇌출혈, 뇌로 가는 혈관이 막히는 뇌경색의 원인이 된다. 그리고 장기의 기능을 저하시키고 전신에 나쁜 영향을 끼친다.

혈관 청소를 위해서 약물요법, 식이요법, 적절한 운동이 있다. 여기에도 분명히 한계는 따를 수밖에 없다. 따라서 필자는 마음만으로 혈관 청소의 가능함을 경험하였다. 앞서 고혈압 편에서도 어혈 사라지라고 어혈 사라져라고 반복 확언을 해주면 최고혈압이 떨어진다고 표현을 하였다. 같은 이치로 혈관의 사기도 혈관 사기 사라지라고 반복 확언을 해주면 혈관에 붙어있는 이물질 즉, 찌꺼기들이 사라져서 청소가 된다는 논리다.

일례로 부끄러운 얘기지만 남자들의 발기력은 혈액순환과 관련이 있다고 알고 있다. 신체의 특정 부분을 의식하지 않고, 그저 혈관의 사기 사라지라고 반복 확언을 30여 분 정도만 해주면 흔한 표현으로 새벽에 텐트를 친다. 필자랑 같이 공부하시는 80대분이 계신다. 혈관 사기 사라지라고 반복 확언을 해주니까 그동안 잊고 있던 남자의 심볼이 꿈틀댄다고 하신다. 이에 감탄하셔서 경험담을 말씀하신 적이 있었다고 앞서 표현을 하였다.

장기의 어느 부분이 불편함을 느끼면 혈액 순환의 부조화로 그런가 싶어, 일테면 신장이면 신장의 혈관 사기 사라지라고, 신장의 혈관 사기여 사라지라고 반복 확언을 해주면 된다.

특히 머리나 심장 부분이 가끔씩 뜨끔뜨끔하는 경우가 생긴다. 사실 기분은 별로다. 이때도 그 부분을 의식하면서 혈관 사기 사라지라고 10여분 정도 확언을 해주면 감쪽같이 증상은 사라지고 마음은 곧 편안해진다.

필자는 혈관의 중요성을 알기 때문에 생각 날 때 간혹 가다 혈관 청소 확언을 해준다. 5~6년 전에 혈관 나이를 측정할 기회가 있었는데 대략 30~40대로 결과가 나왔다.

또한 혈관 벽의 탄력성에 문제가 있음이 의식되면, 혈관 벽 사기 사라지라고 확언을 해주면 목적한 성과를 볼 수 있다. 위의 사례들은 혈관 청소도 마음만으로 가능함을 시사한다. 여러 사람들이 이 방법을 터득하여 효과를 보고 있다. 이런 내용은 과학이 증명한 자연의 이치를 따름을 자연스럽게 말하고 있다.

혈관의 중요성은 누구나 잘 알고 있다. 다른 방법으로 가능하지 못하다면 필자의 방법을 터득해서라도 혈관 청소를 한다면 커다란 행운이 될 것이다. 혈관과 관련된 질병을 예방 내지, 치유할 수있다. 문제가 있으면 반드시 적절한 답이 있음을 다시 한 번 상기해보게 된다. 우리의 내면의 힘은 상상을 초월하는 지혜와 능력과 힘을 소유하고 있음을 인식할 필요가 있다.

3장
사기제어법(마음 해독법)의 적용방법

우리는 살아오면서 체내에 여러 가지 이물질 즉, 독을 축적할 수밖에 없을 것이다. 식품에 의한 독, 환경적인 영향의 독, 약품의 독, 스트레스에 의한 유해물질을 말할 수 있다. 일테면 어혈, 요산, 젖산, 냉기, 전자파, 중금속, 아드레날린, 코리티솔, 활성산소, 혈관 청소, 산성체질, 엠토아. AGE(당독소), PDK1(노화와 암 유발 물질), 세라마이드 등의 물질적인 독과, 정신적인 독인 트라우마, 죄의식, 잘못된 믿음, 콤플렉스 등 많은 요인이 있을 것이다. 이들을 통틀어 사기라고 명칭을 칭하기로 하였다.

우리는 사기를 축적만 해왔지, 몸에서 배출하는 방법은 구체적으로 모르고 있다. 필자 역시 사기제어에 대해서 전혀 모르고 있다가, 마음으로 병을 치유하면서 자연스럽게 터득을 하였다. 병을 치유할 때 병은 원래 없는 것이기에 병은 사라지라고 사라져버리라고 해서 병을 치유하였다.

병은 본래 실체가 없고, 아무런 힘도 없는 무기력한 존재이기에 사라지라고 하면 사라지는 것이 병의 속성이다. 몸의 어느 부분이 이상이 있으면 그 부분에는 분명 사기는 침착되어 있을 것이다. 역시 병과 같이 사기 사라지라고 사기 사라져라고 하니 사라짐을 알게 되었다.

신체의 어느 부분이 통증이 있거나 이상 증상이 나타나면 한번 시험 삼아 적용을 해보자. 만약 허리가 아프면 단순히 아픔만을 생각하면서 허리에 있는 사기 사라져라, 사기 사라져라, 사기 사라져라고 계속 반복 확언을 해주면 된다. 5분이고, 10분이고 확언을 해주다 보면 어느 순간 통증이 줄어들게 됨을 알게 된다. 이때 통증이 다 사라질 때까지 확언을 계속해주면 된다.

허리에 통증이 있으면 분명 원인이 존재한다. 처음으로 사기제어법을 시도하는 경우이니 어떤 요인으로 인해 통증이 나타날까 하는 단계까진 생각하지 안 해도 된다. 단순히 아픔만을 생각하면서 시도하면 된다. 사기 사라져라, 사기 사라져라고 확언만을 해주면 된다는 이치다.

다음엔 피로를 대처해보자. 어떤 피로물질이 쌓여있는지는 굳이 생각하지 안 해도 된다. 이때도 단순히 피로만 의식하여 사기 사라지라고, 사기 사라지라고 반복 확언만을 해주면 된다. 몇 분이고 시행하다 보면 조금씩 피로가 가시는 것을 알 수가 있다. 피로가 완전히 사라질 때까지 확언을 더 해주년 된다.

물론 처음에는 효과를 보지 못하는 경우도 발생할 것이다. 그렇지만 전혀 실망할 일은 아니다. 우리가 언제 이런 일에 대해서 관심 가져 본적이 있었던가? 누구든 생소한 부분이다. 그래서 제일 먼저 생각해야 할 부분은 이치와 원리에 대해서 다시 한 번 확인하는 안목이 필요하다.

이치와 원리에 대해서 우선 이해가 돼야 한다. 그러면 당연 믿음이 따르게 된다. 믿음이 와서 신념화가 되어야 비로써 방법은 터득이 될 것이다. 이 단계를 분명 거쳐야지만 방법 터득은 가능해진다. 특히 성경이나 불경을 공부한 사람들에게는 터득이 한결 수월해진다. 이미 그들 내용을 공부하여서 믿음이 따르기에 가능해진다. 일반인들도 조금만 정성을 다한다면 수일이면 터득은 충분하다.

몇 번이고 시행하다 보면 어느 순간 효과가 나타나게 된다. 그러면 일단 방법을 터득 한 걸로 인정을 해도 좋다. 한번 방법을 터득하면 절대 잊는 경우는 발생하지 않는다. 다양한 부분에 적용을 해보면서 효과가 나타나면, 자신감이 생기면서 탄력을 받게 된다.

실례로 우울증을 보자. 우울증은 심한 스트레스에서 오는 질병이다. 오랜 기간 스트레스를 받다 보면 뇌에는 분명 사기가 축적될 수밖에 없다. 뇌의 기능은 지극히 불량한 상태에 이를 것이다. 이의 영향으로 세로토닌의 분비는 줄어들어 우울증의 증세는 나타난다고 알고 있다.

즉, 사기의 작용이 원인이 됨을 말한다. 여기에는 아드레날린, 코티솔, 활성산소 등이 뇌에 축적되어 우울증의 발단이 되리라 본다. 이들을 총칭하여 사기라고 칭하면 된다. 이들 사기를 의식하여 사기 사라자라고, 사라지라고 역시 똑같이 반복 확언만을 해주면 된다는 논리다. 뇌에 침착된 사기만 제어해주면 정상적인 세로토닌의 생성이 회복되기에, 우울증의 증세는 사라진다는 이치다.

혈압이 높으면 어혈(콜레스트롤, 중성지방, 혈전, 각종 찌꺼기)과 관련이 있음을 알고 있다. 이때도 어혈 사라져라, 어혈 사라져라고 반복 확언을 10여분 정도 2~3회만 해줘도 최고 혈압은 10이상 떨어진다. 몇 번을 더해주면 정상혈압의 기대도 충분할 것이다. 어혈이 사라졌기에 가능한 일이다.

특히 남자들은 전립선으로 고통을 많이 받고 있다. 이때도 정확히 어떤 사기가 침착되어 있는지는 정확히는 모르지만, 그저 전립선을 생각하면서 사기 사라지라고 사기 사라지라고 반복 확언을 해주면 소기의 성과를 볼 수 있다. 이때는 아마 전립선의 비대를 말할 수 있을 것이다. 비대 증상이 어느 정도 해소되었음을 추측할 수 있다.

트라우마를 보자. 우리가 살아오면서 겪은 수많은 트라우마가 뇌의 무의식 속에 저장되어 있다. 이때도 하나의 트라우마를 생각하면서 트라우마 사라지라고 반복 확언을 해주면 트라우마의 감정 에너지는 정화가 된다. 트라우마의 힘(기력)이 약화되어 병을 만들 수가 없게 된다.

일테면 감정 에너지가 정화되어 괴로움(분노, 원망, 슬픔 등)이 사라졌다는 뜻이다. 다시 회상을 해보면 이미 괴로운 감정은 사라져 편안한 마음이 자리 잡고 있음을 알 수 있다. 단지 기억으로만 남아있게 된다. 따라서 몸에 어떤 이상 증세가 나타날 때 트라우마가 작용하여 병이 생겼다고 인정되면, 역시 트라우마 사라지라고 반복 확언하여 정화를 해주면 치유는 가능해진다.

이런 이치가 가능함은 이미 앞선 부분에서 설명되어졌다. 양자역학에서 밝혀 논 이치를 살펴보면 이해가 될 것이다. 돌, 쇠붙이, 프라스틱, 나무, 물, 암 덩어리, 병의 찌꺼기, 요산, 젖산, 중금속, 전자파, 활성산소, 코리티솔, 아드레날린, 어혈, AGE(당독소), PDK1(노화와 암 유발 물질), 엠토아, 세라마이드, 콤플렉스, 트라우마, 죄의식, 수치심 등 이들을 잘게 쪼개어 파동 즉, 에너지(미립자) 단계에 이르면 반드시 의식(고유의 정보)을 지니게 된다. 한마디로 그들 물질 자체에 이미 마음인 정보가 깃들여져 있다는 사실이다.

성경이나 불경의 말씀에 마음이 이. 세상 만물을 만들었다고 분명 명시하고 있다. 인간의 생명인 마음도 창조주 아니 자연으로부터 부여받은 선물이기에 창조주의 마음이나 인간의 마음 역시 성질, 성격, 성품이 같다는 해석이다.

이들 이론에 근거하여 만물의 주인은 인간의 마음이라는 사실을 알수가 있다.

마음으로 만들어진 이들 물질은 인간의 마음을 정확히 알아채고, 꿰뚫어보는 그들만의 능력이 있다. 왜냐면 마음으로 인하여 만들어졌기에 그들 물질의 본원 본질에는 이미 마음이라는 정보가 근본을 이룬다는 점이다. 그래서 만물이 인간의 마음을 알아채는 성능을 지니고 있음을 증명한다라고 말할 수가 있다.

위의 이론을 바탕으로 모든 만물은 인간의 마음을 꿰뚫어 보기에 마음으로 지시, 명령하면 이들 물질은 알아듣고서 그에 따른 자체 변화를 한다는 사실이다. 그래서 사기 사라지라고 하면 사기는 알아듣고서 사라진다는 해석이다. 지극히 세상 이치를 따른 자연적인 현상이다. 필자 본인뿐만이 아니라 여러 사람들이 이 방법을 터득하여 적용하고 있다.

마음으로 해독하는 디톡스 방법에 대해서 간략히 표현하였지만 얼마든지 가능하다는 사실이다. 이런 방법으로 질병을 치유할 수 있다면 더없는 가능성이 될 것이다. 우리 안의 지혜와 능력과 힘은 누누이 말하지만 무한함을 말하고 있다. 어떤 힘과 능력을 소유하는지는 우리의 생각으로는 도무지 가늠할 수 없을 뿐이다.

그래서 능력의 한계와 한정을 두는 것은 매우 위험한 발상이라 여겨진다. 좀 더 시각을 달리하면 새로운 차원의 지혜는 언제나 우리와 함께 같이하리라 생각된다.

4장

사기(나쁜 기운)제어의 효과

1. 심장의 사기제어.

힘든 노동을 하든지, 심하게 운동을 하고 나면 숨이 멎을 것 같고, 가슴이 답답하고 숨이 턱턱 막히는 듯한 기분이 드는 경우가 있다. 이런 경우 심장에 부담이 가서 나타나는 현상이 아닐까 하는 걱정을 하기도 한다. 이때도 심장을 의식하면서 심장의 사기 사라져라, 심장의 사기여 사라지라고 반복해서 확언을 해주면 된다.

5분여 정도만 해주면 벌써 심장은 편안함을 느끼기 시작한다. 몇 분만 확언을 더 해주면 이들 심장의 부담은 곧 사라진다. 이런 식으로 몇 번만 확언을 더 해주면 심장의 부담은 별로 느끼지 못할 정도로 튼튼해짐을 알 수 있다. 심장의 나쁜 기운인 사기가 사라지니 이런 현상이 나타난다고 본다.

평소에 중요한 일이라든지, 긴박한 상황에 직면하면 누구나 긴장이 되면서, 마음은 초조해지고, 불안감에 놓이게 된다. 나이가 들수록 이런 현상은 더 심해진다. 노화의 과정이 아닌가 싶다. 이런 경우도 심장의 부담이 가중되어 생기는 현상이다. 바로 심장의 사기제어를 10여 분 이상 해주면 긴장과 초조함, 불안감이 해소되면서 평소처럼 편안한 상태를 유지하게 된다.

그리고 나이가 들면 대부분 목소리가 쉐쉐하며 많이 가라앉는다. 자연 목소리가 작아지면서 상대방이 잘 알아듣지도 못하는 경우가 발생 된다. 심하면 말할 때 침이 튀어나오는 경우도 있고, 목 주위가 뻘겋게 충혈되기도 한다. 물론 기력이 떨어진 이유지만, 의학계에서도 이미 심장의 박동이 약해지면 이런 현상이 생긴다고 말하고 있다. 이때도 역시 심장의 사기제어 확언을 해주면 곧 목소리가 살아남을 알 수 있다.

심장은 인체 생명력 생성의 적어도 90% 이상은 주관하지 않나 싶다. 미국의 심장연구기관인 하트메스 연구소의 발표에 의하면, 심장에서 발생되는 전자기장이 뇌에서 생성되는 전자기장의 약 5000배나 강도가 높다고 한다. 일테면 생명력인 전자기장의 대부분이 심장에서 생성된다는 보고다. 필자는 이를 진작 인식하여 적용하고 있기에 실감하고 있다.

그리고 심장 부근이 뻐근하든지, 뜨끔 뜨끔 하면서 느낌이 안 좋을 때도 심장의 사기 사라지라고 확언을 해주면 효과를 볼 수 있다. 또한 심장은 많은 혈관이 분포되어 있기에, 심장혈관의 사기 사라지라고 확언을 해주면 혈관과 관계가 있는 증상들은 이내 사라진다. 이런 경험들은 심장병을 예방하거나 치유에 상당한 가능성을 이미 여러 사람들에 의하여 확인되고 있다.

2. 간장의 사기제어.

우리가 피곤해지면 간장과 관련 있다고 누구든지 알고 있는 사실이다. 때로는 눈이 시큼시큼 하면서 상당한 피곤함을 느끼는 경우도 있다. 이런 경우에도 간장의 사기제어 확언을 해주면 피곤함은 사라지고 만다. 그리고 차멀미나 배멀미도 알고 보면 간장과 관련이 있다. 몸살이 나서 팔다리가 쑤시는 경우도 역시 간장하고 직접접인 관련이 있다. 적절하게 간장의 사기 사라지라고 확언을 해주면, 이들 증상도 즉시 사라짐을 경험상 알게 된다.

술을 여러 날 죽 마시게 되면 간장에 부담을 주기에 염려가 되기도 한다. 아니나 다를까 피곤함을 많이 느낀다. 간장 사기제어를 10여 분 이상 하루에 한두 번 정도 2~3일 정도만 해주면 무난히 해결된다.

간혹 가다가 특별한 이상 증세가 없어도 오른쪽 늑골 밑 부위를 손끝으로 안으로 밀면서 눌러보면 으리하게 혹은 찐한, 간장 부위에 통증을 느끼는 경우가 생긴다. 이때의 통증은 간장의 이상을 말하기에 역시 몇 분 정도씩 사기 사라지라고 수일 정도 확언을 해주면 이내 증상은 사라진다.

3. 폐의 사기제어.

필자는 새벽에 일찍 일어나서 글을 쓰든지, 책을 보는 습관이 있다. 전에 비염 증세가 있을 때는 감기를 달고 살았다. 비염이 치유된 후에도 새벽에 일찍 일어나면 아무래도 찬바람을 많이 접하기 때문에 비교적 감기 기운에 자주 노출된다.

폐의 기능에 문제가 있다고 판단해서 폐의 사기제어를 10여분 정도 3~4회 해주니까 감기에 많이 강해짐을 느낀다. 감기가 살짝 오는 듯 하다가도 조금 있으면 곧 감기 증세가 사라져버린다. 그동안 폐에 나쁜 기운이 얼마나 축적되어 있었으면 이런 현상이 나타날까 하는 우려의 생각이 들었다.

어떤 이유로 기침이 많이 발생되는 경우가 있다. 이때도 폐에 사기가 축적되어 그런가 싶어 폐의 사기제어를 해주면 곧 사라진다.

간혹 가다가 입안이 건조해지는 느낌 즉, 침이 부족해지는 증상을 느낀다. 노인들한테 이러한 현상이 자주 나타난다고 본다. 자연스럽게 물을 찾게 된다. 특히 자다 일어나면 입안이 텁텁해지면서 건조함을 느끼는 현상이 자주 발생되기도 한다. 이때도 폐의 사기제어를 해주면 이런 현상은 감쪽같이 사라진다.

그리고 폐 기능이 트라우마와 연관이 있다고 생각을 하게 되면, 트라우마 정화도 간혹 해주기도 한다. 다른 장기들도 비슷하게 트라우마 정화를 해준다. 트라우마는 인체의 모든 부분에 부정적 영향을 미치기 때문에 사기제어 방법으로 영향력을 해결할 수 있다.

4. 신장의 사기제어.

평소에 다친 일도 없고, 허리가 삐끗한 일도 없는데 자고 나면 허리가 뻐근한 경우가 종종 생긴다. 이럴 땐 신장이 약해져서 생기는 통증이 아닌가하고 생각을 하게 된다. 신장의 사기제어를 어느 정도 해주면 증세가 사라지는 것을 경험한다. 신장은 뼈를 관장한다는 얘기가 있어서 그런지, 특히 이빨이 시려워서 음식을 먹기 어려울 때도 역시 신장의 사기제어를 해주면 증상은 바로 없어진다.

간혹 가다가 어지러울 때가 있는데, 역시 신장의 사기제어를 해주면 효과를 빠르게 본다. 그리고 기력이 떨어지는 현상이 나타나는데, 이는 원기가 떨어지면 나타나는 현상이라고 말할 수 있다. 원기는 통상적으로 신장(오른쪽 신장인 명문을 지칭함)과 관련이 있다고 말한다. 이때도 신장을 생각하면서 원기 보충되라는 의미로 신장 사기 사라지라고 확언을 해주면, 몇 분 정도만 해줘도 목소리가 커지면서 기력이 회복되는 것을 느낀다.

이와 함께 신장에는 많은 혈관이 분포되어 있기에, 혈관 사기제어를 해줄 경우에도 뚜렷한 효과는 나타난다. 사구체신염으로 인한 단백뇨의 증상이 있을 때 염증을 줄여주면 단백뇨가 사라지고, 사구체신염도 좋아진다. 신장 사기제어나, 신장혈관 사기제어는 신부전 환자들에게 큰 희망을 줄 수 있지 않을까 기대를 해본다.

5. 사기제어 확언만 해주어도 활력이 넘친다.

신체의 일정한 부분을 생각하지 않고, 단순히 사기 사라져라, 사기 사라지라고 20~30분정도만 반복해서 확언만 해줘도 내 안의 나쁜 기운이 빠져나가기 때문에 우선 몸이 가벼워짐을 느낄 수 있다. 걸음걸이도 상당히 가벼워진다.

필자의 경우에 평소 직업상 햇빛을 비교적 많이 받는 편인데, 조금만 햇빛에 노출되어도 쉽게 얼굴이 탄다. 이때도 사기제어 확언을 해주면 얼굴이 비교적 뽀얀 해지며 얼굴에 생기가 돋는 것을 느낀다. 몸의 컨디션이 떨어진다 싶으면 바로 사기제어를 해주게 된다.

그리고 오장육부 사기 사라지라고 하는 확언은, 감기 편에서도 똑같이 적용하고 있다. 평상시에 오장육부 사기제어를 적용하면 몸의 컨디션이 좋아짐을 느끼며, 목소리가 우렁차진다. 더불어 피부가 촉촉해짐을 알 수 있다. 오장육부의 사기제어만 틈틈이 해주게 된다면 건강은 충분히 지킬 수 있으리라 생각한다.

6. 치매의 예방.

치매는 사회적으로 큰 문제를 야기시키는 치명적인 질병이다. 치매는 알츠하이머성 치매, 혈관성 치매의 두 종류가 주류를 이루고 있다. 첫째는 스트레스를 받아 우울증이 오래 지속 되면 해당된 뇌세포가 사멸되어서 증상이 생긴다. 우울증을 일으키는 나쁜 물질이 오래 축적되고 잔류하기 때문에 결국 기억력이 저하되면서 언어 능력, 판단력, 집중력, 추상적 사고능력이 떨어지면서 인격 장애가 오는 증상이다.

둘째는 뇌의 혈액순환 부조화로 인해 생기는 치매다. 그리고 치매는 뇌졸중이 반복되면서 나타나기도 한다. 한마디로 혈관이 가늘어지고, 어혈이 많아지니까 자연 혈액순환이 불량해질 수밖에 없다. 이로 인해서 뇌세포가 일찍 사멸되어서 나타나는 증상이 치매다.

이들 결과에 의해 결국 뇌세포가 줄어들게 되면서 치매 발병의 원인이 된다. 그리고 트라우마의 부정적 에너지는 글리아세포에 충격을 주어 글리아가 미치는 단계에 이르게 되면, 주변 시냅스를 잡아먹는다 한다. 시냅스가 잡아먹히게 되면 신경 연결망의 가지치기가 이루어지면서 뉴런의 신경 연결망이 감소된다. 그런 결과 기억력 등이 감퇴 되면서, 뇌 기능은 저하되어 치매가 된다고 한다.

알츠하이머성 치매는 앞의 우울증의 예에서도 밝혔듯이, 우울증은 스트레스로 인한 피로물질이 오랜 기간 동안 축적되면서 생기는 현상이라고 하였다. 뇌의 해당 부위에 축적된 피로물질 즉, 사기를 제어해 주면 상대적으로 뇌는 정상상태로 전환되어서 세로토닌 등의 호르몬 생성이 원활해질 것이다. 그러면 우울증은 치유되고, 더불어서 치매는 자연스럽게 예방되리라 생각된다.

그리고 혈관성 치매는 뇌의 혈관의 가늘어짐과, 어혈에 의한 혈액 순환 부조화에 의해 생기는 현상이다. 당연히 뇌 부분의 혈관 청소와 어혈만 제어해주면 처치가 될 수 있을 것이다. 뇌의 사기제어와 어혈 제어, 혈관 청소를 평소에 수시로 시도해 준다면 치매의 예방은 충분히 가능하리라고 생각한다.

그리고 필자 역시 기억력이 떨어진다고 판단되면, 뇌 부분의 해마를 의식하면서 해마의 사기 사라지라고 확언을 해준다. 그러면 어느 정도 기억력은 회복된다. 해마는 기억을 생산하는 곳이며, 기억을 관장하는 기관으로 알려져 있다.

특히 치매 환자들의 뇌 사진을 보면 해마가 상당히 위축되어서, 쭈그러들고 작아지는 현상이 나타난다고 한다. 결과적으로 뇌 신경 연결망이 감소되기 때문에 치매가 생기게 된다는 단면을 보여준다. 해마의 위축된 현상을 정상적인 상태로 되돌리는 방법을 터득한다면, 치매의 예방과 치유의 효과를 가져올 수 있는 이상적인 방법이 되지 않을까? 오늘날 뇌세포도 재생이 가능하다고 밝혀지고 있기에 가능하리라고 본다.

그리고 치매의 70%를 차지하는 알츠하이머 치매 환자의 뇌에는 독성 물질인 베타 아밀로이드가 쌓여서 치매의 원인이 되고 있다고 진작 알려져 있다. 이때 베타 아밀로이드를 제거해주면 치매 증상이 호전되어야 할 텐데, 거의 효과가 없다고 한다. 직접적 원인이 아니라는 사실이다. 국내 연구진에 의해서 치매의 직접적 원인이 되고 있는 기전을 처음 발견하였다고 한다. 이는 간에서처럼 뇌에서도 암모니아를 해독하는 요소회로가 있다는 것을 발견하였다.

뇌에서 요소회로가 활성화되면 독성 물질을 생성하여 치매 증상이 악화된다고 한다.

이때 요소회로를 활성화시키는 odc1이라는 효소를 제거해주면 암모니아 해독과정은 유지되고, 치매를 악화시키는 독성 물질은 줄어든다고 한다. odc1이 원인 물질로 드러나는 듯하다. 생쥐의 실험에서 odc1을 억제하면 기억력회복이 가능하다는 것을 발견한 단계다. 치매 치료의 가능성이 확보되는 듯하다. 치매의 원인을 발견한 듯하지만, 이의 치료제 개발은 요원하리라 본다.

그래서 필자는 우려감에 필자의 사기제어법(마음 해독법)을 적용하여 odc1제거 확언을 한 시간 정도는 해주었다. 아내 역시 같이 시행한바가 있었다. 물론 예방적 차원에서 실행하였지만, 이런 연구결과가 정확히 주요한 팩트라면 얼마든지 처치는 가능하리라 본다.

막연한 방법으로는 이들 문제를 해결하기가 불가능하다고 생각된다. 보다 근본적으로 분석해야 할 필요가 있고, 적극적인 대처가 필요하다. 따라서 이러한 방법들이 치매 예방에 도움을 줄 수 있다면, 이는 개인적으로나 사회적인 측면으로 볼 때 큰 도움과 혜택이 될 것이다.

7. 트라우마 정화.

사람들은 한평생 크고 작은 스트레스를 받으며 살 수밖에 없다. 이들 스트레스는 무의식에 그대로 저장되어서 결국 트라우마로 남게 된다. 불행했던 과거의 쓰라린 아픈 경험들의 기억을 트라우마라고 말한다. 트라우마의 범위는 사실상 생의 전반에 걸쳐 노출되고 있다.

일테면 지진, 홍수, 화재 같은 자연재해뿐만 아니라 전쟁의 기억, 빈곤, 학대, 폭력, 집단 따돌림, 성폭력, 교통사고, 사업실패, 가족과의 갑작스런 이별, 큰 질병의 경험 등등 수많은 경험을 한다. 그러나 반드시 큰 사건 사고의 경험만이 트라우마로 잔류하는 것이 아니라, 작고 소소한 경험들도 얼마든지 트라우마로 남아서 나쁜 영향을 끼치게 된다.

이들 드라우마는 우리의 뇌 안에 잔류해 있다가 불현듯 생각이 떠올라서 재생되면, 괴로움과 불쾌감의 감정을 드러낸다. 이 괴로운 감정은 쉽사리 사라지지 않고, 시간이 흘러도 괴로움의 강도 또한 약해지질 않는다. 생각이 날 때마다 크든 작든 불편함을 준다. 자신도 모르게 자신의 의지와는 상관없이 불쑥 불쑥 나타나는 이상하고 불측한 생각들이 한결같이 무의식에 저장된 트라우마에 의하여 발생되는 기이한 현상이다.

게다가 무의식에 저장돼 있다가 표면의식으로 나타나서 우리의 운을 나쁜 쪽으로 유도한다. 뇌에는 대부분 부정적 의식이 주류를 이루고 있기 때문에 이런 일들이 발생한다. 표면의식인 현재 의식을 지배하면서 조종을 한다는 얘기다.

우리가 일 분 후에 어떠한 생각이 떠오를지는 아무도 예측할 수가 없다. 이들 생각을 결정하는 요체가 바로 무의식에 저장된 수많은 요인들이 작동하여 결과를 만들어낸다. 그중의 한 부분이 트라우마의 영향으로 빚어진다는 사실이다.

한 예로 자다가 악몽을 수시로 꾸는 것 역시 대부분 트라우마의 영향이다. 트라우마만 어느 정도 정화해주면 악몽을 꾸는 현상은 현저히 줄어든다. 그리고 이들 부정적인 트라우마의 에너지는 바로 질병을 만드는 결정적인 원인이 되고 있다. 이렇게 트라우마는 우리의 영혼과 몸에 엄청난 혼란과 파괴를 가져온다.

사람들은 자신의 운을 나쁜 쪽으로 유도하고, 꿈자리를 혼란스럽게 하는 원인을 트라우마 영향이라고 인식하고 있는 듯하다. 하지만 트라우마가 질병을 만드는 주된 원인이라는 사실을 아는 사람은 별로 없을 것이다. 필자도 공부하다 보니까 트라우마가 대부분 질병의 결정적인 원인이라는 사실을 많은 경험을 통해서 알게 되었다.

스트레스가 질병의 원인이라고 말하는 뜻은, 트라우마와 연관되어서 질병을 만든다는 사실을 말한다고 본다. 물론 최근에 발생 된 스트레스는 아직 트라우마로 분류할 수는 없다. 적어도 두세 달 이상은 지나야 트라우마로 분류될 수 있을 것이다. 스트레스가 무의식에 저장되면서 잔류를 해야 하기 때문이다.

이들 트라우마 역시 무의식에 잔류하는 부정적인 에너지이기 때문에, 일종의 무의식 사기로 분류하면 된다. 처치방법으로는 사기제어 방법과 동일하다. 예를 들어 어린 시절 왕따를 당한 경험이 있다고 하자. 다시 그 경험을 회상하면 괴로움, 분노, 슬픔 등의 불쾌한 기억이 떠오르게 될 것이다.

이 기억을 떠올리면서 왕따 기억인 트라우마 사라져라, 트라우마 사라져 버리라고 확언을 20~30여분 정도 해주면 정화가 되면서 그 해로운 에너지의 강도는 조금씩 약해진다. 정도에 따라서 두세 번 정도 확언을 더 해주면, 괴로운 아픔은 이내 사라지게 되고 단지 기억으로만 남게 된다.

예전부터 집안의 문제로 상당히 고통스럽고 불행한 일이 생겨났다. 이 문제는 생을 마감하기 전까지 좀처럼 해결할 수 없는 말하기 힘든 가족 내의 문제다. 상식적이고 정상적인 방법으로는 도저히 해결할 수 없는 고질적인 문제로 판단하고 있다. 어쩌다 불쑥불쑥 그 문제가 생각나면 그때마다 힘들 정도로 참기가 어렵다. 수시로 생각이 나서 괴롭힘을 당하고 있으니, 해결책은 없고 어쩔 수 없는 아픔을 겪어야 하는 실정이다.

해결책을 고심하다가 트라우마로 인정해서 처치하면 어떨까 하는 생각을 하게 되었다. 아픔의 대상을 생각하면서 트라우마 사라져라, 사라져라, 사라져 버리라고 반복 확언을 해주었다. 30 여분 정도 정화를 하다가 중간에 잃어버린 관계로 확언을 중단하게 되었다.

그날은 확언 효과의 반응을 의식하지 못하였지만, 다음날 새벽에 생각이 나서 트라우마의 아픔을 되새겨보았다. 정화돼서인지 몰라도 아픔이 많이 약해진 듯하였다. 예기치 않은 효과에 감탄하면서, 트라우마 제어방법이 충분히 될 수 있지 않을까 하는 가능성을 처음으로 느끼게 되었다.

좀 더 확언을 해주었다. 아픔을 못 느낄 정도까지 확언을 더 해 주었다. 결국 부정적인 감정 에너지가 정화되면서 약화 되어 그의 영향력은 상실되었다고 판단을 하게 된다. 시간이 많이 흘러서 그 기억을 다시 회상해 보아도, 그 트라우마의 아픈 기억은 이제는 더 이상 잔존하지 않는다. 트라우마 정화의 획기적 기원을 여는 순간이었다.

그런 부정적인 감정 에너지의 불쾌감은 결국 약화 되고, 소멸되어서 사라진다는 것을 알 수 있다. 일테면 재생된 아픔(괴로움, 분노, 슬픔 등)은 더 이상 느끼지 못하고, 평안한 마음으로 변하게 된다는 이치다. 단지 기억으로만 남아있을 뿐이다. 역시 심리에 의해서 나타나는 현상은 심리로 대처해야 한다는 소중한 경험이었다.

5년 전쯤에는 트라우마의 정화를 위하여 어릴 적부터 기억되는 비교적 큰 아픔을 하나씩 회상을 하면서, 하나의 아픔마다 20~30분씩 정화 확언을 해주었던 적이 있었다. 그래서인지 몰라도 마음이 많이 가벼워진 듯한 기분이 들었고, 잠을 자다가 악몽을 꾸는 경우도 현저히 줄어들었다. 그리고 수시로 불쑥불쑥 나타나는 아주 비정상적인 극단적 생각들이 많이 줄어들었음은 분명하다.

이 극단적인 생각은 자신이 전혀 의도하지 않는데도, 불현듯 나타나 괴로움과 불쾌감을 주곤 하였다. 무의식 속에 어떤 불쾌한 기억들이 잠재하고 있는지, 이들은 한 사람의 생애에 악영향을 주는 치명적인 에너지가 된다. 따라서 이 같은 불미스런 현상이 줄어들었다는 사실은 크게 다행스러운 일이자 감사한 일이다.

이 정화방법은 표현되어 졌듯이 그저 회상되는 아픔을 생각하면서 트라우마 사라져라, 트라우마 사라져 버리라고 반복 확언을 해주면 된다. 그러면 자연스럽게 그 회상되는 아픔은 정화되면서 서서히 아픔의 강도는 약해진다. 아픈 기억이 완전히 사라질 때까지 정화를 해주면 된다. 사기제어 방법과 성격은 같기에 똑같이 시행을 해주면 만족할만한 성과를 볼 수 있다.

한두 번 실행해서 잘 안 된다고 실망할 필요는 없다. 차분히 그 방법론의 원리와 이치를 재확인해서 이해가 되면, 믿음이 가면서 터득될 것이다. 중요한 부분은 역시 이들 방법이 왜 가능한지 원리와 이치를 분석하여 이해할 수 있어야 하고, 그러면 자연스럽게 믿음이 따라온다. 그때 자신의 어떤 문제라도 좋으니 하나의 사례를 선택해서 적용을 해보시라. 바로 터득되는 경우도 있고, 혹은 몇 번이고 시행착오를 겪다 보면 터득은 가능해진다.

한번은 친구가 필자의 전작의 책을 보더니만 주로 사라지라는 표현을 사용하여 병을 치유하고 있음을 파악하고서 하는 말이 온당치 않는 표현을 한다. 무슨 주문을 외우냐고 뚱딴지같은 이야기를 하는 경우가 있었다. 어디까지나 과학이 증명하고, 지극히 자연스러운 세상의 이치를 따른 방법인데도 말이다. 그런 표현을 한다는 자체가 안타까움을 금할 수가 없었다. 이 같은 방법이 가능한 이치와 원리를 해석할 줄 아는 안목이 필요하리라 본다.

각설하고 조금 더 부언을 해보자. 무의식이든 현재 의식이든 이들 의식이나 마음 역시 에너지의 일종이고, 이 에너지는 양자역학 측면에선 미립자의 결합체 혹은 파동의 흐름이라 하였다. 이들 미립자는 인간의 마음을 정확히 꿰뚫어보는 능력이 있다. 그들만의 자체정보인 의식을 소유하기 때문에 트라우마 사라지라고 확언하면 트라우마의 미립자는 그 의미를 정확히 알아채고, 마음이 지시하는 대로 따라줄 수밖에 없다.

따라서 만물의 주인은 우리 인간의 마음이므로, 우리가 요구하는 명령과 지시에 따라 미립자는 복종해야만 한다는 사실이 세상의 이치다. 그래서 트라우마의 아픔은 사라질 수밖에 없고, 결국 사라지니까 아픔의 크기가 약해져서 더 이상 부정적인 작용을 할 수가 없는 상태에 이르게 된다. 트라우마의 기력이 완전히 소멸되었다는 증거다.

여기서 하나의 트라우마를 생각하고, 아픔의 크기를 1~10까지 세분하여 등급을 매겨보자. 10은 최고 아픔의 상태를 말하고, 0~1은 아픔을 느끼지 못하는 상태를 말한다. 확언을 20~30분 정도 해주면 정도의 차이는 있겠지만 아픔의 크기가 3~4정도 까지 내려갈 수도 있다. 가급적 0~1정도 까지는 아픔을 약화시켜 주어야 한다. 그러면 경험상 트라우마의 부정적 감정의 영향권에서 벗어날 수 있다. 바로 질병을 만드는 능력과 힘을 상실하게 되는 것이다.

물론 트라우마의 기억은 사라지질 않고 존속을 하지만, 그 부정적인 감정 에너지의 영향력은 약해져서 소멸되기 때문에 인체에 해악을 줄 수 없는 상태가 된다. 이것이 또한 양자역학의 이론에 의한 과학이 증명한 결과다. 일종의 드러나지 않았던 잠재된 능력이라고 생각해도 될 것이다. 우리 모두에게는 이런 능력과 힘이 잠재돼있다는 사실을 알아야 한다. 인정하고 믿으면 방법은 찾을 수가 있다.

이러한 방법으로 기억된 여러 가지 아픔을 하나하나 지워나가면 된다. 우리는 스트레스를 받으면 안 된다는 정도의 의식만 지니고 있을 뿐이다. 스트레스를 어떤 식으로 수정하고, 해소해야 할지 방법은 모르고 있다. 방법이 있다면 공부하고 터득하면 될 뿐이다. 필자가 할 수 있으면 당신도 당연히 할 수 있다. 결국 삶의 질은 당연히 개선되리라 생각한다. 질병 치유는 물론이고, 영혼의 청정함과 순수함을 추구할 수 있는 중요하고 가치 있는 유용한 수단이자 방법이라고 생각한다.

최근에 『힐링 코드』 책의 저자인 알렉산더 로이드의 신간 『메모리 코드』라는 책을 알게 되었다. 힐링 코드의 내용은 진작 이해를 하였지만 특기할만한 새로운 내용이 있어서 잠시 언급을 하려고 한다. 우리의 세포 내 기억으로 저장되어있는 나쁜 기억들은 자신의 현시대에서 경험했던 기억만 저장되는 것이 아니라 한다.

조상으로부터의 알지 못하는 어떤 경험이 세포에 저장되어 유전적 기억으로 후손에게까지 전달되면서 남는다는 이론이다. 조상에게서 받은 나쁜 기억들로부터 상당한 영향을 받고 있다는 내용이다. 즉 두려움에서 기초한 프로그램과 믿음을 물려받았는데, 대부분은 우리에게 도움이 안 되는 부정적 기억이라 한다.

굉장히 충격적인 얘기가 아닐 수 없다. 일테면 무의식에 저장되어 있는 원천기억으로 표현된다. 역시 이 원천기억도 반드시 정화해야지만 그의 피해로부터 자유로와질 수가 있음을 말한다. 어떤 기억이 원천기억으로 분류되는지 세세히 분석하여 대처해야만 할 것이다.

현재 자신의 생애에서 문제가 되고 있는 점들을 하나하나 적용을 해보면 분석이 가능하리라 본다. 적어도 잘못된 기억이나 트라우마를 적용해서 정화했을 때 변화가 없는 문제는 아마도 조상으로부터 물려받은 원천기억이 아닐까 싶다. 좀 더 연구 분석을 해야 할 필요가 충분하다.

그리고 뒤편에서 자세히 언급되겠지만 트라우마는 건강에 결정적인 해악을 끼치는 질병의 핵심 원인이라는 사실을 알아야 한다. 바로 트라우마의 부정적인 에너지가 뇌에서 염증을 만들어서 대부분의 만성병(고질병)의 원인이 된다는 사실을 말한다. 트라우마는 우리 내면의 무의식에서 완전히 제거 해야 하는 부정적인 감정의 에너지로서, 최악의 적이 되고 있음을 주지하자.

a. 트라우마의 이중적인 성향.

트라우마의 성향에 대해서 피력을 하였다. 공부를 하다 보니 트라우마는 두 가지의 성향을 띠고 있음을 알게 되었다. 하나는 과거에 경험했던 사건 사고로서, 완전히 종료된 경우다. 일테면 십년 전에 1억을 사기를 당했다 치자. 또는 학창시절에 왕따를 당했다 치자.

이미 그 당시에 다 끝나게 된 사건 사고를 말한다. 모든 상황은 그때 다 종료되었기에 현재에는 별반 영향과 관련이 없음을 알 수 있다. 일테면 현재까진 영향을 미치지 못하는, 단지 기억으로만 남아있는 경우를 과거에 완료된 트라우마로 지칭한다.

이들 트라우마에 의해서 질병이 생겼다면 뒤편에서 설명되어지는 필자 자신의 트라우마에 의한 어깨 통증, 무릎 통증, 무좀 증상 등이 그 예라고 할 수 있다. 이미 다 종료된 트라우마의 영향으로 이들 질병은 만들어졌음을 말한다.

그래서 치유할 때 어느 트라우마인지를 알아도 되고, 알지 못해도 우리 뇌에서는 정확히 어떤 트라우마와 관련 있는지를 인지해서 정화해준다고 설명되어 진다. 정화가 되니 트라우마의 부정적 에너지가 사라져 결국 뇌에서 염증 생성이 중단되어 해당된 질병은 치유된다는 기전이다.

그러나 두 번째의 트라우마는 과거에 다 종료된 사건 사고가 아니고, 현재에도 영향을 주고 있는 진행형의 사건 사고를 말한다. 일테면 가족 내의 갈등으로 현재에도 스트레스를 줄곧 받고 있는 경우라든지, 사업이 부진하여 현재 고통을 받고 있는 현재 진행형의 문제를 일컫는다.

이들은 시간이 지나서 어떤 해결의 실마리를 찾게 된다면 역시 종료가 될 것이다. 그러나 사건이 해결되기 전까지는 줄곧 스트레스를 받아야만 한다. 이런 유형의 트라우마를 현재 진행형이라고 필자는 분류하고 있다.

현재 진행형의 경우에 필자 자신의 문제라면, 그래도 자신의 현재 스트레스를 받고 있는 트라우마의 종류를 분석한다면 그나마 찾을 수가 있다. 몇 가지 크게 스트레스를 받고 있는 트라우마를 하나씩 적용하여 정화를 해보면 효과가 나타나는 트라우마가 있다.

그러나 타인의 경우엔 필자가 어떤 진행형의 트라우마와 질병이 연결되어 있는지를 알기는 역부족이다. 그런 관계로 타인의 질병은 치유하기가 난관에 봉착할 수밖에 없다. 그 결과 필자는 이 문제를 해결키 위하여 대략 2년여 간 엄청난 노력을 하면서 분석하여도 확실한 방법은 아직 찾지 못하고 있다.

서점에 많은 트라우마와 관련된 책들을 거의 섭렵해도, 이들 문제에 대해 관련된 내용은 전혀 없었다. 우여곡절 끝에 나름의 방법 아닌 방법을 그나마 강구할 수 있음에 다행이다 싶다. 그 요인은 오토파지(자가포식)를 적용하여, 타인의 질병의 원인이 진행형의 트라우마인 경우 효과가 있음을 알게 되었다. 그것도 완치의 개념이 아니라, 대략 70~80%정도의 효과만을 보게 된다.

원인은 현재에도 스트레스를 받아야 하고, 차후에도 문제가 해결이 끝나지 않으면 계속 스트레스를 받아야 하기 때문이다. 이 스트레스가 요인이 되어 뇌에서는 염증을 줄곧 만들어내기 때문이다. 트라우마의 감정 에너지에 수시로 노출되기에 완전한 극복이 어렵다고 본다. 물론 그 사건이 완전히 해결되어 더 이상 그 문제로 인하여 스트레스를 안 받게 된다면, 염증 생성이 중단되기에 아마도 완치를 맛보게 되리라 본다.

오토파지를 적용하여 그 문제의 원천적 부정적인 에너지를 상당량 제어할 수 있었기에, 그나마 효과가 있었다고 생각한다. 쉽게 표현한다면 진행형 트라우마의 기력을 제압하여 거의 맥을 못 추게 만들었다고 표현을 할 수 있다.

오토파지는 자가포식으로 세포 내 불순물인 찌꺼기들을 세포 스스로 청소한다는 개념이다. 뒤편에서 더 서술되어 진다. 스스로 청소를 해주어 에너지가 생성되어 세포가 활력을 띨 수 있고, 건강한 세포로 탈바꿈하는 기전이다. 자가포식이 가능하려면 세포에 영양분이 적게 공급되어야만 한다. 그래서 금식을 하던지 단식할 경우 자가포식이 이루어진다. 세포가 건강해지기에 당연 질병으로부터 벗어날 수 있는 방법이라고 오늘날 알려지고 있다. 일종의 회춘 방법이라고도 한다.

이때 오토파지를 방해하는 물질이 있는데 바로 "엠토아"라는 단백질이다. 이 엠토아가 많아지면 오토파지를 방해하기에 이 물질을 줄여줘야만 자가포식이 세포에서 이루어진다. 일테면 엠토아를 줄이는 방법이 금식이자 단식으로 보면 타당할 것이다. 그러나 일상생활을 하면서 금식이나 단식의 식이 조절법은 사실상 누구든 부담이 된다. 따라서 필자는 자신의 사기제어법(마음 해독법)을 적용하여 이 엠토아를 제어하기로 하였다.

방법은 앞의 내용에서 수없이 표현되어진 ”사라지라“는 방식을 적용하면 된다. ”엠토아“사라지라고 사라져버리라고 반복 확언을 해주면 당연히 엠토아는 사라지는 결과를 보여준다. 엠토아는 일종의 독성 물질이기 때문에 배제해야 한다. 엠토아가 사라지니 자가포식의 효과는 드디어 나타나게 된다.

여기서 중요한 핵심 포인트가 있다. 우리 몸의 세포는 세포 기억이 있기 때문에, 무의식에 저장되어있는 기억이 세포에도 기억으로 저장되어 있다고 본다. 그러기에 아픈 부위의 세포에도 아픔의 원인인 진행형 트라우마의 기억이 저장되어 있다고 보여진다.

아픈 부위의 세포를 의식하면서 엠토아 사라지라고 반복 확언을 해주면 통증과 아픔은 많이 경감됨을 알 수 있다. 앞서 표현했듯이 대략 70~80%의 통증 경감을 보여준다라고 여긴다. 이는 진행형의 트라우마 부정적 감정 에너지를 70~80% 삭제하여 기력을 제어한 결과로 보고 있다. 물론 다 제어 못하고 남아있는 염증은 잔존하게 될 것이다.

남아있는 통증과 아픔은 일반적 염증을 줄여주는 방법을 적용하면 어느 정도 효과는 나타나게 된다. 여기까지 분석하여 그나마 진행형 트라우마의 성향에 대처하고 있는 셈이다.

뒤의 치유사례 편에서 진행형의 트라우마에 의한 질병이나 통증이라고 표현되어진 경우가, 자가포식을 적용한 치유의 사례다.

b. 모든 트라우마를 한꺼번에 정화할 수 있다.

이런 얘기를 한다면 사실상 터무니없는 허구의 궤변을 편다고 빈축을 살수도 있을 것이다. 하긴 필자는 그동안 일반인들이 이해하기 어려운 건강법에 대하여 피력하여왔다. 그 이유는 마음만으로 건강회복을 위한 방법을 강구하였기에, 일반적 상식적 의료체계와는 거리가 멀어 충분히 그럴 가능성도 있다고 본다. 주류의학에서 볼 수 없는 마음만을 적용하여 건강회복을 추구하기에 당연 차별화가 된다.

모든 트라우마 정화의 가능성은 이미 필자의 전작 "내 마음은 인류 최고의 의사"책에서도 서술이 되어졌다. 필자는 트라우마의 정화를 통하여 많은 질병을 극복하였기에 과정상 모든 트라우마의 정화도 가능함을 경험하였다. 사실상 대부분의 만성병(고질병)은 트라우마와 연관되어져 있음을 알 수 있었다.

트라우마의 부정적인 에너지가 질병을 꽉잡고 놓아주지 않기에 일반적인 방법으론 치료가 어려워진다. 그 사슬을 끊어주어야만 치유는 가능해진다. 그러기에 치료가 어려운 만성병(고질병) 환자들이 대량 양산되고 있다고 본다. 원인을 파악하지 못하기에 이런 결과는 드러난다. 어디에도 심리를 분석하여 대처하는 경우는 거의 없음을 알 수 있다.

트라우마의 기전은 뒷부분에서 더 자세히 피력된다. 일테면 우리가 살면서 수많은 크고 작은 스트레스를 받을 수밖에 없다. 그들 스트레스는 결국 무의식에 잠재하여 잔류를 하게 된다. 아마도 수만 아니 수십만 가지의 트라우마가 우리 뇌에는 축적되어 있을 것이다.

　때가 되면 하나의 트라우마가 뇌에서 작동하여 부정적 감정 에너지를 발산하게 된다. 이때 뇌의 글리아세포(신경아교 세포)를 과잉 영향 혹은 충격을 주어 사이토카인을 대량 분출하면서 염증을 만들어낸다. 이 염증은 뇌에서 명령이 가해지면, 신체의 약한 부분을 찾아 그곳을 공략하여 통증과 질병을 만들어 내게 된다.

　신체 부위에 가해진 염증은 그곳의 혈류를 불량하게 하여, 산소 결핍이 따르며, 빈혈 현상이 나타나 통증과 질병을 만든다. 결국 원인은 트라우마의 부정적 감정 에너지가 문제의 발단이라는 특기할 사실이다.

　질병의 기전은 모든 통합된 트라우마의 에너지가 한꺼번에 작동하는 게 아닌, 하나의 트라우마의 에너지가 하나의 질병을 만든다는 사실이다. 이때 어떤 트라우마가 발동하여 질병의 원인이 되는지는 인간의 두뇌로선 간파하기가 어렵다.

　우리 뇌에서 하나의 트라우마를 선정하여, 그의 부정적 에너지가 작동하여 염증을 만들면서 결국 질병을 만든다. 다행인 사실은 모든 트라우마가 작동하지 않는다는 사실이다. 한꺼번에 모든 트라우마가 작동한다면 우리는 아예 삶을 유지할 수가 없을 것이다. 그의 영향력은 엄청날 것이기 때문이다.

이러한 사실들이 뇌에서 일어나니 실로 충격적인 사실이 아닐 수가 없다. 아직까진 이런 사실을 아는 사람은 필자와 같이 공부를 하는 사람들을 제외하고는 없는 걸로 안다. 필자도 세계적 석학들의 책을 보고서 이런 실체적 내용들을 알 수 있었다.

석학들의 이론은 대부분 치료가 잘되지 않는 만성병(고질병)들은 아픈 부위의 구조적 이상이나, 치료를 잘못해서 만성병이 되는 것이 아니라 한다. 그 요인은 심리적인 원인의 결과 통증과 질병이 수반된다는 학자들의 이론이다. 일테면 심리인 트라우마의 부정적인 에너지를 정화 혹은 삭제를 해야 한다는 해석이다.

필자는 이들 이론에 필자의 사기제어법(마음 해독법)을 적용하여 치유방법을 발견하게 되었다. 필자의 견해는 경험상 만성병의 80~90%가 이들 트라우마와 관련되어 있다고 판단을 하게 된다.

트라우마의 부정적 에너지가 정화되거나 삭제가 되면, 뇌의 글리아 세포에 주던 충격이 멈추게 되니 염증 생성은 중단이 된다. 질병 부위에 가해지는 염증이 차단되기에 자연 그 부위는 혈류량이 정상화 되면서 면역력은 복구되어 진다. 이때 몸은 스스로 알아서 치유는 신속하게 이루어진다. 이러한 기전으로 논리가 성립됨을 필자는 수많은 경험을 통하여 분명 설파를 하고 있다.

따라서 모든 트라우마의 정화도 가능하다고 앞서 제목에서 표현하였다. 필자의 사기제어법(마음해독법)으로 질병을 극복할 때, 감기의 사례를 들어보자. 감기는 흔히 약을 먹어도 열흘이요, 약을 먹지 않아도 열흘은 간다고 표현을 한다. 이 뜻은 아마도 치료가 어렵다는 사실을 반증한다고 본다. 옛 어른들의 얘기를 들어보면 감기는 백병의 원인이라고 하였다. 그 만큼 치료가 힘들다는 얘기다. 감기에 걸리면 이미 오장육부에 감기 기운이 침습을 하기에 치료가 어렵다는 해석이라 여겨진다.

이때 필자는 감기 기운이 있을 때 오장육부 사기 사라지라는 확언을 20여분 정도 해주면 감기는 이내 사라진다. 일테면 오장육부에 침습한 감기 기운이 사라지기에 감기는 치료가 됨을 알 수가 있다. 한꺼번에 오장육부에 마음은 영향력을 가할 수 있음을 확인하게 된다.

사람의 마음의 역량은 감히 인간의 두뇌로선 측정할 수가 없다. 그하나의 예를 든다면 마음은 우주 저편을 생각하면 이미 우주 저편에 도달해있다. 마음의 힘과 속도는 대단함을 알 수 있다. 빛은 1초에 30만km를 가며, 빛이 1년간 거리를 1광년이라 한다. 우주 저편까지 빛이 도달하려면 적어도 수십억 광년은 가야 할 것이다.

이런 사실에 사람들은 별반 관심도 없고, 무감각할 뿐이다. 마음의 힘과 속도가 대단함의 내면에는 무한한 힘과 능력인 역량이 숨겨져 있다고 보여진다. 그러기에 오장육부에 한꺼번에 영향을 주어 감기는 치유가 된다. 이런 사실에 비추어 볼 때, 우리 두뇌의 수만 아니 수십만 가지의 트라우마도 한꺼번에 정화할 수 있음도, 전혀 불가능한 사실이 아님을 예측 가능하리라 본다.

필자는 그동안 만성병(고질병)에 트라우마를 정화하여 완벽히 극복한 사실이 본인, 가족, 타인들을 통하여 수십 건은 된다. 그 밖의 소소한 통증이나 질병들이 나타날 때에도 트라우마와 어떤 연관성이 있을까 하는 판단에서 트라우마 정화를 시도하였다. 일테면 그동안 필자는 허리가 약해 허리가 뜨끔하는 염좌 증상은 아마도 수십 번은 경험하였을 것이다.

한번은 허리 염좌에 트라우마를 정화해보니 대략 20여 분만에 허리 통증이 가볍게 완벽히 사라진다. 판단은 작은 크기의 트라우마라서 부정적 에너지양이 얼마 되지 않기에 가볍게 사라진다고 생각을 하였다. 그리고 잠을 잘못 자 목이 결리고, 옆구리가 결리는 현상도 트라우마를 정화해주니 역시 가볍게 증상이 사라진다.

이런 경험을 하였기에 모든 트라우마를 한꺼번에 정화를 시도해보자는 생각을 하였다. 소소한 통증이나 질병들도 얼마든지 트라우마와 연관성이 있지 않을까 하는 마음에서 비롯되었다. 그래서 모든 트라우마 사라지라고 반복 확언을 대략 1시간 이상은 해준 듯하였다.

그 후 반응을 살펴보니 위의 허리 염좌, 목, 옆구리 결림뿐만 아니라, 다리에 쥐나는 현상, 손발 끝 저림 현상 등도 지금까지 4년여 시간이 되었지만 한 번도 이들 증상이 발생하지 않았다는 획기적 경험을 하였다. 이들 증상은 사소한 가벼운 스트레스에 의한 적은 양의 트라우마란 사실을 알 수 있다. 분명 모든 트라우마가 정화됨을 확인할 수 있는 그런 경험이었다.

그동안 4년여 동안 받아온 크고 작은 스트레스에 의한 트라우마가 다시 생성되어 축적될 수 있기에 얼마 전에 모든 트라우마 정화를 다시 한 번 시도하였다. 경험상 트라우마가 한꺼번에 정화되었다는 사실은 엄청난 충격이자 축복이 아닐 수가 없다. 인간의 능력과 힘은 참으로 짐작할 수 없는 무한 역량임을 다시 한 번 깨닫는 계기가 되고도 남았다. 이런 사실을 그저 그런가 보다 하고 가볍게 여길 일은 아닌 듯싶다.

나이가 들면 대부분 한두 가지 혹은 그 이상 통증이나 질병의 고통을 받고 있는 것이 사실이다. 그들 통증이나 질병이 쉽사리 치료가 된다면 얼마나 다행일까? 불행히도 이들 증상은 만성화(고질화)가 되어 치료가 안 되기에, 엄청난 고통을 받아야 한다는 사실이 현실이다. 아마도 대부분의 통증이나 질병이 트라우마와 연결이 되어있지 않나 하는 우려감이 생김은 어쩔 수가 없다.

우리나라의 평균 수명이 남녀 공히 82~83세가 된다고 한다. 불행하게도 건강 나이는 67~68세 정도라 한다. 이 말의 뜻은 60대 후반이 되면 질병을 앓게 되며 대략 80세까지 질병의 고통을 겪으면서 살아간다는 씁쓸한 단면을 보여준다.

건강하게 수명을 다한다면 얼마나 좋을까? 그렇게만 된다면 수명역시 적어도 5년 아니 10년은 늘어나지 않을까 하는 기대를 해본다. 의학의 발전은 눈부시게 변화를 하였다. 그렇다면 질병의 수도 줄어들어야 할 것이고, 환자수도 당연 줄어들어야 하는데 아이러니하게도 환자 수는 대량으로 양산되고 있음이 현실이다. 이들 현상이 무얼 뜻하는지 심히 의심스럽다. 분명 자각을 하여야만 하리라 본다.

8. 염증 치유(신경아교세포 혹은 마이크로 글리아세포의 영향).

지금 종편 TV를 보면 건강에 대한 최고의 화두로서 염증을 얘기하고 있다. 그만큼 건강에 막대한 영향을 주고 있음을 알 수 있다. 염증은 식품의 영향, 환경적 요인(미세먼지 포함), 스트레스 등에 의해서 온다고 말한다. 필자의 경험상 이들 중 스트레스인 트라우마에 의해서 오는 염증이 거의 태반을 차지한다고 생각한다.

누구나 평생을 살면서 작고 큰 사건 사고를 겪을 수밖에 없다. 여기서 받는 수많은 스트레스 즉, 기억된 트라우마의 부정적 감정 에너지가 소멸이 된다면 얼마나 좋을까. 하지만 안타깝게도 이들 스트레스는 그대로 우리의 뇌에 축적되어 트라우마의 이름으로 잔류하면서, 염증을 만들어 질병 발생의 결정적인 원인이 되고 있다.

몸은 불행하게도 스트레스인 트라우마를 제어할 수 있는 기능이 없다고 한다. 뇌에 잔류하면서 어떤 해로운 작용 없이 가만히 기억으로만 남아있다면 얼마나 좋을까? 우리의 표면의식의 나타남을 주관하여 운을 좌지우지하며, 또한 건강에 결정적으로 나쁜 영향을 주고 있다. 이들은 한결같이 심신에 부정적인 영향을 끼쳐서 우리의 삶을 피폐하게 만든다.

필자는 3년여에 걸쳐 염증을 분석하게 되었다. 경험상 우리가 받아온 수많은 스트레스 즉 트라우마는 각각의 개별 영역을 갖는다 하는 점이다. 이미 앞에서 설명되어 졌다. 모든 스트레스가 혼합되어 각각의 구분 없이 통합된 하나의 스트레스 덩어리의 에너지로 작용하는 게 아니라는 사실이다.

각각의 트라우마로 분류되어 고유의 성격을 띠고 있으면서, 개별적 감정으로 우리에게 영향을 끼치고 있음을 알 수 있었다. 쉽게 말하면 하나의 트라우마의 부정적 에너지가 염증을 만들어서 하나의 병을 만들고 있다는 얘기다.

다행히 우리 몸은 건강해지려는 향상성이 있고, 병에 대한 저항력과 면역력이 있어서 그나마 병에 쉽게 노출이 되진 않는다. 하지만 어떤 계기가 주어지면 이들 트라우마가 작동해서 병의 원인이 되는, 염증을 만들면서 통증과 질병을 유발한다는 믿기지 않을 사실이다. 하나의 트라우마 덩어리의 부정적인 에너지는 하나의 질병을 만들고 있음을 말한다.

보통 스트레스를 받으면 아드레날린, 코리티솔과 같은 부정적인 호르몬을 생성하고, 교감신경을 항진시켜서 자율신경 실조증을 초래해 병이 된다는 사실은 잘 알고 있다. 그러나 트라우마 고유의 부정적 감정 에너지가 질병을 만든다는 사실을 아는 사람은 별로 없는 듯하다. 서점에 가보면 트라우마와 질병과의 인과 관계를 밝히고 있는 책들이 아마 수십 권은 넘으리라 본다. 그런데도 트라우마를 얘기하는 사람은 별로 없음을 알 수 있다.

그의 실체를 보자. 잔류하고 있는 트라우마 덩어리의 부정적 에너지 즉, 분노, 원망, 미움, 슬픔, 외로움, 자기연민, 자책감 등의 부정적 괴로운 감정이 뇌의 중추신경계의 마이크로 글리아세포에 과잉 영향 혹은 충격을 주게 된다. 마이크로 글리아세포를 줄여서 글리아세포라고 표현을 한다. 일테면 충격을 받은 글리아세포는 미치는 단계까지 이른다.

그 결과 주변의 시냅스까지 잡아먹으면서 뇌를 교란시키고 있다고 한다. 신경 가지치기를 하고 있다는 얘기다. 이때 염증을 유발시키는 사이토카인을 다량 방출하며, 염증을 만든다는 놀라운 사실이다. 이렇게 발생 된 염증은 뇌에서 명령하면, 우리 몸의 약한 부분으로 전달되어서 통증과 병을 만들고 있다.

글리아세포란 뇌세포를 보좌하는 세포로서 신경아교세포라고도 한다. 뇌세포인 뉴런은 1000억 개가 되고, 글리아세포는 대략 1조 개가 된다고 한다. 몸에서는 백혈구가 면역세포의 역할을 하지만, 뇌에서는 글리아세포가 면역력을 담당한다고 한다. 이들 글리아세포가 트라우마의 부정적인 감정 에너지로부터 충격을 받은 결과, 염증을 발생하기 때문에 대부분 만성병, 고질병의 원인이 된다는 학계의 보고다.

이미 미국의 세계적 권위의 의학자들에 의하여 진작부터 밝혀진 학문이다. 최근에는 더욱 명확히 분석되어 일반인에게도 알려지고 있다. 『너무 놀라운 작은 세포 이야기』 도나잭슨 나카지와 지음. 최가영 옮김. 의 책자에 염증의 실체가 적나라하게 나열되어 있다. 질병의 원인이 트라우마에 의한 염증의 결과로 정신적인 질환, 신체의 만성병인 고질병의 주된 원인으로 정확히 설명되고 있다.

따라서 이들 염증을 만드는 원인인 트라우마의 부정적인 감정 에너지를 정화하든지, 삭제해야만 병이 치유된다는 해석이다. 그래야만 더 이상 염증은 발생되지 않기 때문이다. 질병을 만드는 근본적 원인을 제거해야 한다는 논리다. "원인을 없애는 것만이 답이다." 안타까운 일이지만 현실에선 아직까지 이 이론을 적용하여 치유하는 경우는 없음을 알 수 있다.

원인이 트라우마이고, 트라우마에 의해서 뇌의 글리아세포가 충격을 받아 염증이 만들어지면서 질병을 만든다고 하였다. 그러나 제도권 의료체계에선 이를 어떻게 받아드리고 있는지 궁금할 뿐이다. 아직도 제도권에서는 제일 중요한 원인인 트라우마나 글리아세포의 언급은 전혀 없다. 단지 염증만을 추종하여 염증을 줄이기 위해서만 고군분투할 뿐이다.

염증만을 줄이기 위한 집중적 치료의 결과는 증상을 누르는 효과밖엔 없을 것이다. 근본적인 치료와는 거리가 멀 뿐이다. 원인인 트라우마는 그대로 잔존하여 글리아세포를 괴롭히고 있기 때문에, 염증을 만들어내는 기전을 잠재울 수가 전혀 없다.

어떻게 해서 치료가 되었더라도 원인은 그대로 잠재해있으니까 언제 재발할지 모를 일이다. 또 제3의 질병이 될지도 모른다. 트라우마를 정화하여 그 힘을 약화시켜 영향력을 소멸시키면, 그에 따른 염증은 사라지며 관련된 질병은 드디어 회복되면서 치유가 된다.

흔히 얘기되고 있는 만성 염증은 필자의 사견이지만 거의 대부분 트라우마에 의한 염증이라고 경험상 말할 수 있다. 급성염증을 제외한 대부분의 만성염증은 심리에 의한 염증이기에 단순히 염증만을 봐서는 안 된다는 사실을 일컫는다.

의학에서 하는 얘기가 있다. 온몸에 염증 증상이 가득하다고 말한다. 이들을 처치 못하면 암과 같은 중병으로 발전된다고 이구동성 말하고 있다. 이의 대부분이 트라우마에 의한 염증이라고 판단된다. 만성병의 원인이 트라우마에 의한 염증과 관련이 있다면 새로운 대안이 필요할 뿐이다, 결론은 염증을 만드는 요인인 원인을 분석 처리하지 못하면, 질병 해결의 실마리는 요원하리라 본다.

원인은 배제하고 증상만을 중시하는 현실의 모습은 어떠한 결과를 보여줄까? 오늘날 병원은 규모가 한없이 커지며, 그 수는 늘어나고 있다. 의사 수는 부족하고, 간호원 수도 부족하다고 아우성이다. 더불어 환자 수는 급증할 뿐이지 도무지 줄어들 기미는 전혀 없어 보인다. 이런 현상들은 무엇을 의미하는지 모두는 심각하게 받아드려야 할 것이다.

5장

질병 치유의 사례

1. 우울증에서 벗어나다.

a. 필자 자신의 우울증 치유의 사례.

가을이 오면서 전에는 느끼지 못하던 현상이 나타난다. 아침에 일어나면 왠지 모르게 무기력해진다. 몸은 처지고 나른하며 의욕도 상실됨을 느낀다. 하루를 어떻게 보내야 할지 막막해지면서 걱정도 뒤따른다. 이런 비정상적인 현상은 거의 왼 종일 느끼곤 하는데, 이렇게 살아가야 하는 것이 아무런 의미도 없는 것처럼 느껴지기도 한다. 한 달여에 걸쳐서 이러한 증세는 계속 나타난다. 가을은 남자의 계절이란 말 때문일까?

이와 같은 증세는 두뇌의 교란으로 발생 되는 것이 아닐까 하는 생각이 들었다. 오랫동안 이어진 심한 스트레스의 영향으로 아무래도 두뇌 부분에 불필요한 이물질 즉, 사기가 축적되어서 나쁜 현상이 나타나는 것은 아닐까? 이 방법 저 방법을 적용하여도 효과는 없었다. 그동안 병과 통증은 없는 것이기에 사라지라고 해서 치유를 하였다고 앞의 신념 부분에서 이미 여러 사례로 표현을 하였다.

이 증상도 사라지라고 하면 어떨까? 하는 생각이 들어서 시험을 해보기로 하였다. 즉시 두뇌의 사기 사라지라고 없어지라고, 두뇌 깊숙이 박혀있는 사기뿐만 아니라 모든 이 물질들은 다 사라지라고 확언을 시도하였다. 잠자기 전에 5분 정도 반복해주다가 잠이 들었다.

새벽 3시에 잠에서 깨어나니까 머리 부분이 시원하고 상큼한 기분을 느낄 수 있었다. 상당히 고무되고 기대가 되어서, 아침에 다시 10여분 정도 두뇌의 사기제어 확언을 더 해주었다. 역시 시원해지며 상큼한 기분이 들게 되며 희망의 기운이 생긴다.

출근 준비를 하면서 확인을 해보니까, 전 같으면 무기력한 상태여서 아무런 의욕도 없었을 텐데, 왠지 모르게 힘이 생기면서 의욕도 솟아올랐다. 하루의 일과가 기대되면서 긍정적인 생각들이 떠오르고 심리적으로도 고무됨을 느낀다. 다음날도 확언을 해주니까 마찬가지의 컨디션이 이어졌다. 이후 확언을 며칠 더해주니까 우울증 증세는 완전히 사라졌다.

그리고 병행해서 두뇌의 어혈 제어 확언을 해주면 비슷한 효과를 볼 수 있고, 너불어 혈관 청소도 함께 해주면 도움이 된다. 이런 증세는 스트레스를 오래 받게 되면서 자연스럽게 생기는 현상이 아닌가 싶었다. 우울증이 이런 기전으로 발생 된다는 나름의 경험을 하게 되었다.

일테면 스트레스를 많이 받게 되면 아드레날린, 코르티솔, 활성산소 등이 축적되면서 뇌혈관이 수축되고, 이들 노폐물로 인해서 뇌의 혈액순환이 부조화를 이룬다고 생각된다, 또한 필요한 세로토닌 등의 호르몬 생성이 방해되어 부족해지니까 우울증이 생기지 않나 싶다. 이들 불량한 물질을 제어해주어서 정상화 시키는 것이 관건이 아닐까 싶다.

우울증의 주요 증상으로는 무기력함과 의욕 상실을 들 수 있다. 이는 우울증의 핵심 증상이다. 삶에 대한 의욕 상실, 우울감, 불안감, 염세적 성향, 수면 부족 등 이런 상태가 2주 이상 지속 되면 우울증으로 진단하고 있다.

그리고 지금도 하는 일이 꼬이거나 잘 풀리지 않으면 당연히 스트레스를 받게 된다. 스트레스를 어느 정도 계속해서 받게 되면 역시 아침에 일어나면 무기력하고 우울감을 느끼는 경우가 종종 있다. 즉시 사기제어를 10여분 정도 해주면 감쪽같이 사라진다.

우리나라의 성인 중 약 10~20%가 이 증세를 경험하고 있다고 한다. 사회적으로도 큰 문제를 야기시키는 심리적 질병 중의 하나다. 유명인사들이 이 우울증의 증세로 생을 달리한 경우가 수시로 확인된다. 게다가 이 증상은 뇌세포를 사멸시키며, 신경 연결망의 감소를 초래하기 때문에 치매의 직접적 원인이 되기도 한다. 이런 불미스러운 현상이 해결된다는 것은 상당히 중요한 일이라 생각된다. 최근에 와서는 우울증이 염증과 관련이 있다는 연구보고가 여러 곳에서 밝혀지고 있다.

『염증에 걸린 마음』이라는 세계적 석학의 한 사람인 영국의 에드워드 불모어의 신간 서적의 내용이다. 이 책에서도 우울증이 트라우마에 의한 염증의 결과라고 주장하고 있다. 어떤 형태로든 우울증은 염증과 관련이 있다는 연구결과이며, 이를 분석하고 대처해야 한다고 주장하고 있다. 이제 조금씩 트라우마의 실체가 드러나 싶어 반갑기 짝이 없다.

조금 더 설명을 해보자. 이 책『염증에 걸린 마음』에서 우울증은 생활환경에 의한 특히 스트레스인 트라우마의 영향으로 발생된다고 한다. 염증이 먼저인지 우울증 때문에 염증이 생성되는지는 정확히 간파를 못하고 있다. 우울증이 염증과 인과 관계가 있다는 사실만 분명 밝히고 있다. 하지만 필자는 안타까운 점을 지적하지 않을 수 없다.

뇌에서의 우울증 발병이 염증과 어떤 식으로도 관련이 있다면 염증 생성의 원인을 더 이상 파악을 하지 않는가? 물론 원인을 파악하기는 역부족임이 드러난다. 이런 현상이 현대의학의 현주소라 보여진다. 트라우마를 분석할 의지는 없어 보인다.

책의 전 부분을 살펴봐도 트라우마를 처치해야 한다는 말은 전혀 언급이 없다. 단지 염증을 좀 더 확실하게 줄일 수 있는 약품이 개발되기만을 기대할 뿐이다. 한평생 우울증을 위해서 헌신한 분의 의식이 한정적임을 알게 되니까 씁쓸하다.

이와 같은 현상이 오늘날 우울증을 대하는 일반적인 기류는 아닐지 심히 의심스럽다. 결론은 염증 생성의 원인은 배제하고, 발생한 염증만을 줄이는 데 집착을 한다는 자체가 실망적이며 희망이 없어 보인다.

염증만 줄인다고 해서 완치가 될까? 우울증 증상이 어느 정도 개선은 되겠지만 완치와는 당연히 거리가 멀 수밖에 없다. 하긴 일반적인 질병 치료방법과 별다른 차이가 없음을 보여준다. 의학의 한계를 보여주는 듯 하니 앞날이 불투명할 수밖에 없음을 시사한다. 왜 원인을 배제할까?

그리고 이 책에서는 우울증 약을 개발한다는 자체가 엄청난 어려움을 겪는다는 사실을 밝히고 있다. 신약 개발의 노력이 대부분 실패를 본다는 것이다. 1989년 프로작이 출시된 이후 약 30년이 지났지만 새로운 우울증 약을 개발하는데 천문학적인 금액을 투자하고도 실패했다고 한다.

2010년을 기준으로 하나의 약을 개발해서 시장으로 내보내는데, 약 8억 5000만 달러의 비용이 소요된다고 한다. 우리 돈으로 1조 원이라는 천문학적인 금액이다. 그나마 성공률은 고작 10%대 이하라고 한다. 신약 개발은 실패작이었음을 토로한다.

천문학적인 비용이 들기 때문에 이제는 감히 어느 제약회사에서도 쉽사리 손을 대지 못하고 있다고 한다. 위험 리스크가 그만큼 크기 때문이다. 생명공학이나 제약회사에서 어떤 방식으로 개발에 임하는지는 모르겠지만, 아무튼 효과가 뛰어난 신약 개발의 가능성은 멀어지고 있음을 이 책에서 보여주고 있다. 여전히 1989년도에 개발된 프로작 같은 약들이 아직도 우울증에 처방되고 있다고 한다. 치료의 가능성은 요원하리라 본다.

에드워드 볼모아 자신이 우울증이 염증과 관련이 있다고 연구결과를 발표하였지만, 염증에 관련된 우울증의 약은 아직 개발조차 시도를 못하고 있다고 한다. 참으로 우울증 개선의 앞날은 우울함만을 보여주는 듯하다. 추측컨대 우울증은 심리에 의한 질환이기 때문에, 약물로 원인인 심리를 제어한다는 자체가 사실상 불가능해서는 아닐지? 그래서 약품 개발에 실패를 보는 것이 아닌가 하는 생각을 금치 못한다.

물질인 약물이 심리를 통제하고 조율을 할 수 있을까? 전혀 아니올시다 이다. 필자의 사견이지만 물질은 전혀 심리인 마음을 통제할 수가 없다고 생각한다. 정신인 심리는 오로지 마음인 생각만으로 통제하고 조율을 할 수 있음을 알아야 한다. 트라우마 내면의 성향은 괴로움, 분노, 원망, 미움, 자기연민, 자책감, 슬픔, 외로움 등의 불편한 감정으로 구축되어 있다고 알려져 있다. 이들 불편한 감정이 뇌의 글리아세포에 충격을 주어 염증을 만든다고 석학들은 일찍이 발표하였다.

결국 불편한 감정이 문제 발단의 원인이 되고 있다. 불편한 감정이 없다면 글리아세포에 충격을 줄 수는 없지 않은가? 평온하고 안락한 감정이 글리아 세포에 충격을 줄 수는 없는 것이다. 이들 불편한 감정을 어떠한 약물이 통제할 수 있을까? 약을 복용하면 괴로운 감정이 사라져서 편안한 마음으로 변할까? 분노의 감정이 약을 통하여 용서하는 마음으로 확 바뀔까? 아니면 슬픔의 감정이 기쁨의 감정으로 바뀔는지 도무지 가능성이 없지 않은가?

절대 약은 이런 기대의 효과를 가져올 수가 없다. 약을 복용한다면 신경을 잠시 마비시키는 효과 외엔 어떤 작용을 할까? 마비가 되면 감정이 확 바뀔까? 따라서 부정적인 감정이 사라져야 효과는 기대할 수가 있다. 그러나 약을 복용한다고 한들 그 부정적인 감정은 고스란히 남아있을 뿐이다.

트라우마를 정화해야지만 이들 감정이 사라져 평온한 마음으로 변하게 된다. 결국 글리아 세포에 충격내지 영향을 줄 요인이 사라지기에 염증 생성은 중단이 될 수밖에 없다.

트라우마 정화는 이런 획기적 결과를 가져오기에 우울증이든 다른 질병들도 치유가 된다. 이런 기전에 약물로서 대처한다는 자체가 참으로 어처구니가 없다고 본다. 따라서 심리의 문제는 마음으로만 다스려야 온당하며, 가장 이상적인 방법이라고 판단한다.

역시 물질인 약은 심리인 부정적인 감정을 통제, 조율이 불가능하다는 사실이 확실해진다. 일테면 마음만이 물질을 지배할 수 있지, 물질은 절대 마음을 지배한다는 자체가 불가하다는 이치다.

더불어 마음만이 물질을 만들 수 있을 뿐이고, 물질은 마음을 절대 만들 수 없음은 자명하다는 뜻과 상통한다.

물질은 그저 마음의 통제를 받아야만 한다는 이치다. 일테면 마음이 주인이요, 물질은 종이라는 주종관계가 성립된다. 종이 주인을 통제할 수는 없을 뿐이다. 따라서 물질인 약이 심리가 원인인 질병을 통제할 수 없음은 자명하다. 그러니 약품 개발이 벽에 부딪치는 결과를 보여주지 않나 하는 우려감이 따른다.

의학과 과학은 눈부신 발전을 하여왔다. 하지만 수많은 질병이 난무하고 있다. 어떤 만성병이라도 특효약이 개발되어 완전한 처치가되는 질병이 있을까? 아직까지 특효약은 없는 걸로 알고 있다. 대부분의 병은 심리와 연결되어 있기에, 심리를 조율하고 다스리는데 한계가 뒤따른다는 점을 시사한다고 본다.

의학이 태동된 지 수백 아니 수천 년이 지났지만 이들 한정되고 제한된 생각은 전혀 변화의 기미가 없다. 처음부터 해결의 방책을 잘못선택한 듯하다. 하긴 항생제는 엄청난 성공을 거두었다. 그러나 항생제는 물질인 균을 다스리는 역할을 하기에 가능했을 것이다. 균은 물질이지 심리가 아니잖은가?

따라서 필자의 사례에서처럼 어떤 증상을 느낀다면, 우선 발생하게된 원인부터 추적하는 방법이 치유의 지름길이라 생각한다. 스트레스를 줄곧 받으니까 우리 뇌의 작용은 분명 부자연스러운 현상이 뒤따를 것이다.

물론 스트레스를 줄이는 방법이 가장 우선시 되겠지만, 스트레스를 피하는 것은 사실상 누구든지 어려운 일이다. 스트레스를 받으면 뇌부분은 불필요한 이물질이 쌓이면서 필요한 신경전달 물질은 줄어들것이다. 면역력은 저하되면서 결국 부조화를 일으켜 병을 만든다는 사실을 확인할 수밖에 없다.

이들 스트레스에 의한 불량한 이물질 즉, 쌓여있는 사기인 독을 해소시키는 일이 급선무라 판단된다. 마음을 배제한 다른 방법으로 우울증 증세를 극복시킨다는 것은 거의 불투명한 게 아닌가 하는 생각이 든다. 쌓여있는 피로물질인 사기는 어떤 화학적 요법이나 물리적인 방법으로 해결하는 것은 사실상 어렵기 때문이다.

이미 얘기하였듯이 이는 심리적인 원인이기에 심리적인 독이 쌓여 있다고 볼 수밖엔 없을 것이다. 해결의 실마리는 어디까지나 마음인 생각에서 찾아야만 된다고 생각한다. 뾰쪽한 대안이 없는 것이다.

더 나아가 우울증 증세가 오래전에 발생 되었다면 아무래도 트라우마를 생각해야 할 것이다. 위의 책자 『염증에 걸린 마음』에서 주장하듯이 우울증 증세의 원인은 트라우마이기 때문이다. 트라우마에 의해서 뇌의 글리아세포가 충격을 받게 되니까 결국 염증을 만들어, 우울증을 관장하는 부분으로 염증이 전달되어서 증상은 생기게 된다.

최근의 연구결과는 뇌의 전두엽이 변연계의 분노, 흥분, 충동 등의 현상을 통제 조절 못하면 증상이 발생 된다고 한다. 이때 전두엽과 변연계를 연결하는 백질이라는 연결망이 가늘어지며 약해지기 때문에 우울증이 발생된다고 한다. 이 현상은 아마도 발생된 염증의 영향으로 생기는 것은 아닐지?

어찌 되었든 간에 염증이 문제 발단의 시초라면 염증을 줄여야 하는 것은 당연하다. 그러기 때문에 염증 생성의 원인을 먼저 살펴보아야 할 것이다. 이는 트라우마의 영향이라고 하였다. 무의식에 잔류하고 있는 어떤 트라우마가 작동해서 글리아세포에 영향을 줘서 염증이 발생된다고 이미 밝혀졌다. 이를 분석하는 길이야말로 확실한 치유의 방법이 되리라 본다.

방법으로는 필자의 경험상으로 볼 때, 급선무가 트라우마를 정화하는 방법이다. 트라우마가 문제의 근원적 요인이기 때문이다. 트라우마만 정화가 확실히 되면, 트라우마의 공격력은 약해져 사라지게 된다. 글리아세포에 더 이상 나쁜 영향을 줄 수 있는 힘을 상실하기 때문에 결국 염증은 발생되지 않기 때문이다.

염증이 중단되면 우울증을 관장하는 전두엽이나 변연계의 작동은 정상화 될 것이다. 일테면 이곳에 혈류량이나 산소의 공급은 정상화 될 것이며, 신경전달 물질 역시 정상적으로 생성됨은 당연하다. 그 결과 면역력이 회복되면서 치유는 빠른 속도로 진행된다. 몸은 알아서 스스로 치유를 한다는 결론에 이른다.

따라서 필자처럼 우울증 증세의 초기에는 트라우마와의 연결은 희박할 것이기 때문에, 뇌에 축적된 피로물질인 사기만 제어해줘도 소기의 성과는 충분하리라고 생각한다. 반면 몇 달, 몇 년이 된 만성 우울 증상은 거의 트라우마와 연결이 되어있다고 보면 무방할 것이다. 이때는 뇌에 축적된 사기를 먼저 제어해주고 나서, 트라우마를 정화해주면 치유가 되리라 본다. 타인들도 이 방법을 통해서 치유의 결과를 보았기 때문이다.

결국 원인을 분석하고 이를 제거하는 길만이 정확한 해답이라는 논리다. 원인을 분석하여 적절한 조치를 취하게 되면, 질병은 큰 문제가 안 될 것이라 사료 된다.

b. 어느 대학생의 우울증 치유의 사례.

이번 사례는 2022년도 초의 일이다. 강원도에 살고 있는 한 대학생의 경우다. 전에 필자의 첫 번째 저서 『마음이 통하는 치유의 기적.』을 학생의 아버지는 구독하시었다. 이분의 작은 아들이 현재 대학생으로 우울증에 걸려 5년여 고생을 하고 있음을 말하신다. 정확하게 어떻게 고통을 겪는지는 자세히 알 수는 없지만 일반적인 우울증의 성향을 띠고 있음을 말하신다.

한창 피끓는 젊은이로서 정상적인 생활은 엄두도 못 내고 집안에서 칩거하며, 틈만 나면 잠만 자려하고 음식만 찾게 되니 체중은 130kg이 넘는다 한다. 물론 가족들과의 대화도 거의 실종된 상태로 집안의 불안은 끊이질 않고 먹구름이 끼어있음은 당연할 것이다.

부모로서 이 문제를 직접 해결키 위하여 의식공부도 많이 하신다. 추후 필자의 2번째 저서 『내 마음은 인류 최고의 의사.』도 구독을 하시었다. 그리고 최근의 신작 뇌과학에 대한 『너무도 놀라운 작은 뇌 세포의 이야기.』도나 잭슨 나카지와 지음을 필자의 추천으로 구독을 하시었다.

아버지 본인이 치유시도를 하였지만 여의치 못하여 필자에게 원격 염력치유를 간곡하게 당부를 하신다. 물론 필자는 염력치유를 봉사 차원에서 그동안 해왔기 때문에, 크게 저항감 없이 이를 순수히 받아드리는 입장이었다.

작은아들의 인상착의를 알아야 하기에 사진을 보내주길 말하였고,

염력을 시도하게 되었다.

필자는 경험상 누누이 말하였지만 대부분의 만성병은 그동안 무의식에 저장된 트라우마의 영향으로 뇌에서 염증이 만들어져 신체의 약한 부분으로 염증이 전달되면, 그에 따른 통증과 질병의 직접적 원인이 된다는 점이다.

뇌에서 신체의 약한 부분으로 염증이 전달되어 그곳이 무릎이면 관절염이 되고, 어깨로 가면 오십견이 된다. 더불어 공황장애를 관장하는 부분으로 염증이 전달되면 공황장애가 되고, 우울증을 관장하는 부분으로 전달되면 우울증이 된다는 기전이다. 앞에서 이미 표현되어졌다.

우선 필자의 마음 해독법을 적용하여 우울증 환자의 트라우마를 인식하여 정화를 시도하였다. 뇌에 저장된 트라우마의 부정적인 감정이 원인이 되어 뇌의 글리아 세포(신경아교세포)에 충격(과잉 영향)을 주면 글리아세포를 미치는 단계까지 이르게 한다.

이때 염증 유발물질인 사이토카인을 대량으로 분출하며 결국 염증을 만들어낸다. 염증의 원인이 트라우마의 부정적 감정이기에 트라우마를 정화를 해야지만 염증 생성은 중단이 된다. 그 결과 우울증은 치유가 된다는 이론이다.

대략 하루에 1시간 정도 트라우마 사라지라고 반복 확언을 꾀하여 정화를 시도하게 되었다. 예측컨대 이 트라우마는 상당히 비중이 큰 감정 덩어리라 판단하여 5일 정도 트라우마 사라지라는 염력을 시도

하기로 하였다. 3일 정도 염력을 주고 전화상 물어보니 약간의 긍정의 반응을 보인다 한다. 5일을 마치고 트라우마는 어느 정도 정화되었으리라 판단하여 멈추고, 그동안 수많은 스트레스에 의하여 뇌에 부정적인 이물질인 사기가 상당히 많은 양 쌓여있기에 이를 제거 해주어야만 한다.

이들 사기가 결국 우울증을 관장하는 세로토닌의 생성을 저지하기에 우울증은 수반될 수밖에 없다고 본다. 그리고 불량한 신경전달 물질을 만듦은 당연한 귀결일 것이다. 차츰 증상은 호전되고 있음이 확인되고 있다.

3일 정도 사기제어를 해주고, 그 후론 뇌에서는 당연 혈액순환이 불량해질 수밖에 없기에 어혈 제거와 혈관 사기제어 시도를 하여 혈액순환의 정상화를 꾀하였다.

10일 정도 염력을 투여한 결과 아버지의 말씀으론 대략 70~80%정도는 좋아졌다 하신다. 이제는 해결의 실마리는 찾았고, 트라우마를 정화하였기에 만약 치유되었다면 재발은 하지 않을 것이라 말하였다. 나머지 남아있는 부분은 아버지 본인이 처치를 해보시라 하였지만, 아직은 본인이 처치할만한 자신이 없기에 어느 정도 뿌리를 뽑아주었으면 하는 강한 바람을 표현하신다. 하는 수없이 5일 정도 더 염력치유를 시도하였다.

그 후 상태는 점점 더 좋아지다가 어느 순간에 다시 상태가 안 좋아진다고 하신다. 필자는 고심 끝에 아마도 트라우마가 덜 정화되어 완전히 염증을 만들 수 없는 상태까지 정화해야 하는데, 좀 부족한 게 아닌가 싶었다. 아직도 남아있는 약간의 감정 찌꺼기가 작동하여 영향을 미친것으로 판단을 하였고, 한 시간 정도 트라우마 정화를 더 해주게 되었다.

그 후 확인을 해보니 많이 좋아져서 이제는 정상적인 생활을 하고 있으며 학교생활도 지장이 없음을 아버지는 말 하신다. 역시 트라우마 에너지의 덩어리가 커서 정화를 충분히 하지 못하였음이 드러났다. 아직도 미진한 부분이 있으면 아버지의 노력으로 처치를 해보시라 권유를 하였다.

가족의 일원이 질병에 노출되면 본인인 당사자뿐만 아니라, 모든 가족이 암울함에 빠져 한 가정이 무너지게 된다. 여기서 벗어날 수 있다면 이는 얼마나 큰 축복이 될까?

2. 공황 장애.

공황장애란 강렬하고 극심한 공포에 의한 발작과 이에 동반되는 신체 증상들이, 아무런 예고도 없이 갑작스럽게 발생하는 불안장애 중 하나다. 일상생활에 크게 지장을 주게 되며, 생명에 위협을 느낄 정도의 공포감이 수반된다. 성인 인구의 30% 정도가 한차례 이상 공황발작을 경험한 바가 있다고 한다.

한번정도의 발작 경험으로 공황장애라고 할 수는 없고, 반복적으로

이 발작이 일어날 때 공황장애라고 할 수 있다. 다수의 사람들이 이 병을 앓고 있으며, 특히 연예인 병이라 할 수 있을 정도로 유명 연예인들이 고통 받고 있다.

공황장애의 증상은 호흡이 가빠지거나 숨이 멎을 듯한 느낌, 어지럽고 휘청거리며 졸도할 것 같은 느낌, 손발이나 몸이 떨리는 느낌, 땀이 많이 남, 메슥거리거나 토할 것 같은 느낌, 가슴 부위에 통증이나 불편감의 느낌, 죽을 것 같은 공포감, 스스로 통제할 수 없게 될 것 같은 느낌 등 이들 중 몇 가지 증상을 느낄 수 있다고 한다.

대체로 공황발작은 10분 이내에 급격한 불안과 동반되는 신체 증상이 극에 달하는데, 이때 심장박동이 정점으로 치솟는다. 증상은 20~30분 정도 지속되다가 저절로 사라지게 된다. 특히 이병이 무서운 점은 언제 또 발생 될지 모르기에 불안감과 공포감을 떨쳐버릴 수 없다는 게 큰 두려움의 대상이 되고 있다.

치료방법은 약물치료와 인지행동치료가 일반적이다. 항우울제 약물이 사용되고 있는데, 적어도 12~18개월 정도 꾸준히 복용해야 한다고 한다. 복용하다 도중에 중단하면 과반수 정도는 재발한다고 알려져 있다.

필자도 과거에 공황장애의 경험이 있었기 때문에 나름의 치유방법을 얘기해보고자 한다. 대략 11년 전의 일이다. 필자는 자다가 깨어나서 코가 막힘을 느꼈고, 그것에 집착하게 되면 자연 답답함을 더욱 느끼게 되면서, 그때부터 공황장애의 증세가 시작된다.

이때 코가 확 뚫리지 않으면 갑자기 불안과 두려움이 치밀어 오르면서, 숨이 멎을 듯하고 질식할 것 같은 고통이 찾아왔다. 한마디로 미칠 지경이다. 이런 증상은 간혹 가다가 발생했다. 왜 이런 증상이 나타날까 생각해보면 아무래도 그 당시에 심한 스트레스를 줄곧 받아온 영향 때문이라 생각되었다.

같은 시기에 우울증 증상도 겪게 된 경험이 있었다. 처음엔 EFT(나쁜 감정과 기억을 지우는 일종의 심리치료 기법)기법을 적용해서 치유를 시도하였지만 그다음 발작 시엔 EFT가 생각은 났지만, 한동안 적용을 안 한 관계로 방법이 떠오르질 않았다. 그 순간 이증세도 뇌의 에너지 부조화의 결과가 아닐까라는 생각이 들었다.

다급한 마음으로 뇌를 의식하면서 사기 사라지라고 반복 확언을 강하게 여러 차례 해주었다. 혹시나 했는데 다행히 증세가 약해진다. 천만다행이었다. 여기에 힘을 얻어서 몇 분을 더해주니까 완전히 증세가 사라졌다. 엄청난 쾌거이자 큰 희열을 느끼는 계기가 되었다.

그다음부터 심리적으로 과중한 부담을 갖게 되면, 체력이 저하됨을 느끼면서 이 증세가 수시로 나타난다, 자다가 깨어나서 전처럼 코가 막히지 않아도, 어떤 생각에 사로잡혀서 잠이 오지 않아 스트레스를 받게 되면, 이 증세가 다시 나타난다. 반사적으로 활성산소 사라져, 활성산소 사라지라고 반복해서 확언을 10여 회 이상 해주면 증세가 약화 되면서, 몇 분 정도 더해주면 다행히 증세가 다 사라진다.

그 이후에는 발작 증세가 나타날 때마다 활성산소 사라지라고 반복 확언을 해주니까 더 이상 증세가 발생하지 않았다. 공황장애를 일으킬만한 일정한 양의 축적된 활성산소가 제거되니까 발작 증세가 보이지 않는다고 생각하였다. 더 불어 내면의 여러 트라우마 정화를 시도하였던 적이 있었기 때문에 도움이 될 수 있었다고 생각하였다.

처음엔 사기 사라지라고 확언을 했지만, 경험을 해보니 이러한 발작 증세의 원인이 바로 활성산소의 영향이었다는 사실을 알게 되었다. 그다음부터는 증세가 나타날 때마다 활성산소 제거를 위한 확언을 적용하였다. 이 활성산소는 특히 무리한 운동, 노동, 반복되는 무리한 행동 후에 생성되었고, 잠이 오지 않거나, 스트레스를 받으면 반드시 활성산소가 생성된다는 사실을 알게 되었다. 그리고 중독 증상으로 어떤 욕구가 치솟을 때, 활성산소가 작동해서 욕구를 발생하게 한다는 사실도 알게 되었다.

이러한 공황장애의 유형은 여러 형태이기 때문에 사람마다 나타나는 증상이 다양하다고 한다. 고소 공포증, 폐쇄 공포증, 지하철 승차 공포증 등 종류가 다양하다. 어느 동영상을 보니까 지하철을 타게 되면 공황발작 증상이 발생하는 경우가 있었다. 심장박동기를 아예 몸에 부착하고 시험적으로 확인을 하는 동영상이었다.

평소 성인의 심장 박동은 보통 1분에 70여 회 정도다. 이 50대 남자 승객은 지하철을 타기 위해서 플랫폼으로 접근을 하자마자 벌써부터 심장박동이 급격히 증가 되면서 불안감에 휩싸이게 된다. 심장 박동이 80이 되고, 90이 되고, 100을 훌쩍 뛰어넘었다.

지하철을 타고나서는 160이라는 심장박동의 증가와 더불어 발작 증상이 치밀어 오르더니 더 이상 고통에서 견디지 못하고, 다음 역에서 허겁지겁 하차를 해야만 하였다. 그제 서야 증세가 어느 정도 완화가 되는 것이다. 그 사람이 하는 말이 평소 공황장애 불편한 느낌의 50% 정도밖에 경험하지 못하였다고 말한다.

이렇듯이 공황장애 발생 시에 심장의 박동이 거세지면서 금방이라도 질식할 것 같은 불안감에 떨게 된다. 이런 식으로 10년 아니 수십 년을 고통 받게 되니까 한 사람의 생의 행복권은 무참히 짓밟히는 비참한 생활을 하게 된다.

"필자 나름의 공황장애 치유 방법."

첫째. 두뇌와 관련된 질병들은 우울증도 마찬가지지만, 심한 스트레스를 줄곧 받아온 결과로 보인다. 당연히 어깨와 목의 근육은 긴장으로 인해서 많은 굳어짐이 생긴다. 결과적으로 뇌의 혈류 공급이 불량해질 수밖에 없다. 이때 굳어진 부분을 잘 풀어주면 치유에 많은 도움이 된다는 사실을 알 수 있다.

둘째. 스트레스를 많이 받으면 스트레스를 받는 뇌의 해당 부위는 아드레날린, 코리티솔, 활성산소 등 불량한 물질들이 축적된다. 이때 정상적인 신경 전달물질의 생성과 작용을 방해하므로 기능에 이상이 생기게 된다. 이들 이물질인 사기를 사기제어법을 통하여 처치를 해주어야 한다.

공황 장애발작 시에는 활성산소가 매개체가 되어 증세는 증폭되면서 극에 달하는 고통을 받게 된다고 본다. 활성산소 사라지라고 몇 분 정도 확언을 반복해주면 곧 증세는 사라진다. 그리고 뇌에는 어혈이 쌓여있을 것이기에 어혈 제어를 해주어야 한다. 더불어 혈액순환 촉진의 일환으로 혈관 청소도 해주어야 한다.

셋째. 몸과 뇌가 얽히고설킨 작용에 의해서 만성병을 만들고 있다. 스트레스가 병의 주범이라고 흔히들 표현하지만, 필자의 경험을 보면 대부분의 만성병은 사실상 트라우마와 연결되어 있다는 사실을 알 수 있었다. 우리의 무의식에 수많은 트라우마의 기억이 각인되어서, 여기서 발생되는 부정적인 감정 에너지의 영향으로 질병은 발생된다고 하였다.

세계적인 권위의 통합 의학자들 『요통혁명』 로널드 시걸 지음. 『통증 유발자 마음』, 『통증 혁명』 존 사노 박사 지음. 『왜 이유 없이 계속 아플까』 게리 캐플런, 도나 비치 지음. 『염증에 걸린 마음』 에드워드 볼모어 지음. 등의 저서에서 이미 밝혀진 이론이다.

그리고 최근에 번역돼서 발간된 『너무 놀라운 작은 뇌세포 이야기』 도니 잭슨 나카지와 지음. 최가영 옮김. 에는 이들 내용이 한층 발전된 연구결과로 만성병의 원인이 대부분 뇌에서 발생 된다는 사실을 명확히 증명하고 있다.

병이 있으면 병이 나타나는 부분만 치료해서는 사실상 치료가 불가능하다는 사실을 적나라하게 밝히고 있다. 대부분 질병의 원인은 뇌에서 발생이 되기 때문에, 그 원인을 찾아서 처치해야지만 원만히 치유된다는 엄연한 사실을 말한다.

생활환경에서 오는 부정적인 요소, 특히 스트레스에 의한 무의식에 저장된 트라우마의 부정적인 에너지가 뇌의 글리아세포(뇌세포를 보좌해주는 신경아교 세포를 말함)에 과잉 영향과, 충격을 주게 되면 글리아세포는 그 영향으로 거의 미치는 단계까지 돌입한다고 한다.

이때 글리아세포는 주변의 시냅스까지도 잡아먹는 결과를 만든다. 이미 뇌에서 엄청난 부작용이 생기게 됨을 짐작할 수 있다. 따라서 염증성 유발물질인 사이토카인을 다량 발생시키며, 결국 염증을 만들어 신체의 약한 부분으로 전달되어 통증과 병을 만든다는 기전이다.

약해진 신체 부위를 뇌는 정확히 인지하기 때문에, 뇌에서 명령이 가해지면 염증은 그곳으로 전달된다는 뜻이다. 암은 물론이고, 거의 모든 만성병들이 뇌에서 발생되는 이와 같은 기전으로 병이 발생 된다고 한다. 결국 질병의 대부분은 뇌의 영향 즉, 심리가 영향이라는 사실을 일컫는다.

좀 더 풀이를 하면 만들어진 염증은 뇌에서 명령이 가해져 신체의 약한 부분으로 전달되고, 그 부위는 우선 혈류량이 부족해지게 된다. 그렇게 되면 당연히 산소량의 결핍이 오고, 더불어 빈혈 현상이 나타나서 통증과 질병을 일으킨다. 대부분의 만성병이나 고질병들이 이와 같은 성향을 띠고 있으며, 필자는 이들 이론을 바탕으로 해서 필자 나름의 마음 해독법인 사기제어 방법을 적용하여 이들을 치유하는 방법을 터득하게 되었다.

일테면 질병의 원인이 되는 심리인 트라우마를 정화해서 여러 질병을 치유하게 된다. 대부분 질병은 그 부분에 구조적 이상이 있거나 치료를 잘못해서 병이 발생 되는 것이 아니라, 이 같은 심리적 긴장 증후군으로 인해서 발병 된다는 사실을 알아야 한다. 공황장애도 이런 유형 중의 하나라고 의학자들은 주장하고 있다.

그리고 최근에 알게 된 사실이 있다. 공황장애는 일종의 불안장애이기에 언제 발병될 지 예측할 수 없기에 항시 불안증에 시달리게 된다. 게다가 발병 시에도 불안증이 가중되면서 증세는 시작된다. 뇌에는 자율신경계의 교감신경을 통제하는 "청반핵"이라는 기관이 있다.

공황장애를 앓고 있는 사람들은 이 청반핵이 비정상적으로 과도한 반응을 보인다 한다. 사소한 자극에도 지나치게 자극된 청반핵이 교감신경을 흥분시켜서 불안증이 가중되고 호흡곤란, 심장 흉통, 위장장애등의 증상을 일으킨다고 한다. 경험상 발작 시에 불안증이 여지없이 수반되면서 가중됨을 알 수 있다.

아마도 청반핵이 쉽게 과도한 영향을 받는 현상은, 아무래도 그동안 받아온 수많은 스트레스 등의 생활습성에 의하여 약화되었다고 볼 수 있을 것이다. 일테면 부정적인 에너지가 축적돼 제 기능을 못하고, 이상 반응을 보이는 것이라 판단된다. 따라서 필자가 자주 말하는 어떤 이 물질인 사기가 쌓여있다라고 보면 무방하지 않을까 싶다.

경험을 해보면 나이가 들면서 점점 불안증은 자주 다가온다. 보통의 사소한 걱정거리에도 불안증은 쉽게 따라붙는다. 공황장애는 불안증과 직접 연결되어 있으므로 점점 공황발작은 갈수록 심해지리라 본다. 필자는 청반핵을 알고부터는 불안을 느낄시 청반핵 사기제어를 해준다. 생각날 때마다 10분이고 20분이고 청반핵 사기제어를 해주면 불안증은 현저히 줄어듦을 느낀다.

어떤 걱정거리가 있어서 불안해지기 시작하면 바로 청반핵 사기 사라지라고 사기 사라져 버리라고 반복 확언을 몇 분이고 해주면 이내 불안감은 사라지고 만다. 그렇게 되면서 일상생활에 불안증이 거의 없는 생활이 유지되고 있음을 느끼게 된다.

특히 필자는 저녁에 자다 깨서 잠이 안 오거나, 코가 막히면 스트레스를 받게 되면서 공황발작이 오지 않나 싶어 전에는 노심초사하는 불안한 마음이 항시 있었다. 청반핵 사기제어를 해준 후부터는 잠이 안 와도 불안증이 다가오질 않으면서 편안한 마음이 유지된다. 아무래도 공황장애는 불안증과 직접 연관되기에 청반핵과 불가분의 관련이 있음을 알게 되는 것 같다. "청반핵에 관심을 갖자."

따라서 필자의 사례는 위의 두 번째와 세 번째 방법을 적용하여 치유한 결과다. 필자 나름의 경험이지만 이들 공황장애는 불편하기 짝이 없는 심각한 질병이다. 어떠한 방법을 적용해서라도 치료는 이루어져야 한다. 유명 연예인들이 이 병으로 수년의 고통을 받고 있지만, 거기서 헤어나지 못하여 아직도 정상적인 사회생활을 제대로 못하고 있음을 알 수 있다.

문제가 있으면 답은 반드시 있는 법이다. 필자의 방법을 터득하여 적용한다면 스스로 치유하는데 많은 도움이 되리라 본다. 일반적인 치료방법과 함께 공황장애에 접근한다면 보다 효율적인 치유를 기대할 수 있을 것이라 확신한다.

3. 감기는 백병의 원인.

앞장의 신념 편에서 감기는 열로 다스린다는 해석을 이미 하였었다. 그러나 감기도 사기제어법으로 치유가 가능하기에 설명하려고 한다. 흔히 감기는 만병의 원인이라고 한다. 이 말의 뜻은 필자의 경험으로 생각해본다면, 감기에 걸리면 그 기운이 이미 오장육부의 모든 장기에 침범하게 된다는 것을 알 수 있다.

그 기운이 나쁜 영향을 끼치기에, 감기 치료가 제대로 안 된다면 다른 장기에 영향을 주어 질병의 원인이 된다는 해석이라 보여진다. 그래서 예전의 어른들은 감기는 백병의 원인이라고 말씀하였던 것 같다.

치유의 핵심은 이미 오장육부에 침습한 나쁜 기운을 소멸시켜야 한다. 원인인 나쁜 기운이 사라지면 감기는 자연스럽게 치유될 것이기 때문이다.

치유의 방법은 단순히 오장육부의 사기 사라져라, 오장육부의 사기 사라지라고 반복 확언만을 해주면 된다. 오장육부에 침습한 감기 기운은 스스로 알아듣고서 사라지기 때문에 치유는 신속히 이루어진다.

감기 초기에 코가 막히고 콧물이 흘러나올 때는 대략 1~2분만 오장육부 사기 사라지라고 반복 확언을 해주면 감쪽같이 증상은 사라진다. 이미 진행된 상태에선 15~20분 정도 확언을 해주면 바로 사라지기도 하고, 몇 시간 지나서야 없어지기도 한다. 때에 따라선 잠을 한

숨 자고 나면 없어지기도 한다. 항상 상황이 같지 않다는 것을 알 수 있다.

이렇게 하였는데도 효과가 없다면 냉기 제어를 10여 분간 같이 해주면 효과를 보게 된다. 감기는 어차피 냉기의 영향을 받기 때문에 몸에 냉기가 어느 정도 남아 있다는 증거다. 그래서 냉기 사라지라는 확언을 해서 냉기 제어를 해줄 필요가 있다. 지금까지 수없이 경험하였지만 실패없이 거의 대부분 효과를 보았다.

더불어 코로나 19도 충분히 가능하지 않나 생각해본다. 일종의 변형된 독감이기에 감기와 같은 방법으로 대응을 하면 되리라 생각한다. 그리고 후유증으로 폐의 기능이 많이 저하되는 현상을 보인다고 하는데, 이를 고려해서 폐의 사기제어도 같이 해주면 성과를 볼 수 있다고 생각한다.

우리의 뇌는 오장육부 사기 사라지라고 확언하면 정확히 오장육부의 사기에 명령이 내려져서 효과가 나타난다. 이런 현상은 우리 마음과 몸의 신비한 메커니즘이라고 표현을 할 수 있을 것이다. 마음은 창조주로부터 부여받았기에 사실상 신의 지성을 지니고 있음을 알 수 있다. 말씀 즉, 마음은 만물을 창조하였음을 이미 성경이나 불경을 통하여 공부하였다.

일테면 마음은 신성임을 일컫는다. 신의 성품, 성질, 성격을 지니고 있기에 그의 능력과 힘을 짐작할 수 있는 것이다. 인간의 마음과 창조주의 마음은 성품이 같으니까 만물을 만들 수 있고, 무한한 역량을 발휘할 수 있는 능력이자 힘이다. 만물의 주인이자 만물을 지배할 수 있는 힘이 바로 마음이라는 사실을 말해준다.

따라서 마음으로 지시를 하면 내 안의 사기 즉, 이물질인 독은 꿰뚫어 보고, 정확히 알아듣고서 사라지게 된다. 한꺼번에 오장육부 사기 사라지라고 해도 마음의 역량은 무한하기에, 모든 장부에 영향을 미치어 치유가 가능해진다. 명령하면 명령에 따라서 사라지는 것이다. 이렇듯이 자연의 법칙에서 조금도 벗어나지 않음을 알 수 있다.

말씀인 마음은 언령의 힘을 지니고 있다고 우리는 알고 있다. 靈영적인 힘을 소유한다는 의미다. 마음은 무한한 힘과 능력인 위대한 역량을 소유하고 있음을 말한다. 인간의 의식으로는 마음의 능력과 힘인 역량이 어디까지인지 전혀 예측할 수 없는 무한의 경지를 포함하리라 본다.

이런 마음의 역량을 이해하고 믿음을 가져야만 할 것이다. 현대의학에서는 아직도 감기 치료는 역부족이다. 마음 법을 이용하면 의외로 쉽게 치유가 된다.

4. 전립선 비대증.

나이가 들면 누구든지 세포의 생리적 기능이 저하되기 때문에, 신경계나 내분비 계통의 활성도가 떨어지고, 인체의 전반적인 부분이 취약해지기 마련이다. 소변 기능도 자연적으로 저하된다. 소변이 자주 마렵다든지, 아랫배에 힘을 주어야 가능한 경우나, 소변 줄기가 가늘어지는 증상이 그러하다. 또한 소변을 참지 못하는 증상, 소변을 보고 난 후 방울방울 떨어지는 증상, 자다가 일어나 소변을 여러 번 보는 경우가 나타난다.

필자의 경우는 우선 소변을 자주 보게 된다. 잠을 자다가도 일어나서 2~3번은 소변을 보게 된다. 더 문제가 되는 것은 소변 줄기가 약해지고 힘을 주어야지만 가능한 경우가 발생한다. 원인을 정확히 알 수는 없지만 일반적으로 전립선의 비대를 이야기한다. 전립선은 방광 밑에 위치하고 요도 관을 감싸고 있기 때문에, 전립선 비대가 생기면 요도 관에 압박을 줘서 협착되고 자연 소변볼 때 영향을 끼치게 된다.

간혹 가다가 소변보기가 힘들어지면 역시 전립선의 비대가 아닐까 하는 생각이 들어서 50대 중후반에는 까치발을 들고 소변을 보았다. 여러 번 같은 행동을 하게 되면, 어느 정도 효과가 나타나는 경험을 하기도 하였다. 그러나 나이가 들수록 효과는 반감되어 약해지게 된다.

그러다가 소변보기가 불편해지면 사기제어법을 적용하게 되었다. 불편함을 느낄 때마다 전립선의 사기 사라지라고, 반복 확언을 10여 분 정도 해준다. 다음날도 비슷하게 해준다. 이렇게 두세 번 정도만 해주어도 소변 줄기가 어느 정도 강해지고, 힘을 덜 주어도 소변을 수월하게 보게 된다. 이 효과는 몇 달은 지속이 된다.

점점 나이가 들게 되면서 효과는 역시 반감됨을 알 수 있었다. 60대 중반을 넘어서니까 이들 효과는 오래 지속되지 않고 점점 짧아짐을 느끼게 된다. 더 자주 사기제어를 해주어야 했다. 그만큼 몸의 노쇠화를 말하는 듯 하니 서글퍼짐은 어쩔 수 없는 듯했다. 여기서도 전립선의 사기는 정확하게 구분할 수는 없지만 일반적인 어혈, 냉기, 스트레스성 물질, 염증, 이상 호르몬 생성 등의 불순물이 포함되리라 본다.

그리고 어혈은 그 비중이 크기 때문에 별도로 전립선의 어혈 사라지라고 확언을 해주면 그만큼의 효과는 나타난다. 전립선 혈관에 사기 제어해주면 역시 혈관 청소가 된다. 그리고 지금에 와서는 전립선 비대 증상도 트라우마와 직접적인 관련이 있다고 학계에선 보고하고 있다. 위의 방법으로 치유가 어려워지면 전립선 트라우마 정화를 함께 해줄 필요가 있을 것이다.

5. 트라우마에 의한, 어깨 결림(오십견)의 사례.

대략 6~7년 전의 일이다. 그 당시 오른쪽 어깨통증이 있었는데 2년 정도 진행되었다. 어깨를 움직일 때 앞으로 움직임은 비교적 수월한데 뒤로 움직임은 상당히 불편함을 느꼈다. 손을 뒤로하여 위로 올리려면 허리띠까지만 올려도 통증이 심해져서 더 이상 올릴 수가 없었다.

그리고 잠을 잘 때도 통증 때문에 상당히 불편함을 느꼈다. 이 증상은 오십견으로 생각했고, 마음 법을 적용하여 치유하고 있었다. 어느 정도 효과가 있었지만 일반적인 마음 법으로는 뿌리를 뽑기가 힘들었다.

어깨통증이 좀처럼 완치가 되질 않았다. 끈질기게 달라붙어서 조금만 더 노력하면 뿌리를 뽑을 수 있을 것 같았지만 여의치 못하였다. 원인을 파악 못해서 나타나는 결과는 아닐까? 그러던 중 통증을 치유하기 위해서 심리적 감정요법을 적용하기로 하면서, 전혀 예상치 못한 현상을 경험하게 되었다. 어깨는 다소 가벼워진 듯 하다가도, 더 심해지기도 하였다. 통증이 여기저기로 이동을 하면서 통증을 느끼게 된다.

어깨 부분, 팔꿈치 부분, 손목 부분, 등 뒤 어깻죽지 부분, 심지어는 반대쪽 어깨까지 통증이 번갈아 오기도 하였다. 어깨가 이상이 있으면 어깨 부위만 아플 텐데, 이곳저곳 통증이 이동하면서 번갈아 생긴다는 것은 아무래도 심리와 관련된 현상이라 생각이 들었다. 이해가 잘 안되는 부분도 있지만, 완전히 무의식의 알 수 없는 복잡한 작용임을 느끼게 된다.

그래서 존 사노 박사의 『통증 혁명』 책을 읽게 되었다. 여기서는 억압된 감정의 도피처로서 통증을 방어기제로 이용한다고 한다. 그 결과 혈류량의 감소에 의한 산소 부족에 따른 국소 빈혈의 결과로 통증이 온다고 한다.

『왜 이유 없이 계속 아플까』 게리 캐플런, 도나 비치 저자의 책에서는 신체의 부상, 심리적 트라우마, 뇌의 산소 부족, 세균성 감염, 바이러스 감염, 환경독소 등의 여러 영향으로 중추 신경계가 스트레스를 받을 때마다, 마이크로 글리아세포는 과잉 영향을 받은 결과 염증을 만들어내는 반응을 보인다 고 한다. 이 염증이 바로 만성 통증과 제반 증상을 만드는 원인이라는 것을 설명한다.

사람의 뇌는 10%인 1000억 개의 신경세포(뉴런)와 90%인 1조 개의 신경아교세포로 이루어져 있다고 한다. 신경아교세포는 신경세포의 생존과 뇌 기능 유지에 필수적인 역할을 하고 있다. 일종의 신경아교세포를 마이크로글리아 혹은 줄여서 글리아세포라고 말한다.

마이크로글리아는 중추신경계가 스트레스를 받을 때마다 뇌를 보호하고 침입자들을 파괴하기 위해 활동을 한다. 완충장치 역할을 하는 물질(염증, 종양 등으로 곪거나 부어오르는 것)을 만들기 위해서 염증성 화학물질을 만들면서 반응을 보인다.

신체에서는 백혈구가 면역작용을 하지만, 뇌에서는 마이크로글리아 세포가 면역작용을 한다고 하였다. 이때 마이크로글리아가 과잉 영향 즉, 충격을 받으면 중추신경 전반에 염증을 만들면서 문제를 일으킨다는 새로운 학설을 말한다.

따라서 질병의 원인이 결국 스트레스에 의한 트라우마의 영향이라는 사실을 알게 되었다. 염려되는 부분이 있다. 이들 현상의 근본 원인인 트라우마의 부정적인 에너지는 그대로 뇌에 잔류하고 있다는 점이다. 이들을 처치하지 못한다면 아니 다 소멸시키지 못한다면, 사실상 확실한 치유는 아니라고 생각을 하게 되었다.

그 스트레스 덩어리의 에너지는 지금까지의 살아오면서 쌓여있는 관련된 모든 통합된 스트레스의 덩어리를 말하는 것인지, 아니면 개개의 각각의 스트레스 덩어리를 말하는지 지금으로선 전혀 구분이 안 된다(처음 공부하는 단계임). 수많은 시행착오를 겪어야만 할 것 같다.

뇌 속에 가득히 쌓여있는 스트레스 즉, 트라우마의 부정적 감정 에너지는 항상 시시각각으로 틈만 나면 우리를 노리고 있을 것이다. 이들 원인인 트라우마를 어떻게 대처해야 할까? 처음엔 사기로 생각하고 사기 사라지라고 반복해서 확언을 해보았지만 효과는 없었다.

그래서 이 방법 저 방법을 적용 해봐도 신통한 결과는 보이질 않았다. 이런 현상은 우리가 인식할 수 없는 무의식의 깊숙한 심층부에서 작용하는 반응이 아닐까 싶었다. 무의식 속의 사기를 없애는 방법을 적용해보기로 하였다.

어깨 결림이 있었기에, 어깨를 의식하면서 무의식의 사기 사라져라, 무의식의 사기 사라지라고 틈틈이 확언을 해주었다. 효과가 조금씩 나타난다. 여기에 고무되어 더욱 심혈을 기울여 확언을 해주게 되었다. 이틀 정도 지나니까 어깨통증이 없어졌다. 좀 더 살펴보아도 더 이상의 통증은 없었다. 2년여 간 불편을 주던 어깨통증이 며칠 만에 다 사라져 버렸다.

여기서 무의식의 사기나 트라우마는 성격이 같기에 어느 방법을 적용해도 상관없으며 효과는 똑같이 발생한다. 그 지긋지긋하던 오십견의 통증은 드디어 사라졌다. 통증의 원인인 트라우마의 부정적 감정 에너지가 정화 혹은 삭제되었기 때문이라고 생각한다.

병이란 이런 것인가 하는 생각이 드니까 허탈하기 짝이 없었다. 2년여 동안 고통을 주던 어깨 결림이 순식간에 사라진 것이다. "원인을 찾는 것만이 최대의 핵심이자 관건이다."라는 생각이 들 수밖에 없었다.

이때 무의식의 사기(트라우마)라고 명칭하여 사라지라고 하면, 마음은 어느 트라우마인지 간파해서 정확히 해당되는 트라우마에만 영향을 주어 의도하는 바를 이루게 된다는 해석이다. 무의식에는 수많은 트라우마가 잔류하고 있지만 굳이 어떤 트라우마인지 파악 못 해도 치유가 가능하다는 사실이다.

마음은 정확히 어느 트라우마인지 스스로 파악하여 처리하기 때문에 치유가 가능해진다. 마음은 무한한 능력과 힘을 소유한 존재임을 새삼 느낀다. 나중에 더 정확히 알게 된 일이지만, 하나의 개별 트라우마가 하나의 질병을 만들고 있다는 놀라운 사실을 알게 되었다.

우리가 살아가면서 대부분 사람들은 만성 통증 또는 만성질환을 한두 가지 혹은 그 이상 경험하면서 살아간다. 특히 통증으로는 허리 통증, 오십견, 무릎 통증, 두통 등이 그 예이다. 허리가 아프면 우리는 속단을 하는 경향이 있다. 허리 자체에 문제가 있어서 통증이 온다고 말이다. 흔히 퇴행성이나 디스크에 의해서 만성 통증은 수반된다고 단순히 생각한다. 그 외의 다른 요인은 없는 것으로 대부분 단정을 한다. 다른 병도 마찬가지다.

허리가 아프면 퇴행성이든 디스크든 물리적 구조적 이상에 의한 질병으로 생각한다. 치료 역시 그 결과에 따른다. 만약 디스크라면 디스크가 돌출되어 신경에 압박을 주어 통증이 온다고 믿는다. 그런데 여기서 눈여겨보아야 할 점이 있다. 디스크가 튀어나오면 반드시 아파야 하는가? 디스크가 튀어나와도 아프지 않는 경우는 얼마든지 많다.

또한 디스크나 퇴행성의 현상이 없다 해도 아픈 경우는 많다는 것을 잘 알고 있다. 허리가 아플 때 디스크나 퇴행성의 현상이 나타난다해서 반드시 이에 의한 통증이라고 단정할 수 있을까? 내면의 심리적인 문제나 다른 요인이 발생원인이라는 생각은 아예 하질 않는다. 여기에 함정이 있다고 생각된다.

우리가 만성 통증을 말할 때 적어도 2~3개월은 돼야 만성 통증으로 여긴다. 다행인 것은 우리 몸은 자연치유력이 있어서 2~3개월이 지나면 대부분의 증상은 치유가 된다고 한다. 그러나 시간이 지나도 통증 현상이 계속적으로 있다면, 이는 허리나 어깨, 무릎 등의 구조적 문제가 아닌 다른 원인을 찾아야 한다는 것을 시사한다. 왜 이유 없이 계속 아파야 하는가 하는 의구심을 가져야 한다.

이때는 병원을 가서 진찰을 받는다 해도, 그 원인을 제대로 알 수가 없다. 단지 염증이나 구조적인 문제만 이야기한다. 그에 따른 치료를 해서 완치가 된다면 또한 얼마나 다행일까? 몇 년 혹은 몇 십 년을 수 없이 많은 방법으로 처치를 해도 치료는 잘 안되어서 같은 병으로 줄곧 고생하곤 한다. 고질병이 돼서 평생 고통만을 받는다. 대부분의 질병 들이 이와 같은 양상을 띤다.

어깨통증은 그 이후로 한두 달에 한두 번 정도 약간의 징후만 있었는데 그때마다 무의식의 사기 사라지라, 무의식의 사기 사라져라고 확언을 몇 분 정도 해주면 증세는 사라졌다. 몇 번 이런 증세가 더 나타났지만 그 후에는 완전히 자취를 감추었다.

이는 약간의 트라우마 감정 찌꺼기가 남아 있었다는 반증이다. 따라서 염증을 만드는 원인인 트라우마의 부정적인 감정 에너지가 정화 혹은 완전 소멸되어져서 더 이상 작동을 할 수 없었기에, 드디어 완치의 효과를 보게 되었다.

따라서 만성병은 병마다 각기 연관된 고유의 트라우마가 별도로 개입하는듯하다. 한 종류의 사건 사고에 의한 트라우마의 감정 에너지가 염증을 만들면서 하나의 질병을 만드는 것이 아닌가 하는 생각이 든다. 일테면 하나의 트라우마 덩어리의 에너지가 하나의 질병을 만들면서 꽉 잡고서 놔주질 않으니까 나타나는 현상임을 말한다.

질병과 직접 관련된 트라우마의 부정적 감정 에너지가 정화(약화) 혹은 사라지니까 질병은 치유된 것이다. 결국 뇌에서의 염증 생성은 중단되고, 어깨 부위의 혈류는 정상화되기에 면역력은 회복되면서 통증은 사라지게 된다.

이같이 질병은 반드시 원인이 존재한다. 원인을 분석 못하면 사실상 치유는 기대하기 어렵다. 현재의 발병되고 있는 치료가 잘 안되는 대부분의 만성병(고질병)들은 한결같이 원인을 배제한 치료의 결과가 아닌가 싶다. 세상의 모든 현상에는 원인 결과의 인과 관계가 반드시 존재하는 법이다.

삶의 다른 부분에서는 그렇게 원인 분석을 중시하는데, 유독 질병 치유에 있어서만큼은 원인을 그토록 관대하게 배제를 하는가 하는 의문이 든다. 좀 더 시각을 달리할 필요가 있다.

6. 트라우마에 의한, 무릎 관절염의 사례.

대략 5년 정도 왼쪽 무릎 통증을 겪어왔다. 평상시엔 아픔이 약간 있었지만 심한 편은 아니었다. 계단을 내려갈 때 통증을 느꼈고, 양반다리를 하고서 앉아 있다가 일어날 때 통증을 느끼는 편이었다. 운동이나 등산을 하든지, 많이 걷게 되면 통증을 많이 느끼기도 한다. 마음으로 치유를 해왔기 때문에 어느 정도 효과는 있었지만, 보통의 마음 법으로서 뿌리를 뽑기에는 역부족이었다.

통증이 좀처럼 완치가 되질 않았다. 끈질기게 달라붙어서 고통을 준다. 조금만 더 노력하면 뿌리를 뽑을 수 있을 듯했지만 역부족이다. 그러던 중 통증을 치유하기 위해서 심리적 감정요법을 적용하기로 하면서, 위의 오십견 치유 때와 같은 유사한 경험을 하게 되었다. 통증은 다소 가벼운 듯 하다가도 더 심해진 듯도 하였다. 통증이 여기저기로 이동하면서, 무릎 바로 외측 근육 부분에 통증이 왔다가, 때론 바깥쪽 복숭아뼈 부분에 통증이 오기도 한다.

여기서 심리 감정요법에 대해서 간단히 알아보자. 학자들의 연구 결과를 보면 통증 치료에서 가장 중요한 내용은 통증 자체가 환자 자신의 마음(무의식의 영역)에서 일어난다는 사실을 알아야 한다는 점이다. 이에 대한 지식이 있어야만 심리적인 문제라고 인식을 하게 된다고 한다.

존사노 박사의 『통증 혁명』책 속에는 대부분의 통증이나 질병의 원인이 심리에 의한 뇌에서 발생되는 긴장성 근육 통증 증후군(Tension Myositis Syndrome.)에서 비롯된다고 선언을 한다. 통증이나 질병이 신체적 구조적 결함이나, 화학적 물리적 결함 때문에 생기는 것이 아니라 심리에 의한 TMS의 영향이라는 사실을 말한다. 일반적 의료개념과는 완전히 다른 이론을 주장하고 있다.

하지만 그는 이 방법을 적용하여 수많은 치유의 성공사례를 밝히고 있다. 거의 대부분의 만성 통증이나 질병이 심리적 정서와 직접적인 관련이 있음을 말하고 있다. 그러나 보통 환자들의 생각도 마찬가지다. 병이 있으면 그 부분의 구조적 결함에 의한 결과, 혹은 치료를 잘못해서 질병이나 통증이 온다고 속단한다. 심리와 연결되어 있다고 인정을 하는 사람들은 거의 없을 것이다.

TMS에 의한 영향으로 나타나는 신체적 통증은 해롭지 않기 때문에 걱정할 필요는 없다고 한다. 신체 동작에 대한 주의사항도 불필요하다는 것이다. 이런 주의사항들은 환자의 공포심만 키워서 치료에 방해가 될 뿐이라고 한다. 심리가 원인이라는 사실을 환자 자신이 자각하는 일만이 가장 중요한 요인이 된다. 그래야만 원인인 심리를 극복할 수 있기 때문이다.

그 한 예로써 로널드 시걸의 『요통 혁명』 책을 보면 백센스 프로그램이 있다. 200명의 요통 환자 중에서 허리에 구조적으로 심각한 의학적인 문제가 있는 환자는 단 1명뿐이었다. 199명은 심리적 부담의 근육 긴장으로 통증이 있음을 보여준다. 물론 사전에 정밀한 진단의 필요성은 요구된다.

통증에는 목적이 있다고 한다. 목적은 환자 자신의 몸에 주의를 갖게 하는 것이다. 심리적 부담으로 생긴 긴장성 통증 증후근인 TMS는 자신의 모습을 감추기 위한 수단으로 허리, 무릎, 장부 등 인체의 어떤 곳을 선택하여 통증을 느끼게끔 위장을 하게 된다고 한다. 달리 표현하자면 뇌에서 전달되는 TMS는 신체의 약한 부분을 선택해서 위장술로 통증을 나타나게 한다는 이치다.

이 위장술의 의미는 뇌 속의 트라우마가 어떤 계기가 주어지면 작동해서 자신을 표현하면서 나타내려고 하는 속성을 지니고 있다. 그 방법의 일환으로 긴장성 증후군은 두뇌의 외부인 다른 신체 부위, 혹은 두뇌의 다른 부분으로 발산하여 통증이나 질병의 모습으로 자신을 나타내고 있다는 기전이다.

만약 TMS가 위장술을 쓰지 않고 그들 에너지를 순수하게 분출내지 폭발한다면, 그 사람은 견뎌낼 수 없을 것이다. 괴롭고 두려워서 삶 자체가 궤멸되고 말 것이다. 거기다가 헤아릴 수 없는 수많은 잠재된 트라우마가 한꺼번에 모두 폭발한다면 생명 자체를 유지할 수 없음은 당연하다. 다행히 우리 몸의 구조는 이런 식으로 이루어져 있지 않기 때문에 그나마 다행이다.

따라서 트라우마 자체에너지를 표현하기 위해, 긴장 증후군을 만들어, 약해진 곳을 찾아서 신체의 각 부분으로 이동시켜야만 한다. 그런 과정을 거쳐서 자신의 존재를 노출 시키는 현상으로 해석하면 되리라 본다. 일종의 위장술인 셈이다.

긴장 증후군이 뇌로 가면 우울증, 공황 장애, 파킨슨병 등이 될 것이며, 몸으로 가면 각종 장부의 질병, 허리 통증, 오십견, 무릎 통증 등으로 자신의 의도를 나타내려고 한다. 한마디로 자신의 의도를 신체로 돌리는 위장술이자 속임수라는 기이한 현상으로 표현한다.

이런 사실을 인식해서 환자가 신체 증상을 무시하고 심리적인 문제라고 초점을 맞추면, 이제 통증은 자신의 쓸모를 잃어버렸다고 생각하게 될 것이다.

통증이 자신의 주의를 신체로 돌리려는 목적을 갖고 있다는 사실을 모르는 한 통증은 사라지지 않는다.

이에 대한 자각이 확실하게 형성되면, 더 이상 속임수가 통하지 않게 되어서 통증도 멈춘다. 즉, 억압된 감정에 의한 결과라는 사실을 확신할 수 있어야 한다고 한다. 결국 통증 발생의 정확한 경로를 터득하고 깨달아 야만 치유가 가능하다는 점을 시사한다.

그다음으로 환자는 자신의 주의를 통증이 일어나는 몸에 두지 말고, 심리적으로 생각하는 습관을 들이는 일이다. 통증이 있을 때마다 의식적으로 혹은 강제적으로라도 주의를 집안 문제, 돈 문제, 아니면 과거의 아픔이 컸던 트라우마를 되생각하는 것이 하나의 좋은 방법이 된다고 한다. 이는 뇌에게 더 이상 통증의 속임수에 넘어가지 않겠다는 메시지를 전달하는 것이다. 그 메시지가 마음속 깊이 새겨질 때 통증은 이제 쓸모를 잃었다고 판단하고 스스로 사라진다는 뜻이다.

또 다른 방법은 뇌와 대화를 시도하라는 것이다. 환자가 자신의 뇌와 대화를 하는 방법이다. 통증이 있는 사람들이 통증의 무기력한 희생자로 전락하지 않고, 자신의 처지를 책임을 갖도록 하는 일이다. 뇌의 기만 전략 즉, 속임수에 더 이상 속아 넘어가지 않겠다고 단호한 메시지를 뇌에 전달하는 것으로 의외의 효과가 있다고 한다.

일테면 지금부터 너의 속임수에 더 이상은 속지 않을 테니 장난 그만치고 아예 사라지라고 꺼져버리라고 강하게 마음을 다잡는 방식을 선택할 수 있다. 어차피 통증이나 질병은 그 부분의 구조적인 문제가 아닌, 두뇌의 심리적인 요인이 원인이라 하였다. 이 사실을 정확히 인식하고 이에 대처한다면 통증과 질병은 자신이 목적하는 바를 상실하였기 때문에, 결국 사라지게 된다고 한다.

그다음에는 신체의 활동에 제약을 둘 필요가 없다고 한다. 만약 허리가 아프면 여러 동작에서 제약이 있을 것이다. 몸을 굽히고, 무거운 것을 들고, 운동을 하든지, 달리기를 하든지 두려움이 있어서 제대로 활동을 못 하게 되는데 그럴 필요가 없다고 한다. 정상적인 활동을 해야 한다고 적극적인 주문을 하고 있다. 즉 활동 제약에 대한 공포심이 오히려 더 큰 문제를 야기한다고 한다. 이들 공포심을 제거하는 것이 급선무다.

연구결과를 보면 약 17년간 격렬한 운동을 포함한 정상적인 신체 활동을 주문하였으나, 이 때문에 통증이 더 심해진 경우는 없었다고 한다. 따라서 환자는 통증이 TMS 즉, 심리적인 요인에 의한 긴장 증후군의 결과라고 확신이 있고, 그 결과 통증이 줄어들었다면 점차적으로 활동을 더 해주면 된다. 물론 무리함은 피하는 것이 좋다. 심리 감정요법에 대해서 간략히 책의 내용을 인용하여 표현하였다. #

다시 본론으로 돌아와서 무릎에 이상이 있으면 무릎의 한 부위만 아플 텐데, 이곳저곳 아픔이 이동하면서 번갈아 통증이 생긴다는 것은 분명히 심리적 요인에 의한 통증이라고 생각된다. 위의 오십견에서처럼 심리적인 작용에 의한 이상한 현상일 뿐이다. 무의식의 알 수 없는 난해한 작용임을 알 수가 있다. 이는 결국 심리에 속고 있다는 증거다.

그래서 『왜 이유 없이 계속 아플까』 게리 캐플런. 도나 비치 저자의 책을 보게 되었다. 여기서도 똑같이 만성 통증을 억압된 감정의 결과로 보고 있다. 해석의 방법은 물론 차이가 있다. 존 사노 박사의 『통증혁명』의 책에선 억압된 감정의 도피처로서 통증을 방어기제로 이용한다고 하였다. 그 결과 혈류량의 감소와 국소 빈혈의 결과로 통증이 온다고 하였다.

『왜 이유 없이 계속 아플까』 책에서는 신체의 부상, 심리적 트라우마, 뇌의 산소부족, 세균성 감염, 바이러스 감염, 환경독소 등의 여러 영향으로 중추 신경계가 스트레스를 받을 때마다 마이크로 글리아세포가 과잉 영향을 받은 결과 염증을 만들어내는 반응을 보인다고 한다. 이 염증이 바로 만성 통증과 모든 증상을 만드는 원인이라는 것을 말한다.

질병의 원인이 결국 스트레스에 의한 트라우마의 영향이라는 사실을 알게 되었다. 이 트라우마의 부정적인 에너지를 정화 혹은 제거하는 것만이 해결의 중요한 첩경이다.

뇌 속에 가득히 쌓여있는 스트레스 즉, 트라우마의 부정적인 감정 덩어리는 시시각각 틈만 나면 우리를 노리고 있기 때문이다.

위의 오십견에서도 효과를 보았기 때문에 무의식의 사기라는 명칭은 배제하고, 똑같은 성격이라고 인식해서 트라우마로 바꿔서 트라우마 사라지라고 사라져 버리라고 반복해서 확언하였다. 이삼일 정도 생각이 날 때마다 확언을 해주니 무릎 통증은 줄어들면서, 결국에는 통증을 느끼지 못하게 되었다.

5년 된 무릎 통증은 수일 만에 완치가 된 셈이다. 무릎이 부었다든지 물이 잡혀있는 현상은 없었고, 단지 통증만을 느끼고 있었다. 지금까지 수년이 되었지만 더 이상의 통증 증세는 없었다.

다시 말하자면 무의식의 사기는 트라우마를 일컫는다. 우리가 살아오면서 겪는 사건, 사고는 수천 아니 수만 가지가 될 것이다. 경험을 해보니 모든 트라우마(무의식의 사기)의 부정적인 감정 에너지가 통합하여 질병을 만드는 것이 아니라 하나의 개별 트라우마가 하나의 질병을 만든다는 놀라운 사실이다.

질병이 있으면 그와 관련된 하나의 트라우마가 원인이 된다는 결론이다. 이때 어느 트라우마가 질병을 만드는지는 알 수가 없다. 뇌에서 결정을 하기 때문에 인간의 두뇌로는 파악하기가 불가능한 일이다. 우리 뇌에서는 이런 일들이 벌어지고 있다는 그저 놀라운 사실임을 느낄 뿐이다. 이러한 이치와 원리를 바탕으로 한, 경험을 통해서 질병이 치유된다는 사실을 알게 된 것은 획기적 천운이 아닐 수 없다.

따라서 무릎 통증이 있으면 통증을 생각하면서 트라우마 사라지라고, 트라우마 사라지라고 일정 시간 반복해서 확언만 해주면 된다. 우리 뇌에서는 이미 수많은 트라우마 중에서 무릎 통증과 관련된 특정된 트라우마를 정확히 인지하기 때문에 가능한 일이다.

현실의 자신은 어느 트라우마와 관련이 있는지 알 수 없지만, 뇌는 어느 트라우마와 관련이 있는지를 정확히 간파해서 해당된 트라우마를 정화해주고 있음을 말한다. 우리 뇌의 역량은 헤아릴 수 없는 무한한 힘임을 알 수 있는 대목이다.

짧은 시간에 걸쳐 틈틈이 트라우마 사라지라고 확언을 해준 결과 무릎 통증은 완전히 사라졌다. 염증을 만드는 원인을 제어하니 염증은 더 이상 발생되지 않았음을 알 수 있다. 해당 부위에 정상적인 혈류가 확보되기에 면역력은 복구되면서 치유는 신속히 이루어진다는 결론이다. 결국 원인을 제거해야 한다는 귀결이다. "원인만이 답이다."

증상만을 보아서는 결과가 뻔 할 뿐이라는 사실을 알 수 있다. 대부분의 일반적 질병 치료는 원인은 그대로 놔두고 증상만을 치료한다.

치료의 어려움이 따르는 것은 어쩔 수 없는 현상이다. 원인이 무엇인지를 몰랐기 때문에 5년간 증상인 통증만을 제거하려 하였으니까 고통만 줄곧 받아왔다. 원인을 알고서 처치를 하니까, 불과 이삼일 정도 수일 만에 관절염이 사라졌다는 믿지 못할 사실을 알게 되었다.

치료가 잘 안되는 다른 질병들도 트라우마를 생각해볼 필요가 있다. 대부분의 만성병(고질병)은 트라우마가 원인이라고 학자들은 연구결과를 통해서 말하고 있다. 분석해보면 병은 내면의 심리와 관련이 있음을 부정하지 못할 것이다. 흔히 말하는 스트레스가 결국 병의 주범인 원인으로 자리 잡고 있다는 것을 말해주고 있다.

육체에 나타나는 모든 반응과 현상은 마음과 직접적 관련이 있을 수밖에 없다. 육체의 모든 조직과 기관, 그리고 60조의 세포들은 마음 에너지의 영향을 반드시 받아야만 한다. 마음의 조작에 의해서 육체의 조직은 시시각각 화학적, 물리적으로 영향을 받으면서 변화한다. 긍정적인 또는 부정적인 생각에 따라서 우리 몸은 반드시 영향을 받는다. 일테면 육체는 마음의 그림자 혹은 흔적이자 결과물이라는 엄연한 사실이다.

우리가 살아서 생명 활동을 한다는 그 자체는, 마음의 활동과 그의 영향을 받기에 가능한 일이다. 병에 걸림도, 병의 치유도 오로지 마음 작용의 결과다. 마음이 떠난 시체는 어떠한 작용도 할 수 없지 않은가? 몸은 마음속에서 항상 헤엄을 치고 있다. 마음의 영향권에서 벗어날 수 없음을 말한다. 일테면 마음에 품고 있는 생각이 몸으로 나타난다는 사실을 말해준다.

따라서 마음을 배제한 치유는 올바른 방법이 아니라는 점을 알 수 있다. 반드시 마음과 인과 관계가 있음을 이해하자. 마음인 심리가 원인이면 그 답도 마음에서 찾는 것이 타당할 것이다. 좀 더 시각을 확대할 필요가 있다. 문제가 있으면 답은 반드시 존재한다는 믿음을 가져야 한다.

7. 무좀의 원인도 트라우마였다.

지금부터 대략 14년 전쯤의 일이다. 발가락을 움직이다 보니까 따끔따끔하기도 하고 간지럽기도 해서 확인을 해보았다. 오른쪽 발가락 사이에 두 군데나 무좀 증세가 있는 것을 발견하였다. 한 곳은 뻘겋게 피가 나올 정도로 핏줄이 보였고, 다른 쪽은 허옇게 허물이 벗겨져 있었다. 24시간 내내 양말을 신고 있으니 나로서는 그럴 만하였다고 생각했다. 이까짓 무좀쯤이야 하는 생각도 들어서 별다른 관심을 두지 않았다.

그러다가 얼마 후 문득 무좀이 생각나서 치유 암시를 한번 해볼까 하는 생각이 들었다. 암시를 시작하고 다른 일에 몰두하다 보니까 중간에 그만 잊어버려서 중단한 적이 있었다. 이틀 후쯤 확인을 해보니까 많이 좋아진 것 같았다. 빨갛게 보이던 핏줄은 거의 아물어 보였고, 허물이 벗겨진 곳은 꾸덕꾸덕 살이 차오른 뒤여서 거의 정상처럼 보였다. 무좀은 별게 아니라는 생각이 들게 되었다. 그러나 한동안 관심을 안 두니까 재발이 되어서 양쪽 발에 다 옮아 버렸다.

그 후 무좀의 영향으로 엄지발톱이 허옇게 죽어 발톱을 뽑은 적이 있었고, 결국에는 두 번째 발톱을 뽑게 된 경험을 하게 되었다. 어느 때부턴가 배 부분에 좁쌀만한 점이 생기면서, 시간이 지나니까 콩알만 하게 커지면서 벌겋게 번지게 되었다. 가렵다거나 다른 자각증세는 없었다. 서서히 배 부분에 더욱 번지는 현상을 보인다.

생각날 때마다 치유 암시를 해주면 약간 덜한 듯도 했지만 완치는 어려워 보였다. 시간이 지나니까 배를 지나, 목 부분까지 번지게 된다. 목에는 100원짜리 동전만 한 크기로 허물허물 피부가 짓무르는 현상이 나타나서, 다른 사람의 눈에 뜨일 정도가 되니 은근히 걱정되어 졌다. 목 부분이 톡톡 쏘는 느낌이 들면서 번지는 현상으로 나타난다.

이 증상을 마음으로 치유하려고 노력했으나 사실은 역부족이었다. 하는 수없이 부산에 출장을 갔을 때 피부과에서 한 달간 약과 주사 치료를 하였다. 이 피부병 증상은 병원의 균 테스트에선 무좀으로 판정을 하였다. 그 후 약 2년간은 별 이상이 없어서 완치된 줄로만 알고 있었다.

그 당시 어깨와 무릎 통증이 생겨서 고생하는 처지였기에, 앞서 표현을 하였듯이 이들의 원인을 심리적 감정 문제라 여겨서 그에 따른 치유를 시도하게 되었다. 이때 예기치 않게 갑자기 배와 가슴에 서너 개의 콩알 크기로 무좀 증세가 다시 나타났다. 몇 년간 증세가 없다가 불현듯이 나타나니까 은근히 걱정되었다. 또다시 확 번지면 어떻게 하나하고 염려가 된다. 전의 증상이 완치되지 않고, 그 원인은 고스란히 잠재성으로 남아있었다라고 판단을 할 수밖에 없었다.

시간이 지나니까 다시 목 부분까지 번진다. 무좀 증상도 염증에 의한 증상이 아닐까 하는 의구심이 들었기 때문에, 무좀과 관련된 트라우마를 생각하면서 트라우마 정화를 시도하였다. 트라우마 사라져라, 트라우마 사라지라고 반복 확언을 해준다. 역시 수일 만에 치유의 결과는 나타났다. 천만다행이었다. 목 부분의 톡 쏘는 느낌은 더 이상 보이질 않고, 허물허물 피부가 짓무르는 현상도 사라졌다.

지금도 목 부분엔 100원짜리 동전 크기로 그때의 자국이 아직도 흔적으로 남아있다. 역시 수년이 지났지만 더 이상 증세는 나타나지 않는다. 완치되었기 때문이다. 그렇게 오랫동안 불편을 주던 증상이 불과 수일 만에 사라진 것이다.

이렇게 무의식에 잠재하는 부정적인 기억인 트라우마가 질병의 직접적인 원인이 되고 있다는 사실이다. 일테면 심리가 몸에 영향을 끼쳐서 병이 되는 심신성 즉, 신경성 긴장 증후근을 의미한다. 필자는 트라우마를 정화하여 이들 학자들의 학문을 또다시 증명 아닌 증명을 한 셈이다. 병원 치료를 받아 완치된 듯 하였지만 원인은 고스란히 잠재해 있다가 재발이 된다는 사실은 전혀 이상할 것이 없는 상식적일 수밖에 없다.

필자 본인은 물론 제3 자들을 통해서 많은 경험을 하여 만족할만한 결과를 보게 되었다. 결국 트라우마의 부정적인 감정 에너지만 정화 혹은 소멸되면 자연스럽게 염증 생성은 중단되기 때문에, 질병 부위의 면역력은 회복되면서 치유는 신속히 이루어진다. 원인이 사라지면 치유는 스스로 몸이 알아서 한다는 뜻이다. 위의 어깨 결림(오십견), 무릎 관절염과 똑같이 무좀 증상도 한결같이 심리적 요인에 의해서 발생 된 질병이라는 사실이 확실히 드러난다.

며칠 정도의 노력으로 트라우마 사라지라고 확언을 해준 결과 무좀 증상은 완전히 사라졌다. 원인을 제어하니까 염증은 더 이상 발생되지 않았음을 알 수 있다. 해당 부위에 염증이 사라지니까 정상적인 혈류가 확보되고, 면역력이 복구되면서 치유는 빠른 시간 내에 이루어진다는 사실을 분명히 알게 되었다.

최근에 건강에 대한 강의를 들은 적이 있었다. 강사가 하는 말이 무좀은 쉽게 치료되는 병이 아니라고 한다. 무좀은 뇌에 벌레가 작용하여 생기는 병이기 때문에 벌레를 처치해야만 치료가 된다고 말한다. 아마도 벌레란 뇌의 글리아 세포가 충격을 받은 상태를 말하는 것이라고 필자는 속으로 끄덕이면서 혼자만의 흐뭇한 미소를 지은 적이 있었다. 이분도 트라우마의 영향으로 질병이 발생한다는 사실을 인식하고 있는 것 같은 생각이 들었다.

이와 같은 원인을 아는 사람은 아직은 없다. 무좀이 트라우마와 관련이 있다는 사실을 사람들은 꿈속에서도 상상치 못할 일이다. 그래서인지 몰라도 환자들은 갈수록 늘어나는 현상을 보인다. 결국 원인을 제어해야 한다는 소중한 결론이다. "원인만이 답이다." 증상만 보고 치료하면 결과는 뻔하다.

치료가 잘 안되는 무좀 증상이라든지, 다른 질병들도 트라우마를 생각해볼 필요가 있다.

생각해보면 결국 병은 내면의 심리와 관련이 있음을 부정하지 못할 것이다. 육체에 나타나는 모든 현상은 마음인 심리와 직접적 관련이 있을 수밖엔 없다. 일테면 심리, 감정과 영혼의 단계까지 아우르는 지혜가 필요하다는 해석이다. 마음이 없으면 어떠한 현상도 나타나지 않는다. 마음에 의해 생명작용은 이루어지기 때문이다. 병의 발생도, 병의 치유도 결국 생명작용의 범주에서 일어나는 결과물이다. 생명작용의 이면을 살펴보는 안목이 필요할 뿐이다.

따라서 육체는 마음의 흔적이자 결과물이기에 마음을 배제한 치유는 올바른 방법이 아님을 시사한다. 반드시 마음과 인과 관계가 있음을 주목하자. 좀 더 시각을 확대할 필요가 있다. 마음이 없으면 병도 없지 않은가?

8. 무릎과 고관절 통증이 사라지다.

2021년도의 일이다. 초등학교 동기인 대전에 사는 여자 친구와의 관련된 내용이지만, 사실상 초등학교 6년 동안 한 번도 같은 반을 한 적이 없는 친구다. 단지 그런 동기생이 있으며 평소 웃음기를 많이 띤 인상이 좋은 친구라는 정도이지, 대화를 크게 나눈 사실도 없으며, 크게 교분을 나눈 사이는 더더욱 아니다. 단지 기억으로만 저장되어있는 정도의 모습이라고 할 수 있다.

우연히 투자 관계로 연락이 되어 만나게 되었고, 진작부터 투자 쪽에 깊숙이 관련되어 상당한 경험을 쌓은 걸로 인식을 하게 되었다. 처음 만났을 때 걸음걸이가 쩔뚝쩔뚝 상당히 불편함이 그대로 노출이 된다. 그런가보다 내색은 하지 않고, 두세 번 더 만나면서 서로 친분이 익숙해지자 필자가 물었다. 어디에 이상이 있느냐고 말하니 현재 고관절에 통증이 있고, 무릎이 많이 부어 있으며 통증도 있어 걸음걸이가 불편함을 말한다.

처음에는 그 정도 얘기만 듣고서 더 이상 그 얘기는 진전을 안 하였다. 몇 달이 지난 후 같이 일하는 일테면 상위 직급의 여자 분이 허리 통증 때문에 고통을 받아왔다는 사실도 필자는 알고 있었다. 그분은 물리치료도 받고, 지인으로부터 카이로프랙틱 시술도 수시로 받고 있음을 알고 있었다. 허리 통증이 별반 진전이 없는 걸로 느껴졌고, 급기야는 일주일간 병원 입원 치료를 받게 되었지만 효과는 별로였음을 알 수 있었다.

하는 수 없이 필자는 내색하지 않을 수가 없어서 상위 직급자에게 직접 전화를 하였다. 필자 자신이 건강에 대한 공부를 하는 입장이라서 조금의 도움이 될까 싶어 언급하게 되었다고 말하였다. 대부분 치료가 잘 안되는 만성병들은 거의 심리 즉, 스트레스와 연관이 되어 있어서 그 사슬을 끊어 주지 않으면 사실상 치료가 안 된다고 그동안 필자의 경험을 말하였다.

원격염력을 통하면 상태가 아마도 호전이 될 수 있을꺼라는 조심스러운 언급을 하였다. 그리고 원격염력 제공을 하여 하루에 30분에서 1시간 정도 염력 투여를 하였다. 7일 정도 해주니 거의 허리 통증이 사라졌음을 말한다.

그리고 친구에게도 염력 투여를 시도하였다. 우선 트라우마의 영향으로 인정되기에 고관절과 무릎을 의식하면서 그와 관련된 트라우마 사라지라고 1시간 정도 확언을 시도하였다. 그 다음날 전화로 친구가 하는 말, 고관절 통증이 많이 좋아졌다고 말한다. 바로 트라우마와 연결되어 있음이 여실히 드러난다. 대략 1주일 정도 염력을 제공하였던 바 고관절 통증은 완전히 사라졌고, 무릎도 많이 좋아졌으며, 특히 무릎의 부었던 부분이 많이 해소되었다고 말한다.

더불어 걸음걸이도 좋아졌고, 시한한 일이 벌어졌다고 경탄을 금한다. 지금까지 해볼 수 있는 방법은 다 적용을 해보았고, 자연식품이니 각종 약품도 복용하고 있지만 큰 차도가 없었다 한다. 불과 일주일 만에 이렇게 좋아졌으니 친구로선 경탄하지 않았을 수가 없지 않을까 싶다. 다른 사람도 염력 투여를 해주어야 하니 경과를 보면서 부족한 부분은 다음에 염력을 주기로 하였다.

몇 달후 다시 그 친구를 보니 걸음걸이가 거의 정상으로 돌아왔음이 확인 되었다. 아직도 무릎이 완전치 못하고, 앉았다 일어날 때는 무릎에서 뚝뚝 소리가 나면서 다소 부자연스러운 느낌이 든다고 한다. 그리고 고관절도 약간 통증이 다시 온다고 말한다. 고관절 통증은 트라우마가 완전히 정화되지 못한 관계로 아직도 감정 찌꺼기가 남아

있음이 판단된다.

그 후 고관절은 1시간 정도 트라우마 정화를 더 해주니 완전히 통증은 사라졌음을 알 수 있었다. 그리고 허리 아픈 분은 많이 좋아졌다가 무리를 하니 전처럼은 아니지만 다소 통증이 따른다고 한다.

그렇다 사람들은 어디가 이상이 있거나 아프면 그 부분이 치료가 잘 안돼서, 혹은 구조적인 문제가 있어서 질환이 있다고 대부분 여긴다. 그 이상은 관심을 두지 않는다. 그렇지만 필자의 경험으로는 대부분의 만성병 일테면 치료가 안되는 고질병들은 거의 심리인 스트레스와 연결되어 있음을 알 수가 있었다.

특히 우리의 무의식에 저장돼있는 트라우마의 영향은 절대적이라 할 수 있을 것이다. 이들 심리문제를 다스리지 않으면 사실상 치유는 불가함을 말하게 된다. 심리의 사슬을 끊어주어야만 가능하다는 사실은 서서히 의학계에서도 확산이 되고 있는 실정이다.

"왜! 만성병은 치유가 잘 안될까?"

9. 고혈압의 치유 방법.

평상시 스트레스를 많이 받게 되면 혈압이 높아지는 경우가 있지만, 보통 최고의 혈압은 통상 130~140 정도로 나타난다. 아마 40대

이후로는 120이하로 내려간 기억이 별로 없는 듯하다. 혈관 속에 붙어있는 노폐물과 혈액속의 어혈을 제거한다는 뜻에서 어혈 사라져라, 어혈 사라지라고 하루에 한두 번정도 10여 분을 수일간 확언을 해주게 되었다.

그 결과 최고 혈압이 120 이하로 내려감을 알 수 있었다. 왼쪽에 103에 74, 오른쪽이 116에 84가 나왔다. 며칠 후 다시 재보니 왼쪽이 108에 82이고, 오른쪽이 112에 84의 수치가 나왔다. 의외의 결과로 신선한 충격이 되고도 남았다,

수시로 어혈 정화에 신경을 쓴다면 혈압 안정에 큰 도움이 되리라 생각된다. 어차피 콜레스트롤, 중성지방, 혈전 등도 잘게 쪼개면 최종의 단계에선 미립자다. 이들 미립자는 반드시 자체에 의식인 정보를 소유하기 때문에 마음의 지시에 따라 알아듣고서 좌지우지 되어야만 한다. 그 결과 혈압도 조절이 가능하다는 사실을 알게 되었다.

어혈 정화방법은 필자의 사기제어 방법과 동일하다. 혈관속의 혈액을 생각하면서 어혈(콜레스트롤, 중성지방, 혈전, 각종 찌꺼기) 사라져라, 사라지라고 계속해서 반복 확언을 하면 된다. 지금도 어쩌다 혈압을 재보면 130~140 정도를 유지하고 있다. 다소 걱정돼서 확언을 어느 정도 해주면 다시 120 정도로 내려간다.

어혈! 일테면 죽은피는 질병의 원인이자 온상임은 누구든 인정한다. 특히 신장과 간장은 혈액을 정화하는 근본 장기이기에 이들 장기가 약화되었다면 정상적 혈액 정화는 이루어지지 못한다. 그 결과 어혈은 축적되어 쌓일 수밖엔 없다. 전신의 혈액순환의 부조화는 당연

하고, 혈액 흐름의 속도도 당연 떨어지게 된다. 전신의 세포에 산소와 영양분을 공급해야 하는데 이를 제대로 수행할 수가 없게된다.

특히 혈액 흐름의 속도가 떨어지는 부분은 결정적 타격을 입게 된다. 산소와 영양분을 제대로 공급을 못 받으니 그곳의 세포는 수면 상태에 들것이며, 심화가 되면 세포에 변이도 올 수가 있다. 당연히 혈액은 오염되면서 질병은 따른다. 그것이 혈압이고 당뇨이며 암이다. 어혈의 정화는 절대적임이 여실히 드러난다.

신장 기능과 간 기능이 정상적인 사람은 아마도 별로 없을 것이다. 그 결과 혈액 정화가 불량해짐은 당연하다고 보여진다. 모든 질병의 온상이 되고도 남는다. 이들 신장과 간 기능 정상화를 꾀함은 건강 확보의 첩경이 될 것이며, 어떻게 이들 기능을 살리는가가 중요한 요인이 될 수밖에 없다. 필자의 경험으로선 역시 신장과 간 기능의 회복을 위하여 어혈 제어와 사기제어를 해주면 이들 기능은 다시 살아남을 알 수 있었다. 세포가 정상화되기에 가능해진다.

더불어 혈관 청소도 해주어야 함은 당연한 귀결이다. 혈관 벽의 노폐물이나 찌꺼기가 사라진다면 혈관은 제역할을 다할 것이다. 혈관벽의 탄력성도 회복함은 더 바랄 나위가 없다.

우리가 살아가면서 생활습관에 따른 부작용 특히, 스트레스는 고혈압의 결정적 원인으로 간주를 할 수 있다. 스트레스를 받으면 우선 아드레날린, 코리티솔, 활성산소 등이 생성됨은 당연하다. 이때 우리 몸은 자율신경계의 교감신경이 항진되어 몸은 긴장되면서, 혈관수축 현상은 발생한다. 자연 심장에 부담을 주면서 혈관의 수축 현상으로 혈압은 상승될 수밖엔 없다. 이런 현상이 한두 번도 아니고 줄곧 이어진다면 당연 만성적 고혈압은 따라오게 된다.

그리고 심장 기능 역시 약해질 수밖에 없다. 심장의 혈관은 콜레스트롤, 중성지방, 찌꺼기 등이 쌓여 가늘어지니 제역할을 못하게 된다. 그리고 심장엔 이상 물질인 사기 또한 쌓이게 된다. 이들 현상에 의해서 심장에 부담을 주어 심장의 여러 증상이 따르게 됨은 당연하다.

여기서 벗어나는 길은 역시 심장 기능의 정상화에 있다고 본다. 어떤 방법을 통해서라도 심장을 튼튼하게 해주는데 중점을 두어야만 한다. 그러면 심장과 상호 관련 있는 고혈압 증상이나 다른 여타 증상도 자연스럽게 정상화 될 것이다. 따라서 질병이 오는 경로는 여러 부분에서 온다는 사실도 알 수가 있다.

심장 기능 정상화는 우선 심장에 쌓여있는 사기(부정적인 물질)를 제어해야 한다. 수년 전 어느 종편 Tv에서 심장병으로 사망한 사람의 심장을 즉시 적출해 절개하여, 노출된 단면을 확인할 기회가 주어졌다. 절개된 심장 단면에는 부분부분 검게 침착되어있는 부분이 노출되어 있었다. 이 부분은 사기가 집적되어 심장병의 주된 원인이라고 보여진다. 이 사기를 제어해주어야 한다.

둘째는 심장혈관 청소를 해주어 혈액 흐름의 정상화를 촉진 시켜줘야 한다. 혈관 청소는 혈관의 막힘 현상이 나타날 때 최적의 효과를 볼 수 있었다. 2~3시간 아니 수 시간이면 혈관의 막힘은 뚫리게 된다. 대부분의 심장병은 혈관이 막힘에 의해 생긴다는 필자 나름의 많은 경험을 통하여 알게 되었다.

심장 혈관의 막힘 증세만 제어해주면 여타 심장병은 비교적 수월하게 사라진다. 그리고 혈관의 탄력성 회복도 관건이 될 것이다. 이 정도만 해주어도 심장 기능은 상당히 호전되리라 본다. 마음 해독법(사기제어법)으로 상상 이상의 기대를 점쳐볼 수 있을 것이다.

현재 고혈압으로 고통 받고 있는 사람이 약 800만 명이 넘는다. 약을 먹어도 혈압 조절이 잘 안 되는 사람이 100만 명이 된다 하니 놀라운 사실이 아닐 수 없다. 평생 약을 복용해야 된다는 사실은 끔찍하다. 혈압도 다른 부분에서 언급하고 있듯이 염증과 관련이 있다고 이미 밝혀지고 있다.

이렇게 혈압이 마음만으로 조절 가능하다면 오히려 시각을 완전히 달리해야 할 것이다. 해결의 방법이 바깥에 있지 않고, 바로 내 안의 마음속에 있음을 알아야 할 필요가 있다

10. 뇌졸중과 심근경색의 위험에서 벗어날 수 있다.

뇌졸중과 심근경색은 갑자기 나타나는 가장 위험한 질병이다. 뇌졸중은 뇌혈관이 막혀서 나타나는 뇌경색과, 뇌혈관의 파열로 인한 뇌출혈의 증상을 말한다. 심근경색은 심장의 혈관이 막혀서 발생하는 증상임은 누구나 아는 사실이다. 나이가 들수록 누구든 염려를 하지 않을 수 없는 절대 두려움의 대상이다. 이들 증상이 나타나면 그야말

로 최악의 결과를 초래하며, 생사의 갈림길에 놓이게 된다. "여기서 벗어나는 길은 없을까?"

2021년 7월 2일의 일이다. 고향 친구가 뇌졸중으로 쓰러져 중환자실에 입원하였다는 문자가 떴다. 참으로 비극적인 일이 아닐 수가 없다. 겨우 60대 후반의 나이인데, 벌써 인생의 끝자락에 도달하였다는 느낌을 받게 되니 참담함이 앞을 가린다. 그 후 크게 호전이 없고, 아직도 목에 호스를 삽입하여 음식물을 섭취하고 있다는 불행한 소식을 접하고 있다.

그 친구뿐만 아니라 한 친구는 대략 8~9년 전에 쓰러져 아직도 거의 의식이 없는 상태에서 병원에 있다고 한다. 또 한 친구는 심장 혈관의 이상으로 심장 스탠스 시술을 받고서 어느 정도 회복되어 정상 생활을 하던 중이다. 뇌출혈 증상이 또 수반되어 오른쪽이 마비가 오고, 언어가 불편한 상태로 고통을 겪고 있다가 결국 생을 달리하였다.

세월의 무상함인지, 아니면 몸 관리를 잘못하였다는 증거로서 이런 불행을 겪는다는 아쉬움의 질책인지, 새벽녘의 휘몰아치는 거친 바람 소리와 함께 통곡의 쓰라림이 뒤범벅이 되고도 남는다.

이런 불행한 사태가 오는 직접적 요인은 혈관과 관련이 있음을 인식한다. 그렇지만 이에 대처하는 방법을 제대로 아는 사람은 별로 없다. 누구든 염려를 해야 하기에 그나마 운동을 하고, 식품이나 약품으로 예방을 해본다고 하는 정도로 대처한다. 그러나 그런 최악의 사태는 자신도 모르는 사이에 엄청난 재앙으로 속수무책 덮친다. 해결 방법은 없는 것일까?

평소부터 필자는 혈관 청소도 마음을 이용하면 얼마든지 가능하다는 사실을 진작부터 주장해왔다. 단순히 혈관의 사기 사라져라, 혈관의 사기 사라져라고 반복 확언을 해주면 된다. 일례로서 남자들은 발기력이 혈액순환하고 직접적인 관련이 있다고 알고 있다.

신체의 어느 부분을 의식하지 않고서 그저 혈관의 사기 사라지라고 20~30분 정도 반복 확언을 해주면 흔한 표현으로 새벽에 텐트를 친다. 발기력이 왕성해짐을 느낄 수가 있다. 한두 번도 아니고 매번 그렇다. 80대의 노인 분이 이를 적용하여 발기력이 꿈틀댄다고 감복을 하신 적이 있었다. 블로그 편에 이미 표현된 내용이다.

보통 뇌졸중, 심근경색이 올 수 있는 사람들은 이미 2~3년 전부터 발기 현상이 현저히 떨어진다고 의학계에서도 보고하고 있다. 한마디로 혈관이 경화되고 약화 되면서, 막히는 현상임을 알 수 있다. 특히 모세혈관은 상당히 많은 부분이 막혔다고 보면 될 것이다. 넘살스럽지만 친구들한테 문자로 발기력을 확인해보라고 공지를 띄우는 용기를 감히 부려 보았다. 혈관 이상 유무의 척도가 될 수 있기에 말이다.

일상생활 중 장기의 어느 부분이 불편함을 느끼면 혈액순환의 부조화로 그런가 싶어 일테면 신장이면 신장 혈관의 사기 사라져라. 신장 혈관의 사기 사라져라고 지칭을 하면서 확언을 해주면 된다. 특히 머리 부분이 찌릿하든지, 뜨끔뜨끔한 느낌이 오는 경우가 간혹 있다. 이때는 사실상 기분이 별로다. 혈관이 막혀서 그런가 하고 의구심을 갖게 된다. 바로 머리의 그 부분을 생각하면서 혈관의 사기 사라져라, 사라져라고 확언을 몇 분만 해주어도 증세는 사라진다.

심장도 간혹 가다 뜨끔 뜨끔한 느낌이 오는 경우도 있다. 이때도 역시 심장 혈관의 사기 사라져라, 심장 혈관의 사기 사라져라 확언을 몇 분 정도 해주면 증세는 이내 사라지면서 마음이 편해짐을 느낀다.

생각이 날 때마다 혈관의 중요성을 알기에 간혹 가다 이 방법을 적용한다.

얼마 전에는 밤에 잘 때 목에서 이상한 잡소리가 심하게 나타나기에 기관지 이상으로 오는 현상으로만 인식을 하였는데, 경동맥이 막히면 그런 현상이 나타난다고 한다. 경동맥 사기 사라지라고 한참을 해주니 다행히 그 증상은 사라졌다. 6년 전쯤 혈관 나이를 측정할 기회가 있어서, 측정결과 정확한 수치는 산정 안되고 대략 30~40대의 혈관 나이라 한다.

필자는 원격 염력치유를 어느 정도 시행을 하고 있다. 가족이나 지인들이 생각이나 염려가 되면, 혈관 사기 사라지라고 염력을 보낸다, 정확히는 객관적 효과의 유무는 판단할 기회는 없었지만, 충분히 가능함은 확인된다.

한번은 대전에 살고 있는 둘째 남동생이 가슴이 간혹 뜨끔뜨끔 댄다고 한다. 심장혈관 주위의 살이 부풀어서 혈관을 압박하여 나타나는 현상이라고 말한다. 그리고 다른 병원에서 진찰을 받은바 심장혈관 3군데서 혈관이 막혀 가늘어져 있다고 한다. 그 결과 막혀있는 부분을 제어하기 위하여 줄곧 약을 복용하고 있다는 사실을 알게 되었다.

필자는 염려가 돼 하루에 약 1시간 정도 수일에 걸쳐 동생의 심장을 생각하면서 심장혈관 사기 사라지라고 염력을 투여하였다. 한참 후 우연히 알게 된 사실이다. 심장의 뜨끔뜨끔한 증상은 없어졌고, 심장혈관 진찰을 받은 병원에서 재검사를 받은 결과 막혀있던 혈관이 정상으로 돌아왔다고 한다.

병원에선 잘못 진찰을 했나하는 의구심을 갖기도 하였다 한다. 완전히 정상으로 돌아왔음을 알 수 있다. 동생의 말로는 뜨끔뜨끔한 증세는 수술하여 살이 부푼 부분을 제거해야지만 한다고 하였다. 이 증세도 수술 없이 감쪽같이 사라진 결과를 보여준다.

혈관의 길이는 대략 50만km 된다고 한다. 심장에서 나간 피가 다시 돌아오는 데는 약40초가 걸린다 하니 놀라운 사실이다. 혈관에는 세월이 흐르고 나이가 들다 보면, 이물질이 많이 끼며 혈관이 가늘어지는 현상이 생긴다. 그리고 혈관의 탄력은 당연히 줄어든다.

특히 동맥의 죽상경화증은 콜레스트롤, 중성지방등에 의하여 동맥 안이 좁아지면서 딱딱하게 굳게 된다. 이를 동맥경화증이라 표현을 하며, 나이가 들수록 심화 된다. 이들에 의한 혈액순환의 부조화는 심장의 협심증이나 심근경색의 원인이고, 뇌에서는 뇌혈관이 터지는 뇌졸중, 뇌로 가는 혈관이 막히는 뇌경색의 원인이 된다,

그리고 당뇨 환자들의 합병증으로 눈이 실명되거나, 다리 부분이 혈액이 통하지 않아 절단하는 경우는 상식으로 알고 있다. 더불어 혈관의 부조화는 오장육부의 기능을 저하시키고, 전신에 나쁜 영향을 끼친다. 결정적 건강위험을 초래한다.

이들 현상에 필자의 혈관 청소 방법은 충분한 효과가 있으리라 판단을 한다. 한마디로 마음만을 이용하여 소기의 효과를 볼 수 있음을 필자나 필자와 같이 공부하는 사람들을 통하여 증명된다고 말할 수 있다.

현실에선 이를 해결할 특별한 방법이 아직은 없다. 대처 방법이 없다는 안타까움이다. 뇌졸중이나 심근경색 등은 어디까지나 예방을 해야지, 한번 닥치면 치명적이기에 절대 안일하게 생각할 수 없다. "오로지 예방만이 해답이다."

필자의 마음 해독법(사기제어법)이 유효한 방법으로 가능성이 있다면 얼마든지 터득할만한 가치가 있다고 본다. 조금만 노력하면 충분히 터득할 수 있는 방법이다. 두려움과 불안에서 벗어나자! 터득만 한다면 거의 모든 질병으로부터 자유로와질 수가 있음은 자명하다.

다른 부분에서 마음 해독법(사기제어법)의 이치와 원리에 대한 서술은 이미 여러 번 하였기에 여기서는 생략을 하기로 한다. 이런 방법은 결국 내 안의 능력으로서 잠재된 자연치유 능력이라 말할 수 있다. 바깥에서 찾으려 모두는 몸부림치고 있다. 그럴 필요가 없다. 제일 가까운 내 마음속에 답이 있음을 인식하자! 내 안의 힘과 능력인 무한 역량을 누구든 소유하고 있다.

11. 혈관 청소의 효과는 특효성을 보인다.

혈관은 우리 몸에 필요한 산소와 영양소, 불필요한 이산화탄소와 배설물 등이 혈액을 통하여 심장과 인체의 각 장기 및 조직 사이를 순환시키는 통로다. 이는 크게 동맥, 모세혈관, 정맥으로 나뉜다. 동맥은 허파를 거쳐 산소가 풍부해진 혈액을 좌심실로부터 온몸의 조직으로 전달하고, 세동맥으로 갈라진다. 모세혈관은 세동맥과 세 정맥 사이를 연결하는 가느다란 혈관이다. 정맥은 조직에서 사용된 혈액을 다시 심장으로 모이게 하는 혈관을 말한다.

혈관의 길이는 앞서 표현했듯이 대략 50만km나 된다고 한다. 심장에서 나간 피가 다시 돌아오는 데는 약 40초가 걸린다 한다. 경이로운 사실이다. 혈관에는 세월이 흐르고 나이가 들다 보면, 이물질이 많이 끼어서 혈관이 가늘어지는 현상이 생기고, 혈관 벽의 탄력은 당연히 줄어든다.

특히 동맥의 죽상경화증은 콜레스트롤, 중성지방 등에 의해서 동맥안이 좁아지면서 딱딱하게 굳어지는 것을 말하는데, 이를 동맥경화증이라고 말한다. 이들에 의한 혈액순환의 부조화는 심장에서는 협심증이나 심근경색의 원인이 되고, 뇌에서는 뇌혈관이 터지는 뇌출혈, 뇌로 가는 혈관이 막히는 뇌경색의 원인이 된다. 그리고 장기의 기능을 저하시키고 전신에 나쁜 영향을 끼친다.

혈관 청소를 위해서 약물요법, 식이요법, 적절한 운동이 있을 수 있다. 여기에는 분명히 한계는 따를 수밖에 없다. 따라서 필자는 마음만으로 혈관 청소의 가능함을 경험하였고, 평상시 혈관에 대한 염려가 되면 수시로 행해주고 있다. 앞서 필자는 거의 모든 질병이나 통증이 발생할 때 사라지라는 확언을 하여 이들을 통제하여왔다고 말하고 있다.

같은 이치로 혈관의 사기도, 혈관 사기 사라지라고 반복 확언을 해주면 혈관에 붙어있는 이물질 즉, 찌꺼기들이 사라져서 청소가 된다는 논리다. 혈관 탄력성 역시 혈관을 의식하면서 사기 사라지라고 반복 확언을 해주면 가능해진다.

앞서도 표현을 하였던바 남자들의 발기력은 혈액순환과 관련이 있다고 알고 있다. 신체의 특정 부분을 의식하지 않고, 그저 혈관의 사기 사라지라고 반복 확언을 30분 정도 해주면 발기력이 생긴다고 하였다. 혈관의 이물질이 제거되니 이 같은 현상은 나타나게 된다. 필자와 같이 공부하는 사람들은 이구동성으로 같은 표현을 한다.

장기의 어느 부분이 불편함을 느끼면 혈액순환의 부조화로 그런가 싶어, 일테면 신장이면 신장의 혈관 사기 사라지라고, 신장의 혈관 사기 사라지라고 반복 확언을 해주면 된다. 간장의 이상 증상이 보이면 역시 간장의 혈관 사기 사라지라고 확언을 해주면 소기의 효과를 얻는다.

간혹 머리나 심장 부분이 가끔씩 뜨끔뜨끔하는 경우가 있다. 이때도 그 부분을 의식하면서 혈관 사기 사라지라고 5분여 정도 확언을 해주면 감쪽같이 증상은 사라지고 마음은 곧 편안해진다. 모든 장부나 신체의 어느 부분이 혈관의 문제라고 인식되면 혈관 사기제어를 해주면 충분히 소기의 성과를 볼 수 있다.

뒤에 나오는 막힌 경동맥이 뚫리다의 내용도 같은 맥락이다. 어떤 방법으로도 쉽게 해결이 안되는 혈관과 관련된 증상에 적용하면 여지없이 효과는 발휘된다. 즉효적이고 특효성을 보여주고 있다.

필자는 혈관의 중요성을 알기 때문에 생각날 때 본인이나 집사람에게 간혹 가다 혈관 청소 확언을 해준다. 6~7년 전에 혈관 나이를 측정할 기회가 있었는데 대략 30~40대로 결과가 나왔다고 표현을 하였다. 필자와 같이 공부하는 사람들은 다들 터득하여 적용하고 있다. 얼마든지 마음만으로 가능함을 시사한다라고 말하고 싶다.

조금 더 분석을 해보면 만물은 쪼개고 쪼개면, 일테면 조직을 쪼개면 분자를 지나, 원자를 거쳐, 더 이상 쪼갤 수 없는 미립자의 단계까지 이른다. 미립자는 반드시 인간의 마음을 정확히 꿰뚫는 그들만의 의식인 정보가 있다고 하였다. 이 얘기는 인간의 마음을 정확히 인식하여 알아채는 자체의 성능을 의미한다. 모든 만물의 속성이라고 과학은 말하고 있다. 바로 양자역학에 의해서 밝혀진 가장 위대한 결과물이다.

그러기에 혈관벽의 사기가 사라져 탄력성이 회복될 수 있고, 혈관 내의 이물질인 사기 또한 알아듣고서 찌꺼기인 나쁜 물질들이 사라진다는 이치다. 즉 혈관청소의 가능성을 알 수 있는 대목이다. 물도 사랑한다고 말하면 좋은 물인 육각수로 변하고, 꽃도 사랑한다고 말하면 아름다운 꽃을 피우듯 말이다. 만물이 다 인간의 마음을 알아채고 있다는 반증이다.

이 얘기가 시사하는 바는 결국 만물의 주인은 인간의 마음이라는 사실을 정확히 말해주고 있다.

주인인 마음이 사라지라고 명령과 지시를 하면, 그들 물질은 알아 듣고서 사라질 수밖에 없음을 알 수 있다. 이런 사실이 세상의 이치임을 말한다.

성경이나 불경의 말씀에 세상 만물이 우주를 비롯하여, 태양, 지구, 모든 생명체(인간의 육체도 포함)를 말씀인 마음으로 만들어졌다고 분명 명시를 하고 있다. 만물이 마음으로 만들어져 있기에 근원 근저에는 마음이라는 정보는 따를 수밖에 없을 것이다.

인간의 마음 역시 창조주 혹은 자연으로부터 전 수 받았기에 창조주나 자연의 마음과 같음을 알 수 있다. 성질, 성격, 성품이 같다는 해석이다. 그래서 인간 마음의 위대성을 논할 수 있다고 본다. 따라서 만물의 주인은 인간의 마음이라는 사실을 입증한다라고 말할 수 있다. 과학에서도 여실히 증명하지 안했던가!

필자는 이와 같은 이치를 적용하여, 마음 해독법(사기제어법)을 창안하게 되면서 줄곧 이론을 펼치고 있다. 이 방법만 터득하면 거의 모든 질병은 치유가 신속히 이루어지며 완치 단계에 이른다. 질병의 원인을 제어하는 방법이다. 조금도 터부 할 필요가 없다고 본다.

혈관의 중요성은 누구나 잘 알고 있다. 다른 방법으로 가능하지 못하다면 필자의 방법을 터득해서라도 혈관 청소를 할 수 있다면 커다란 행운이 될 것이다. 혈관과 관련된 질병을 예방 내지, 치유할 수 있다. 문제가 있으면 반드시 적절한 답이 있음을 다시 한 번 상기해보게 된다. 우리의 내면의 힘은 상상을 초월하는 지혜와 능력과 힘을 소유하고 있음을 인식할 필요가 있다.

12. 막힌 경동맥(목의 동맥)이 뚫리다.

얼마 전부터 어지럼증이 발생하여 곤란을 느끼게 되었다. 평상시의 간혹 느끼는 어지럼증은 신장 기능의 부조화라 여겨, 신장의 사기제어와 신장혈관 사기제어를 1~2시간 정도 해주면 감쪽같이 사라진다. 같은 방법을 적용하였는데도 차도가 없는 것이다. 이런 방법 저런 방법을 적용해도 마찬가지의 결과였다.

유튜브를 보니 기립성 저혈압으로 어지럼증이 생긴다고 한다. 누웠거나 앉아 있다가 일어서면 뇌에 혈액공급이 충분치 않기에 이때 저혈압 반응이 오면서 잠시 어지럼 증상이 나타난다고 한다. 필자의 어지럼증은 역시 누웠거나 앉아 있다가 일어날 때 이 증상이 나타나고, 다시 누우면 잠시 어지럼증을 느끼는 경우가 있었다. 거의 비슷한 현상으로 보이기에 기립성 저혈압이 아닌가 하는 의구심이 들었다.

기립성 저혈압의 원인은 뇌로 가는 혈액의 공급을 주관하는 목의 경동맥의 기능 이상으로 이와 같은 현상이 생긴다고 한다. 그래서 경동맥을 생각하면서 경동맥 사기 사라지라고 사기제어법을 적용해도 차도가 없는 것이다. 경동맥과 연관이 없음이 파악된다. 보통은 경동맥의 죽상경화반이나 경동맥이 두꺼워지는 경우로 경동맥이 가늘어지면, 뇌경색이나 여러 이상 증상이 오는 것은 당연한 현상으로 받아드린다.

한 가지 특기할 점은 필자는 몇 년 전부터 목에서 쉐쉐하는 소리가 난다고 집사람이 말하였다. 평소 기관지가 안 좋아서 그런가보다 인정하여 기관지에 간혹 신경을 쓴 적은 있었다. 크게 심하거나 불편함이 없기에 그대로 방치를 하여왔다. 몇 달 전부터는 누워있을 때에 목에서 물 흐르는 소리, 끼 하는 소리, 거친 숨소리와 유사한 이상한 잡소리가 생긴다.

역시 기관지의 이상으로 간주하여 기관지 사기제어를 시도하여도 증상은 호전이 없다. 위의 경동맥의 설명에서 경동맥이 막혀 가늘어지면 목에서 이상한 잡소리가 난다는 내용을 확인하게 되었다. 아차 싶었다. 그동안 전신 혈관 사기제어는 간혹 해줬기에, 혈관에 큰 이상은 없으리라 여겼기 때문이다.

혈관 사기를 해주면 혈관 청소가 되기에 혈관이상으로 나타나는 현상들은 거의 소멸이 되었음을 알 수 있었다. 일테면 머리 부분이 뜨끔뜨끔 해지면, 혈관이 막혔나 하는 우려가 된다. 바로 머리의 그 부분을 생각하면서 혈관사기 사라지라고, 혈관 사기 사라지라고 확언을 5분여 정도 해주면 이상 증상은 말끔히 사라진다.

심장의 경우도 마찬가지다. 어느 장기가 혈관의 이상으로 생기는 증상이 나타난다고 여겨지면 역시 그 부분의 혈관 사기제어를 일정시간 해주면 증상은 사라진다. 통증의 경우도 혈관의 부조화로 혈액순환이 불량하기에 나타난다라고 여겨 혈관 사기제어를 해주면 효과는 나타난다.

혈관이 염려가 되어 간혹 혈관 사기제어를 해주면 아침에 발기력이 왕성해진다는 사실은 몇몇 부분에서 표현을 한 적이 있었다. 발기력은 보통 혈액순환과 관련 있음은 누구나 공감하는 사실이다. 혈관 나이 측정에서 비교적 양호한 결과를 앞서 말하였다. 이들 현상을 보더라도 혈관 청소가 되었다는 사실은 어느 정도 확실하게 보여진다.

이런 결과 경동맥의 이상은 별로 염려를 한 적이 없었다. 사실 경동맥에 대해선 의식조차 하지 못한 것이 사실이다. 따라서 경동맥 사기제어를 반드시 하여야만 하였다. 아마도 경동맥에 죽상 경화반이 생겼을 테고, 그런 결과 경동맥이 가늘어지니 혈액순환의 부조화로 목에서 이상한 소리가 난다라고 여겨진다.

최근에는 목의 잡소리가 더욱 심해진다. 오른쪽으로 누울 때는 그나마 덜한데 왼쪽으로 누울 때는 유독 잡소리가 심해진다. 심지어는 소리가 커서 잠을 이루는데도 불편할 정도다.

역시 경동맥 사기 사라지라고, 사기 사라지라고 반복 확언을 해준다. 대략 2시간 정도 해주니 이들 증상이 상당히 가벼워짐을 느낀다. 여기에 힘을 얻어 완전히 소리가 사라질 때까지 확언을 더 해주게 된다.

더 이상 목에서 소리가 나질 않는다. 이를 모르고서 묵과를 했다면 신체, 특히 뇌에서 안 좋은 현상이라도 나타났으면 어찌했을까 하는 우려감이 생기면서 안도의 숨을 쉬게 된다. 예방적인 효과가 컸음을 충분히 인정할 수 있는 계기가 되었다. 어떤 약이나 물질은 완전히 배제한 채, 마음만으로 이런 특기할 만한 효과가 있었다는 자체는 큰 성과가 아닐 수가 없다.

기분은 한층 고무되면서 다른 현상이 나타난다. 최근에 업무관계로 스트레스를 줄곧 받아왔던 터라 새벽에 발기력은 거의 확인할 수가 없었다. 경동맥 사기제어를 해준 후부터는 다시 발기력이 생김을 알 수 있었다. 경동맥이 뚫리면 뇌 부분만 영향을 받는 것이 아니라, 신체의 다른 부분에도 영향을 주는 것이 아닌가 하는 생각이 든다. 어차피 신체는 유기적으로 연관이 되어 있기에 가능하지 않을까 하는 생각을 해본다.

그리고 위의 어지럼증도 그 후 여러 각도로 처치를 하였지만 효과는 없었다. 그러다 어지럼증이 계속 지속되기에 트라우마와 연관된 것이 아닌가 하는 생각이 들었다. 그동안 줄곧 받아온 한 종류의 스트레스가 있었다. 이 스트레스가 트라우마로 전환되어 어지럼증의 원인이 아닐까 하는 의구심이 들었다. 즉시 그 트라우마를 생각하면서 트라우마 사라지라고 사라지라고 역시 반복 확언을 30분 정도 해주었다.

다행히 효과가 나타나게 된다. 트라우마의 부정적인 에너지가 원인이 되어 어지럼증이 왔음을 새로운 경험을 통하여 알게 되었다. 트라우마는 신체의 모든 부분에 자신도 모르는 사이에 무차별 공격이 이루어진다는 나름의 판단이다. 치유가 잘 안 되는 질병의 증상들은 대부분 트라우마의 영향이라는 사실임이 드러난다.

이렇듯 표현을 하고 있지만, 이들 사실은 한결같이 우리 안에 잠재돼있는 자연 치유능력임을 말하고 싶다. 우리가 조금만 시각을 달리한다면 얼마든지 자신 안의 힘으로 질병 치유는 충분히 가능하다는 사실을 인지하자.

자신은 무한한 능력과 힘을 소유한 무한 역량의 소유자라는 사실이다. 이런 사실을 인정하여 자신의 내면의 진면목을 찾는데 좀 더 심혈을 기울일 필요가 있는 것이다. 자신의 생명보다 완전무결, 완전 원만한 위대한 존재는 세상에 존재할 수 없다. 그 위대함을 믿고 인정한다면 보다 차원 높은 자신의 위치는 확보되리라 믿는다. 그것이 우리의 실제의 참모습임을 자각하자.

13. 순식간에 사라진 뇌압.

최근에 눈의 노안에 집착하다보니 전에는 별로 느끼지 못하였던 눈에 힘이 들어가고 뻑뻑하면서 상당히 부담이 가는 현상이 수시로 노출되곤 한다. 아무래도 책을 보고, 업무를 위한 사무일지를 보고, 컴퓨터나 휴대폰을 자주 보아야 하니 자연 눈에 무리가 되는 것은 당연하다고 생각된다. 그래서인지 점점 눈의 피로가 심해지는 느낌이 들었다.

그동안 노안 때문에 많은 집착을 하였지만, 특기할 방법은 아직 찾지 못하였다. 필자는 마음공부를 하면서 마음만으로 수십 가지의 질병을 처치하면서 건강을 도모하여왔다. 그 실례로 "마음이 통하는 치유의 기적" 책을 11년쯤에 출간하였고, "내 마음은 인류 최고의 기적" 책을 4년 전쯤에 다시 출간하였다.

지금 60대 후반으로서 특별한 질병 없이 다행히 건강을 유지하고 있다. 그러나 약간의 아쉬움이 남는 아킬레스건이 남아있다. 그것은 3가지 유형의 필자만의 핸디캡이라 할 수 있는 아쉬움이다. 첫째 불면증, 둘째 머리의 탈모, 셋째 노안 현상이다. 불면증 현상은 필자 자신이 신경이 예민한지라 당연 더 부수적으로 따라올 수밖에 없다고 본다. 불면증을 해결키 위하여 다방면으로 노력을 하여왔다.

다행히 심장 기능을 강화하고부터 불면증은 많이 해소되었다. 특히 전자기장 생성이 뇌에서 생성되는 것보다 5000배나 강한 전자기장이 심장에서 생성된다고 한다. 이는 인간의 생명력이 대부분 심장에서 생성됨을 말한다. 전자기장은 바로 생명력을 일컫는다. 그만큼 심장의 중요성을 인지해야 할 필요성이 부각된다라고 보여진다.

심장에는 뇌세포와 동질인 같은 세포가 포함되어 있다고 하는 미국의 하트메스 심장연구기관에서의 연구결과가 있다. 그래서인지 마음 心심자를 쓰는 듯도 하다.

불안, 초조, 긴장의 현상들은 대부분 심장과 관련이 있음을 필자는 오래전부터 인식하였다. 이들 불안, 초조, 긴장의 현상이 생기면 심장을 생각하면서 사기(나쁜 기운)를 제어해주면 이들 증상은 가볍게 사라진다.

또한 심장에는 많은 혈관이 분포되어 있기에 혈관 청소를 해주면 심장 기능은 자연 튼튼해질 수밖에 없다. 더불어 PDK1을 심장에도 적용하였다. 이 PDK1이라는 독성물질은 노화의 주요 원인이자, 암 유발물질이라는 카이스트의 조광현 교수팀의 연구결과가 있다.

당연히 60대 후반이니 심장의 노화는 당연하리라 본다. 그래서 심장의 역노화를 꾀한다는 측면에서 심장의 PDK1 사라지라고 반복 확언을 한 시간 정도 해준 경험이 있다.

그래서인지 심장이 상당히 튼튼해짐을 자연스럽게 느끼게 되는 듯하다. 심장의 역노화 현상 때문일까? 그 결과 웬만한 자질구레한 사소한 스트레스 등은 아예 신경이 쓰이질 않는다. 그만큼 느긋해진다는 뜻이다. 자연 화를 내는 경우도 많이 줄어든다. 그리고 대범해진다 할까?

사람들 앞에 서도 주눅이 들지 않고 자연스럽게 표현을 다하고, 표정 또한 자연스러워 진다. 심장에서 생성된 전자기장은 인체의 모든 세포로 확산되어 영향을 미친다 한다.

이런 결과 신경이 많이 느긋해지니 불면증에도 당연히 많은 효과가 있지 않나 싶다.

그리고 머리 탈모는 "비오틴" 생성되라고 간혹 확언을 해주고는 있지만, 특별히 신경을 쓰지 않는 관계로 뚜렷한 진전이 없다. 단지 머리카락이 힘이 없어 비교적 착 가라앉는 현상이 있을 때 도움은 된다. 비오틴 생성이라고 10여 회만 생성 확언을 해주면 머리카락이 힘이 생긴 듯 꼿꼿해지는 현상은 자주 느낀다. 비오틴 이라는 물질은 맥주 효모에 많은 성분이 포함되어 있다고 알려져 있다. 때에 따라선 탈모 부분의 모낭을 의식하면서 영양분을 공급해준다는 차원에서 어혈 제어와 혈관 청소도 간혹 해주고 있는 실정이다.

　그리고 노안 증상은 그동안 십 수 년 이상 집착을 하였지만, 아직까지 특기할 만한 방법은 찾지 못하였다. 지금도 꾸준히 방법을 찾기 위해서 방법을 모색하고 있는 중이다. 아무래도 평상시 눈을 혹사해서 이 같은 결과가 나타나나 하는 우려를 해본다. 언젠가는 해결의 실마리를 찾겠지 하는 기대 또한 가져본다.

　유튜브를 보니 뇌압이라는 글귀가 눈에 들어온다. 뇌압은 혈류의 영향이 가장 크다고 한다. 당연 산소 부족은 따라올 수밖에 없다. 귀밑의 이복근에 의하여 양쪽 내경정맥을 눌러 압박이 가해지면 뇌압이 생긴다고 한다. 두통이 있든지, 멍해지든지, 눈이 침침해지든지, 눈이 빠지는 듯한 느낌이 온다고 한다. 그래서 눌려있는 내경정맥을 풀어주어야 한다는 생각을 하게 되었다.

　좀 더 부언을 해보자. 대전에 사는 필자의 남동생이 2년여 전쯤에 심장이 뜨끔뜨끔해지는 증상이 있다고 하였다. 앞서 표현되어 졌다. 진찰결과 심장혈관 주변의 살이 부풀어 눌려진 결과 혈관에 압박을 주어 생기는 현상이라 한다. 수술하여 살찐 부분을 제거해야지만 증상이 없어진다고 하였다.

필자는 우려가 되어 혹시 하는 마음이지만 심장혈관 사기제어를 해주면 어떨까 하는 생각을 하였었다. 원격염력을 이용하여 동생의 심장혈관 사기 사라지라고 반복 확언을 수 시간 정도 해준 적이 있었다.

후에 확인을 해보니 그 증상은 감쪽같이 사라졌다고 한다.

더불어 그전에 다른 종합병원에서 심장 진찰을 받은 결과 심장 혈관이 3군데나 막혀있다고 하였다. 심장의 뜨끔뜨끔한 현상이 사라지면서 혹시 하는 마음에서 그 종합병원에서 재진찰을 받아보니 막혀있던 혈관이 다 뚫려 있다는 진찰결과가 나왔다고 하였다. 동생이 하는 말 종합병원에서 사기친 것이 아닌가라는 표현을 하기도 하였다.

그렇다 마음을 이용한 혈관 청소는 획기적 효과가 있지 않나 싶다. 혈관 청소의 효과는 여러 부분에서 표현되어 진 바가 있다.

동생의 심장혈관 부위에 살이 쪄서 압박받던 혈관을 대상으로 청소해줌으로 뜨끔뜨끔 하는 현상이 효과가 있었다라고 판단을 하게 되었다.

그 결과 필자의 뇌압도 혈관 청소를 해주면 도움이 되지 않을까 하는 생각이 들었다. 그래서 필자 본인의 내경정맥 사기 사라지라고 사기 사라지라고 대략 1시간 정도 반복 확언을 하였다. 다음날 오후쯤에 서류를 보면서 전화를 하는데 뇌압 증상이 가벼워진 듯한 느낌이 들었다. 엊저녁에 반복 확언이 효과가 있지 않았나 싶었다.

약간은 뇌압 증상이 남아 있기에 활성산소의 영향도 분명 있다고 보여진다. 황산화의 여왕으로 불리는 "글루타치온 생성"이라고 확언을 해주니 남아있던 뇌압 증상도 사라진다. 좀 더 내경정맥 사기 사라지라고 반복 확언을 더해주게 된다. 그 후 뇌압의 느낌이 사라지고, 눈의 부담감 역시 완전히 사라졌다. 그래서인지 노안의 현상도 더불어 더 좋아진 듯한 느낌도 들었다.

지금은 빛이 약한 침침한 곳에서 책을 보거나, 휴대폰이나 컴퓨터를 보거나, 서류 등을 볼 때, 억지로 글을 보려고 애를 쓰면서 신경을 바짝 써도 전처럼 눈의 부담이 거의 없다. 뇌압이 사라졌음을 알 수 있다.

이렇게 마음만으로 혈관 청소를 해주어 불편한 증상이 사라졌다는 사실은 엄청난 가능성이 아닐 수 없다. 이런 능력도 우리 능력의 한 부분으로서 잠재능력 아니 자연치유능력이라고 할 수 있을 것이다.

14. 인체에 가장 유해물질인 당독소(AGE)를 해독할 수 있다.

만성 염증과 노화 원인의 주된 물질인 최종 당화산물인 당 독소(AGE)가 최근에 조금씩 알려지고 있다. AGE란 "Advanced Glycation End products"의 약자다.

이는 몸 안의 단백질이 혈액 속의 당과 결합함으로써 생겨난다고 한다. 당 독소가 생기는 경로는 당 독소가 많이 함유된 식품을 섭취함으로써 생긴다. 일테면 튀기고, 굽고, 볶는 조리법에 의하여 당 독소는 많이 생성된다고 한다. 또 다른 경로는 고혈당이나 염증이 지속됨으로써 몸 안의 단백질과 당이 결합해서 체내에서 당 독소가 쌓이게 된다고 한다.

당 독소는 혈관을 딱딱하게 하여 신축성을 잃게 만들며, 동맥경화를 불러온다. 당 독소가 많이 쌓일수록 혈관이 빨리 망가지는 결과를 초래한다고 한다. 염증을 일으키기에 만성 염증의 주된 요인이 된다. 뿐만 아니라 노화와도 깊은 관련이 있는 물질이라고 알려지고 있다.

이는 혈관을 따라 이동하기 때문에 모든 장기에 영향을 주며, 치명적인 악영향을 미치기도 한다. 최근까지 노화의 물질로 활성산소를 주로 인식하고 있었는데, 연구에서는 당 독소가 더 많은 인체에 유해한 작용을 하고, 오히려 활성산소보다 노화에 더 큰 관련성이 있다고 발표를 하고 있다.

당 독소 수치가 높은 사람일수록 빈혈이 있으며, 신장 기능이 떨어지고, 동맥경화가 진행된다는 사실이 밝혀지고 있다. 당 독소가 혈관 벽이나 췌장 등에 달라붙어서 염증을 일으키며, 피부에 붙으면 피부질환, 관절에 붙으면 관절염, 골다공증, 심장 혈관에 축적되면 심장질환이 발생되고, 뇌혈관에 축적되면 치매나 뇌혈관 질환의 원인이 되기도 한다. 백내장의 원인이 되기도 하며, 암의 원인이 된다고 하는 치명적인 물질이다.

당 독소는 당뇨와도 깊은 관련이 있으며, 당 독소가 인슐린 분비를 저하시키어 혈당 상승의 결과를 초래하여 당뇨가 악화된다고 한다. 그리고 당 독소가 증가하는 악순환을 초래하여 인슐린 저항성의 결정적 원인이 된다. 또한 인슐린 저항성으로 인한 비만의 원인이 되기도 한다.

그리고 당 독소 수치가 고령자의 수명을 예측할 수 있는 척도가 된다는 사실도 분명해졌다. 따라서 당 독소가 가장 강력한 사망 원인이 되는 물질이라고 확실하게 인식되고 있다. 독소의 폭탄이라는 표현을 할 정도로 결정적 해악을 끼치는 물질로 서서히 알려지고 있다.

위의 내용들은 『몸은 얼굴부터 늙는다』KRD Nihombashi 메디컬 팀 지음. 황혜숙 옮김.의 저서 등에서 참조하였다. 이런 유해한 물질이 우리 체내에서 생성된다는 사실이다. 여기에 분명 대처 방법을 강구해야지만 당독소의 폐해로부터 탈피할 수 있을 것이다. 이런 해로운 물질이 밝혀지고 있음을 주목하자.

체내에 침투된 당 독소는 분해가 안 되기에 체외로 배출을 시킬 수가 없다 한다. 아직까지 당 독소를 해소할 수 있는 약물이나 어떤 수단이 없는 걸로 알고 있다. 단순히 당 독소를 덜 축적시키는데 중점을 두어, 음식을 통한 당 독소 흡수를 최소한으로 줄이는데 심혈을 기울이고 있는 정도다. 이미 체내에 축적된 당 독소는 얼마가 될지 가늠할 수 없는 지경에 이를 것이다. 축적된 당 독소는 어떻게 처리를 해야 할까?

필자는 이를 의식하여 필자의 사기제어법(마음 해독법)을 적용하여 당 독소(AGE)를 제거하기 위하여 확언을 해주게 된다. 사기제어법은 여러 부분에서 이미 밝혀진 바가 있기에 참조하면 되리라 본다. 이 사기제어법을 이용하면 체내의 질병의 원인이 되는 물질적인 독, 심리적인 독을 모두 해독하는 방법이기에 질병 치유의 지름길이라 누차 밝혔다.

당 독소 제어를 위하여 확언을 하였다. AGE 사라지라고, AGE 사라지라고 말이다. 짧은 시간의 경험으로선 우선 몸의 활력이 솟아나는 일테면 목소리가 우렁차짐을 느낀다. 컨디션이 향상되는 효과가 있음을 알 수 있다. 분명 당 독소가 빠져나가니까 이런 효과는 나타난다고 판단을 한다.

그리고 피로와 직접적으로 연관이 있음을 알 수 있다. 필자는 오래전부터 강의를 듣는다든지, 상담을 오랜 시간 한다든지, 모임 등을 갖게 되어 장시간 시간을 보내게 되면 제일 먼저 목소리가 가라앉는 현상이 찾아온다. 크게 피곤하다든지 무력감을 느끼지 않더라도 목소리가 약해져 쉐쉐 해지는 현상이 생긴다.

아마 수십 년은 그런 경험을 하게 되면서 나름 대처를 한다고는 하였다. 아무래도 체력이 떨어진 결과로 인정하여 여러 노력을 해보았지만 뚜렷한 효과는 없었다. 그런 결과 AGE 사라지라고 확언을 1시간 정도 두세 번 해주니, 이 증세가 말끔히 사라진다. 특기할만한 일이다. 그동안 AGE가 누적되어 있음을 여실히 느낀다. 따라서 AGE의 중요성을 절감하게 되는 계기가 되었다.

신체에 이상 증상이 있는 경우를 제외한다면, 대부분의 피로는 아마도 당독소의 영향이 아닐까 싶다. 피로를 말할 때 간장에 부담을 주어 피로가 온다고 사람들은 흔히 생각하는 경향이 있다. 주위를 보면 어느 정도 나이가 있는 사람들의 경우 전보다는 체력이 많이 저하되었다는 말들을 수시로 하곤 한다. 일테면 해마다 틀려진다고 말을 한다. 이 요인의 대부분은 당 독소의 영향은 아닐지? 단순히 간장이나 나이 탓만 할 일이 아니듯 싶다.

우선 집사람만 하더라도 전보다 체력이 저하되어 피로가 쉽게 오니 힘든 일이나 운동 등을 주저하게 된다고 말한다. 컨디션이 많이 저하되면서 목소리도 수시로 가라앉는다는 표현을 한다. 은근히 나이 탓을 한다. 그리고 최근에는 쥐젖이 목 주변에 생기고, 피로 때문에 눈의 충혈이 온다고 한다. 속으로 당독소가 얼마나 쌓여있으면 저럴까 하고 혼자 말을 해본다.

이들뿐만이 아니라 매스컴을 통하여도 피로는 단순히 일상생활의 무리를 통해서 온다고 하는 뻔한 얘기만 할 뿐이다. 아직도 당 독소에 의하여 피로가 온다는 말들은 쉽게 들을 수가 없다. 하긴 당 독소가 발견된 것은 1990년대의 일이라 아직은 대부분 생소한 부분도 있을 것이다.

집사람을 대상으로 AGE 사라지라고 AGE 사라지라고 확언을 적어도 3시간 이상은 해준 듯하였다. 경험을 해보면 그동안 누적된 당독소가 상당량이기에 몇 시간은 확언을 해주어야만 당독소가 어느 정도 빠져나감을 알 수 있었다. 그 후로 피곤하다는 얘기는 별반 집사람으로부터 들을 수가 없었다. 더불어 눈의 충혈도 사라짐을 알게 된다.

1년 전쯤 어느 60대 부인에게 건강 강의를 4시간 정도 하였는데, 이분은 강의 후반부에 피로감에 쩔쩔매는 모습을 보인다. 속으로 AGE가 얼마나 많이 쌓여있으면 저럴까 싶었다. 본인도 조금만 뭘 하면 피곤함이 상당히 심하게 오며, 항시 피로에 절어있다고 한다. 그 후 필자가 AGE 사라지라는 원격염력을 2시간 정도 해준 후 확인을 해보니 피곤함이 많이 줄어들었다고 한다. 한 달 후쯤에도 효과는 지속되고 있음을 알 수 있었다.

얼마 전 퇴근하여 저녁 식사 전에 잠시 누웠는데 갑자기 피곤이 따른다. 낮에 활동 시에는 전혀 피곤함이나 신체의 이상 증상이 없었는데 갑자기 눈에 부담이 갈 정도로 뻑뻑해지면서, 멍한 기분이 들면서, 피곤함이 몰려온다. 왜 이럴까? 의아해하면서 주시를 하게 된다. 밤에 자다 깨어나도 역시 마찬가지다. 간장에 무리가 가서 이 현상이 생기는 것이 아닌가 싶어 간장 사기제어를 해주어도 약간은 덜한 듯도 하였지만 그대로다. 다음 날 저녁에 자다 깨어나서는 상복부 부분이 짠하는 느낌이 심하게 온다. 아무래도 몸에 탈이 난 듯한 기분이 들었다.

원인을 알지 못하기에 마침 시골에 내려가는 도중에 확언을 여러 경로를 걸쳐서 하게 되었다. 운전하면서 사기제어 수단으로 사기 사라지라고 30분 정도 확언을 하였다. 그리고 뇌압의 현상은 아닐까 싶어, 목 부분의 내경정맥을 통한 혈관 사기제어를 해주어도 효과는 없었다. 뇌압은 내경정맥이 막히면 발생하기에 막힌 혈관을 뚫어주면 곧바로 사라진다는 사실을 앞부분에 표현하였다. 혹시 하는 마음에서

AGE사라지라고 확언을 30분 정도 해주게 되었다. 그래도 차도는 없었다.

집에 돌아와서 저녁에 자다 깨서도 증상은 마찬가지라 고심을 하게 된다. 혹시 낮에 AGE확언이 시간이 짧은 것은 아닐까 하는 생각이 들어 1시간 정도 확언을 더하면서 잠이 들었다. 아침에 잠에서 깨보니 이 증상이 말끔히 사라진 것이 아닌가. AGE확언 시간이 짧음이 드러난다.

아! 바로 당독소(AGE)의 영향이라는 사실이 적나라하게 확인된다. 이렇게 우리 몸에 쌓여서 악영향을 미치는구나 싶어 놀라움을 금치 못한다. 만일 해결이 잘 안되어 시간이 오래 경과 된다면 인체에 어떤 해로운 일이 벌어질까 끔찍한 일이다.

그 후론 약간 피곤하다 싶으면 AGE사라지라고 확언을 해주게 된다. 여러 날이 지났지만 더 이상의 AGE에 따른 이상 증상은 나타나질 않는 듯하다. 이렇게 해서 또 다른 경험을 하게 되었다. 많은 사람들이 당독소의 영향인줄도 모르고 여러 질환이나 어떤 증상들에 휘둘리고 있지 않나 싶어, 우려됨이 커질 수밖에 없다.

얼마 전 지인이 신부전으로 심각함을 호소한다. 뒤편의 신장 사구체신염이 사라지다 편에서 인용된 그 지인의 사례다. 대략 10개월 이상 병원을 오가면서 치료하였는데도 차도는 없고, 더 심해져서 하소연을 한다. 기력이 세잔 된 듯, 사색이 돼서 제발 목숨을 살려달라고 하면서 염력투여를 해달라고 사정을 하였다. 그동안은 병원 신세를 지기에 필자가 나설 일이 아니었다. 지금은 일단 집에서 가료를 하는 중이라 심각함을 알기에 흔쾌히 수락하였다.

　우선 신장에는 염증이 따르기에 "케르세틴"생성을 추구하여 케르세틴 생성 확언을 3시간 정도 하면서, 염증을 줄이는 시도를 하였다. 그리고 지인은 오래전부터 당뇨증세가 있었기에 당독소(Age)를 제어해주어야 한다는 판단을 하게 되었다. 역시 Age 사라지라고 확언을 2시간 정도 해주고 전화로 상태를 확인하니 목소리가 살아남을 느낄 수가 있었고, 컨디션도 좋아진다고 한다. 그 후 염증을 줄이기 위하여 케르세틴 생성되라고 확언을 몇 시간 더해주게 되었다. 그리고 축적된 Age를 생각하여 3시간 정도 사라지라는 제어 확언을 더 하였다.

　수일 후에 병원에서 신장 테스트를 하니 염증 수치는 사라졌는데, 사구체 여과율이 20이 나온다고 한다. 바로 전에 사구체 여과율이 26이었는데 몸이 악화되어 있음이 나타난다. 지인의 몸 상태가 최악이니 사색이 되어 불안에 떨 수밖에 없는 지경에 이르렀다고 생각하게 된다. 필자는 경험 부족으로 염증만 줄이면 사구체 여과율이 호전되리라 여겼는데, 그게 아닌 듯싶었다. 십 여일 후쯤에 신장의 혈관을 의식하여 신장혈관 사기제어를 몇 시간 수행하였다.

　그러는 과정에서 몸의 컨디션이 점점 좋아지고 있음이 밝혀지고 있다. 지인은 뭔가 큰 희망을 갖게 되면서, 치유의 가능성으로 고무가 되고 있음을 알 수 있었다. 혹시 신장 투석을 하면 어떻게 하나 하는 심한 우려감을 그동안 지니고 있었다. 다시 신장 테스트를 하니 사구체 여과율이 28이 되었다 한다. 지인의 말로는 크레아틴 수치도 떨어졌기에 아마도 사구체 여과율이 30 이상 웃돌지 않을까 하는 기대를 하였는데 다소 못 미치는 결과에 아쉬움을 토로하였다. 사구체 여과율이 20% 이하로 진행되면 신장 투석을 해야 한다고 한다. 따라서 신장 투석의 심한 부담감에서 해방이 되었기에 지인은 쾌재를 부른다.

이 과정에서 당 쇼크가 두 번씩이나 나타났다고 한다. 이때엔 물론 인슐린 주사를 10단위로 스스로 처치를 하고 있었다. 병원에선 인슐린 주사를 줄일 것을 권고하였다. 아예 인슐린 주사를 생략하기로 마음을 굳게 먹고서 상태를 확인하니, 아침 공복 혈당이 90 정도 나온다고 한다. 지극히 정상적인 혈당 수치다. 지인은 의아해하면서 어떻게 공복 혈당이 정상이 되었을까 하는 많은 생각을 하게 된다고 한다. 18년을 당뇨와 싸웠는데 식전 혈당 수치가 정상화된 적은 거의 없었다고 말한다.

필자는 인슐린 저항성을 개선키 위하여 당독소(Age)를 줄인 결과로 공복 혈당의 호전이 온 것이 아닌가라는 해석을 하게 되었다. 인슐린 저항성이 사라지니 췌장에서 생성된 인슐린만으로도 공복 혈당이 정상으로 통제되었다고 추측된다. 반면 식후 혈당은 아직도 200정도 유지가 된다고 한다. 지인은 완전히 인슐린 주사는 배제 못하고 우려감에 약한 6단위의 인슐린 주사를 놓고 있다고 말을 한다.

필자는 어느 정도 가능성이 보이기에 가급적 인슐린 주사는 생략하는 쪽으로 노력하는 것이 좋을 것이라 판단을 하게 된다. 대신 췌장의 기능을 살리는 쪽으로 노력하는 것이 수순이라 여겨진다. 아직도 식후 혈당이 높기에 그동안 제 기능을 못하였던 췌장이 충분한 인슐린을 생성시키지 못한다는 판단에 따른 해석이다. 췌장의 기능을 어느 정도 살려준다면 당뇨병에 상당한 극적 결과는 나타나지 않을까라는 기대를 해본다. 어차피 인슐린 주사를 계속 고집한다면 췌장의 기능은 완전히 상실될 수밖엔 없을 것이다. 결국 제1 당뇨병으로 전환이 됨은 기정사실이다.

당뇨병에 긍정의 신호를 보여주는 것이 아닌가 하는 강한 희망을 엿보게 된다. 인슐린 저항성의 강력한 원인인 당독소(Age)를 제거하니, 공복혈당이 정상화 되었다는 사실은 어떤 결과를 가져다줄까? 그리고 당독소는 신장 혈관의 경화를 초래하는 주범이기에 철저히 관심을 가져야 하는 해로운 물질이다. 당뇨 증상은 신장과 직결되어 신장 기능에 커다란 위해를 준다는 사실은 잘 알려져 있다.

이들 당독소는 혈관, 뼈, 오장육부, 피부, 머리 부분 등 전신에 분포되어 있다고 한다. 얼마나 많은 양이 축적되어 있을까? 우리 몸에 결정적 해악을 끼치는 앞서 폭탄이라고 표현할 정도로 심각한 유해물질이다. 이를 제거할 수 있는 별다른 방법이 없으니, 누구에게나 엄청난 양의 당독소가 축적돼 있기에 심각함을 말해주는 듯하다. 다시 한 번 주위를 살필 수 있는 안목이 필요하다고 본다. 원인만 파악된다면 얼마든지 몸 안의 이상 증상들은 처치 가능하다고 본다.

이런 현상 또한 자연 치유능력이라고 해도 무방하리라 본다. 다른 방법은 배제하고 순수한 내 안의 힘만으로 해결 가능하다면, 큰 희망이 되고도 남을 것이다. 모두에게는 이런 능력이 누구나 똑같이 내재되어 있음은 분명하다. 단지 알고서 인정하며, 조금의 노력만 요 한다면 얼마든지 이들 방법은 터득이 가능하다. 바로 잠재능력인 자연 치유능력을 개발함을 의미할 것이다. 건강 행복권을 추구하여, 좀 더 시야를 확대할 필요는 충분하리라 본다.

15. 변비가 확 뚫리다.

누구든지 어느 정도의 건강 문제는 않고 산다. 그중의 하나로 변비를 들 수 있을 것이다. 항시 원활한 배변 활동을 할 수 있다면 얼마나 다행일까? 그렇지 못하기에 우여곡절을 겪는 경우는 다반사다. 필자도 여태까지 큰 무리 없이 장의 건강은 유지되어 왔다고 나름 생각해 보게 된다. 전날 총각 시절에 건강을 위하여 8일 단식, 14일 단식, 7일 단식을 하였던 경험이 있다.

그때는 위장 상태가 문제가 있었기에 단식을 하였다. 단식을 하면 장의 휴식을 꾀하고, 체내의 노폐물을 배제하고, 특히 관심사가 컸던 숙변 배제에 지대한 효과가 있었다. 단식을 하면 보식을 하는 과정에서 숙변이 빠져나오는 현상을 목격할 수가 있다. 체내의 독인 불순물이 빠져나오니 기분은 엄청난 쾌재를 부른다.

왜냐면 숙변이 빠지면 머리가 크게 맑아지는 효과가 있다. 한마디로 두뇌 회전이 상당히 빨라지고, 기억력이 크게 향상됨을 느끼게 된다. 적어도 아이큐가 20~30정도는 향상된 느낌이 든다. 두뇌 건강엔 최고의 활력을 주는 방법이라고 생각이 되었다. 그러나 이 같은 현상이 오래 지속되면 다행인데 숙변이 다시 쌓이면서 머리 맑음은 다시 예전으로 돌아간다. 너무도 큰 아쉬움이 남는 것은 어쩔 수가 없었다.

그 이후 단식은 생활상 어려움이 크기에 실행하기가 곤란하여 단순히 숙변배제에만 집착을 하게 되었다. 그의 일환으로 수산화 마그네슘(수마)라는 약제를 복용하면 숙변이 배제되기에 이 방법을 적용하였었다. 방법은 일본의 서승조씨의 니시식요법(서식요법)에 서술된 산용법을 적용하였다. 이 방법도 수마를 복용하면서 한 달 정도 시행하면 숙변이 빠져나가는 것을 목격할 수가 있다. 그 후 상당히 머리가 맑아지고, 두뇌 회전이 빠르고, 기억력이 향상됨을 여실히 느낀다.

역시 시일이 지나면 다시 두뇌의 맑음은, 숙변이 다시 생겨 예전 상태로 돌아간다. 자주 이 방법을 적용하고 싶지만 일상 생활하는데 어려움이 따라 한계가 분명 따른다. 바로 약을 복용하면 설사 증세가 따르기에 어려움이 따른다. 젊은 시절 몇 번을 시행하다가 여의치 못하여 지금까지 시행을 못하고 있다. 물론 숙변이 배제되면 장의 건강상태가 호전됨은 당연한 결과를 가져다 줄 것이다. 정신 건강에도 지대한 긍정의 영향을 끼침은 당연하다.

이런 경험을 토대로 그동안 크게 장의 건강은 문제가 없었던 걸로 기억된다. 특히 필자는 성격이 예민한지라 저녁에 자다 깨면 잠을 못 이루는 경향이 심하다. 잠을 이루지 못하여 뒤척이면 그 다음날 배변이 어려워지면서 변비 현상이 나타난다. 이의 원인은 잠을 못 자고 뒤척일 때는 반드시 활성산소가 나오게 된다. 활성산소의 영향으로 변비 증상은 따른다.

그래서 필자의 사기제어법(마음 해독법)을 적용하여 활성산소 사라지라고 반복 확언을 10여 회 해주면, 활성산소가 제어되기에 다음날 배변이 원활하게 이루어진다. 이런 생활을 아마도 10여 년 이상 해오지 않았나 싶다. 분명 활성산소의 영향은 변비에도 심각한 악순환을 초래한다. 아무래도 나이가 들면서 장의 기능도 예전만 못함을 느끼게 된다. 장의 상태가 시시각각 변하여 불편함을 주게 된다. 제일 문제는 배변 활동의 굴곡이 있어 어려움이 전보다는 제법 따른다.

마음대로 관리가 잘 안되어 불편함이 따르기에 역시 고심을 하게 된다. 최근 역 노화 현상에 관심이 크기에, 역시 장도 노화가 따를 수밖에 없기에 장의 기능 역시 예전만 못하다는 사실은 당연히 받아드린다. 역 노화의 일환으로 몇 년 전부터 오토파지(자가포식)를 적용하여왔다. 이 방법은 남들처럼 단식, 금식, 절식을 배제하고, 필자는 오토파지 기전을 방해하는 가장 결정적 유해물질인 "엠토아"라는 단백질을 마음만으로 배제하여 오토파지의 효과를 보아왔다.

우리가 평상시 식생활의 패턴에선 세포에 "엠토아"란 단백질이 생성된다. 이 물질이 오토파지를 방해하기에, 세포 스스로 노폐물을 청소하는데 방해요인이 되어 세포 청소를 할 수 없게 된다. 그래서 단식, 절식, 금식을 통하여 나타나는 효과를 대신하여, 단순히"엠토아" 물질만을 배제(줄이면서)하는 자가포식을 행하게 된다.

이때 세포 청소가 이루어지면서 생성되는 에너지를 활용할 수 있게 된다. 자연 노화된 세포, 병든 세포 등은 노폐물이 청소되어 빠져나가니 젊은 세포 일테면 건강한 세포로 변화한다는 이치다. 이를 오토파지(자가포식)효과라고 말하고 있다. 일명 회춘하는 방법임을 시사한다. 뒤에서 더 풀이가 된다.

필자는 식생활을 바꾸기(단식, 절식, 금식)가 어려움이 따르기에 마음만으로 엠토아를 체내에서 배제한다. 엠토아가 문제의 원인이기에 엠토아 사라지라고, 엠토아 사라져라 라고 확언을 해주면 엠토아가 사라지기에 오토파지의 효과를 보게 된다. 특히 통증이나 질병이 나타날 때 그 부분을 생각하면서 엠토아 사라지라고 일정 시간 반복 확언을 해주면 웬만한 통증과 질병은 거의 사라지는 경험을 하게 된다.

아마도 병들어 있는 세포가 엠토아가 빠져나가 자가포식이 이루어지니, 자연 건강한 세포로 환원되어 이러한 결과가 온다라고 여겨진다. 이런 경험은 그동안 자신이나 가족, 타인들에게도 적용하여 효과를 본 많은 사례가 있다.

그런 결과 장에도 자가포식을 적용하면 어떨까? 하는 생각을 하게 되었다. 물론 우리의 소화기관은 항시 음식물들에 의한 찌꺼기의 불순물에 항시 노출되어 있다. 가장 취약한 세포 상태를 유지하고 있음은 의심의 여지가 없다. 그만큼 소화기관의 세포는 유해물질들에 많이 노출되기에 자가포식의 필요성은 절대적이라 본다. 일테면 소화기관의 세포는 크게 오염되어있다는 사실을 인식할 수 있다.

그래서 필자는 장의 배변 활동을 의식하면서 엠토아 사라지라고 사라져라고 반복 확언을 30분 정도 새벽에 해주게 되었다. 별반 기대하지 않았는데 아침에 배변 활동의 엄청난 수월함에 크게 놀랐다. 그동안 장안에 쌓여있던 모든 양이 한꺼번에 다 배출된 듯하였다. 이는 최근에 느껴보지 못하였던 커다란 쾌거였다. 속이 시원하다는 표현이 실감이 난다. 속이 확 뚫린다는 느낌이 이런 것인가 하고 감탄을 하게 되었다.

그 후로도 한 달여간은 배변 활동이 원만히 수행된다. 시간이 지나면서 다소 미흡하기는 하였지만 효과는 크게 다름이 없었다. 시골의 어머니가 심장 부정맥과 과도하게 높은 염증 수치로 병원에 입원을 하신 적이 있었다. 필자가 원격염력으로 부정맥과 염증 수치를 통제하여 무난히 퇴원을 하였다는 내용이 뒤에서 피력된다.

이때 변비 증상이 심하여 불편을 겪는다 하신다. 어머니는 전에 장이 꼬여 수술도 하신 적이 있었다. 원래 장이 약하셨다. 그래서 어머니의 대장을 의식하면서 엠토아 사라지라고 40여분을 반복 확언을 해준 적이 있었다.

퇴원 후 전화통화를 하면서 변비는 어떻냐고 물으니 큰 문제없이 배변을 하신다 한다. 크게 다행이었다.

그리고 집사람도 배변 활동이 원만하지 못하다는 점을 진작부터 알고는 있었지만, 특별히 신경 쓴 적은 없었다. 집사람의 대장을 의식하면서 역시 엠토아 사라지라고 30여 분 확언을 하였다. 확인을 해보니 배변 활동의 원만함을 말한다. 그렇다 필자 자신이나 시골의 어머니, 집사람의 예를 보더라도 대장 기능의 부조화는, 대장 세포의 오염과 노화로 인하여 배변 활동이 원만하지 못하였다는 사실이 증명된 것이 아닌가 하는 확신이 들었다.

필자는 그 후 자신의 대장을 생각하면서 20분 정도 엠토아 사라지라는 확언을 더 하였다. 시간이 지나면서 장의 기능이 떨어지니 간혹이 확언을 해줄 필요가 있다고 본다. 그렇다 우리가 좀 더 시각을 달리하면, 얼마든지 스스로의 힘으로 자신의 건강 문제는 해결이 가능하다는 사실이다. 내 안의 자연치유능력을 터득하여 적용하면 무엇이 두려울까?

16. 트라우마에 의한, 치주염이 사라지다.

얼마 전 양치질을 하는 도중에 평상시에 느끼지 못하였던 왼쪽 아래 어금니 쪽에서 통증이 느껴진다. 제법 부담을 느낄 정도의 통증이었다. 갑자기 왜 이럴까? 의구심이 들면서 걱정이 된다. 왜냐면 10여 년 전에 아래 앞니가 통증이 오면서 급기야는 흔들리는 증상이 나타났던 적이 있었다.

결국 앞니를 발치하고 임플란트를 한 경험이 있었기 때문이다. 이때 이를 치유키 위하여 백방으로 노력을 하였지만, 물거품이 되어 많은 스트레스를 받은 경험이 재생되기에 당연 걱정으로 다가온다.

최근 3~4개월 전에 치과에서 치석 제거도 하였고, 고압 물청소도 자주 해오던 차라 별다른 문제는 없었던 걸로 판단이 되기에 다소 의아해진다. 아마도 치주염이라는 생각에 바로 염증에 특효인 "케르세틴"생성이라는 확언을 30여분 하였다. 약간은 통증이 줄어든 듯하였지만 시간이 지나니 통증은 매한가지다. 그래도 확언 시간이 부족해서 그럴까 싶어 확언을 더 해준다. 수일이 지나도 양치질 과정에서 통증은 줄어들지 않고 마찬가지다.

혹시 하는 마음에서 오토파지를 적용키 위하여 "엠토아" 사라지라는 확언도 하였지만 차도는 없다. 왜 이럴까? 점점 염려가 크게 다가온다. 이러다 치아를 빼고 임플란트를 해야 하는가 하는 우려감이 엄습한다. 저녁에 유튜브를 보니 민간요법으로 소금을 통증 부위에 약간 놓고서, 혀로 소금물 마사지를 3분여간 해준 후, 소금을 머금은 채입안에서 3분여 가글을 해주면 통증이 감쪽같이 사라진다는 영상을보고 시행을 하였다. 한참 후에 확인을 해보니 조금도 차도가 없었다.

혹시 하는 마음에서 다음날 아침에도 다시 소금 요법을 하였지만별반 변화는 없었다. 잇몸을 손으로 눌러보면 제법 아픔을 느끼지만아직은 흔들리는 기미는 보이질 않는다. 어찌하든 이 증상을 빨리 조치 취해야 한다는 급한 심정이다. 유튜브의 내용 중에는 이 치주염을처치 못하면 전신 염증으로 번진다 하는 내용도 확인된다. 그만큼 치료가 어렵다는 반증으로 보인다. 분명 염증 처치가 잘 안되니 따르는현상임을 인식할 수 있었다.

다른 요법들도 생각나는 대로 시행을 하였지만 변화는 없었다. 벌써 1주일이 지났다. 고심하던 차 갑자기 생각이 든다. 이 치주염 역시트라우마와 관련된 질환이 아닌가 하는 의구심이 든다. 왜냐면 그동안 치유가 잘 안되는 만성 질병들은 대부분 트라우마와 인과 관계가 있었기 때문이다. 트라우마의 부정적 에너지가 뇌의 마이크로 글리아 (신경아교)세포에 과잉 영향 혹은 충격을 주면 이때 뇌에서는 염증이 생성되어 신체의 약한 부분을 이 염증이 공격을 하게 된다.

치료가 잘안되는 대부분의 만성병(고질병)의 원인이 된다는 사실을 필자는 수없는 경험을 하였기 때문이다. 신체적인 증상, 심리적인 증상을 비롯하여 거의 모든 만성질환은 트라우마의 영향권에 놓여있다는 사실이다. 뇌에서 내려 보내는 염증을 처치 못하면 완벽한 치유는 이루어지지 않는다.

아무리 일반적인 염증 제어 치료를 하여도 약간은 효과가 있을지언정 완치의 개념과는 거리가 멀다. 염증은 뇌에서 계속 줄곧 보내고 있으니 말이다. 이 염증 원인인 트라우마의 부정적 감정 에너지를 정화, 삭제시키지 못하면 사실상 효과는 크게 기대를 할 수가 없다.

그래서 다른 방법으로는 처치가 어렵기에 트라우마 정화 확언을 시도하기로 하였다. 트라우마 사라지라고 한 시간 정도 반복 확언을 하였다. 시간이 지나서 확인을 해보니 약간은 통증이 줄어든 듯하였다. 역시 쾌재를 부른다. 그러면 그렇지 여지없이 필자의 예견이 들어맞는 순간이다.

그 후 한 시간 정도 더 확언하였다. 아침에 양치질을 하는데 통증이 거의 사라진 듯하였다. 손으로 통증 부위를 눌러보니 아직도 약간은 통증이 남아있음을 느낀다. 혹시 하는 마음에서 30여 분 정도 확언을 더해주고서 트라우마 정화 확언은 중단하였다. 트라우마가 거의 완벽히 정화되었다는 필자 나름의 판단 때문이다. 더 이상 뇌에서는 염증을 내려 보내지 않는다는 확신 또한 분명하다. 단지 남아 있는 염증 찌꺼기는 "케레세틴" 생성을 적용하면 충분하리라 본다.

이 과정에 치과 진료를 받아볼까 하는 생각도 있었다. 그렇지만 자신의 통증이나 질병은 필자 나름의 방법으로 지금까지 완벽히 처치하였기에 치과 가는 것은 생략하였다. 혹시 하는 마음에서 손으로 재확인을 하기 위하여, 그 부분을 세게 눌러보게 되었다. 별반 통증은 없는데 침을 뱉으니 피가 약간 나온다.

판단은 그동안 죽은 피가 제어되지 않아 피가 나온다고 생각을 하였다. 이 현상도 그 후 재차 확인을 해보니 사라졌다. 치주염의 현상은 완벽히 사라졌다고 판단을 한다. 일부러 술을 마셔보아도 이상은 없다. 치아를 발치 한다든지 임플란트를 해야 하는 끔찍한 상황에서 벗어났다는 안도감에 마음이 놓인다.

결과적으로 전에 임플란트를 하지 않았어도 되질 않았을까 하는 아쉬운 감이 드는 것은 어쩔 수가 없다. 현재 치주염을 앓고 있는 다수의 환자들의 증상이 분명 트라우마와 연결되어 있을 개연성은 충분하다고 본다. 치료가 까다롭다는 부분을 의학계에서도 인정하니 말이다.

아직까지 이런 사실에 대해서 사람들은 전혀 모르고 있을 테니. 심히 염려스러울 뿐이다. 결과론적으로 치주염도 우리의 심리적인 현상인 트라우마와 관련되었다는 사실을 알게 되었다는 필자의 또 다른 경험을 말하고자 하는 바이다.

17. 신장의 사구체 신염이 사라지다.

최근에 서울 제기동에 갈 기회가 있었다. 우연히 한약거리를 거닐다가 모세혈관 측정을 하면서, 양자 테스트를 통하여 건강상태의 유무를 측정할 기회를 경험하였다. 평소 마음으로 건강을 관리하여 특별히 불편한 부분은 없었다. 단지 눈의 노안으로 신경이 쓰여 졌고, 전립선의 영향으로 소변보기가 다소 불편하다는 판단을 하는 정도였다.

양자 테스트를 한 결과 신장 사구체의 이상으로 단백뇨가 나온다는 결과가 있었고, 전립선에 염증이 있으며 석회가 보인다는 측정결과가 있었다. 그 외 특별한 이상 징후는 보이질 않는다. 예상했던 대로 비교적 건강함을 유지하고 있다는 자부심을 느끼게 되었다.

전립선 문제는 충분히 처치할 수 있다는 판단을 하였다. 그러나 사구체 신염은 처음으로 경험하는 증상이라 처치방법을 모색하여야 하였다.

물론 그동안 신장의 중요성을 간파하여 신장 사기제어를 비교적 자주 하였다. 특히 신장은 원기를 주관하기에 원기가 떨어진다 싶으면 신장 사기제어를 해주면 상당 기간 원기 충전이 가능하였기 때문이다. 그러나 원기 충전의 효과도 시간이 경과 되면서 현저히 떨어짐을 느끼게 되었다. 아무래도 나이 관계로 인하여 신장 기능이 저하된다는 생각을 하였다.

그리고 간혹 치아가 시리는 증상이 있을 때 신장 사기제어를 해주면 감쪽같이 이 증상은 사라진다. 더불어 빈혈 증상도 이따금 나타나면 역시 신장 사기제어를 해주면 순간 사라진다. 신장에는 많은 모세혈관이 분포되어 있기에 혈관 청소도 의식이 될 때 해주었다. 따라서 큰 문제는 없으리라 판단을 하여왔다.

단백뇨를 의식하면서 소변을 볼 때 비교적 거품 증상이 나타남을 알게 된다. 거품이 금방 사라지질 않고 5분 이상 지속이 되면 단백뇨 가능성이 크다는 유튜브의 내용도 있었다. 눈여겨보면 5분 정도까지 거품 상태가 유지되는 듯도 하였다. 물론 혈액에 피가 섞여 나오는 증상은 없었다. 다소 걱정과 염려가 되는 것은 당연하다.

최근에 한 지인이 몸이 불편하여 병원 신세를 지고 있다. 이 지인은 당뇨병을 현재 앓고 있는 상태다. 수시로 신장 테스트를 하여 사구체 여과율을 말하면서 상당히 우려감을 표현한다. 사구체 여과율이 20여 프로를 기록하고 있다. 여과율이 20% 이하가 되면 신장 투석을 하여야 하기에 크게 상심을 한다. 앞서 표현되고 있다.

얼마 전 어머니가 심장의 부정맥(맥이 불규칙하게 뛰는 현상)과 염증 반응으로 병원에 입원하신 적이 있었다. 앞서 이 내용을 언급하였었다. 심장 부정맥은 필자가 원격염력을 통하여 몇 시간 만에 정상화를 시키었다. 입원 이틀 후에 부정맥은 정상회복이라는 병원 측의 결과가 나왔기 때문이다.

대부분의 심장병은 경험상 심장 혈관의 막힘으로 온다는 사실을 여러 경험을 통하여 인식하고 있었다. 혈관 청소만 해주면 심장 증상은 비교적 수월하게 해결된다는 나름의 경험이다.

염증 수치가 상당히 높게 형성이 된다는 동생으로부터 전달을 받았다. 어느 부분의 이상으로 염증 현상이 나타나는지 테스트를 하여야 한다고 하였다. 그렇지만 필자는 염증 증상은 그동안 수 없는 경험을 하였던바 바로 염증 증상 처치를 하게 되었다.

인체의 어느 부분의 이상인지는 알 수 없지만, 염증 치유의 특효 성분인 "케르세틴" 생성 확언을 2시간 정도 어머니에게 원격염력을 가하였다. 다음날 염증도 정상화 되었다는 통보를 받았다. 진단 결과 염증은 신장의 이상 결과로 나온다고 한다.

수일이 지나 퇴원을 하려 하는데 염증 수치가 다시 보인다고 하여 퇴원이 미루어 졌다. 필자는 염증 처치가 완전하게 되지 않았기에 염증 증상이 다시 보인다고 판단하여 다시 염력을 보내게 되었다. 2시간 정도는 염력 확언을 하였던 기억이 있다. 염증 수치도 바로 정상이 되어 어머니는 그다음 날 퇴원을 하시었다. 이 증상이 사구체신염인지는 모르겠지만, 아무튼 신장 이상 증상이 정상화 되었기에 크게 다행이었다.

이런 경험을 토대로 필자의 단백뇨를 처치하는 기준으로 삼아 적용을 하게 되었다. 신장 사구체는 모세혈관의 집합체이기에 아무래도 모세혈관이 많이 막히거나 노화가 되어서 정상 기능을 하지 못하기에 수반된다는 판단을 하였다. 그래서 모세혈관 청소를 해준다는 의미에서 모세혈관 사기 사라지라는 반복 확언을 하였다. 1시간 정도를 해주었나 싶었는데 평소 느끼지 못하였던 허리 부분에 통증이 온다.

2시간 정도 확언을 더 하였는데 허리 통증이 심해짐을 느낀다. 모세혈관 청소는 오히려 역효과를 가져오나 싶은 우려감이 생겨 중도 포기를 하여야만 하였다. 그동안 혈관 청소는 단순히 혈관 사기 사라지라는 확언만을 하였다. 인체에는 동맥, 정맥, 이들 두 혈관을 연결해주는 모세혈관으로 혈관은 분포되어 있다.

우리가 혈관을 인식할 때 동맥과 정맥만을 보통은 생각한다. 혈관 청소 시 아마도 무의식적으로 동맥, 정맥만을 생각하였던 것 같았다. 그래서 모세혈관만을 구분하여 혈관 청소를 하였는바, 허리 통증이 나타나니 왜 그런지 정확한 판단은 안 되지만 모세혈관 청소는 포기하기로 하였다.

사구체신염으로 염증의 발현됨은 당연하리라 본다. 어머니의 경우에서처럼 단순히 신장의 염증만을 생각하여 "케르세틴" 생성 확언을 통하여 염증을 줄이려는 시도를 하였다. 수일 동안 시간이 될 때 확언을 수시로 하게 된다. 소변에 단백뇨가 줄어들었는지는 정확히 모르겠지만 약간은 거품이 줄어든 듯도 하였다. 사구체신염은 치료를 제대로 하지 않아 악화가 되면 최악의 경우 신장 혈액 투석을 해야 하는 경우까지 온다고 한다. 우려감이 올 수밖에 없다.

수일 후 병원에서 진찰을 받기로 하였다. 소변검사와 피검사를 하여 단백뇨의 이상 유무를 확실히 간파하여야만 한다. 병원에선 일단 소변검사만 하고서 단백뇨가 나오지 않는다면 굳이 피검사는 할 필요가 없기에 결과를 따르자고 한다.

소변검사 후 단백뇨의 증상은 없다고 한다. 크게 다행이었지만 혹시 하는 생각으로 피검사도 해볼까 하는 생각은 있었지만 더 이상은 진행을 하지 않기로 하였다. 그리고 2021년도 건강검진의 결과 사구체 여과율도 76%의 수치가 나왔음을 확인하였다. 그 당시는 지극히 정상 상황이었다.

크게 문제는 없으리라는 안도감을 가지면서, 단백뇨는 치유가 되어 정상화가 되었다고 판단을 하게 된다. 신장 염증을 줄이기 위해 확언 해준 것이 정확히 효과를 보았다고 확신하게 되었다. 일단 사구체신 염 증상은 없기에 신장 기능은 어느 정도 정상화가 되었을 것이다.

그리고 신장 기능은 앞서 원기와 관련이 있다고 표현을 하였다. 원기 충전(오른쪽 신장인 명문과 관련 있음)을 위하여 신장 사기제어 시도를 하였는바 전보다는 못하지만 어느 정도 원기가 충전됨을 느낄수가 있었다. 그제 서야 그동안 신장 기능이 많이 약해져 있었다는 나름의 판단을 할 수 있었다.

아직도 현대의학에선 사구체신염의 완벽한 치료는 불가하다고 표현을 한다. 단백뇨를 줄이기 위하여 고혈압 약을 처방하여 단백뇨를 줄인다하는 유튜브의 내용이 있다. 고혈압 약을 복용하면 신장 기능 정상화에 어떤 보탬이 될까? 한마디로 치료와는 거리가 멀 뿐이라는 씁쓸함은 지울 수가 없을 뿐이다. 여러 시각으로 건강 확보는 이루어 져야 한다는 생각은 어쩔 수가 없다.

내 안의 생명 문제는 바로 생명의 시각으로 보아야 하지 않겠나 싶다. 그 생명의 시각은 바로 생명의 본질인 "마음"이라는 사실을 말한다. 마음의 여파에 따라 우리 몸은 시시각각 변화가 따른다. 마음의 조작에 따라 화학적 물리적인 변화가 온다. 따라서 건강을 생각하면 건강이 온다. 반면 병을 생각하면 병은 올 수밖에 없다. 이들 건강이나 병의 결과는 오로지 마음의 흔적일 뿐이다.

18. 진행형 트라우마에 의한, 13년 된 비염 증상이 치유되다.

앞의 신념 부분에서 비염을 치유하였다고 이미 서술한 바 있었다. 이미 표현했듯이 5년 된 비염을 3일 만에 치유하였다고 하였다. 이때는 암시요법과 명상 또는 사념을 통해서 치유를 시도해서 효과를 보았다. 일테면 신념의 힘을 이용한 치유법이었다. 그 당시에는 완치가 되어서 더 이상 증세가 나타나질 않는다고 판단을 하였었다.

하지만 3년 후쯤부터 약하나마 비염 증상이 다시 나타난 것이다. 약간씩 코가 시큰거리며 콧물이 보이고, 콧속에 염증에 의한 부스럼이 생기기도 하였다. 생각해보니까 원인을 완벽하게 처치를 못 하였기 때문에 재발 된 것이 아닐까 하는 생각을 하게 되었다. 그래도 심하지는 않았기 때문에 그나마 다행이다 싶었다.

이 증상은 심하지는 않지만 꾸준하게 영향을 주고 있다. 앞서 언급했듯이 2년 된 어깨 통증, 5년 된 무릎 통증, 더 오래된 무좀 증상이 한결같이 트라우마와 연결되어서 일반적인 마음 치유법만으로는 한계가 있었다고 말하였다. 결국 트라우마와 연계시켜서 며칠 만에 이들 증상을 말끔하게 치유하였다고 밝혔다.

그래서 다시 재발된 비염도 일종의 트라우마의 영향이라고 생각하고, 트라우마 사라지라고 확언을 시도하였다. 약간의 효과는 있는 듯했지만 앞의 어깨 통증, 무릎 통증, 무좀 증상과는 결과가 다르게 나타난다. 약해진 듯 했지만 증상의 변화는 크게 없었다. 트라우마를 정화해주면 완전히 사라져야 할 텐데 그렇지 못하니까 무엇이 문제인지 파악을 못하게 된다. 또 다른 어떤 요인이 작용하는지 시행착오를 겪으면서 분석해야만 할 것 같다.

차분히 과거로 거슬러 올라가 본다. 대략 18년 전에 아버지가 뇌경색으로 쓰러지셔서 9개월 정도 병원에 계시다가 돌아가셨다.

이때 일로 집안 식구들 즉, 동생들과 불협화음이 있었다. 장남인 필자가 변변치 못해서 원만한 해결책을 구하지 못했기 때문에 문제가 발생하였다. 그 결과 스트레스를 심하게 받다 보니까 처음엔 위장병이 생기게 되었고, 동시에 비염까지 생겨서 고생하게 되었다. 그 후 위장병은 치유가 되었다.

그러나 비염 증상은 여전히 계속되어서 좀처럼 치유의 실마리를 찾지 못하였다. 마음공부를 하던 중이라 마음 법을 적용해서 5년 된 비염을 3일 만에 치유하였다고 전작 『마음이 통하는 치유의 기적』에서도 밝힌 바 있었다. 그 후 3년 정도는 별다른 이상이 없다가 조금씩 비염 증상이 다시 나타나기 시작하니 다소의 걱정과 긴장이 뒤따른다.

처음 비염 증상이 발생할 때 동생들과의 소통문제로 인하여 스트레스를 받게 되어 병을 얻게 된 것이라고 생각하였다. 그리고 어느 집안이나 살아가면서 항상 가정문제가 원만하기란 쉽지 않을 것이다. 장남이라는 굴레에 의하여 부담은 더했을 것이고, 소통문제 역시 어느 정도 따라야만 하였다. 생활하면서 이런 유형의 스트레스를 계속 받다 보니까, 비염 증세가 줄곧 보이는 것이 아닌가라는 생각이 들게 된다.

6년 전쯤 어머니가 몸이 불편해서 병원 신세를 지게 되었다. 수술하고 중환자실에도 계셨다. 전에 아버지 때와는 다르지만 자연 형제들과의 부자연스러운 관계는 생기기 마련이다. 역시 소통문제도 어느 정도 발생될 수 있고, 다소의 스트레스를 받게 된다. 이런 와중에 콧속의 부스럼이 평소보다 심하게 나타났다. 따라서 비염 증상은 동생들과의 소통문제와 아무래도 관련이 있지 않을까라는 생각을 하게 되었다.

어머니가 병원에 계시니까 자연 신경이 더 쓰일 수밖엔 없었다. 그 결과 부스럼이 커진 것은 아닐까? 염증 작용이 있었음을 알기 때문에 그저 막연히 트라우마 사라지라고 해주면 그때뿐이고, 시간이 흐르면 증상은 다시 원래 상태가 되었다. 예기치 못한 다른 문제가 개입하고 있음이 분명하다.

앞선 트라우마 정화 편을 보자. 과거의 사건 사고의 경험을 회상 하게 되면 아픔(괴로움, 분노, 슬픔 등)의 감정은 누구든지 느낀다. 시간이 흘렀는데도 아픔은 약해지지 않고 무의식에 그런 아픔의 기억을 그대로 간직하고 우리는 살아가고 있다. 불행한 일이다. 그래서 마음으로 이들 트라우마를 제어내지 정화를 하여야 한다고 말하였다.

동생들과의 소통문제가 문제의 원인이라 생각했기 때문에, 18년 전에 처음 느꼈던 아픔의 크기를 눈을 감고서 수치화를 해보았다. 1~10까지 수치화 등급을 매겼다. 이때 아주 강렬한 아픔이면 10으로 가정하면 된다. 동생들과의 소통문제를 생각해보니까 대략 7~8정도의 아픔을 느끼게 되었다. 아직도 아픔의 경험으로 남아 있다는 반증이다.

그 아픔의 기억을 생각하면서 트라우마 사라져라, 트라우마 사라지라는 확언을 30여 분 정도 해주었다. 대략 아픔의 수치가 3~4 정도로 약화됨을 알 수 있었고, 그래서 0~1 정도 될 때까지 확언을 더 하게 된다. 이 방법은 트라우마의 부정적 감정 에너지 크기를 약화시키는 일종의 정화방법이다. 가급적 0까지 유도를 해야 한다. 그렇게 되면 트라우마는 어떤 영향력을 행사할 수 있는 기력을 완전히 상실하게 된다. 병을 만드는 작용력은 완전히 사라지게 되며 단지 기억으로만 남게 된다.

다음날 콧속을 확인해보니까 부스럼이 많이 가벼워졌다. 시간이 지나도 효과는 반감되지 않고 거의 치유가 된듯하였다. 드디어 효과가 나타나는구나 하고 감탄사가 튀어나온다. 여태까지 고생해온 비염의 원인이 바로 가족과의 소통문제였음을 알게 되었다.

원인을 알았기에 기쁘기도 하였지만, 뭐라고 표현할 수 없는 허탈감에 빠졌다. 바로 병의 원인이 이런 것인가! 삼사일 시간이 지나니까 부스럼 증세는 완전히 사라졌다. 콧속이 시큰거리고 콧물이 나오는 현상도 없어졌다. 한 달 아니 몇 달이 지나도 더 이상 비염 증상은 보이질 않았다.

비염 증상이 처음 생기기 시작해서 13년 정도 앓게 되었다. 앞으로도 가족 간의 소통문제는 있을 수 있지만, 이미 그 문제의 본래 감정 에너지의 본질에 대해선 정화를 하였기에 예전처럼 작용하진 못할 것이다. 기세가 완전히 약해져 있기에 영향력이 거의 사라져서 걱정할 일은 없으리라 본다. 이런 원인에 대해선 지금까지 전혀 예측 못하고, 증상에 휘둘려야만 하였다. 참으로 어처구니가 없을 뿐이다.

이미 표현되어 졌듯이 이 경우는 현재 진행형 트라우마의 전형적인 예가 될 것이다. 동생들과의 소통문제는 앞으로도 있을 수 있기에 어느 정도 유념을 해야만 하리라 본다. 스트레스를 또 받게 된다면 약하게나마 비염 증상은 또다시 나타나리라 여겨진다. 다행히 그 후 수년이 지났지만 비염 증상은 보이질 않는다.

결국 트라우마의 작용력은, 그 안에 들어있는 부정적인 감정 에너지의 영향력에 의하여 결정되어 진다고 본다. 회상할 때 느껴지는 괴로움, 분노, 슬픔, 자괴감, 원망 등이 에너지의 주류를 이룰 것이다. 이들의 영향력으로 인하여 중추 신경계에 충격을 주게 되면 염증을 만들고 있음을 알려준다. 이들 부정적인 감정 에너지가 정화되어 사라져야만 영향력을 발휘 못하게 된다는 사실을 말해준다. 단지 기억으로만 남는다고 하였다.

따라서 비염처럼 현재 진행형으로 스트레스를 받고 있는 경우엔,

어떤 스트레스와 연관 있는지 정확히 알아야지만 치유 가능함을 보여준다. 스트레스 즉, 트라우마를 정확히 찾는 것이 가장 큰 문제로 드러난다. 현재 상황에도 스트레스를 줄곧 받고 있는 진행형의 종류는 크든 작든 간에 여러 가지가 있을 것이다. 정확히 어떤 스트레스와 연결되어 있는지를 찾기란 분명히 어려움이 뒤따른다. 그를 찾아서 정화를 해주어야만 소기의 성과를 볼 수 있기에 말이다.

물론 과거에 다 지나간 이미 종료된 트라우마는 알아도 되고 몰라도 상관이 없다고 진작 말하였다. 우리 뇌에서는 정확히 어느 트라우마와 연관이 있는지 인지를 하여 사라지게 한다. 이처럼 과거에 다 종료된 트라우마와, 현재 진행형의 트라우마의 성향이 완전히 다르다는 놀라운 사실을 경험상 알게 되었다.

부정적 감정이 사라져 뇌의 글리아세포가 더 이상 충격, 영향을 안 받게 되니까, 염증 생성은 중단이 되었을 것이다. 당연히 해당 부위의 염증은 사라지고, 혈류가 정상적으로 흐르게 되어, 면역력이 회복되면서 빠른 시간 안에 치유가 되었음을 알 수 있다. 결국 원인이 사라지면 몸은 스스로 알아서 치유시킨다는 현상은 우리 몸의 메커니즘이라고 할 수 있다.

우리 뇌에서는 알 수 없는 신기한 현상들이 벌어진다. 완전히 무의식의 난해한 작용으로 인해서 우리는 속수무책 당해야 하는 실정이다. 이런 사실을 어떻게 파악할 수 있을까? 참으로 난해한 현상일 뿐이다. 그러니까 원인을 찾기에 어려움이 따를 수밖에 없다는 생각이 든다. 이런 현상이 질병 생성의 원인이라면 원인을 찾기는 영원히 불가능할 수도 있으리라 추측도 해본다.

그 후로 다른 증상들도 이들 방법을 적용하여 원만하게 치유를 여러 차례 하였다. 더불어 타인들도 이 방법을 적용하면 비슷한 효과를 보여주고 있다. 암에서부터 시작하여 치유가 어려운 대부분의 만성병(고질병)들이 트라우마와 연결되어 있음을 외국의 석학들은 일찍이 이들 내용을 갈파하였다. 필자는 이들 이론에 필자의 마음 해독법(사기제어법)을 적용하여 나름의 긍정적인 결과를 보게 되었다.

그러나 우리의 현실에선 이런 이치와 원리에 대해서는 언급이 없다. 그래서인지는 몰라도 환자들이 계속 양산되고 있는 현실을 어떻게 받아들여야 할까? 의료 보험이 없어서, 돈이 없어서, 또는 병원이 부족하여 치료를 못해서 환자수가 늘어나는 것은 아닐 것이다. 이유는 어디까지나 원인을 찾지 못해서 생기는 현상으로 보여질 수밖엔 없다. 원인 찾기가 어렵겠지만 배제를 해야 할 이유는 전혀 없을 뿐이다.

현재 기존의 치료 방법들은 대부분 증상만을 억제하는 대증요법이다. 일부 치료가 된듯하나 언제 다시 재발이 될지 모르고, 아니면 제3의 질병이 나타날 가능성도 충분히 있다. 왜냐면 병의 원인은 그대로 잠재해있기 때문이다. 그저 커튼으로 방안의 어지러운 모습만을 잠시 보이지 않게 가리고 있는 현상과 같다. 방안의 복잡하고 지저분한 상태는 그대로 남아있으니 말이다.

이들 원인이 언제 또 작동할지는 아무도 모른다. 올바른 치료법이 아닌 것이 확실하게 드러난다. 원인만이 해결책이고, 온전한 답일 뿐이다.

그렇다고 필자의 방법만이 해결책이라고 말할 수는 없다. 아직도 부족한 점이 있고, 더 해결해야 하는 문제점들은 많이 있을 것이다. 그 하나의 예로 진행형의 트라우마의 기전은 어느 트라우마인지 정확히 간파하여야 치유가 된다고 하였다.

사실상 연관된 진행형의 트라우마를 찾는데 다소 어려움이 따르기 때문이다. 본인 자신의 문제라면 그나마 다행인데, 타인들의 진행형 트라우마를 찾기란 거의 불가능한 수준이라고 보여진다. 그래도 수년간의 노력 끝에 오토파지(자가포식)을 이용하여 타인의 진행형 트라우마를 어느 정도 통제할 수 있는 방법을 찾을 수 있었기에 다행이다 싶다.

따라서 필자의 방법이 해결책의 일환으로 가능성을 확보하였다면 거기에 큰 의미를 두고 싶다. 어쨌든 질병에서 벗어나야 하기에 다양성을 강구해야 할 필요가 있을 것이다. 모두는 질병으로부터 자유로워져 건강과 행복권을 회복해야만 한다.

19. 진행형 트라우마에 의한, 견갑골(날개뼈) 통증이 호전되다.

오래전의 일이다. 필자가 결혼 초 부산에서 신혼 때 세를 들어 살던 집에 또 다른 신혼부부가 있었다. 옆집 신혼부부의 남편이 견갑골 통증이 있어서 한방으로 수시로 침을 맞는 경우를 보았다. 그 당시 견갑골 통증은 쉽사리 치료가 되지 않는 아주 고질병이며, 잘못하면 심각한 상황까지 도래한다는 주위의 얘기를 들은 적이 있었다.

필자 역시 건강에 지대한 관심이 큰지라 그 당시 부산 서면의 모 한의원으로 수지침 강습을 받으러 다닌 경험이 있었다. 오래전의 얘기지만 회상하는 경험을 맛보게 된다.

수년 전에 집사람이 견갑골 통증으로 불편을 겪는다. 그동안 요가 강습도 받아왔지만 견갑골 통증에는 별로 차도가 없는 듯하였다. 하는 수 없이 필자는 집사람에게 얘기 없이 견갑골 치유에 신경을 쓰게 되었다. 처음엔 염증의 영향이기에 "케르세틴"(염증의 특효 성분) 생성을 반복 확언을 하였다.

집사람을 눈여겨보면 별반 효과가 없는 듯하였다. 그 결과 이 증상도 제법 오래되었기에 아마 트라우마와 연관되었을 것으로 추정할 수밖에 없었다. 바로 트라우마 정화를 하게 되었다. 다시 부언하지만 치료가 되지 않는 만성병(고질병)들은 대부분 이 트라우마와 연관이 있기에, 이 트라우마를 정화하지 않는다면 긍정의 효과는 보기가 어렵다고 본다.

필자는 그동안 수없는 경험을 통하여 트라우마를 정화해서 소기의 성과를 보았다고 진작 설파를 하였다. 일테면 어떤 스트레스 에너지 덩어리가 뇌에 저장되어 적어도 두세 달이 지나면서 트라우마로 남게 된다. 따라서 이 트라우마의 부정적 감정 에너지가 작동하여 질병을 만드는 원인이 된다는 사실이다.

일테면 때가 되어 하나의 트라우마의 부정적 에너지가 작동하여 뇌의 글리아 세포(신경아교 세포)에 과잉 영향, 충격을 주게 되면 이때 염증을 생성한다. 생성된 염증은 신체의 약한 부분을 찾아서 그곳을 공략하면 각종 통증과 질병을 만드는 단초가 된다. 염증이 도달된 부위는 우선 혈류가 불량해지기에 산소의 결핍이 따르며, 당연 빈혈 현상이 나타나 통증과 질병이 나타난다. 이런 기전을 간과하기에 만성병(고질병)들이 오늘날 치료가 되지 않는 고질화가 되고 있다고 본다.

아픈 부위에 제아무리 여러 치료의 일반적 수단을 강구 하여도 역부족이 따른다. 왜냐면 뇌에서는 줄곧 염증을 보내기 때문이다. 결국 답은 염증 발생원인인 트라우마의 부정적 에너지를 정화 혹은 삭제하는 길밖엔 없다. 그래야만 염증 생성은 중단되기에 아픈 부위에 더 이상 염증을 보내지 않게 된다. 따라서 그곳의 혈류는 정상화 되면서 면역력은 복구되어 치유는 순식간에 이루어진다.

그래서 집사람의 견갑골 통증을 의식하면서 염력을 통하여 트라우마 사라지라고 반복 확언을 하였다. 아마도 3~4시간 정도는 하였던 기억이 있다. 그 당시는 즉시 확인을 못하였지만 여러 날이 지나고 나서야 견갑골 통증이 사라짐을 알게 되었다. 앞에서도 언급하였지만 완료형 트라우마라는 사실이 증명되어졌다. 결국 원인을 제대로 파악해야만 된다는 아주 소중한 경험이다.

또다시 표현하지만 일반 의료체계에서는 전혀 이런 사실을 모르고 있다. 단순히 아픈 부위에 염증이 있으니, 염증만을 줄이려 시도하기에 치료는 분명 한계가 따른다. 만성병(고질병)들이 줄어들지 않고 대량 양산이 되는 현실이 이를 대변한다고 본다. 원인만이 답이라는 사실이 여실히 드러난다.

2023년 구정쯤에 후배 지인이 견갑골 통증이 있다고 해서 연락이 왔다. 수년 전부터 병원에서 주사를 맞으면 몇 달 정도는 통증이 멈춘다고 한다. 또다시 주사를 맞으면 효과가 반감이 된다는 얘기를 한다. 지금은 똑같은 주사를 맞아도 수일 정도밖에 효과가 없다고 하면서 하소연을 한다. 후배도 필자의 원격염력을 알기에 염력을 보내주었으면 하고 사정을 한다. 통증이 너무 심하여 일상생활에 심각한 타격을 준다고 한다. 봉사 차원으로 흔쾌히 받아 드렸다.

역시 오래되었기에 트라우마와 연결되었다고 판단하여 트라우마 정화 시도를 하였다. 아마도 트라우마 덩어리의 양이 크리라 생각되어 수일에 걸쳐 대략 5시간은 염력을 보낸 듯하였다. 확인을 해보니 효과가 별로라는 것이다.

추측컨대 이 트라우마는 과거에 다 종료된 트라우마가 아니라, 지금도 누구와, 어떤 일과 관련이 있는 현재 진행형의 트라우마라고 즉시 판단하였다.

이 얘기인 즉, 어릴 때 왕따를 당한 경험이나, 십년 전에 돈을 사기를 당한 경험은 이미 다 지나간 완료된 트라우마로 남는다. 현재에는 더 이상 직접적 영향을 줄 수 없는 트라우마로 분류된다. 단지 기억으로만 남아있을 뿐이다.

반면 현재 진형의 트라우마는 지금 순간에도 영향을 받는 일테면, 가족 내의 현재 갈등의 문제라든지, 사업체의 경영이 현재 어려움에 봉착해 있는 진행형의 경우를 말한다. 이런 경우에는 차후에도 해결되기 전까지는 스트레스를 줄곧 받아야하기 때문에 현재 진행형의 트라우마로 분류된다. 이 진행형의 트라우마는 복잡하기에 처치가 사실상 난해한 부분이 있다.

완료형의 트라우마는 어떤 트라우마인지 알아도, 몰라도 상관이 없다고 하였다. 그저 아픈 부위만을 생각하면서 확언을 해주면 우리 뇌에서는 어느 트라우마와 관련 있는지를 정확히 간파하여 정화해준다는 놀라운 사실이다.

허나 진행형의 트라우마는 어느 트라우마와 연결이 되었는지는 알기가 사실상 어렵다. 지금 이 순간에도 여러 스트레스를 받을 수 있기에 어느 스트레스인지 정확히 간파가 어렵다. 그래서 필자는 이 진행형의 트라우마를 해결키 위하여 2년여 동안 수 없는 책과, 시행착오를 거치면서 방법을 찾으려 노력하였지만 결정적 해결 방법은 찾지 못하였다.

차선책으로 오토파지(자가포식)의 한 형태를 적용하여 그나마 어느 정도 해결책을 마련한 셈이다.

오토파지(세포 청소)의 원리는 앞서 약간 설명되어 졌고, 뒤편에 자세히 수록되어 진다. 오토파지는 "엠토아"라는 물질이 자가포식(오토파지)을 방해하기에 필자는 "엠토아" 물질을 사라지게 하여 오토파지의 효과를 얻는다고 하였다.

세포에는 모든 기억이 저장되어 있기에, 아마도 트라우마의 기억도 저장되어 있다는 필자의 추론에 따른다. 아픈 부위의 세포를 의식하면서 엠토아 사라지라고 반복 확언을 해주면 해당된 트라우마가 정화가 된다는 이치다. 여러 사람에게 적용을 하였는바 효과가 분명 나타난다.

지인의 통증을 생각하면서 엠토아 사라지라고 수 시간을 확언하였다. 다행히 효과가 있음을 알게 되었다. 물론 완벽한 극복은 아니지만 적어도 80%정도는 효과가 있다고 한다. 왜냐면 지금 순간에도 관련된 문제에 의해서 스트레스를 받을 수가 있고, 차후에도 충분히 스트레스를 받을 가능성은 충분하기에 트라우마를 완벽히 정화할 수가 없게 된다.

그 결과 통증이나 질병의 완벽한 치유는 사실상 어렵다는 필자의 견해다. 물론 트라우마의 기력은 충분히 저하시켰기에 예전처럼 통증은 심하진 않을 것이다. 진행형 트라우마의 본래의 위력을 어느 정도 무력화시키었다는 해석이다.

남아있는 통증은 아직도 염증의 영향을 받고 있음을 알 수 있다. 이 통증도 염증을 줄이려는 별도의 일반적인 노력이 있다면, 어느 정도 효과는 보게 된다. "결국 염증이 문제다." 이렇게 어려운 경로를 통하면서 우리 몸은 염증에 노출이 된다는 것을 알 수 있다. 단순히 염증만을 줄이려는 시도는 어떤 결과를 가져오는지 너무도 자명해진다.

20. 진행형 트라우마에 의한, 허리 통증이 호전되다.

최근에 집사람이 허리 통증으로 인하여 고통을 받고 있었다. 증상은 평상시 활동할 때는 통증이 없는데, 앉았다 일어날 때 에만 통증이 따른다고 한다. 소파에 앉아 있다가 갑자기 일어나면 통증이 많이 나타나기에 손으로 허리 부분을 지탱하여야만 한다. 10여 미터 걸으면 통증은 가벼워지면서 괜찮아진다고 한다. 다리가 땡긴다든지 자세의 비틀어짐은 보이지 않는다.

확인을 해보면 요추1~2번 부위 한복판으로 통증이 있음을 알 수 있었다. 집사람은 수년 전부터 요가 학원에 다니고 있지만, 허리 통증은 효과가 없다고 한다. 처음엔 신장 이상으로 나타나는 연관 통증이 아닌가 싶어, 신장을 위한 염력으로 신장 사기제어를 하였지만 반응은 없었다. 그다음엔 신장에 염증이 있으리라 판단하여 "케르세틴" 생성을 확언하여 염증을 줄이려 시도하였지만 관계가 없는 듯하였다.

혹시나 연관통으로 췌장과 관련이 있지 않을까 싶어 의문을 품게 되었다. 특히 췌장암의 증상이 있을 경우 연관통으로 허리 부분에 통증이 따른다고 한다. 은근히 염려가 된다. 먼저 췌장에 염증 증상이 있지 않을까 싶어 역시 "케르세틴" 생성 확언을 하였다. 효과는 없다. 만약 췌장암이라면 달리 방법이 없기에, 암 발생 물질인 "PDK1"을 제거해보자고 생각을 한 결과 PDK1 사라지라고 반복 확언을 수 시간 하였다. 특별한 변화는 없었다.

그래도 다행인 것은 췌장암으로 인한 연관통일 경우 체중이 많이 줄어들면서, 황달 증상이 따른다고 한다. 이 같은 현상은 없기에 일단 췌장암에 의한 통증은 아니라는 나름의 판단에 위안이 된다. 그다음엔 척추관협착증에 의한 통증이 아닐까 싶어 협착된 척추관을 확장한다는 의미에서 척추관 사기 제어시도를 하였지만 반응은 전혀 없었다. 원인을 파악할 수 없으니 가늠이 전혀 안 된다. 사실 원인만 파악되면 치유는 그리 어렵지 않기에, 아쉬움이 많을 수밖엔 없다.

결국 필자로서는 마지막 선택을 하는 수밖에 없었다. 트라우마와의 연관성이다. 여기에는 누차 표현을 하였던 바와 같이 완료형 트라우마에 의한 증상과, 현재 진행형 트라우마에 의한 증상으로 대별 된다.

먼저 완료형 트라우마를 생각하며 트라우마 사라지라고 반복 확언을 3시간 정도 하였지만 역시 변화는 없다.

따라서 진행형의 트라우마와 관련 있다고 판단하여 오토파지(자가포식) "엠토아"사라지라는 확언을 하였다. 엠토아 사라지라고 반복 확언을 하여 통증 부위 세포에 기억된 트라우마를 정화해주게 된다. 역시 3시간 이상은 확언을 해준 듯하였다. 드디어 효과가 나타난다. 앉았다 일어날 때 가벼워지는 현상이 드러난다. 트라우마가 정화되어 어느 정도 염증이 줄어드니 통증이 약해지는 반응이 확인된다. 남아

있는 통증만 제어해주면 되리라 본다.

  오토파지의 확언은 중단하고 "케르세틴"생성 확언을 해주니 남아 있던 통증도 어느 정도 해소되는 듯하였다. 하지만 아직도 통증이 약간은 남아 있음을 알 수 있었기에, 신장 기능을 살리는 요법을 적용키로 하였다. 특히 허리 통증은 신장과 깊은 관련이 있기에 신장이 약해져 있음이 드러난다. 신장은 물론 혈액을 정화하는 기관이지만, 어혈이 쌓여있으면 제 기능을 다하지 못하게 된다.

  어혈 때문에 신장의 세포가 사멸될 수도 있고, 어혈이 쌓이면 어혈이 응고되어 주변의 모세혈관이 막히는 현상이 생긴다. 그 결과 모세혈관이 막힌 부분의 세포는 산소와 영양분을 제대로 공급을 못 받기에 당연 제 기능을 못하게 되면서 수면 세포가 된다. 그래서 신장이 약해지고, 신부전 증상 등이 발생된다 라고 보여진다. 이의 처치방법은 어혈을 제거해주면 해결이 된다. 신장의 어혈 사라지라고 어혈 사라져라고 반복 확언을 하게 된다.

  상태를 확인하면서 어혈 제어시도를 해보면 신장 기능이 거의 정상 회복이 된다는 필자의 경험에서 비롯된다. 어혈이 사라지니 사멸되었던 세포는 사라지고, 세포의 분열로 인하여 새로운 자식 세포가 그 자리에 들어서 세포 재생이 이루어진다. 그리고 산소와 영양분을 공급 못 받던 수면 세포 역시 어혈이 사라져 정상적으로 산소와 영양분을 공급받으니 정상 회복하여 제 기능을 다하게 된다. 그러면 신장 기능은 당연 정상화를 꾀할 수 있음을 알 수 있다. 따라서 집사람의 허리 통증이 거의 사라짐이 확인된다.

다시 이 진행형 트라우마의 경우에는 앞으로도 허리 통증과 관련된 고유의 해당된 문제로 스트레스를 더 받아야 할 개연성이 높기에 완벽한 처치는 어렵다. 그 문제로 인하여 스트레스를 더 받아야 하기에, 뇌에서는 염증을 계속 보낼 수밖엔 없으니 허리 통증은 약하게나마 이어질 수밖엔 없다. 일테면 지금 순간에도 가정이나 사회생활에 의한 한 종류의 스트레스를 현재 진행형으로 줄곧 받아야 한다는 점이다.

타인의 진행형 트라우마는 필자 자신이 어떤 스트레스인지 간파하기가 사실상 불가능해진다. 필자 자신의 문제라면 현재 받고 있는 스트레스를 하나씩 적용하여 분석하면 파악이 가능하기에 그나마 다행이다. 타인의 진행형 트라우마는 오토파지를 적용하여야만 어느 정도 정화가 가능하지만, 그래도 트라우마의 원래의 기력은 거의 약화시킬 수가 있다. 따라서 전처럼 심한 통증은 따르지 않음을 필자는 많은 경험을 통하여 알 수 있었다.

이같이 진행형의 트라우마의 경우에는 한계가 따르며, 어려움에 봉착하게 만든다. 앞으로 있을 약간의 통증은 역시 염증 증상이기에, 일반적인 방법으로 염증을 줄여주면 통증은 어느 정도 해결할 수가 있기에 다행이라 생각된다. 이같이 통증이나 질병이 나타나면 원인 파악이 어렵기에 많은 시행착오를 거치면서 해결책을 찾아야 한다.

사실 원인만 제대로 파악이 된다면 웬만한 질병이나 통증은 그리 처치가 어려울 것이 없다고 본다. 만성병들은 거의 심리인 트라우마와 관련이 있을 개연성이 높기에 트라우만 제대로 정화되면 수월하게 치유는 된다. 대부분의 만성병(고질병)에 따르는 염증은 결국 뇌에서 만들어진다는 믿기질 않을 사실이다. 트라우마 정화만이 올바른 해결책이라 본다. "이 염증을 어떻게 처리를 해야 할까?"

이 같은 현상에 대해서 아는 사람이 아직은 별로 없음이 안타깝다. 이들 내용에 대해서 간파하려면 시중에 나와 있는 서양 의학자들의 통합의학 서적에 관심을 두어야 할 것이다. 이들은 한결같이 만성 통증이나 만성 질환들이 대부분 심리와 연결이 되어있다고, 연구논문에서 진작 발표하였다. 더불어 그들은 그들의 이론으로 수많은 성공사례를 말하였다.

그러나 서양의 주류 제도권에서는 그들 학문을 애써 외면하는 결과를 가져왔음이 드러난다. 우리의 현실 역시 조금도 다를 바가 없다. 전혀 의학의 줄기는 바뀔 가능성이 보이질 않는다. 새로운 시각만이 필요할 뿐이라고 감히 판단을 한다.

21. 심부전증의 치유.

이 분은 70대 후반의 여자 분이다. 어려서부터 몸이 약하였고, 7년 전부터는 심부전의 증상으로 심장이 약해서 수시로 병원 신세를 지셨다. 얼마 전에는 중환자실까지도 경험하였다. 필자와 인연이 되어 마음법올 공부하여 처음엔 암시요법을 적용하였고, 그다음엔 사기제어법을 적용하여 심장의 사기제어와 혈관 청소의 일환으로 심장혈관 사기제어를 시도하였다. 그리고 트라우마도 적용하게 되었다.

사기제어법을 적용한 뒤 수일 후 하시는 말씀이 양쪽 가슴 밑에 누런 땀이 흔근하게 젖는 현상이 있다고 하셨다. 그것은 아마도 그동안 심장을 찌들게 한 노폐물이 빠져나왔음을 의미한다고 여겨진다. 더욱 박차를 가해주니 숨이 가쁜 증상이 줄어들며 심장이 쪼그라드는 느낌에서 벗어나 심장이 활짝 펴지는 기분이 든다고 하신다.

그리고 소변 배출이 잘 안되어서 하반신이 많이 부었고, 물을 마음대로 못 마신다고 하셨다. 이제는 소변도 많은 양을 보시고, 소변 시 큰 어려움이 없다고 하신다.

필자와 처음 전화통화를 할 때엔 기력이 떨어져서 목소리도 쉐쉐하여 겨우 말을 알아들을 정도였고, 표현도 몇 마디 하질 못하였다.

지금은 목소리가 살아나 상당히 카랑카랑하게 전화기가 울릴 정도로 활력이 넘친다. 말씀도 이제는 청산유수로 달변이시다. 위험한 고비는 넘겼고, 심장병의 증상이 거의 80% 이상 정도까지는 회복이 되었다고 생각된다. 불과 20여일 만의 결과다. 처음 병원에서는 이 증상은 더 이상은 치료가 어렵고, 단지 이보다 심하지 않게 큼 관리하는 것만이 최선의 방법이라고 하였다.

하지만 호전이 되었기에 검진을 받아본 결과 상당히 많이 좋아진 결과로 나타났다. 오히려 어떻게 이렇게 좋아졌냐고 병원에선 의아해 할 뿐이라 한다. 아직도 하반신이 부은 것이 문제지만, 기질적인 현상이기에 서서히 증상은 호전되리라 본다. 심장병이 많이 호전돼 고무가 되어 희망과 기대가 대단하시고 웃음소리가 끊이질 않으신다. 물론 필자의 중간중간 조언도 필요하였고, 더불어 염력도 함께 넣어주었다. 양쪽 눈의 백내장 증세로 수술을 해야 하는데 마음만으로 치유하려고 노력중이시다.

여기서 염력이라는 표현을 하였다. 뒤편에서 서술이 더 표현되어진다. 우리가 염력이라고 하면 어떤 초상적인 특수한 힘을 가진 사람이라고 표현을 할 것이다. 하지만 이는 모든 사람이 갖는 능력이다. 단지 사람들은 그런 능력이 없다고 단정하고, 그런 능력을 꺼내 쓸려고 노력조차도 없기에, 결국 발휘하지 못할 뿐이다. 텔레파시도 일종의 염력의 한 형태다. 기도를 한다든지 참선을 하면 상대에게 그 힘이 전달된다고 예전부터 알려지고 있다.

마음은 무한 역량, 즉 무한한 힘과 능력을 지니고 있다고 앞서서 여러 번 강조하고 공부하였다. 우리가 우주 저편을 생각하면 순간 마음은 우주 저편에 도달하였음을 알게 된다. 멀리 떨어져 있는 상대를 생각하면 즉시 상대의 모습이 그려지면서 생각의 힘, 즉 상념의 힘은 이미 상대를 관통하고 있다. 이때 어떤 영향력을 미칠 수도 있으리라 본다. 따라서 마음은 엄청난 힘과 속도를 보여준다. 이 힘과 속도를 염력의 한 형태라고 생각하면 되리라 본다.

필자는 이들 힘과 속도를 지닌 마음 안에는, 상상을 초월하는 어떤 힘과 능력을 소유하고 있다고 믿는다. 그 힘과 능력은 인간의 두뇌로선 감히 상상할 수 없는 무한 역량의 힘일 것이라 추측한다. 그만큼의 힘과 속도를 갖는다는 자체가 큰 힘과 능력과 연관된다는 사실을 의미한다고 본다. 따라서 염력은 그 안에 들어있는 소소한 능력 중의 하나이지 않을까? 믿는 마음을 갖고서 조금만 관심 갖고서 염력을 키우려 한다면, 당신도 충분히 터득할 수가 있는 것이다.

우리가 알고 있는 초상적 능력은 예수와 석가를 비롯하여 수많은 현인들이 그를 증명하고 있음을 알고 있다. 왜냐면 인간의 능력과 힘은 무한의 위대한 역량을 지니고 있기 때문이다. 따라서 우리 안에 무한한 힘과 능력을 소유하고 있다는 사실을 자각하여야만 할 것이다.

22. 짧은 시간에 난청이 사라지다.

친구의 이야기다. 어머니가 돌아가신지 대략 15년이 되었다. 친구의 아버지는 홀로되셔서 스스로 생활을 꾸려나가야 하는데 어려움이 많이 따른다. 반드시 자식이나 주변의 사람들에 의하여 식사문제, 빨래 문제 등의 기본적인 생활마저도 손을 빌려야지만 가능하다고 한다. 연세는 있지만 크게 몸이 불편한 점은 없는데도, 단지 가부장적인 완고한 의식으로 인하여 스스로 해결하려는 의지나 노력이 없다고 하신다.

과거에 교편생활로 정년을 마치셨다. 수도권에 살고 있던 친구는 최근에 충청도 시골집으로 직접 내려가서 혼자 수발을 들고 있던 중이다. 아무래도 장남인 입장이니 얼마나 신경이 쓰이겠는가. 많은 부분에서 스트레스를 받을 수밖에 없었을 것이다.

우연히 전화통화를 하던 중 친구는 난청이 와서 많은 고통을 받고 있다고 한다. 왼쪽 귀가 잘 들리지 않아서 통화할 때 불편을 겪고 있다. 자연 목소리는 전화기가 울릴 정도로 크게 말을 하고 있었다. 벌써 몇 달이 되었다고 한다.

시골의 병원에서 진찰을 받고 치료를 해도 차도가 없다고 한다. 귀에서는 진물도 계속 나오고 있던 중이다. 필자의 책을 알고 있었기에 인터넷을 통해서 두 권을 구독하여 읽으려는 중이라고 한다. 도움이 될까 싶어서 조언을 하게 되었다. 만성병은 심리 즉, 스트레스에 의하여 대부분 발생된다는 점을 설명하였다.

특히 트라우마와 대부분의 만성병은 연관이 있으니까, 무의식 속에 쌓여있는 트라우마를 제거해줘야만 사실상 치유는 가능할 것이라고 말하였다. 트라우마의 부정적인 감정 에너지에 의해서 뇌에서 염증이 만들어지고, 해당 부위에 염증이 전달되어서 질병이 된다는 사실을 알려줬다. 만성병의 직접적인 원인은 거의 스트레스에 의한 트라우마의 부정적인 감정 에너지임을 일컫는다. 이 원인인 트라우마의 감정 에너지를 정화 또는 삭제를 해주어야만 염증의 생성이 중단되기 때문에 치유가 된다.

방법은 질병을 생각하면서 트라우마 사라지라고 반복해서 확언을 해주면 된다고 알려주었다. 하지만 친구는 아직 이 방법을 터득하지 못했기 때문에 할 수 없이 필자가 직접 염력을 보내주겠다고 말하였다. 한 번에 약 30분 정도 하루에 두 번 정도 트라우마 사라지라고 염력을 보냈다. 3일 후에 확인해보니까 귀가 잘 들리기 시작한다고 말한다.

물론 통화를 하는 데 전처럼 큰 소리로 말을 안 해도 통화가 가능해졌기 때문에 바로 효과가 있음을 알 수 있었다. 뿌리를 뽑겠다는 심정으로 트라우마 정화 염력을 며칠간은 더 시행하였다. 다시 확인을 해보니까 잘 들리기는 하는데 아직도 진물은 계속 나온다고 한다.

아무래도 귀부분에 나쁜 이물질(사기)이 많이 쌓여있을 테니 사기 제어를 해주어야 한다고 판단하였다. 방법은 트라우마 정화와 똑같이 귀를 생각하면서 사기 사라지라고 반복해서 확언을 해주면서 염력을 보냈다. 며칠 후엔 더 이상 진물이 나오지 않는다 한다. 혹시나 해서 좀 더 염력을 지속하였다. 불과 10 여일만의 결과다. 원인만 제대로 파악된다면 그렇게 어려운 문제만은 아니라는 사실이 확인된다.

이런 과정을 통해서 난청은 결국 치유되었다. 몇 달이 지나도 더 이상 이상 증세는 없다고 한다. 문제는 또 있었다. 왼쪽 귀의 고막이 찢어져 있다고 말한다. 병원에서는 수술 해야지만 복원이 가능하다고 한다. 그래서 수술 날짜를 잡을 계획이라고 말을 하였다.

필자는 조금 더 설명을 부언하게 되었다. 우리의 생명은 생명 표현으로 육체까지도 만들었는데, 고막 정도는 다시 재생을 시킬 수도 있지 않겠냐고 말이다. 단지 내 안에 그런 힘이 없다고 인정하면 불가능할 것이고, 그런 힘이 내재 돼 있다고 믿으면 가능할 것이라고 말이다. 내가 마음에 담고 있는 것이 육체에 나타나기 때문에 즉, 내 믿음인 신념에 따라 육체에 표현되기 때문이다. 몸은 마음의 결과물이라는 뜻이다. 마음이 뜻하면 육체는 그에 따른 변화를 하기 때문에 우리가 원하는 방향대로 따라 줄 것이라 믿는다.

이런 이치를 이해하고 믿음을 갖는다면 결코 불가능한 일은 아닐 것이라고 생각된다. 생명은 위대한 존재이기에, 이 위대함을 더욱 믿기 위해서 마음 공부는 필요하다고 생각한다. 우리의 내면에 무엇이 존재하는지, 어떤 힘과 능력이 존재하는지, 그 안을 깊이 들여다볼 필요가 있는 것이다.

이런 일이 가능하다고 생각하면서 염원을 하면, 이미 내면의 실상(실제의 모습)에는 완벽함이 구축되어 있다고 한다. 단지 그것을 씨크릿의 법칙을 통하여 현실로 끄집어내기만 하면 된다. 일테면 보이지 않는 세계에서는 이미 완벽하게 염원이 구축되어 있기 때문에, 그것을 보이는 현실의 세계로 끌어내기만 하면 된다는 얘기다. 이것이 씨크릿의 법칙이라고 우리는 알고 있다.

우리라는 존재가 그저 그런 별볼일없는 단순한 육체라고만 생각한다면 아무런 힘도 능력도 발휘할 수 없는 것이다. 육체 뒤에 존재하는 영적 자각이 무엇보다 필요하다. 생명의 힘은 무한한 지혜, 무한한 능력, 무한한 힘을 소유하는 위대한 역량을 지니고 있다고 하였다. 인정하면 할수록 큰 힘은 발휘된다. 그 자각만이 우리가 지녀야 할 가장 소중한 책무가 될 것이다. 이런 말들이 도움이 될까 싶어 친구에게 설명하였다.

23. 허리 염좌, 쥐 나는 증상, 손발 저림, 옆구리 결림, 목 결림이 한꺼번에 사라지다.

필자는 젊어서부터 허리가 약해서 비교적 고통을 많이 받아왔다. 무거운 것을 들든지, 심한 노동이나 운동을 하면 자주 허리가 뜨끔하는 염좌가 발생했다. 이 염좌를 제대로 치료 못하면, 며칠만 지나도 엉치와 다리까지 통증이 번지는 현상이 생긴다. 다행히 필자는 카이로프랙틱을 배워서 한때 직업으로 활용을 했던 경험이 있다. 허리를 다치게 되면 지압을 하든지, 필요한 요법을 적용하면 하루 이틀이면 증상은 말끔히 사라진다.

나이가 들면서 무리하게 허리에 부담을 주지 않아도 허리가 뜨끔하는 경우가 종종 발생하였다. 일테면 머리를 감다가도 뜨끔 하는 경우가 생기고, 심지어는 의자에 앉아 몸을 약간만 움직여도 허리에 염좌가 생기는 경험을 하였다. 아마도 여태까지 수십 번은 경험했으리라 생각한다. 그때마다 단순히 허리가 약해서 나타나는 증상이라고 생각을 하였을 뿐이다.

그러나 마음공부를 하면서 특히 트라우마와 질병과의 연관성을 공부하면서, 이들 증상은 내면의 심리적 원인에 의해서 생긴다는 사실을 알게 되었다. 무의식에 잠재된 트라우마의 영향이라는 사실이다. 대부분 치료가 잘 안되는 일반적인 만성병, 고질병들이 트라우마와 연결되어 있다는 사실을 반복해서 말하였다. 오랜 세월 동안 고통 받고 있는 질병들의 대부분 원인이, 트라우마와 연결되어 있다고 필자는 판단하고 있다.

이런 사실을 알고부터 허리의 염좌(뜨끔 하는 현상)가 발생해도 전처럼 지압이나 카이로프랙틱의 수기요법을 사용하지 않는다. 그저 허리 통증을 생각하면서 트라우마 사라지라고, 반복 확언을 10~20분 정도 해주면 통증은 말끔히 사라진다. 게다가 무의식에 잔류해있는 모든 트라우마를 정화한다는 의미에서, 모든 트라우마 사라지라고 한두 시간 정도 반복 확언을 하면 아예 허리 염좌는 더 이상 발생하지 않는다. 대략 5~6년이 지났지만 전혀 염좌의 발생은 없었다.

이 얘기가 시사하는 바는 이미 약해진 신체 부위를 공격하기 위하여 어떤 트라우마에 의한 염증이 항상 대기하고 있다고 생각해야 할 것이다. 우리 뇌 속에는 수천, 수만 가지의 트라우마가 잔존해 있다. 이들이 어떤 원리로 작동을 하는지 정확히 알 수는 없지만, 몸 안에서 일어나는 복잡하고 기이한 현상이다. 이 얘기는 필자의 전작 『내 마음은 인류 최고의 의사』에서도 설명을 하였다.

대부분 질병의 원인이 심리와 연결되어 있음을 보여주는 단면이다. 우리 뇌 속에 잔류하는 트라우마나, 죄의식, 콤플렉스, 수치심, 잘못된 믿음 등의 부정적인 감정 에너지에 의하여 질병이 생기는 것이다. 허리 염좌뿐만 아니고 흔히 다리에 쥐 가나는 현상, 손발이 저리는 현상, 잠을 잘 못자고 나면 목이나 옆구리가 결리는 현상들도 똑같이 트라우마의 영향이라는 사실이다.

일테면 뇌 속 무의식에는 수천수만 가지의 트라우마가 잔류해 있을 것이다. 이들을 한꺼번에 정화하기 위해서 필자는 모든 트라우마 사라지라고, 모든 트라우마 사라져버리라고 일정 시간 동안 확언을 해준다. 그러면 그에 상응하는 효과는 나타난다. 위의 허리 염좌뿐만 아니고, 다리에 쥐 나는 현상, 손발이 저리는 현상, 잠을 잘못자고 나면 목이나 옆구리가 결리는 현상도 똑같이 사라져서 수년이 지났지만 아직까지 이들 증상은 발생하지 않는다.

마음의 역량은 무한하기 때문에 한꺼번에 모든 트라우마에 영향을 줘서 효과가 나타난다고 생각한다. 앞서 오장육부 사기 사라지라고 해서 감기가 치유되고, 또한 오장육부의 기능이 좋아졌다고 이미 표현을 하였다. 마음의 지시에 따라 한꺼번에 오장육부 모두에 영향을 주고 있음이 드러난다. 한결같이 마음의 위대성을 보는 듯하다. 이들 트라우마는 비교적 용량이 적은 소소한 트라우마일 것이다. 짧은 시간 안에 모두 처치가 되는 결과가 나타났기 때문이다.

이같이 트라우마는 질병의 결정적 원인이라는 사실을 재확인하는 계기가 되었다.

스트레스가 질병의 원인이라는 사실은, 이들 스트레스가 대부분 트라우마로 잔류를 해서 우리 몸에 영향을 끼친다는 사실이다. 일테면 심리가 몸에 영향을 주기 때문에, 심신성 긴장 증후군의 결과로 질병을 만든다는 이론이다. 이때 트라우마의 작용에 의해 뇌에서 염증이 만들어지면 뇌의 명령에 따라서, 신체의 약한 부분으로 염증이 전달되면서 통증이나 질병이 발생하는 기전이다.

많은 의학계의 석학들이 심리의 중요성을 간파하여 주장하고 있지만, 현실의 의료체계에서는 이들 내용이 적용되지 않는 것 또한 사실이다. 필자는 수많은 노력과 시행착오를 거쳐서 나름의 결과를 이루어 냈다. 그 방법으로서 마음 해독법인 사기제어법을 창안하여 이를 석학들의 논리에 적용한 결과다.

그리고 덧붙여서 설명하자면 허리가 약한 것은 신장과 관련이 있다고 흔히들 알고 있다. 신장에는 원기(생명력)를 보존하고, 원기를 생성한다는 말이 있다. 신장에는 수많은 혈관이 분포되어 있고, 이들 혈관이 막힌다든지 제 기능을 하지 못하면 분명히 이상 증상이 나타나게 될 것이다. 원기 또한 보존이나 생성이 원만하지 못함은 당연한 결과다.

그래서 필자는 신장혈관 사기 사라지라고 확언을 30 여분 정도 두 번을 시행하였다. 그 결과 몸에 후끈한 열기가 발생 되며, 기운이 충만 됨을 느끼게 되고 오랜 기간 계속해서 이어졌다. 자고 일어나면 허리가 뻐근한 현상도 말끔히 사라졌다. 이 방법은 신장 이외에 다른 장부나 질병에도 큰 도움이 되고 있음을 경험한다.

이같이 우리 안의 능력으로 이런 나쁜 현상들을 제거할 수 있다면 큰 행운이 아닐 수가 없다. 우리는 허리가 아프면 허리의 구조적인 문제가 있어서 그렇다고 단순히 생각한다. 허리에 구조적인 문제가 없더라도 허리가 아픈 경우는 얼마든지 있다. 그리고 허리에 구조적인 문제가 보이더라도 아프지 않는 경우 또한 얼마든지 있다.

통합 의학자들은 말한다. 오랜 만성적 요통은 대부분 허리의 구조적인 문제가 아니라, 심리가 원인이 되어서 근육의 긴장으로 인하여 통증이 발생된다고 말한다. 심리적 원인으로 통증이 발생하였다면 일반적인 치료방법으로는 치료 가능성이 희박할 것이다. 원인을 제거하는 길만이 답이다.

원인을 제거하려면 올바른 마음 법 적용만이 가장 이상적이지 않을까? 오늘날 만성 요통으로 고생하는 사람들이 얼마나 많은가를 보더라도 어느 정도 짐작이 갈 것이다. 더불어 다른 통증이나 질병들도 대부분 심리와 연결되어 있다고 학자들은 주장하고 있다.

위의 여러 증상들은 특별한 이유도 없이 자주 발생한다. 그때마다 몸이 약해서 혹은 면역력이 떨어져서 이런 현상이 발생한다고 보통은 생각한다. 이유도 없이 발생한다는 자체의 그 내면을 분석할 필요가 있다고 본다. 발전된 시각으로 심리와 연관시키는 그런 의식을 지녀야 할 단계라 본다. 그렇지 않으면 평생 수 없는 불행과 고통에서 벗어나지 못하고, 속수무책 당해야만 하는 결과가 빚어지기 때문이다.

따라서 이들 증상이 트라우마와 연결되어 있다는 사실에 이해와 믿음을 갖는다는 것 자체가 사실상 어려울 수밖에 없다. 누구도 상상 혹은 추측할 수 없는 일이기 때문이다. 하지만 이런 내용에 대해 화두를 띄워 놓았기에 그저 지나칠 일은 아닌 듯싶다. 필자만의 논리가 아니라 세계적인 석학들이 이미 트라우마의 성향을 간파하였기 때문에, 더 이상 다른 이견은 없을 것이라 본다.

24. 나이가 들면 온몸이 저리고, 쑤시고, 아프다고 한다. 원인은 바로 염증이다.

친구의 이야기다. 친구는 얼마 전 무거운 물건을 들고 잠시 무리를 하였는데 양쪽 팔꿈치에 통증이 심하게 와서 불편하기 짝이 없다고 말한다. 몇 달을 계속해서 고생하고 있다고 한다. 무거운 물건을 들었던 것이 통증의 원인이라고 여기고 있었다. 하지만 무거운 물건을 들었던 것이 원인이 아니라 하나의 매개체이자 연결고리임을 알아야 할 것이다. 만약 젊었을 때 이런 일을 겪는다면 아마도 별문제가 없었을 것이며, 잠시 팔꿈치에 부담을 주다가 이내 사라졌으리라 본다. 따라서 이는 원인이 아니라, 기폭제인 방아쇠 역할을 했다는 해석이다.

뇌에서 발생하는 염증은 신체의 약한 부분으로 전달된다고 앞서 여러 번에 걸쳐서 설명되어 졌다. 무리를 한 팔꿈치가 이미 약해져 있다고 볼 수 있을 것이다. 그것을 눈치 챈 뇌에서 곧바로 염증을 약해진 팔꿈치로 보냈음을 알 수 있다. 아무래도 나이가 60대 중후반이 되니까 면역력이 떨어져서 병에 대한 저항력이 많이 줄어들었음은 틀림이 없다. 이를 계기로 해서 염증의 공략 대상이 되고도 남았으리라고 생각한다. 따라서 염증은 과거의 스트레스에 의한 트라우마의 부정적인 감정 에너지가 원인이 되어 나타난다라고 누누이 말하였다.

부정적인 감정 에너지(괴로움, 분노, 슬픔 등)는 뇌의 글리아세포에 과잉 영향 즉, 충격을 주게 되면 여기서 염증을 만든다고 하였다. 그 충격에 글리아세포가 미치는 단계까지 도달하며, 염증성 유도 물질인 사이토카인을 대량으로 생성 하게 되면서 결국 염증을 만든다. 그 염증이 이미 약해져 있는 팔꿈치로 전달돼서 통증이 나타난다는 사실을 추측할 수 있다. 그 친구는 처음부터 약물치료를 했지만 효과가 없어서 고통을 받던 중, 우연히 필자가 알게 되어서 조언을 해주게 되었다.

통증은 무의식의 부정적 심리가 원인이기에 원인인 심리를 처치 못하면 치유는 어려울 것이라고 얘기를 하였다. 그리고 신경 쓰지 말고 팔을 맘껏 쓰라고 말했더니, 친구가 하는 말이 약국에서는 함부로 팔을 쓰지 말고 조심하라고 말했다고 한다. 통증이 팔꿈치의 구조적인 문제에 의해서 발생된 것으로 여기고 있다는 얘기다. 필자는 반사적으로 약을 복용해서 치료가 되는 중이라면 그 말을 따를 필요가 있겠지만, 효과가 없는데도 그 말을 옳다고 따라야 하느냐고 반문 아닌 반문을 하였다.

이 증상이 심리에 의해서 신체에 나타난 증상이라면, 팔꿈치 부분은 구조적으로 아무 이상이 없다고 이미 통합 의학자들에 의해서 밝혀진 논리다. 단지 염증에 의하여 나타나는 통증이기 때문에 팔꿈치는 구조적인 물리적 이상이 없다는 것이다. 이 부분이 짚고 넘어가야 할 중요한 핵심 부분이다. 우리는 모두 잘못된 생각에 함몰되어 속고만 있어서, 구조적인 문제라고 오인을 하고 있다.

심리문제라고 환자가 인정해야지만 치유는 시작되게 된다. 이로써 통증이 의도하는 속임수가 들통 나기 때문에, 그 영향력이 무력화돼서 치유된다는 이치다. 그래서 더 심해질 것이라는 두려움을 극복하고, 마음껏 팔꿈치를 사용하는 것이 오히려 치유를 촉진 시키는 결과를 가져다준다고 앞에서도 밝힌 바가 있다. 이런 원인이 개입하여 작용한다는 중요한 사실을 모두는 알아야만 한다.

이런 내용과 함께 필자는 간혹 생각날 때 염력을 보내주었다. 서서히 치유는 진척이 있었고, 약 2~3개월에 걸쳐 증상은 완전히 사라졌다. 완치가 되었다. 한 가지 더 생각해야 할 부분이 있다. 이 증상과 연결된 트라우마의 사건 사고는 용량이 커서, 부정적인 에너지의 양이 많은 결과 정화하는데 상당한 시간이 소요됨을 알게 되었다. 스트레스의 강도나 크기가 의외로 과중하다는 느낌을 받았다. 따라서 5년여가 지났지만 지금까지 아무런 이상이 없다고 말한다.

또 다른 예로 한번은 초등학교 모임에 참석했는데, 갑자기 한 친구가 자기는 왼쪽 어깨가 아파서 고생한다고 뜬금없이 말한다. 나중에 전화로 물어보니까 어깨가 쑤시고, 으리으리하면서 고통이 따른다고 한다. 약 8개월 정도 됐다고 한다. 그래서 필자가 염력을 좀 보내줄 테니까 상태를 지켜보자고 하였다. 어쩌다가 물어보면 상태가 좋아지고 있다고 한다. 약 10 여일 만에 완치가 된 것이다. 이 친구한테도 간혹 생각날 때 염력을 보내주었기에 그리 크지 않은 트라우마와 연결되어 있었음을 알 수 있었다. 얼마 지나지 않아서 부정적인 감정 에너지가 정화 혹은 소멸이 돼서 통증이 사라진 결과를 보여준다.

우리 주변에 보면 나이가 든 대부분 노인 분들의 하소연은 시간이 갈수록 아픈 부위가 새롭게 생겨나서 여기저기 아프지 않는 곳이 없다고 한다. 저리고, 쑤시고, 통증을 느낀다고 하신다. 원인을 모르는 아픔이 대부분이다. 속수무책 당하고만 있을 뿐이다. 당장 필자의 어머니만 보더라도 팔다리, 허리, 어깨 등 아프지 않은 곳이 없다고 하신다.

　다리는 15년 전에 양쪽 다 무릎관절염 수술울 한 상태다. 수술 후 얼마 지나지 않아 무릎 아래쪽에서 발끝까지 저리고 쑤셔서 전전긍긍 쩔쩔매신다. 약물치료, 물리치료, 찜질, 족욕, 침, 부항 치료 등 할 수 있는 방법은 다 동원을 했어도 효과는 없었고, 고통만 따른다고 하소연을 하신다.

　허리는 원래 시골분이라 농사일을 많이 하셔서 지금은 거의 기역자 형태로 구부러져 있는 상태다. 유모차가 없으면 아예 움직일 수가 없다. 그리고 어깨도 양쪽 다 통증이 와서 고생이 이만저만이 아니다. 나이가 들면 기력은 떨어지고 면역력은 자연히 저하될 수밖에 없다. 염증은 신체의 약한 부분으로 전달된다고 하였다. 트라우마로 발생된 염증은 저항력이 떨어져 있는 노인 분들을 무차별적으로 공격하려고, 항상 대기하고 있지 않나 하는 생각을 지울 수가 없다.

　주변의 노인 분들이 다들 이와 같은 통증으로 고생하고 있는 것으로 생각한다. 노인 분들은 흔히 어디 병원이 용하다고 소문을 듣고 치료를 받으신다. 효과는 오래가지 못하고 다시 원상태로 돌아온다. 한마디로 치유의 방법이 없음을 설명하는 듯하다. 대부분 노인 분들이 마지막까지 이런 힘든 고통을 겪으면서 전전긍긍하시다가 생을 마감하시는 걸로 우리는 알고 있다. 결론은 원인을 모르기에 이런 현상이 나타나는 것이라 여겨진다. 겉으로 나타난 증상만 치료하니까 결과는 부정적일 수밖엔 없지 않을까?

필자의 경험을 보면 나이가 60대 중후반이라 그런지 간혹 가다 손도 저리고, 발도 저린 경우가 나타난다. 그리고 손가락 마디가 쑤시고, 손목이나 팔꿈치도 이따금 쑤시는 경우가 있다. 잠을 잘못자면 목이 아프기도 하고, 옆구리가 비교적 자주 결리고, 어쩌다가 다리에 쥐가 나기도 한다. 허리에도 자주 통증을 느끼곤 한다. 이런 현상들은 앞장에서 이미 언급을 했듯이 대부분 염증의 결과임을 말하였다. 바로 뇌에서 발생되는 염증이 원인이라는 사실이다.

무의식 속에 잠재된 트라우마의 부정적인 에너지가 활동함으로써 이러한 증상들이 나타난다. 바로 심신성임을 말하고 있다. 심신성은 심리 즉, 정서 상태가 신체에 영향을 줘서 나타나는 현상임을 의미한다. 이때 스트레스인 트라우마 감정 에너지를 정화만 해줘도, 이들 증상들은 가볍게 사라진다. 뇌에서 발생하는 염증의 원인이 소멸되어, 염증 생성은 중단이 된다. 당연히 아픈 부위의 혈류가 정상으로 회복되어 치유는 완벽하게 이뤄진다고 말할 수 있다.

최근에 업무로 인한 스트레스가 비교적 심하여 두 달여간 스트레스를 계속해서 받아왔다. 그 결과 허리 통증이 심해졌음을 느끼게 되었다. 처음에는 원인이 어디에 있는지 감을 잡을 수가 없었다. 이 방법 저 방법 다 시도를 해도 치유는 안 되었다. 결국 업무에 의한 과중된 스트레스가 일종의 트라우마가 돼서 영향을 미친 것으로 드러났다. 바로 허리를 생각하면서 업무에 따른 스트레스인 트라우마 사라지라고 확언을 수십 분 정도 해주니까 이 증상은 말끔히 사라졌다. 진행형의 트라우마이기에 정확히 어느 트라우마인지 인식을 해서 정화해주니까 바로 그 영향력은 여지없이 발휘된다.

과거에 종료된 트라우마는 정확히 어떤 트라우마인지 모르더라도 그냥 아픈 부위를 생각하면서 트라우마 사라지라고 확언을 해주면 효과가 나타난다. 뇌에서 다 알아서 해결을 해주고 있다. 반면에 현재 진행형의 트라우마는 정확히 어떤 트라우마인지 알아야만 정화했을 때 효과가 나타남을 다시 확인하게 되었다. 뇌 속 무의식의 정체는 알 길이 막연할 뿐이다.

스트레스인 트라우마가 정서와 신체에 부정적인 영향을 끼치기에 잠재돼있는 이들을 정화내지 소멸시키는 것이 중요한 관건으로 남는다.

필자는 나름대로의 판단으로 모든 트라우마를 한꺼번에 소멸시킬 수도 있지 않을까 하는 생각으로 무의식에 축적된 모든 트라우마 정화를 시도해 보았다. 앞장에서도 이미 밝힌 바가 있다.

우리 뇌의 기능은 이같이 한꺼번에 모든 트라우마에 영향을 끼칠 수 있다는 가능성을 알 수 있었다. 마음이 의도하는 바를 정확히 인식해서 임무를 수행하는 놀라운 능력과 힘이 있다는 사실을 인정해야만 할 것이다. 일테면 아무리 많은 트라우마이지만 한꺼번에 이들에 영향력을 행사해서 소기의 성과를 거둔다는 놀라운 사실을 보여주고 있다.

살아오면서 겪는 트라우마의 수는 수천, 수만 가지여서 더 이상 헤아릴 수가 없을 만큼 많은 것이다. 우리의 의식인 마음은 무한차원의 능력과 힘이 있기 때문에, 수천수만 가지의 트라우마 부정적인 에너지를 한꺼번에 정화 시킬 수 있다고 생각을 해보았다. 그래서 내 안의 모든 트라우마는 사라지라고 약 1~2시간 이상 반복 확언을 해주었다. 이미 앞에서 밝혔다. 그 결과 기대에 상응하는 효과가 나타났다고 판단을 한다. 정화해준 후 수년이 흘렀지만 허리 염좌, 저림 현상, 담 결림, 관절 마디가 쑤시는 증상, 쥐 나는 현상 등은 아직까지 나타나지 않았다.

이 사실이 정확하다면 우리 뇌의 능력과 힘은 불가사의한 무한한 지혜인 역량을 지니고 있다고 생각한다. 인간의 능력은 한계와 한정이 없다는 말이 실감나는 순간이다. 반면 현재 진행형의 트라우마는 여전히 진행 중이기에 지금 순간에도 영향을 끼치려고 기회를 엿보고 있을 것이라고 생각한다. 이렇게 심리현상은 우리와 불가분의 관계가 유지되고 있다. 알게 모르게 그의 피해의 양상은 미처 헤아릴 수 없을 곤경과 고통 속에 우리를 함몰시키고 있다.

지금까지의 내용을 살펴볼 때, 뇌에서 만들어진 염증은 신체의 약한 부분을 찾아서 영향을 준다고 말하였다. 우리가 젊었거나 건강할 때는 아무래도 면역력과 질병에 대한 저항력이 크기 때문에 염증의 영향권에서 비교적 벗어날 수 있었을 것이다. 그러나 신체의 어느 부분이 악화되어 있을 때, 뇌에서는 정확하게 이를 알아채서 염증을 만들어 약한 부분을 공격하고 있음을 알 수 있다. 그 결과는 바로 질병이라는 이름으로 나타나서 우리를 괴롭힌다.

따라서 나이가 들어 노년에 이르면 신체의 면역력, 저항력은 급격히 떨어져 염증의 무차별 공격에 노출될 수밖에 없는 것이다. 건강에 항상 조심하고, 적절한 운동, 좋은 섭생도 필요하겠지만 스트레스의 관리는 무엇보다도 중요함을 재인식할 필요가 있다, 그 답의 가장 이상적인 방법은 마음인 생각에서 찾아야 한다는 소중한 결론이다.

이렇게 만성병(고질병)의 해결 방법을 찾게 되었다면, 커다란 희망이자 축복일 수밖에 없다. 아직은 객관적으로 충분한 증명은 부족하지만 효과를 볼 수 있는 방법이라고 확신하고 있다. 필자와 같이 공부를 하는 분들 중 여러분이 방법을 터득해서 효과를 보고 있다. 필자는 자신, 가족, 주변의 사람들을 대상으로 상당수 소기의 성과를 보고 있다.

그리고 위의 학문을 확립한 석학들에 의해서 수천 건의 임상성공 사례가 발표되고 있다. 그들의 저서 또한 십여 년 전부터 많이 보급되고 있다. 그리고 심신의학, 통합의학(전인의학), 에너지 의학이 서서히 자리매김하고 있는 실정이다. 이와 같은 사실들이 증명하고 있지 않나 생각을 해본다.

내 안의 마음이나 당신 안의 마음은 성질, 성격이 똑같다. 약간의 개성의 차이는 있겠지만, 우리 모두의 마음은 온 곳이 바로 한곳이기에 어쩔 수 없이 그 특성은 한결같이 같기 때문이다. 필자가 가능하면 당신도 가능함은 지극히 상식적인 일이다. 따라서 이들 내용을 가볍게 넘겨서는 안 될 것이다. 아직까지 확실한 치유 방법이 없기에, 이런 방법이 해결책으로 일말의 가치와 가능성이 있다면 충분한 연구 분석은 필요하리라 본다.

따라서 지금까지의 내용 들은 한결같이 질병의 원인을 제거 또는, 해체하는 방법론을 서술하였다고 말할 수 있다. 증상은 전혀 고려하지 않고 원인만 보고, 원인만 사라지게 하는 방법만을 말이다. 의지만 있고 어느 정도 분석할 수 있는 능력만 소유한다면 얼마든지 방법을 터득할 수 있다. 방법을 적용하여 원인이 사라지면 면역력은 복구되면서 자연스럽게 우리 몸이 스스로 알아서 치유해 준다는 것은 놀라운 사실이다.

그러니까 증상은 아예 신경 쓸 필요가 없을 뿐이고, 원인이 그런 증상의 상태로 만들었기 때문에 원인만을 봐야 한다. 마음이 문제해결의 중심임이 분명히 드러난다. 바로 마음이 萬法만법의 근본인 것이다.

내 안의 마음의 힘은 실로 위대함을 알 수 있다. 마음의 힘과 능력인 역량은 우리 인간의 두뇌로는 그 한계를 전혀 짐작할 수가 없다. "무한한 힘과 능력은 어디까지일까!" 이 힘과 능력은 자연의 힘이자, 우주의 힘인 우주의식, 초월의식, 신의 의식임을 말하는 듯하다. 실로 무한함, 무한차원을 말한다.

25. 자신에게 나타나는 통증이나 질병을 자유자재로 통제하다.

이 분은 80대의 노익장을 과시하시는 분이다. 필자의 첫 번째 저서인 『마음이 통하는 치유의 기적』이 발간되면서 필자와 인연이 되어 같이 공부를 하게 되었다. 알게 된지 대략 10년이 된 듯싶다. 기독교 신자로서 성경공부를 많이 하셔서 이론이 충만하고, 마음인 의식을 굉장히 중하게 여기신다. 웬만한 신체증상이 있으면 화학요법이나 다른 요법은 아예 배제하고, 마음으로 관리를 하려고 노력하던 분이다.

그러던 중 필자의 책을 읽으시고, 책 내용의 방법들을 바로 터득하여 본인의 증상은 마음만으로 처치하신다. 치통을 비롯하여 두통, 팔 다리 통증, 허리 통증, 웬만한 질병 등은 당연히 해결하신다. 그리고 6년 전에는 백내장 증세로 수술 진단을 받았는데도 이를 뿌리치고, 마음만으로 처치하여 회복되어서 정상적인 생활을 하고 계신다. 간혹 염려되어 병원에 가서 진찰을 받으면 별 이상이 없기에 물 약정도 처방을 받는다고 한다.

수년 전에 심장의 이상으로 병원에 입원하여 퇴원 후 회복 중에 필자에게 염력을 요청하여 약간의 도움을 준적이 있었다. 나머지는 무난히 스스로 해결을 하며 건강을 유지하신다. 그리고 건강검진을 받았는데 모든 부분에서 아무 이상이 없는 정상상태라고 자랑을 하듯 기뻐하신다. 큰 축복이라 여겨지며 필자도 나름의 뿌듯함을 느낀다.

그리고 병원에 입원할 때 알게 된 다른 환자들한테 간혹 마음 법에 대해서 말씀을 해주면 대부분은 들은 척도 안 한다고 한다. 무슨 병이 마음으로 치유가 되느냐며 약을 먹든지, 수술해야지만 병이 치료된다고 주장하고 부정을 한단다. 그저 안타까울 뿐이다. 다른 분들은 수시로 병원을 들락날락 하시다가, 대부분 이미 이 세상 사람이 아니라고 한다. 이런 현상들이 현실이기 때문에 씁쓸하기만 할 뿐이다.

최근에 우연찮게 병원에서 엑스레이를 찍었는데 왼쪽 늑골 부위에 허옇게 보이는 부분이 노출되어서 병원에서는 수술을 해야 된다고 하였다. 가족들은 수술하자고 권유를 하였지만 별다른 통증이나 이상 증상이 크게 없었고, 충분히 스스로 통제할 수 있는 자신감이 있었기 때문에 거부하였다. 필자에게 처치방법에 대해서 자문을 구하시기에 몇 가지 조언해준 적이 있었다.

사기제어를 해주고, 어혈 제어도 함께 해주면 도움이 될 것이라는 말을 해주었다. 그래도 여의치 않으면 트라우마도 적용해보시라고 조언을 했다. 한참 후 연락이 와서 하시는 말씀이 왼쪽 옆구리에 약간의 통증이 있었는데, 이 통증이 간혹 오른쪽에도 나타나며 여기저기 이동을 하는 것 같다고 하신다. 필자는 즉시 그것은 백발백중 심리작용에 의한 트라우마가 작동해서 저지른 결과라고 단정하였다.

왜냐면 왼쪽 옆구리에 이상이 있으면, 그 부분만 통증이나 이상 증세가 있어야만 한다. 그러나 여기저기로 이동을 한다면 필자의 경험상 이는 거의 심리적인 트라우마작용의 결과라는 사실을 경험상 이미 터득했기 때문이다. 심리는 얼마든지 이곳저곳으로 쉽게 이동을 하면서 자신의 위장된 모습을 나타낼 수 있기 때문이다. 이것이 트라우마 속성 중의 하나다.

그분한테 다른 염려하지 말고, 트라우마를 정화하시라고 조언을 하였다. 그 후 하시는 말씀이 트라우마를 적용하니까 바로 몇 시간 만에 그 증상은 말끔히 사라졌다고 하셨다. 참으로 신기하다고 표현하신다. 우리 몸에서는 알 수 없는 이상한 현상들이 벌어지는데, 이를 사람들이 어떻게 알 수 있겠느냐고 하신다. 마음과 몸의 작용에 의해 나타난 이러한 현상은 참으로 알 수 없는 난해한 현상일 뿐이다.

이 분은 목소리가 우렁차시어 젊은이 못지않은 활력을 느끼게 해주시는 분이고, 의식이 남달라서 항상 긍정적인 생각을 하신다. 필자와 처음 마음법을 공부할 때 성경 이론이 풍부해서 이해력이 빠르고, 마음의 중요함을 누구보다도 절감하시어 수일 만에 마음해독법을 터득하셨다. 본인의 몸에 나타나는 이상 증세는 얼마든지 처치하고 통제하신다. 필자는 이분에게 주위 분들에게 봉사의 개념으로 염력을 넣어보라고 주문을 한 적이 있었다. 그 이후 많은 전도의 역할을 하고 계신다.

다

마음 치유의
또 다른 분야

마음 치유의 또 다른 분야

1. 성추행, 성폭력의 충동으로부터 벗어나자.

지금 사회적으로 큰 물의를 일으키고 있는 성폭행이나 성폭력이 문제가 되고 있다. 뉴스에 크게 부각 되면서 들불처럼 번지며 사라지지 않는 사회악의 일면이다. 이성을 보고 끌어 오르는 욕정이 일어나면 참아내지 못하기 때문에 이런 결과가 발생한다고 본다. 이때도 중독 증상과 비슷하게 내면의 욕구가 충동질해서 본인 스스로 쉽사리 통제를 못하게 된다. 결국 그 영향권에서 벗어나지 못하고 잘못된 행위를 하게 된다.

필자도 술을 많이 마시지는 못하지만 즐기기에 한때는 매일처럼 술을 마신 적이 있었다. 그 시각이 다가오면 술 생각이 자신도 모르게 슬며시 나게 된다. 이런 현상도 일종의 중독 현상으로 봐도 무리는 없다. 중독이라면, 노름, 마약, 섹스, 니코틴, 음주, 컴퓨터 게임 등이 있을 것이다. 이들 중독 증세는 한결같이 성향이 같을 것이라 판단된다. 한 곳에 집착되면 거기서 쉽사리 헤어나지 못하고, 결국 그곳에 함몰되어서 나쁜 결과를 가져오게 된다.

이런 상황에서 쉽사리 빠져나오지 못하는 것은 어떤 이유일까? 어떤 것이 내면에 작용을 하기에 그런 함정에서 벗어나질 못하는지 알아야 할 필요성이 있다. 필자는 나름대로 분석해보니까, 우리가 흔히 말하는 활성산소의 영향으로 판단을 하게 되었다.

앞에서 매일처럼 술을 마시게 되어, 그 시간이 다가오면 자신도 모르게 술 생각이 나게 된다고 하였다. 술 생각이 날 때 활성산소를 제어하니까 다행히 술 생각이 많이 약해지는 것을 경험하였다. 매번 적용하면 분명히 효과가 있음을 알게 된다. 그저 활성산소 사라지라고 몇 번만 반복 확언을 해주면 이내 술 생각은 사라진다.

필자의 큰 아들이 금연을 시도하다가 금단현상으로 여러 번 실패를 본 사실이 있었다. 금단현상이 발생 될 때 활성산소 사라지라고 확언을 해주라고 조언을 하였었다. 큰 아들이 이를 적용해서 결국 금연에 성공하였다. 블로그에 이 사례를 올린 적이 있었다. 그렇다. 분명히 이런 경우에 어떤 에너지가 작용해서 강한 욕구를 이겨내지 못하고, 그러한 불행한 사태가 줄곧 벌어지게 된다고 보아야 할 것이다.

하나의 예를 더 든다면 공황 발작의 예다. 앞서도 표현을 하였지만 공황 발작이 발생 되면 곧 숨이 멎을 것 같고, 질식할 것 같은 최악의 상태에 빠진다. 이때 심장의 박동은 평소 70~80에서 100을 넘어 130을 지나 160까지 치닫는 경우를 실험 동영상으로 확인하게 되었다. 필자도 공황 발작의 경험이 있었기 때문에 발작이 일어나면 재빨리 활성산소 사라지라고 확언을 몇 회만 해주면 발작 증세는 약해지기 시작한다. 몇 분만 더 적용하면 발작 증상은 곧 사라져서 평온을 되찾게 된다.

발작 증세가 치달아서 숨이 멎을 것 같은 상황까지 충동질하는 원인이 활성산소라는 유해물질의 악영향으로 빚어진다는 사실이다. 활성산소의 영향은 헤아릴 수 없을 정도로 여러 방면에서 피해를 주고 있다. 생활면에서 그러한 영향권에서 벗어나려고 노력해야 하는 것이 우리 모두의 과제다. 대부분 질병의 원인과 노화의 주범으로 결정적인 영향을 주고 있기 때문이다.

따라서 중독 현상에 작용하는 에너지가 활성산소라고 확실하게 단언하기는 어렵지만 경험상 충분히 그럴 수 있다고 생각한다. 필자도 남자이기 때문에 어떤 상황에서 이성을 볼 때 욕구가 없었다고 말한다면 거짓이 될 것이다. 그런 경우가 발생하면 필자는 재빨리 활성산소 사라지라고 몇 번만 반복해서 확언을 해주면, 그런 욕구는 쉽게 사라진다.

성추행이나 성폭행은 순간 끓어 오르는 욕구를 자제 못해서 발생하는 우발적인 행동이다. 윤리관이 부족하고 도덕관이 퇴색해서만은 아닐 것이다. 순간적으로 끓어 오르는 욕구를 어떠한 이성적 판단으로 제어하기는 사실상 어렵다. 활성산소의 에너지가 너무 강하기 때문에 굴복당하고 만다. 그 에너지의 힘에 의하여 자신도 모르게 빠져들어서 결국 나쁜 결과가 초래된다.

이렇게 활성산소가 작용하면 순간적으로 치밀어 오르는 강한 성적 욕구를 참지 못하게 된다. 그 순간에는 도덕이나 윤리관이라는 의미는 퇴색될 수밖에 없다. 활성산소 에너지의 힘이 훨씬 더 강하기 때문이다. 그런 에너지의 힘에 함몰되기 때문에 결국 자제력을 상실해서 문제를 일으키게 된다.

이러한 욕구와 충동에서 벗어나는 방법은, 욕구가 일어날 때마다 활성산소 사라지라고 확언을 몇 회만 해줘도 욕구는 약해진다. 조금만 더 확언을 해주면 욕구에서 완전히 벗어날 수 있다. 그렇게 된다면 불미스러운 사태를 사전에 충분히 예방할 수 있다고 생각한다.

우리 사회에서는 이런 불미스러운 사태에 전혀 해결책을 마련하지 못하고, 속수무책 전염병처럼 번져만 가고 있는 실정이다. 각자의 양심에 맡겨서 그저 본인 스스로 통제하기만을 바라고 있을 뿐이기 때문에, 해결책은 보이지 않고 있는 것이다. 이런 일이 발생하면 법으로만 제약하려고 하니까 문제해결이 안 된다. 이 같은 현상은 어디까지나 본능적인 문제다. 인류가 존재하는 한 영원히 사라지질 않을 것이라는 사실은 분명하다.

지금 사회 일각에서나 정치권에서도 이 문제가 크게 대두되고 있다. 사회적으로 명망 있는 점잖은 사람들이 나락의 길로 추락하고 있는 사실을 볼 수 있지 않은가? 지구촌 전체가 이 문제로부터 벗어나지 못하고 뿌연 안개 속으로 빠져드는 형국이다. 법으로 누르려 하니까 점점 음성 쪽으로 빠져들고 있다. 물리적으로만 누르려고 하지 말고 어떤 대안이 필요하리라 본다.

"그 대안을 생각해보자."그로 인해서 불미스러운 사건들이 줄어든다면 크게 다행스러운 일이다.

필자가 주장하는 방법이 조금이라도 가능성과 도움이 될 수 있다면, 더 바랄 나위가 없을 것이다.

2. 염력치유에 대해서.

우리가 염력이라고 하면 어떤 대단한 신비의 힘인, 특별한 능력이라고 말할 것이다. 하지만 이는 모든 사람이 갖는 능력일 뿐이다. 단지 사람들은 그런 능력이 없다고 애당초 한정을 짓기에, 그런 능력을 발휘하지 못한다. 텔레파시도 일종의 염력의 한 형태다. 기도를 하든지, 참선을 하면 상대에게 그 힘이 전달된다는 사실은 익히 알고 있다.

마음은 무한 역량, 즉 무한한 힘과 능력을 지니고 있다고 누누이 말하였다. 우리가 우주 저편을 생각하면 이미 순간 우주 저편에 마음은 도달하였음을 알게 된다. 멀리 있는 상대를 생각하면 순간 상대의 모습이 그려지면서 생각의 힘, 즉 상념의 힘은 이미 상대에 전달되고 있다. 이런 모습들이 하나의 염력의 형태라고 보면 될 것이다.

필자가 말하는 염력은 단지 마음법을 공부하다보니, 남들보다 아무래도 마음에 관심을 더 갖게 된 결과 자연스럽게 터득이 되었다고 말할 수 있다. 달리 표현을 한다면 염력을 진작부터 관심을 갖게 되니, 뇌의 신경 연결망이 형성되어 구축돼, 남들보단 약간의 능력을 발휘하는 면도 없지 않을 것이다.

우리가 어떤 생각을 꾸준히 관철하려고 상상을 하고, 생각을 추구하면 자연 뇌에서는 뇌세포의 신경 연결망인 시냅스가 형성된다, 점점 시냅스가 촘촘해지면서 이웃하는 신경망끼리 연결되어 서로 간에 정보를 소통하게 되면서 어떤 능력이 발휘된다고 알려져 있다. 뇌의 신경 가소성을 말한다. 염력도 그런 과정을 거쳐 이루어진 하나의 결과로 보면 될 것이다.

예를 든다면 자전거를 처음 배울 때는 누구든지 넘어지고 쓰러지고 하는 경험을 갖게 된다. 처음에는 어렵지만 일단 배우고 나면 언제든지 자연스럽게 탈 수 있게 된다. 축구선수인 손흥민이가 한두 번 볼을 찼다고 오늘의 그는 될 수가 없을 뿐이다. 수 없는 노력을 통하여 오늘의 그는 발군의 실력을 발휘하여 그의 능력이 우뚝 솟아있게 된다.

이런 과정들이 뇌의 신경 연결망하고 정확히 관련되어있다는 사실이다. 신경 연결망이 그만큼 촘촘히 연결되어 있기에 자전거 타는 방법을 잊어버리지 않고 탈 수 있으며, 축구선수가 능력을 유감없이 발휘할 수 있는 것임을 알 수 있다.

나이가 들면 왠지 무기력해지며 만사 귀찮아하며, 새로운 것에 대한 도전의식이 결여되면서 체념을 하는 경향이 있다. 일반적인 노인들의 모습이다. 뇌세포는 그대로 있지만 신경 연결망이 자체 가지치기를 하며 감소해지게 되면서, 이런 현상들이 벌어진다고 한다.

그래서 나이가 들수록 새로운 일을 찾아서 학습을 해야지만 뇌의 신경연결망이 구축이 되면서 뇌 기능이 강화된다고 말을 한다. 흔한 말로 치매를 예방하려면 새로운 일을 찾아서 생활화 해야 한다고 표현하고 있다.

이런 기전들이 뇌와 관련된 일반적 상식으로 알려져 있다. 염력도 이런 뇌기능의 일부분으로 보면 무방하다. 특별한 초상적인 힘을 의미하지 않는다. 여기서 염력의 표현은 단지 필자는 필자의 마음 해독법인, 사기제어법을 익혀 나름의 치유 효과를 보고 있다고 말하여 왔다. 마음 해독법이 효과가 있으니 염력을 이용하여 상대방에게 적용하여도 효과는 똑같이 나타난다.

그런 방법이 가능하기에 염력을 표현하고 있다. 평소 마음 해독법을 자신에게 활용할 때처럼, 원격염력 적용 시에도 같은 방법으로 상대방에게 적용을 한다.

필자는 우리 몸의 사기나 독이 질병의 원인이라고 하였다. 처치 방법은 단순히 사기 사라지라고 사라져 버리라고 하면 사기가 알아듣고서 사라진다고 하였다. 그러면 질병의 원인이 되고 있는 이물질이나 독이 해독되니 치유는 가능해진다.

이런 방법으로 멀리 있는 상대방을 생각하면서 어떤 병에 고통을 받고 있다면, 그 병의 상태에 따라 그저 똑같은 방법으로 사기 사라지라고, 어혈 사라지라고, 또는 트라우마 사리지리고 확언을 해주면 효과가 나타난다는 이치다. 기공법에서는 기를 보낸다든지 빛을 보낸다고 하는데 이와는 성격이 완전히 다르다. 염력은 순수한 마음의 힘만을 이용하여 시행되고 있다.

쉽게 표현해서 자신에게 직접 사기 사라지라고 하는 것과 마찬가지로 상대에게도 똑같이 적용한다. 일테면 사기 사라져라고 상대에게 염력을 보내면 그대로 전달이 되어 반응을 보이는 것이다. 그저 상대방을 생각하면서 반복 확언을 해주면 된다. 특별한 방법이 아니기 때문에 타인들도 이를 믿고서 행하면 터득이 가능해진다. 일반적인 상식으로 받아드릴 수 있는 보편의 성향을 띤다라고 보면 무방할 것이다.

필자가 대단한 능력을 발휘함을 알리기 위한 수단이 절대 아니다. 단지 여러분들이 필자가 행하고 있는 방법을 터득하여 적용하면, 충분히 사기제어법(마음 해독법)은 효과를 볼 수가 있다. 단지 아직은 사기제어법을 터득하지 못한 사람들에게 도움을 주기 위하여 원격염력을 시행하고 있을 뿐이다. 당신도 조금만 의지를 갖고서 배우려 한다면 얼마든지 빠른 시간 내에 터득이 가능해진다.

3. 오토파지(자가포식) 기능도 마음으로 가능하다.

오토파지(자가포식)란 체내 영양분의 공급이 줄어들거나 중단이 되면, 세포는 스스로 세포 내의 불필요한 물질인 독소, 염증, 암세포, 각종 찌꺼기, 단백질, 지방 등을 청소하게 된다. 이때 여기서 얻는 에너지를 스스로 흡수하여 이용하는 형태를 자가포식이라고 말한다. 세포내의 유해물질이 제거되기에 질병의 예방이 될 수가 있으며, 이미 질병에 노출이 되었다 하더라도 체내의 질병 원인물질인 독소가 빠져나가기 때문에 치유가 이루어진다는 학설이다.

이 내용은 2016년 일본의 요시노리 오수미라는 생물학자가 연구결과를 발표해서 치유에 커다란 가능성을 시사하였고, 노벨 생리학상을 받게 되었다. 세포가 스스로 자기 살을 갉아먹는 현상, 일테면 세포 안에 쌓여있는 노폐물인 쓰레기를 스스로 청소해서 에너지를 얻는 원리다. 세포내 리보소움이라는 소기관을 통해서 이들 청소기능이 이루어진다.

세포 안에는 에너지 센서가 있다고 한다. 세포 안의 에너지가 충분한지 혹은 부족한지를 감지하는 에너지 센서인 Ampk 단백질이 있어서 에너지 상태를 측정할 수 있다고 말한다. 이때 에너지가 부족해지면 자가포식의 필요성을 감지해서 스스로 자가포식을 할 수 있게끔 Ampk가 신호를 준다고 한다.

문제는 세포내에 Mtor(엠토아)라는 단백질이 있어서 자가포식을 방해한다는 사실이다. 풍요한 식생활 덕분에 인체 내 세포는 영양 상태가 과잉 상태로 될 수밖에 없다. 이때 엠토아 단백질도 과잉 상태로 되기 때문에 오토파지 기능을 방해하게 된다. 반면 세포 내 영양 상태가 부족해지면 엠토아 단백질은 당연히 줄어들면서 오토파지 스위치가 켜지게 된다고 한다.

종양학 측면에서 보면 암세포는 끊임없이 분열하면서 활성화가 된다. 이때 항암제인 네파 마이신을 주면 엠토아 단백질이 억제돼서 암세포는 분열을 못하게 된다고 한다. 더불어 세포 내에는 G1이라는 싸이클이 있어서, 이 G1싸이클에서 멈추게 되면 암세포가 밖으로 나가지 못하게 되기 때문에 암세포의 전이를 막는 작용을 하고 있음이 밝혀졌다. 이렇듯이 엠토아 단백질은 세포내에서 자가포식을 방해하며, 암세포의 분열과 전이를 부추기는 결정적 유해물질임이 증명되어 졌다.

그리고 Ampk 단백질은 엠토아 단백질을 억제하기도 한다고 한다. 금식을 하거나 단식을 해서 이 엠토아 단백질이 줄어들면 세포 내 자가포식이 이루어진다. 결국 세포는 젊어지고, 스스로 재생할 수 있는 기능을 갖게 된다. 일종의 회춘 한다는 기전이다. "엠토아 단백질이 문제다."이를 제거하기 위해서 세포 내 에너지원을 줄여야지만 자가포식이 가능해진다는 이론이다.

필자는 과거 총각 시절에 단식의 필요성을 느껴서 처음엔 8일 단식, 그다음에는 14일 단식, 또 7일 단식을 했던 경험이 있다. 물론 건강 문제로 단식을 했지만 가장 큰 핵심은 체내의 독소를 배출하는 것이었다. 독소가 빠져나가는 것을 눈으로 확인이 가능할 정도다. 체내의 노폐물이 빠져나가서 해독되고, 장기에 휴식을 주기에 건강에 상당한 효과를 주는 방법이다.

그리고 장 속에 오래 묵은 숙변을 배출하는 효과가 있다. 숙변이 배출되면 머리가 맑아지고, 흔히 말하는 IQ가 20~30정도 높아지는 효과를 보는 듯하다. 이러한 효과에 매력을 느껴서 그 뒤에도 숙변 배출에 집착할 정도로 신경을 썼던 경험이 있다.

오토파지는 금식을 하던지 단식을 하면 영양분이 줄어들었다는 것을 세포 자신이 알게 된다. 이때 오토파지 기능이 작동되고, 세포 내 이물질들을 스스로 청소 혹은 소각해서 에너지를 얻게 된다. 그에 따라서 세포는 재생되고 활성화되어 기능을 충실히 발휘할 수 있게 된다. 건강은 물론 회춘의 역할도 충분하리라고 생각한다. 이 이론을 바탕으로 학계에선 다방면으로 질병 치료에 연구 매진하고 있음을 보여주고 있다. 암에서부터 파킨슨병, 당뇨병 등 치료가 어려운 질병들에서 더 좋은 결과를 얻으려 노력하고 있는 중이다.

위에서 엠토아 단백질은 암세포의 분열과 전이에 관여한다고 하였다. 세포에 영양이 과잉되면 엠토아가 활성화되면서 세포의 변이에도 영향을 줄 수 있다고 밝혀지고 있다. 세포가 돌연변이 되면 결국 암세포로 변화하기 때문에 암 발병의 직접적 원인이 될 가능성이 큰 것이다. 엠토아 단백질의 결정적 유해함이 드러나는 듯하다.

현실적으로 암 치료의 방법에 아직 정확한 이론이나 원리가 정립되어 있지 못하다. 암은 모든 사람에게 불안과 두려움, 공포의 대상으로 존재하기 때문에 완치로 가는 길은 어려움이 따른다. 따라서 오토파지의 자가포식 이론이 적확하다면, 암치료의 보다 긍정적 접근이 가능해질 것이라는 희망을 가져본다.

우선 이 방법을 적용하려면 음식물을 줄여야만 한다. 음식을 줄여야 세포내 영양분 부족이 나타나기 때문에 마침내 오토파지 스위치는 켜지기 때문이다. 음식을 줄이는 방법이 불편함을 주기도 할 것이다. 금식이나 단식을 하여야 하기에 평소의 식습관을 달리한다는 것은 어려움이 분명히 뒤따른다.

따라서 필자는 마음해독법(사기제어법)을 이용하면 원하는 성과를 볼 수가 있음을 확인하였다. 세포 속에 들어있는 엠토아 단백질이 오토파지인 자가포식을 방해하기 때문에 문제가 된다고 하였다. 이 "엠토아" 단백질을 제거하는 일이 관건이다. 엠토아 단백질 역시 체내의 일종의 유해물질이기 때문에 사기라고 필자는 명칭을 한다. 다른 사기처럼 사라지라고 확언하면 사라질 것이다. 여태까지 해왔던 마음해독법의 방법을 똑같이 적용하면 가능해진다.

몸에 어떤 불편함을 느끼면 그 부분의 세포를 생각하면서 엠토아 사라지라고, 사라져버리라고 반복 확언을 해주면 효과는 나타난다. 일테면 최근에 와서 코로나 19 백신을 맞아서인지 간혹 위장이 매스꺼운 증세를 느끼는 경우가 종종 있었다. 매스꺼움을 느낄 때 엠토아 사라지라고 확언을 10여분 정도 해주었다. 곧바로 속이 편안해진다. 그리고 왼쪽 무릎 통증도 약간 있었기에 엠토아 사라지라고 확언을 해주니까 효과가 나타났다.

불편함을 대상으로 시험 삼아서 시행을 해보면, 효과는 오히려 전에 단순하게 사기 사라지라는 사기제어법보다도 효과가 더 크다는 것을 알게 되었다. 왜냐면 세포차원에서 수행하였기에 효과가 큰 것이라고 생각을 하게 된다. 막연하게 사기 사라지라고 하기보다는 근원적인 차원인 세포를 대상으로 수행하기에 효과가 더 클 것이라 여겨진다.

필자 역시 나이가 있으니까, 온몸의 세포가 약화 되어서 제기능을 다하지 못할까 우려가 된다. 60조 세포를 의식하면서 한꺼번에 엠토아 사라지라고 확언을 해준다. 이때 목소리가 커지면서 활력이 넘침을 알 수 있다. 컨디션이 많이 좋아진다. 노안이 불편함을 주기에 눈의 모든 세포를 의식하며, 엠토아 사라지라고 확언을 해주었다. 그러면 다소 좋아진 듯 하지만 뚜렷한 효과는 아직은 미지수다.

그리고 기억력을 관장하는 뇌의 해마를 의식하면서 엠토아 사라지라고 확언도 해준다. 어느 정도 기억력에 긍정적인 효과가 나타나는 듯하다. 기력이 떨어진다 싶으면 신장 세포의 오토파지 적용도 해준다. 이때는 뚜렷한 효과가 분명히 나타난다. 불편한 부분이 있거나, 관심 가는 부분이 있으면 이같이 적용을 해주면 될 것이다.

수일간 틈틈이 이 방법을 적용하니까 혀에 갑자기 흰 백태가 많이 낀다. 처음엔 몸이 안 좋아서 생기는 현상이 아닐까라는 우려를 하였다. 가만히 분석을 해보니 체내의 불순물이 빠져나가는 현상임을 알게 되었다. 단식을 하면 이와 유사한 현상이 빚어지는 경우를 경험하였기 때문이다. 4~5일이 지나니 이 현상은 자취를 감춘다. 상당히 기분은 고무가 된다.

　그리고 앞장에서 이미 표현되어 졌듯이 진행형 트라우마 정화방법으로 엠토아를 적용하면 가능하다고 하였다. 그래서 어느 트라우마의 영향인지 가늠이 안되기에 불편한 곳의 세포를 의식하면서 엠토아 사라지라고 확언을 하면 진행형 트라우마는 정화가 되어 일정한 효과를 가져준다고 하였다. 우리 내부의 힘과 능력은 무한한 역량을 소유하기 때문에, 이런 방법으로도 가능함을 알게 되는 계기가 되었다.

　이렇게 경험을 말하지만 아직은 여러 경로를 거친 경험 부족으로 인하여 명확한 이론은 정립되지 못하였다. 하지만 학계에선 이 원리를 이용하여 질병 치료의 가능성을 아주 높게 보고 있다. 그런 가능성을 염두에 두고 분석을 한다면 긍정적인 효과를 충분히 기대할 수 있으리라 생각한다.

　오토파지를 수행하려면 식이 조절의 어려움이 따르기 때문에, 차선책으로 필자의 방법을 적용해본다면 정도의 차이는 있겠지만, 소기의 효과를 볼 수 있을 것이라고 자부한다.

4. 노화와 암 유발 물질인 "PDK1"을 통제하자.

a. 암과 노화의 결정적 원인인 PDK1을 제거하자.

얼마 전에 유튜브를 보니 대략 2년 전쯤에 카이스트 조광현 교수팀이 노화 세포를 젊은 세포로 바꾸는 회춘 기술과, 암세포를 죽이지 않고 정상 세포로 되돌리는 기술을 개발하였다는 내용을 보았다. 이 내용이 사실이라면 의학의 획기적 전환점이 되고도 남음이 있으리라 믿는다. 암을 다스리고 노화를 정복하는 시대가 다가옴을 시사한다. 물론 노벨상은 따 놓은 당상일 것이다.

노화 세포를 젊은 세포로 바꾸는 역 노화 원리를 발견하였다. 젊은 세포가 점점 노화 세포로 전환되면서 세포 내에 복잡한 분자 넷트웍의 변형에 따라 발생되는 문제 때문에, 그동안 역 노화 원리를 개발하기가 어려웠다 한다. PDK1이라는 분자 스위치를 찾아서 이를 억제하니 노화된 세포가 젊고 건강한 세포로 되돌아가는 결과를 드디어 밝혀냈다고 말한다. 초 장수 시대의 서막이 열리는 듯하다.

암을 보자. 현재 3명중 1명이 암에 걸린다는 보고가 있다. 항암제 요법은 암세포의 사멸만이 공격의 목표였지만, 주변의 정상 세포에도 악영향을 끼친다. 그에 반해 암세포를 죽이지 않고 암세포를 정상 세포로 환원 시키는 방법을 발견하였다. 암세포는 유전자 돌연변이에 의하여 발생하기에 이때 유전자 돌연변이를 되돌리지 않아도, 정상 세포로 가역화 시켜서 전환이 가능해진다 한다. 항암제의 여러 부작용의 한계를 극복하고, 암 정복을 할 수 있다는 가능성을 말해준다.

역시 PDK1 독소의 작용으로 말미암아 암이 발생되기에, 이를 제거하면 암이 정상세포로 전환된다는 이치다. 암의 예방과 정복이 가능해진다는 얘기다. 물론 약품이 개발돼서 상용화되기란 상당한 시간이 소요되리라 믿는다. 적어도 10년은 족히 소요되리라 본다. 하지만 노화와 암이 정복된다면 어떤 세상이 펼쳐질까? 생각만 해도 가슴이 떨리는 현상으로 다가온다.

필자는 여기서 엄청난 희망을 엿보게 됨은 어쩔 수가 없다. 필자의 사기제어법(마음 해독법)을 적용하면 노화와 암 발생의 주범인 PDK1는 얼마든지 통제할 수 있기에 가능성의 희망은 대단해진다. 위의 논리가 적확히 신뢰할 수 있는 연구결과라면 약제 개발을 기다릴 필요가 없이, 즉시 적용 가능하기 때문이다. 필자의 사기제어법은 체내의 물질적 독이나 심리적 독을 그동안 마음만으로 얼마든지 해독하여, 많은 질병에 결정적 효과를 보아왔기 때문이다.

우선 노화를 분석한다면 60조의 모든 세포가 나이에 따라 거의 비례해서 노쇠화 되어있을 것이다. 여기에는 PDK1라는 독소가 결정적 작용의 원인이기에, 이론에 따른다면 이를 제거 해주면 된다는 이치다. 이 독성물질이 빠져나가면 사실상 젊은 세포로 전환이 가능해지리라 본다. 몇 시간이면 충분히 독성물질은 제거가 되리라 예측할 수 있다. 여태까지 필자의 수많은 경험적 측면에서 충분하지 않을까라는 가능성을 말이다.

물론 부족하다면 시간이야 더 적용하면 될 뿐이다. 독성물질이 체내에서 빠져나갔다 해도 금방은 노화 세포가 젊은 세포로 전환될 개연성은 좀처럼 점치기가 어려울 것이다. 시간이 지나면서 점진적으로 그 추이를 지켜보아야 할 것임은 틀림이 없다.

　암적인 부분도 우선 PDK1라는 독성물질을 암세포로부터 빼낼 수 있다면, 돌연변이의 암세포가 정상 세포로 전환된다는 이론에 따라 치유의 가능성은 충분하리라 본다. 우선 생활습성에 따른 이미 축적된 독성물질을 어느 정도 배출시키면 암 예방은 당연히 기대해볼 수가 있을 것이다. 암세포로 돌연변이 될 단계에 돌입하기 전에, 독성물질을 충분히 줄이면서 관리를 한다면 예방은 충분하리라 본다.

　이미 암에 걸려있다면 독성물질의 배출로 인하여 정상 세포화 되기에 암 치유는 당연히 따라올 수밖에 없다. 어떤 부작용이나 다른 이상 증세가 없이 순수히 정상세포화 된다면 기적은 가까이에 있다고 본다. 이론대로라면 그런 세상이 곧 다가올 수 있음은 당연한 귀결일 것이다. 필자의 사기제어법으로 충분히 대처할 수 있다고 본다.

　방법은 이미 설명되어 졌듯이 PDK1 사라지라고 사라져버리라고 반복적으로 확언만 해주면 된다. 그러면 PDK1 독성물질은 스스로 알아듣고서 사라질 수밖에 없다라고 하였다. 다른 사례에서처럼 똑같이 적용하면 충분한 소기의 성과를 볼 수 있음은 당연하다.

　필자는 자신과 집사람을 대상으로 혹시 하는 마음으로 이 PDK1을 제거키 위하여 한 시간 정도씩 수차례 확언해준 사실이 있다. 예방적 차원에서 시행하였지만 그래도 심리적 위안은 당연 따라오게 된다. 이 방법을 노화에 적용하니 어느 정도 효과는 따르기에 암 예방이나 치유에도 효과가 있으리라는 가능성을 점쳐 볼 수도 있지 않을까라는 조심스러운 표현을 해본다.

이런 엄청난 희망을 볼 수 있는 절호의 기회가 찾아왔는데, 주저하지 말고 필자의 사기제어법(마음 해독법)을 터득할 수 있다면 이보다 더 큰 행운이 있을까? PDK1을 제어할 수 있는 약재가 개발되기까지 기다리려면 시간이 아까울 뿐이다. 모두의 가능성을 두고 심사숙고해야 되리라 본다.

b. 노화의 역노화가 가능해지다.

지금 노화의 역노화라는 말이 심심찮게 우리 주변의 화두로 부각되고 있는 실정이다. 어느 정도 가능성이 점쳐지니 이런 단어들이 관심사가 되고 있음을 알 수있다. 과학과 의학의 발전의 결과로 이런 현상들이 거부감 없이 서서히 관심의 대상이 되고 있음은 주지의 사실이다.

필자는 여기서 필자만의 경험을 서술해보려 한다. 필자는 40여년 마음공부를 하였다고 누누이 말하였다. 마음을 이용하면 질병 치유의 가장 이상적이고, 직접적인 치유방법이자 가장 효율적인 방법이라고 주장을 해왔다. 우리는 모두 생명력에 의한 생명 활동을 수행하고 있다. 질병이 있음은 생명력의 기류에 이상이 있음을 의미할 것이다. 이 상기류의 요인은 여러 가지의 원인이 있음은 당연하다. 부적절한 식생활, 운동 부족, 환경오염의 폐해, 스트레스에 의한 악영향 등등 많은 요인이 도사리고 있다.

경험상 아무래도 스트레스에 의한 부정적 에너지의 영향으로 생명력에 이상 기류가 나타나서 가장 큰 폐해를 주는 요인이라 생각을 하게 된다. 생명력이란 가장 핵심적 요인이 마음 즉, 심리의 작용임을 뜻한다. 왜냐면 생명의 본질은 바로 마음이기 때문이다. 생명력에 이상 기류가 있음은 아무래도 심리인 스트레스가 가장 큰 영향을 끼침은 당연하리라 본다. "마음이 문제다". 마음이 있기에 생명작용은 수행이 된다. 마음이 없으면 생명 자체의 작동은 멈추게 되며, 바로 죽음이기 때문이다.

그러니 마음 즉 심리가 우리 몸의 질병이나 통증의 가장 주된 요인임은 확실하다. 생명력에 이상 기류가 있어서 질병이 나타났는데 이를 치유함은, 생명력으로 대처함이 가장 적절하고 이상적인 방법임이 틀림이 없을 것이다. 일테면 직접적 치유법이 됨은 주지의 사실이다.

이런 논리가 타당하다면 우리가 질병이 있고, 통증이 있을 때 누구든 제일 먼저 찾는 방법이 약이나 수술, 혹은 어떤 시술을 받아야만 한다는 고정관념에 빠져있다. 이는 논리상 직접적 방법이 아닌 간접적 방법임을 알 수 있다. 그러니 가장 이상적이고 적절한 방법이라고 인정하기가 어려운 점이다.

필자는 이런 사유로 인하여 마음법이 최상의 방법이라고 인정하여, 마음법을 적용하여 질병에 대처를 해오고 있다. 그의 일환으로 생명의 이치, 이념을 바탕으로 신념의 법칙을 적용하여 왔다. 그리고 사기제어법(마음 해독법)을 창안하여 우리 몸의 질병의 원인이 되는 부정적인 에너지인 부정적 물질 즉, 사기 혹은 독을 마음만으로 해독함을 의미한다. 여기에는 물질적인 독을 포함하여 정신적인 독도 모두 포함된다.

질병의 원인인 독을 해독하여 본인이나 가족, 주위의 사람들의 수십 명의 크고 작은 질병, 그것도 현상 유지 정도가 아닌 거의 완치를 시키었던 경험이 있다. 마음이라는 생명의 원초적 본질을 적용하여 치유를 시도하니 부작용 전혀 없고, 비용 전혀 들지 않는다. 게다가 질병의 직접적 원인인 사기(독)를 해독하니 상상을 초월하는 짧은 시간 내에 치유는 이루어지고, 거의 완벽히 극복되는 효과를 가져다준다.

카이스트 조광현 교수팀이 노화와 암의 결정적 원인이 되는 독성물질인 PDK1을 발견하였다고 하였다. 이 PDK1이 노화를 일으키는 주된 물질이자, 정상 세포가 암세포로 돌변하는데 이 독성물질이 작용하여 암세포가 된다는 이론이다. 그동안 대장암, 유방암, 폐암을 치료할 수 있는 세포로 전환시키는데 까지 발전된 획기적인 연구결과를 발표하였다. 그러나 암을 치유할 수 있는 약물을 개발하는데 적어도 10년은 걸릴 듯 하다하니 못내 아쉬운 점이 따른다.

필자는 필자의 사기제어법(마음 해독법)을 적용하여 이 PDK1을 몸에서 제거할 수가 있다. 어쩌다 생각이 나면 자신이나 집사람을 대상으로 암 예방 차원에서 PDK1 사라지라고 확언을 1시간 정도씩 수차례 해준 경험이 있다고 하였다.

효과가 있었는지는 알 수 없는 일이지만, 그래도 이 연구결과가 어느 정도 신뢰성이 확보된다면 충분히 가능성은 점쳐볼 수 있지 않을까 싶다. 사실 주변에 암 환자가 있으면 시험 삼아 시도를 해보고자 하는 욕심도 있지만, 그럴 수 없기에 아쉬운 감이 따른다.

그러나 노화의 문제는 얼마든지 확인을 해볼 수 있다고 본다. 필자는 노안 때문에 적어도 15년 이상은 집착하면서 신경을 써온 것이 사실이다. 그동안 필자가 할 수 있는 방법은 다 동원을 하여도 눈의 흐릿하고, 침침한 현상, 뿌연한 현상 등이 좀처럼 사라지지 않아 많은 고충을 받아왔다. 혹시 하는 마음에서 역노화를 기대하는 차원에서 노안에 PDK1을 적용해보면 어떨까 하는 심정에서 PDK1사라지라고 자다 깨어나서 30분 정도 반복 확언을 해준 사례가 있었다.

다음날 오후에 평소처럼 업무상 다수의 사람들에게 전화하는데 비교적 노트의 전화번호가 잘 보이는 듯하였다. 보통 때는 전화번호의 숫자가 뿌옇고, 흐릿해서 실수로 숫자를 착각하여 번호를 잘못 누르는 경우가 많았었다. 특히 3이나 8의 경우와, 6과 9의 숫자가 혼동이 많이 되었다. 그날은 거의 실수 없이 전화번호를 누르고 있음을 눈치채게 되었다.

갑자기 왜 이럴까? 하는 생각이 들었다. 어제 저녁에 확언해준 결과일까? 하는 생각이 들었다. 그렇다면 노화의 원인 물질인 PDK1이 줄어드니 나타나는 현상이라면 쾌재를 부를 수밖에 없는 일이다. 물론 안경을 사용할 때처럼 확 밝아진 느낌은 아니지만, 흐릿하고 뿌연한 증상은 많이 가벼워진 것만큼은 확실하다.

여기에 큰 힘을 얻어 노화에 대한 관심이 지대해질 수밖에 없게 되었다. 자연 PDK1 사라지라고 확언을 하게 된다. 나이가 60대 후반인지라 여기저기서 노화 현상인 주름살이 진작부터 보인다. 특히 팔꿈치를 접어 안쪽을 보면서 손목을 약간씩 비틀어보면 팔꿈치 안쪽에 세로 주름이 많이 노출된다. 역시 어쩔 수 없이 노화가 찾아오는구나 하는 한탄식을 여러 차례 한 적이 있었다. PDK1 사라지라고 확언을 해주면서 수일이 지나 우연히 팔꿈치를 다시 보니 세로 주름이 사라진 것이 아닌가!

내가 꿈을 꾸는 것이 아닌가하는 의구심이 들었다. 분명 전에는 팔꿈치에 세로주름이 노출되었는데, 지금은 주름이 사라졌으니 내가 잘못 보았나 하는 생각도 들었다. 분명 여러 차례 주름을 확인하였었다. 이런 현상을 진작 사진을 찍어놓았으면 하는 아쉬움이 따른다.

그러면서 신체의 주름을 확인하게 되었다. 특히 나이가 들면 목주름이 누구든 생긴다. 턱밑에 성대부분의 윗부분이 푹 패이는 현상과 목주름이 많이 생긴다. 아주 보기가 싫은 현상이다. TV이의 나이가 든 연예인들을 보면 정확히 간파가 된다. 필자 자신도 그런 주름이 생기고 있음을 의식하고 있었다.

그런 결과 목주름의 사진을 찍게 되었다. 그리고 또 하나의 주름은 손등의 주름이다. 사람들에게 젊어서는 손등에 거의 가로 주름은 없음이 보통이다. 나이가 들면 노화 현상인 가로 주름이 나타나게 된다. 필자 역시 가로 주름이 나타나기에 역시 사진을 찍게 되었다. 그러면서 PDK1 사라지라는 확언에 집착하게 된다.

잠시 여담을 말해보자. 노화에 어느 정도 가능성이 보이는 듯한 느낌이 들어 카이스트 조광현 교수의 자문을 듣기 위하여 통화를 시도한 적이 있었다. 물론 전화통화는 불발이었다. 사실 노화보다도 더 중요한 암 문제가 대두될 수밖엔 없다. PDK1독성물질만 체내에서 빼낼 수 있어서 암치료의 획기적 기원이 된다면, 엄청난 대사건이 되고도 남는다.

필자의 사기제어법이면 충분하리라 생각되기에 이를 암치료에 접목을 시킨다는 전제하에 말이다. 암치료 약물이 개발되려면 적어도 10년은 걸릴 수밖에 없기에 시간이 촉박함의 아쉬움은 분명 따른다.

다시 그 후 손등의 주름은 확연하게 변화가 없는 듯하다. 다소 변화가 있는 듯도 하지만 아직은 분명히 식별할 정도는 아니다. 반면 목주름은 상당히 개선된 듯하다. 턱밑 성대 윗부분의 푹 패인 듯한 현상이 많이 회복되었다. 그 부분에 살이 오른다고 해야 할까. 다른 목주름도 많이 개선된 듯한 느낌이 든다.

전에는 목주름을 살짝 꼬집으면 탄력이 떨어져서 꼬집은 자국이 제법 오래가는데, 지금은 탄력이 회복돼서인지 금방 정상 회복되는 듯하다. 분명 회복이 되어가고 있음은 확실해 보인다. 물론 시간을 더 두고 보아야 할 필요성은 있다. 지금 팔꿈치 안쪽 부위는 통통하게 살이 오른듯하여 전혀 세로 주름은 보이질 않는다.

그 외의 신체 증상으로는 활력이 솟아나는 느낌이 든다. 우선 몸이 가벼워지면서 걸음걸이가 빨라진다. 목소리가 우렁차지면서 목소리가 쉽게 가라않는 현상이 줄어들었다. 얼굴이나 손등의 피부가 촉촉해지는 느낌도 든다. 하루 종일 업무에 매달려도 별반 피곤함을 느끼지 못한다. 아무튼 전보다는 건강이 충만해짐을 느끼게 된다.

이런 사실들이 팩트로 인정이 된다면 생각을 달리해야 할 것이다. 신체에 따르는 제반 문제에 우리 모두는 해결책을 바깥에서만 찾으려 아우성이다. 약물을 복용해야만 하고, 시술을 받아야만 하고, 깊은 산 속의 약재를 찾으려는 모두의 몸부림은 다시한번 재고해야 할 필요가 있다고 본다. 이들은 단지 보조적 역할만 할 뿐이다.

내 안의 문제는 어차피 생명작용의 일환으로 빚어지는 결과이기에, 생명력을 바탕으로 해결함이 가장 올바른 해결 방법이라 생각된다. 생명력의 본질은 우리 마음이며, 마음이 모든 것의 본질이자 근원이 기에 이를 좀 더 세심히 들여다보는 안목의 눈뜸 즉, 자각이 필요하다 고 본다.

일테면 잠재능력이자 자연치유 능력임을 일컫는다. 자연치유 능력 이라는 말은 누구든 쉽게 표현하지만 실상 이를 개발하여 적용하는 사람들은 얼마가 될지? 누구든 조금만 자각하여 노력한다면 얼마든 지 내 안의 능력을 개발하여 스스로 건강 행복권을 확보할 수가 있음 은 당연하다. 의식의 전환은 반드시 필요하다고 본다.

5. 인체는 부족한 물질을 스스로 재생산할 수 있는 힘이 있다.

a. 이치와 원리에 대한 개요.

이 얘기는 우리 인체에 필요한 부족한 물질들을 체내에서 합성이나 재생산할 수 없다고 흔히 말하는 경우가 있다. 그 물질들을 보충하기 위해서는 식품에서 확보하든지, 아니면 다른 약품이나 화학물질에서 확보해야 한다고 말한다. 특히 매스컴의 어떤 선전광고 중에는 그런 내용들이 심심찮게 방영되고 있다. 필자는 이러한 내용들에 반기를 들 수 있는 나름의 견해가 있다.

사람은 만물의 영장이라 표현한다. 만물의 으뜸이 인간이라는 뜻이다. 이는 만물을 다스리고, 만물을 지배한다는 뜻으로 해석이 가능할 것이다. 성경, 불경에서도 말씀 즉, 마음이 이 세상 만물을 만들었다고 말하였다. 만물의 본질 근원인 바탕에는 바로 마음이라는 정보가 깃들여져 있음을 뜻한다.

돌, 쇠붙이, 프라스틱, 나무, 물, 암 덩어리, 병의 찌꺼기, 요산, 젖산, 중금속, 전자파, 정전기, 활성산소, 어혈, 염증, 콤플렉스, 죄의식, 수치심, 트라우마 등등 이들을 잘게 쪼개서 파동 즉, 에너지(미립자) 단계에 이르면 반드시 의식(고유의 정보)을 지니게 된다.

이 얘기는 그들 물질 자체에 이미 고유의 정보인 그들만의 의식이 깃들여져 있음을 시사한다. 이들 물질은 인간의 마음을 정확히 알아채고, 꿰뚫어보는 자체의 능력이 있다고 하였다. 세상의 만물은 한결같이 이런 내면의 특성을 소유하고 있다고 한다.

그리고 이들 물질을 조율하고 움직이는 힘은 오로지 인간의 마음이라는 사실이다. 만물의 존재 여부를 좌지우지하는 힘 역시 인간의 마음뿐이다. 마음이 만물을 지배한다는 뜻이다. 따라서 만물의 주인이 인간의 마음이라는 놀라운 사실을 말해준다. 양자역학에 의해서 이미 오래전에 밝혀진 논리다.

위의 이론을 바탕으로 모든 만물은 인간의 마음을 꿰뚫어 보기에 마음으로 지시, 명령하면 이들 물질은 알아듣고서 그에 따른 변화를 하게 된다. 일테면 노화와 만병의 주범인 활성산소 사라져라, 활성산소 사라지라고 몇 분 정도만 확언을 해주어도 내 안에 존재하는 활성산소는 주인의 명령에 따라 일정량 사라질 수밖에 없다. 활성산소 자체도 미립자의 단계에선 에너지이기 때문에 자체 내에 정보인 의식을 지니고 있다. 주인인 마음이 명령하니까 활성산소는 알아듣고 어쩔 수 없이 사라지게 된다.

트라우마도 마찬가지다. 우리의 잠재의식 속에는 한평생 살아오면서 겪은 수많은 사건 사고의 경험이 그대로 스트레스로 존재한다. 이들을 트라우마로 인정하자. 이들은 무의식에 잔류하며 우리의 몸과 마음, 영혼을 피폐하게 만드는 원흉이다. 삶의 모든 부분에 부정적인 영향을 끼치며, 병 또한 이들에 의해서 발생 된다.

이들 부정적인 에너지도 결국 미립자의 단계에선 인간의 마음을 꿰뚫어보고 있기 때문에, 우리가 명령이나 지시를 하면 그에 따른 반응을 하게 된다. 그래서 트라우마 사라져라, 트라우마 사라지라고 명령을 하면 알아듣고서 순순히 사라진다. 일테면 트라우마의 부정적인 감정 에너지가 정화 또는 삭제된다는 얘기다. 이런 현상은 지극히 당연한 자연의 이치이자 순리다. 이미 앞에서 여러 번 설명되어 졌다.

　물론 일부 독자들은 무슨 뚱딴지같은 말을 하느냐고 반문할 것이다. 물질이 사라지라고 하면 어떻게 사라지는가라는 의문을 품을 수도 있다. 하지만 좀 더 이런 내용에 관심을 둔다면 이와 같은 현상은 충분히 이해할 수 있고, 믿음이 생기게 되며, 또한 터득할 수 있는 것이다. 누구에게나 유용한 큰 도구가 될 수 있다. 과학이 이미 증명을 한 사실이기 때문에 필자만의 궤변은 아니다.

　하나의 예를 더 들어보자. 몹쓸 병인 암에 걸려있다고 치자. 환자는 온갖 번뇌에 휩쓸려 있을 것이고, 그중에서도 불안, 두려움, 공포는 어쩔 수 없이 최악의 정점에 달할 것이다. 1cm의 암 덩어리에는 약 10억 개의 암세포가 있다고 한다. 이들 세포들도 각자 잘게 쪼개면 분자에서 원자로, 원자를 더 쪼개면 결국 미립자로 남게 된다. 따라서 모든 암세포의 미립자는 환자의 마음을 읽을 수밖에 없다.

　환자가 암을 받아들이는 태도에서 의지가 약하여 불안, 두려움, 공포를 이겨내지 못하고 나약한 심리 상태가 되면, 암의 미립자는 재빨리 환자의 심리 상태를 알아챈다. 우리의 주인은 마음이 나약하구나 하고 곧바로 미립자가 눈치 채서 병이 악화되는 쪽으로 향방을 바꾼다. 당연히 병의 증세는 더욱 깊어지게 된다.

　반면에 어떠한 일이 있더라도 반드시 이겨내겠다고 하는 강한 의지와 신념을 지니고 있다면, 미립자는 이를 눈치 채고 스스로 기가 죽게 돼서 활개를 치지 못한다. 그렇게 되면 당연히 치유되는 쪽으로 암세포의 미립자는 태도를 바꾸면서 협조를 하게 된다. 결국 의지의 힘에 따른 미립자와의 싸움이 승패를 가져온다고 생각하면 된다.

세계적 석학의 한 사람인 디팩 초프라 박사는 인체의 자연 치유반응을 촉진시키려면 반드시 세포보다 작고, 분자 원자보다도 작은 미립자의 단계까지 의식이 도달해야 한다고 말한다. 마음과 몸이 서로 교차하는 최저점인 에너지 즉, 미립자까지 의식이 도달해야지만 실질적으로 마음이 몸에 영향력을 발휘하게 된다는 것이다. 이때 비로써 자연치유 능력이 작동해서 치유가 이루어진다고 한다.

긍정적인 믿음의 씨앗은 미립자에 긍정의 영향을 주게 된다. 이어서 영향을 받은 미립자의 진동에너지는 생리적인 에너지로 변환이 된다. 이 생리적인 에너지는 세포와 조직으로 즉시 전달된다. 그런 과정을 걸쳐 치유는 이루어진다고 한다. 반면 부정적인 의식은 당연히 병의 치유를 어렵게 만들거나, 악화되는 쪽으로 방향을 돌린다고 말한다.

어느 연구 결과를 보면 암이라고 선고를 받으면 그 순간부터 암의 확산속도는 7~8배가 된다고 한다. 갑자기 중병 환자가 되는 것이다. 이는 불안, 두려움, 공포 심리작용의 무서움에서 오는 결과인 것이다. 오히려 폭탄보다도 더 큰 피해를 주는 것이 이들 심리작용이라는 사실이다.

암세포의 미립자와의 싸움에서 지고 있다고 보면 될 것이다. 내면 심리작용의 결과는 이런 최악의 위험을 초래한다. 환자 자신의 의식 즉, 생각의 힘에 의하여 이런 결과는 발생된다. 암 자체가 치료가 어려워서만은 아니라는 사실을 증명해주는 한 단면이다.

필자의 작은 어머니가 20여 년 전에 위암에 걸려 수술을 하셨다. 우연히 본인으로부터 얘기를 들을 기회가 있었다. 자신은 암에 걸렸을 때 전혀 두려움이나 불안, 공포가 없었다고 하신다. 왜냐면 하나님을 믿고 있었기 때문이다. 하나님은 모든 것을 주관하시기에 든든하기 짝이 없었다 하신다. 의심 없이 순순히 믿기만 하였다는 얘기다. 필자는 그 얘기를 듣고 신선한 충격을 받게 되었다. 지금까지 아무런 불편함도 없이 아주 건강하게 잘 지내고 계신다. 여기에도 믿음으로 인한 내면의 미립자와의 싸움에서 승리를 한 결과라고 보여진다.

이렇듯 만물은 우리의 마음을 읽고서 그에 따른 영향으로 자체 변화가 따른다. 필자는 전작의 책들에서 병의 원인을 사라지라고 해서, 병을 치유한 사례를 여러 방면으로 보여줬다. 몸 안의 요산, 젖산, 중금속, 냉기, 산성체질, 전자파, 정전기, 코리티솔, 아드레날린, 활성산소, 염증, 어혈, 혈관 청소, AGE(당독소), PDK1(노화와 암 유발 물질), 엠토아. 세라마이드 등의 물질적 독이 있다.

그리고 심리적인 독인 죄의식, 콤플렉스, 수치심, 잘못된 믿음, 트라우마 등이 있다. 이들 에너지인 물질들을 마음만으로 제어 통제할 수 있다고 말하였다. 이들 물질들은 병의 원인이기에 사라지라고 하면 이들은 알아듣고서 사라지기 때문에 결국 병은 치유되는 결과를 보여준다.

따라서 만물은 인간의 마음을 꿰뚫어 보고, 읽는 능력이 있음을 알수 있다.

사라지라고 하니 사라졌다는 사실 또한 이해가 될 것이다. 그렇다면 우리에게 부족한 물질들도 생성되라고 한다면 생성이 되질 않을까? 인간은 만물의 영장으로서 만물을 다스리고 지배를 한다고 하였다.

또한 창조주는 마음으로 우주를 만들고, 태양을 만들고, 지구를 만들면서 그 안의 인간을 비롯해 모든 생명체에도 생명력을 불어넣어 존재하게 큼 한다고 이미 공부를 하였다. 우리 인간도 주변의 필요한 모든 사물들을 마음의 힘으로 만들었음을 우리는 인정한다.

전자 현미경으로 보면 사람의 의식이 작용하는 순간 미립자인 양자들은 에너지인 파동에서 입자로 변화하게 된다. 이렇게 변화된 입자들은 빠르게 모여들어서, 의식이 더욱 집중되면 양자들이 응축하면서 물질이 만들어지는 과정을 보여준다고 한다.

미립자인 입자는 응축해서 원자로 변하고, 원자는 다시 응축해서 분자로 바뀐다. 분자는 조직으로 바뀔 것이다. 과학은 여기까지 증명을 하고 있다. 이런 이치와 원리에 의해서 궁극적으로 인간이 만든 사물들이 만들어졌음을 알 수 있다.

그렇다면 우리에게 필요한 물질들도 이러한 원리를 따른다면 충분히 생성 가능하리라 생각된다. 우리 몸에 필요한 물질들은 이미 우주 공간 안에 널리 퍼져 존재한다는 사실이다. 왜냐면 창조주는 일체의 만물을 만들었다고 했기 때문이다. 인간도 그 범주에 속하기 때문에 인체에 필요한 모든 물질들도 어쩔 수 없이 우주 공간에 펼쳐져 있을 것이다.

이들 물질들이 응축하는 과정을 통해서 인간도 역시 만들어졌을 것이라는 추측이 가능해진다. 우주를 구성하는 물질들의 생성과 소멸은 계속 반복해서 진행되고 있으며, 필요한 물질들은 항시 우주 공간에 널리 퍼져 있다는 가능성을 엿볼 수 있기 때문이다.

따라서 어떤 물질이 부족해서 필요로 하게 되면, 이들도 의식이 집중돼서 응축하는 과정을 거친다면 충분히 생성되리라 생각한다. 여기서도 믿고, 안 믿고의 차이가 생긴다고 여겨진다. 믿으면 가능할 것이고, 믿지 않으면 불가능하다고 말이다. 지금까지 이런 생각은 그 누구도 하지 못했을 것이다.

상식을 벗어난 일이기에 그런 생각을 할 필요조차도 없었기 때문이다. 제한적이고 한정된 생각을 모두는 갖고 있기 때문에 이런 생각 자체가 불가능한 것은 당연하다. 하지만 창조의 능력이 모두에게 잠재돼있다는 사실이 이를 가능하게 할 수 있으며, 입증 또한 충분하리라 생각된다.

필자의 예를 말해보겠다. 어느 때 이런 일도 가능하지 않겠나 하는 의구심이 들게 되었다. 만물은 알아듣고서 사라지라고 하면 사라지는데, 굳이 생성이 안 될 이유는 없으리라고 생각했다. 필요한 물질 역시 생성되라고 하면 알아듣고서 생성되지 않을까? 물질이 만들어지는 원리를 토대로 하면 가능해질 것이라는 기대를 하게 된다.

우리에게 필요한 물질들 중 활력을 불어넣을 수 있는 산삼을 생각하게 되었다. 산삼에는 사포닌 성분이 포함돼서 좋은 성과를 가져온다고 생각한다. 그래서 100년 된 산삼을 상상하면서 사포닌 생성, 사포닌 생성, 사포닌이여 생성되라고 10여회 정도 반복해서 확언을 해주었다. 곧바로 몸에 활력이 증가하는 것을 느꼈다. 필자는 이런 경우 목소리부터 변화한다. 목소리가 커지면서 목소리에 힘이 들어가는 것을 알게 된다. 생각날 때 마다 시도를 하면 효과는 나타난다.

그렇지만 이러한 현상이 플라시보 효과는 아닐까하는 의구심도 들었다. 내가 믿으니까 이런 느낌이 나타날 뿐이지, 생성되라고 해서 생성이 된 것은 아닐 수도 있지 않을까? 라는 생각을 해본다. 그러나 플라시보의 효과는 항구적으로 계속 나타나지는 않는다는 사실을 여러 경험을 통해서 알고 있었다.

어느 정도 시간이 지나면 플라시보 효과는 약해지게 된다. 그런데 산삼의 효과는 몇 개월이 지나도 효과는 약해지지 않고 생성되라고 확언을 해주면 한결같이 나타난다. 컨디션이 저하되거나 피로감을 느낄 때 아주 유용하게 적용하고 있다.

그 다음엔 활성산소의 예다. 운동, 노동, 과식, 과음, 불면 등 어떤 일을 과하게 한다든지, 스트레스를 받아서 부담이 많아지면 반드시 활성산소가 발생한다. 이는 노화의 주범이자 질병의 원인이 된다는 사실은 모두가 알고 있다. 필자는 활성산소가 의식되면 활성산소 사라지라고 확언을 하면 사라진다는 사실을 오래전부터 경험하고 있다.

예를 들면 밤에 자다가 깨서 다시 잠이 들려면 항상 힘이 들곤 하였다. 잠을 못자고 뒤척이다 보면 활성산소가 생기는 것을 분명하게 알 수 있다. 아침에 일어나서 변을 보려면 변비가 돼서 배변에 어려움을 느끼게 된다. 잠이 안와서 뒤척일 때 활성산소 사라지라고 10회 정도 확언을 해주면 다음날 변보기가 아주 수월해진다.

그리고 과음을 하고 나면 숙취는 누구에게나 나타나는 현상이다. 이때의 숙취는 활성산소의 영향이라는 사실을 이미 알게 되었다. 대략 15분 정도만 활성산소 사라지라고 반복해서 확언을 해주면 숙취의 증상인 머리가 띵하고, 어찔어찔한 증상, 속이 매스껍고, 쓰리고 하는 증상들은 가볍게 사라진다.

그리고 제일 중요한 부분은 스트레스다. 스트레스를 받게 되면 컨디션은 저하되고 머리는 아파오면서 기분이 많이 가라앉는다. 이럴 때도 대부분이 활성산소의 영향을 받게 된다. 이때도 확언을 10분 정도만 해주면 바로 영향권에서 벗어나게 된다. 그 밖에도 여러 사례가 있지만 앞에서 이미 표현했기 때문에 생략하기로 하자.

나이가 들면서 활성산소를 제거하는 황산화물질의 생성은 줄어들기 때문에 활성산소는 더욱 극성을 부린다. 그래서 필자는 황산화의 여왕이라 불리는 "글루타치온"을 알게 되었다. 글루타치온은 활성산소를 제거해주는 대표적인 황산화 물질이다. 이는 식품이나 약품을 복용해야지만 체내에 축적이 된다고 한다.

"글루타치온" 생성, 글루타치온 생성이라고 확언을 시도하였다. 역시 효과는 바로 나타났다. 활성산소를 제거해서 나타난 위의 현상들에 글루타치온을 대체하니까 똑같이 활성산소가 사라지는 효과가 있음을 알게 되었다. 오히려 효과가 더 크다는 것을 알게 된다. 역시 플라시보 효과가 아님을 증명한다고 본다. 지금은 거의 "글루타치온"생성만 적용하고 있다. 즉시 활성산소가 제어됨을 알 수 있다.

다음은 "케르세틴"이라는 보조 물질인 일종의 영양제다. 이는 천연 항히스타민제이고, 대사질환, 알르레기, 염증 치유, 암 종양 치료에 상당히 효과가 있다고 말한다. 이 물질은 양파에 많이 함유되어 있다고 한다.

필자는 특히 스트레스를 많이 받았을 때 속이 쓰리고 불편해지면 케르세틴 생성, 케르세틴 생성이라고 반복 확언을 대략 5분여 정도만 해주면 이내 이 증상은 사라진다.

그리고 염증 증상이 느껴지면 역시 케르세틴 생성이라고 반복 확언을 해주면 염증 증상은 수월하게 사라지는 결과를 보여준다. 앞서 염증 증상은 이미 누누이 말하였다. 트라우마의 영향으로 뇌의 중추 신경계에서 염증이 만들어져 신체의 약한 부분으로 전달되어 통증과 질병을 만든다고 말이다. 그때는 트라우마를 정화해주면 염증 생성은 중단되어 질병이 치유된다는 기전을 설명하였다.

그 외 신체에 나타나는 염증은 특별히 대처방법을 모르고 있었다. 케르세틴이 염증에도 효과가 있다는 설명을 듣고서 염증 현상에 적용해보니 의외의 반응을 보인다. 소소한 염증 증상에 역시 케르세틴 생성되라고 확언을 해주면 수분 정도면 염증이 줄어듦을 알게 된다. 더불어 비만증에도 적용을 해보니 현저히 효과가 나타나는 듯하다. 지금은 "케르세틴"을 염증 제어의 특효 성분이라고 표현하고 있다.

필자의 큰 아들이 과거에 다이어트를 여러 번 시도를 하였지만 요요현상 때문에 실패를 보았다. 그 결과 체중이 최정점인 130kg이상 되는 듯하다. 부모로서 자연 걱정이 클 수밖에 없다. 한동안 포기상태에 있다가 3~4개월 전부터 다이어트를 다행히 시도하기 시작하였다. 필자는 쾌재를 부른다. 왜냐면 비만은 어차피 염증과 관련 있음을 알기에 천만다행이라 생각되었다.

필자는 일주일에 한두 번 30분에서 한 시간 정도 케르세틴 생성되라는 염력을 보내주었다. 다이어트 방법은 야채식과 걷는 운동 요법을 병행하고 있었다. 보통 다이어트를 하면 체중이 한 달에 2~3kg에서 3~4kg정도 빠지는 것이 일반적일 것이다. 그러나 체중이 대략 한 달에 7~8kg 아니 10kg정도는 빠지는 듯하였다. 큰 아들은 여기에 힘을 얻어 더욱 열심히 다이어트에 매진하는 듯하였다.

3~4개월이 지난 지금은 대략 100kg이하로 보인다. 30kg이상 빠진 것은 분명하다. 체중이 빠지는 것이 눈으로 확인이 될 정도인, 한마디로 쭉쭉 빠지는 듯한 결과를 보여준다. 조금만 더 빠지면 키가 178cm이니 거의 정상회복이 된다고 보고 있다.

큰 아들은 염력을 보내준다는 사실을 모르고 있다. 정확히는 모르겠지만 염력의 케르세틴 생성 확언이 의외의 효과를 가져다준다라고 필자는 믿고 있다. 이제는 몸에 맞는 새 옷을 사서 입어보고, 마냥 좋아하는 모습을 보니 그저 흐뭇하기만 하다.

그리고 불면증과 관계된 호르몬은 "멜라토닌"을 보자. 뇌의 송과선에서 생성 분비되는 물질이다. 이는 불면증 치료제로도 만들어져 있으며, 자연적으로 수면을 유도하는 작용을 한다고 한다. 생체 리듬이 깨져있는 경우나 멜라토닌 수치가 낮은 노인들, 혹은 불면증 환자에게 효과가 있다고 알려져서 약으로 만들어져 사용되고 있다.

필자는 예민한 성격이라서 자다 깨어나면 잠을 잘 이루지 못하는 경우가 많다. 신경 쓸 일이 있어서 갑자기 생각이 나면 거기에 집착되어 몰두를 하게 된다. 정신은 점점 또렷해지고 잠은 오지 않고, 한마디로 미칠 지경이다. 이런 일이 빈번했고, 많은 방법을 적용해도 결과는 별로였다. 일테면 이완 요법, 암시요법, 기공 요법, 마사지 요법 등 할 수 있는 방법은 다 동원을 하여도 확실한 방법을 찾지 못하였다.

우연히 생각이나 멜라토닌 생성을 적용하게 되었다. 자다가 깨어나서 잠이 안 오면 멜라토닌 생성, 멜라토닌 생성이라고 확언을 해주면 신기하게도 몽롱해지고, 정신이 오락가락 해지면서 어느 순간에 잠이 든다. 확언을 1~2분 정도만 해주어도 이런 현상이 나타나기에 쾌재를 부른다.

지금까지 수개월이 지났지만 효과는 거의 같이 나타난다. 일시적인 현상이 아니기에 분명 멜라토닌이 생성된 결과로 확신이 가게 된다. 그리고 숙면에도 도움이 된다는 사실이다. 불면에서 어느 정도 해방이 되었다는 사실에 감복을 받으면서 더 없는 감사함을 느낀다.

그리고 미토콘드리아를 말해보자. 우리 몸의 하나의 세포 안에는 미토콘드리아가 무려 100~1000개 정도가 들어있다고 한다. 60조 개의 모든 세포에 말이다. 이들 미토콘드리아는 세포 소기관의 하나로 세포에 에너지를 생성하여 공급해주고 있다. 일테면 에너지를 생성하는 일종의 발전소라고 지칭을 하면 될 것이다.

에너지 생성이 활발한 세포일수록 많은 미토콘드리아를 지니고 있으며, 에너지인 ATP를 생성하여 인체에 활력을 불어 넣어주기도 한다. 또한 미토콘드리아는 기능을 상실한 세포를 죽이며, 암세포나 다른 세포로 변이되는 것을 막아주는 역할도 수행한다고 한다.

이들 세포내 미토콘드리아의 일부는 병들어있는 것도, 노쇠 돼 있는 것도, 또한 기력이 떨어져 제 기능을 못하는 것들도 분명 존재할 것이다. 이때 미토콘드리아가 생성이 된다면 몸에 활력을 불어넣음은 당연할 테고, 기능을 상실한 미토콘드리아를 대체한다면 질병 치유의 가능성도 충분하리라는 기대를 해본다. 그래서 필자는 미토콘드리아 생성의 가능성을 생각해 시도하였다. 미토콘트리아 생성, 생성되라고 똑같이 확언하게 되었다. 역시 목소리가 커지면서 우선 활력이 생김을 알 수 있다.

인체의 어느 부분을 의식하지 않고, 생성되라고 하면 인체의 모든 세포에 영향을 주어 미토콘드리아는 생성될 수도 있을 것이다. 심장을 생각하면서 생성을 유도하면 심장 세포 미토콘드리아 생성에 기여할 것이다. 만약 허리가 아프다면 허리 세포의 미토콘트리아 생성에 기여하여 치유에 도움이 되리라 본다. 모든 부분에 적용이 다 가능하다고 본다.

필자는 최근 뇌에 관심을 가지어 공부를 하는 중이다. 뇌에는 1000억 개의 뇌세포인 뉴런이 있다. 그리고 뇌세포를 보좌하면서 면역작용을 하는 1조개가 되는 마이크로 글리아세포를 의식하지 않을 수가 없다. 이들을 생각하면서 미토콘트리아 생성되라고 확언을 또한 해준다. 그러면 머리가 산뜻해지면서 싱그러운 느낌을 받는다.

그리고 기억을 관장하고 재생산하는 해마를 의식하여 미토콘드리아 생성 확언을 한다. 기억력에 도움을 주는 듯하다. 그리고 눈의 노안을 의식하며, 뇌의 후두엽에서 시각을 관장하기에 후두엽 세포의 미토콘드리아 생성 확언을 해준다. 아직 뚜렷한 효과는 느끼지 못하지만 만약 미토콘드리아가 생성된다면 반드시 그에 따른 효과를 볼 수 있을 것이라 기대한다.

만약 이들 현상이 가능하다면 하나의 세포에 100개의 미토콘드리아가 생성 된다고 가정하면, 인체의 모든 세포수가 60조니까 그 생성되는 숫자는 천문학적인 숫자가 된다. 그렇게 되면 우리 몸에 어떤 영향을 미칠까? 소름이 돋는 일이다.

일테면 건강수명의 척도를 텔로미어 길이로 판정을 한다. 염색체 끝부분에 연결되는 텔로미어 길이가 길면 건강수명이 길다는 뜻을 의미하고, 짧으면 수명이 짧음을 나타내고 있다. 염색체 복제수가 많으면 당연 수명이 길어진다는 뜻을 의미하고, 복제수가 적으면 수명이 짧게 됨을 의미한다. 여기까지 아직은 의미를 부여할 수 있는 입장은 아니기에 이 정도로 표현을 한다.

그리고 어떤 통증이나 몸에 이상이 있을시 그 부분을 생각하면서 미토콘트리아 생성되라고 반복 확언을 해주면 통증과 몸의 이상은 빠른 시간 안에 가벼워진다. 이번에 코로나 19의 모더나 백신 3차 접종을 하였다. 하루가 지나니 주사를 맞은 부분이 통증이 나타나며 팔을 움직이는데 제법 부담을 준다. 시험 삼아 미토콘트리아 생성이라고 확언을 10여분 해주니 바로 통증이 가벼워짐을 알 수 있었다. 그 후론 통증을 거의 느끼지 못하였다.

그리고 앞장에서 시골의 어머니 예를 들었었다. 팔과 어깨, 허리, 다리 모두가 저리고 쑤시고 통증이 온다고 하였다. 팔과 어깨는 수년 전에 원격염력으로 트라우마 처치를 하여 많이 호전되었다. 그러나 다리는 15년 전에 양쪽 다 무릎관절 수술을 하였던 관계로 염력처리를 하였지만 효과는 별로였다.

필자의 사견이지만 양쪽 다 수술을 하여서 혈관과 신경이 차단되었기에 한마디로 기혈순환이 안되어 효과가 없었다고 판단을 하였다. 어머니는 수 없는 일반적인 치료를 하였지만 양쪽 발부분의 저리고, 쑤시고, 아픈 증세는 사라지질 않고 줄곧 지금까지 고통만을 받아왔다.

역시 시험적으로 양쪽 발에 적용하였는데 효과가 나타나게 된 것이다. 첫날은 30여 분 미토콘트리아 생성이라는 확언을 해주었다. 그 다음날 바로 효과가 있음을 알 수 있었고, 그후 조금씩 염력을 가해주니 거의 증상은 사라졌다고 하신다. 이와 같은 사례를 볼 때 미토콘트리아 생성 확언은 상당히 어떤 특기할만한 가능성을 확보할 수 있으리라 기대를 하게 된다. 예상치 않은 효과를 가져다준다.

물론 정확히 미토콘트리아가 생성이 되어서 이런 결과가 온다고는 아직은 확정할 수가 없다. 아니면 미토콘트리아 활성에 도움을 줘서 나타나는 현상은 아닐지? 좀 더 시간을 두고서 연구 분석을 해야 할 필요가 있을 것이다.

이와 같은 사례도 있음을 표현해본다. 우리의 잠재된 능력으로 충분하리라 생각한다. 여기서도 믿고 안 믿고의 생각의 차이는 분명히 따른다. 믿음을 가지고 실천을 한다면 손해 볼일은 없으니까, 한번 시도를 해보시라. 당신의 것으로 소유해볼 만한 충분한 가치가 있지 않은가?

하나의 예를 더 들어보자. 이는 산소 생성의 얘기다. 뒤편에서 더 서술되어 진다. 우리 몸의 통증이 있거나 아픔이 따르면 그 부분에 혈류가 부족하여 산소의 결핍이 나타나 빈혈현상이 온다고 한다. 그 결과 통증이나 아픔이 따라온다는 해석이다. 그리고 암 환자의 암부위에는 산소가 부족하여 저산소 상태에서 암세포가 무한 증식을 하게 된다고 한다. 산소가 개입하면 암세포의 증식은 불가하다는 이치다.

그래서 필자는 어느 부분에 통증이 있으면, 그곳을 의식하면서 위의 미토콘트리아에서와 같이 산소 생성, 산소 생성라고 반복 확언을 해주면 수분만 해줘도 통증은 가벼워지면서 사라진다. 머리가 띵할 때도 똑같이 산소 생성이라고 확언을 해주면 이내 증세는 없어진다. 타인들에게도 똑같이 염력을 보내주면 웬만한 아픔이나 통증은 역시 같은 효과를 보여준다.

뒤편에서 표현되지만 지인의 심장 절개 수술 후, 통증이 심하여 전전긍긍이다. 이때도 산소 생성 염력 확언을 통하여 수일 만에 처치하였다. 그리고 암세포는 무산소일 때 활성화되어 무한 증식을 한다고 하였다. 이때 산소를 공급하여 암세포의 대사를 저지해야 한다고 한다. 그래서 최근에 현대의학에서는 고농도 산소요법을 이용하여 암 환자에게 적용하고 있음을 알 수있다.

수많은 물질들이 인체에 필요할 것이다. 어떤 물질이 되었든 간에 필요로 하는 물질들은 충분히 체내에 끌어드릴 수 있다고 보여진다.

일테면 산소, 수소, 칼슘, 마그네슘, 산화질소, 요드, 황산화의 여왕인 그루타치온, 염증의 특효성분인 케르세틴, 뇌를 맑게 해주는 아세틸 콜린, 세포내 미토콘트리아를 재생 복제하는 물질인 Pqq, 미토콘트리아에 활력을 불어넣어 주는 물질인 코엔자임, 피세틴, Dhea, 루테올린, 레시틴, 락토페린, 글리신, 멜라토닌, 살포라판 등등 거의 필요한 모든 물질들을 체내에 끌어들여 생성시킬 수가 있다.

이들 인체에 필요한 물질들은 어떤 식물이나 곡물들에 포함되기 전에 우선 우주 공간에 필요한 물질들은 이미 꽉 차 있는 충만한 상태라고 생각된다. 어차피 만물의 주인은 인간의 마음이기에, 마음으로 이들 물질의 생성을 염원하고 요구하면 충분히 가능해진다는 사실을 경험상 말하고자 한다.

2020년 초의 일이다. 이미 앞에서 난청 치유의 사례를 들었었다. 그 친구의 얘기다. 처음에 난청을 확인한 후 필자는 마음의 중요성을 인식할 수 있게 하기 위해서 필자의 책을 읽게 하였다. 그리고 필자는 염력을 보내서 불과 십여 일만에 난청과 귀에서 짓 물이 나는 증상을 완전히 사라지게 했다고 말하였다.

그런데 하나의 문제가 더 있었다. 난청 부분 쪽의 고막이 뚫려져 있다고 한다. 이는 재생이 안 되기 때문에 병원에서는 수술을 해야 된다고 하였다. 그래서 상황을 살피면서 그해 11월쯤 수술을 하기로 예약을 하였다고 한다. 필자는 아마도 고막의 재생도 마음으로 가능하지 않을까 하는 생각에서, 친구에게 마음으로 재생을 시도 해보자고 권유를 했었다.

창조주는 말씀 즉, 마음으로 우주를 비롯하여 모든 만물을 만들었고, 모든 생명체에 생명을 불어넣어서 생명체는 존재하고, 인간도 존재한다. 그 위대한 생명의 힘이 자신 안의 생명과 똑같은 성품을 지니고 있기 때문에, 인간도 모든 것을 창조할 수 있는 힘과 능력이 있음을 뜻한다. 자신 안의 생명이 자신의 육체도 결국 만들었기 때문이다. 그러니까 고막이 뚫려있는 증상 정도는 재생이 충분히 가능할 것이라고 말하였다.

고막 정도는 재생을 시키지 못할까? 믿으면 가능할 것이고, 믿지 않으면 불가능할 것이라고 말이다. 모든 것은 생각의 힘에 의해서 창조되었기 때문이다. 그래서 자신이 원하는 것을 얻는 방법은, 자신이 원하는 것을 받을 자격이 있다는 사실을 믿으면 된다. 다른 물질들도 생성이 되길 원하면 생성된다는 가능성을 말했기 때문이다. 그래도 믿음이 부족하다면 마음공부를 더 하는 수밖에 없다고 얘기를 하였다.

얼마 전에 그 생각이 나서 친구에게 전화로 물어보니까 생활하는데 불편함이 없고, 수술의 위험 부담도 있기 때문에 전화로 예약한 수술 날짜를 해약했다고 한다. 그래도 조금은 아쉬운 감이 있어서 다음에 병원에 가게 되면 확인을 해보라고 말하였다. 정성을 다해 의식을 가

해준다면, 고막 정도는 충분히 재생이 가능하지 않을까 하는 생각을 해보았다.

더불어 우리의 생각은 뇌의 신경가소성에 영향을 주기 때문에, 그 또한 가능성을 생각해볼 수 있을 것이다. 고막의 재생을 염두에 두고 염원을 줄곧 하게 되면, 고막을 관장하는 뇌 부분의 영역에 신경 연결 망이 생성될 것이라고 과학은 말한다. 그 신경 연결망은 자연 귀의 고막과 연결이 되기 때문에 긍정적인 영향을 줄 것이다. 이때 뇌에서는 그에 따른 신경 전달물질이 생성되고, 신경 펩티드(유사 단백질)와 효소등도 생성된다. 그렇게 되면 충분히 고막의 재생은 가능하지 않을까?

그리고 우리가 어떤 생각을 하게 되면 그에 따르는 물질이 생성된다고 한다. 슬프면 슬픔의 물질이 생성되고, 기쁘면 기쁨의 물질이 생성되고, 스트레스를 받으면 코르티솔이나 아드레날린이 생성된다. 믿음을 가지면 믿음의 호르몬인 도파민, 세로토닌, 옥시토닌 등의 물질이 생성되고, 엔돌핀, 엔케파린 등의 통증 억제 물질인 단백질을 생성한다. 마음이 뇌와 직접 연결돼있어서 이런 작용이 가능해진다.

따라서 위의 물질 생성의 내용들에 대해서 필자는 희망적인 확신을 갖고 있다. 왜냐면 자신이 원하면 원하는 것을 끌어들일 수 있고, 성취가 가능해지기 때문이다. 원하면 자신의 표현을 바꿀 수 있는 선택권이 있다.

그리고 자신의 내면에 그런 지혜와 능력이 있다는 것을 알게 되면, 생각은 내면의 신성과 연결되어서 염원하는 일이 이루어지는 것이 가능해진다. 그것은 오로지 생각의 결과이자, 시크릿의 법칙을 따른다.

우리는 무한한 역량을 지닌 존재라고 공부하였다. 내 안에 무한의 보고가 잠자고 있다는 사실이다. 무한한 보석을 소유하고 있다는 믿음이 있어야지만, 그 보석을 꺼내쓸 수 있기 때문이다. 모르면 그 보석을 꺼내 쓸 수는 없다. 내 안에 무엇이 존재하는지 인식하는 것이 가장 중요한 핵심이다. 결국 믿는 마음 즉 신념의 힘을 일컫는다.

성경에도 너희가 믿으면 못 이룰 일이 없다고 분명히 말하였다. 겨자씨만한 믿음만 있으면 이 산을 저쪽으로 옮길 수 있다고 말하였다. 믿음의 힘은 절대적인 가치임을 의미한다.

심생즉 종종법생(心生則 種種法生) 이요,

심멸즉 종종법멸(心滅則 種種法滅) 이다.

일체는 유심조요(一切 唯心造) 요,

만법은 유식(萬法 唯識) 이다.

"마음에서 생기게 하면 모든 것이 생기고

마음에서 그것을 없애면 모든 것이 없어진다."

불경의 말씀이다. 즉 모든 것은 마음이 만들고, 마음에 따라 소멸된다는 뜻이다. 마음이 만법의 근본이라는 진리의 말씀이다.

예수나 석가는 그들 안의 보석 즉, 무한한 능력과 힘이 있다는 사실을 알았을 것이다. 그것을 인정하고 커다란 깨달음에 이르게 돼서 결국 성인의 반열에 오르게 되었다고 생각한다. 그리고 소크라테스, 아인슈타인, 톨스토이, 레오나르도 다빈치, 베토벤 등등 나름대로 성과를 올린 사람들도 마찬가지다. 자신의 내면에 무엇을 소유하는지를 알았기 때문에, 그것을 찾으려는 무한한 노력과 연구를 한 결과로 그들은 존재한다.

우리는 내가 누구인지 내 안에 어떤 것을 소유하고 있는지 알고, 그것을 믿고 인정해야 한다는 사실이 중요하다. 내 안에 아무런 능력과 힘이 없다고 생각하면 아무런 능력도, 힘도 발휘하지 못한다. 보통 사람들은 잠재능력을 5% 정도만 발휘한다고 말한다. 소크라테스, 아인슈타인, 톨스토이, 레오나르도 다빈치, 베토벤 등은 아마도 10% 정도의 능력을 발휘했을 것이다. 예수나 석가는 적어도 90% 이상의 능력을 발휘해서 성인의 반열에 올랐을 것이라 추측을 해본다.

보통 사람들은 5% 정도의 능력 밖에 발휘 못한다는 표현은 95%의 능력을 사장시키고 있다는 얘기다. 모두는 똑같이 이런 안타까운 아쉬움에 빠질 뿐이다. 우리는 이런 안타까운 삶을 살아가고 있음을 알 수있다. 그러한 원인이 내면의 숨은 보석을 알지 못해서일까? 아니면 이를 찾으려는 노력이 부족해서일까? 보다 진보된 내일을 위한다면 창조를 위한 부단한 노력과 선택이 기다리고 있을 뿐이다.

인간이 부여받은 생명은 위대함의 결정체이기에 그 생명의 힘은 무한한 사랑, 무한한 지혜, 무한한 공급, 무한한 능력, 무한한 힘을 바탕으로 이루어진다. 우리라는 존재가 그런 위대함을 소유하고 있기에 불가능이 없음을 말한다. 그러니까 못한다, 능력이 없다, 힘이 없다라는 그런 말은 우리와 어울리지 않는다.

제한을 두지 말자. 한정을 두지 말자. 이들 에고가 당신의 창조를 방해하는 가장 큰 요인이다. 생각만으로 당신이 염원하는 것은 무엇이든지 가능해질 것이다. 시크릿 법칙이 적용된다. 그것은 당신 내면의 신성과 조우를 하기 때문에 창조는 이루어진다.

b. 마음으로 체내 "산소"를 생성시키다.

일반인들이 우리가 필요한 물질을 어떤 약품이나 식품 등에서 보충하지 않고, 마음으로만 필요한 물질을 체내에 생성시킨다고 한다면 무슨 말도 안 되는 뚱딴지같은 생각을 하느냐고 치부할 것이다. 하지만 이런 사실들이 가능하다는 점을 필자는 수 없는 경험을 통하여 실생활에 진작 적용을 해오고 있다. 여기서는 산소 생성에 대하여 간략히 말하고자 한다.

우리 몸에 통증이 있거나 아픔이 따르면 그 부분에 혈류가 부족하여 산소의 결핍이 나타나 빈혈현상이 따른다 한다. 그 결과 통증이나 아픔이 나타나면서 불편함을 준다. 퇴행성 관절염, 허리 통증이 산소의 영향을 받고, 어깨 통증, 두통 역시 마찬가지다. 거의 모든 통증이 산소 결핍의 영향임을 말한다. 특히 우리 뇌는 산소를 가장 많이 필요로 하는 기관이다.

그리고 암 환자의 암 부위에는 산소가 부족하여 저산소 상태에서 암세포가 무한 증식을 하게 된다고 한다. 산소가 개입하면 암세포의 증식은 불가하다는 이치다. 다 제쳐놓고 5분만 숨을 못 쉬면 바로 죽음이다. 우리 삶인 생명작용에 가장 중요한 물질임이 틀림이 없다.

그래서 필자는 어느 부분에 통증이 있으면 그곳을 의식하면서 산소 생성, 산소 생성이라고 반복 확언을 해주면 수분만 해줘도 통증은 가벼워지면서 사라진다. 머리가 띵할 때도 똑같이 산소 생성이라고 확언을 해주면 이내 증세는 없어진다. 장거리 운전 시 졸음이 올 때면, 역시 산소 생성이라는 확언을 해주면 효과가 나타난다. 타인들에게도 똑같이 산소 생성이라고 염력을 보내주면 웬만한 아픔이나 통증은 역시 같은 효과를 보여준다.

한번은 지인이 심장혈관이 막혀 심근경색의 증세로 병원에 입원하였다. 심장 스탠스 시술은 배제하고, 막혀있는 심장혈관을 직접 제거하고 허벅지의 혈관을 이식하는 대수술을 하였다. 수술 두 달 후쯤 전화를 하였던바 가슴에 통증이 심하여 전전긍긍이다. 아마도 단순히 수술 부위가 제대로 아물지 않아서 통증이 있다고 판단을 하였다.

지인은 필자가 염력투여를 한다는 사실을 진작부터 알고 있었다. 염력투여 부탁을 하기에 나름 수술부위를 생각하면서 염력을 보내주었다. 이틀 후쯤 확인을 하니 효과가 없다는 것이다. 지인의 말인즉 가슴뼈를 절개하여 심장을 드러내고, 혈관 세 곳이 막혀서 다른 부위의 혈관을 이식 수술을 하였다 한다. 그리고 수술한 가슴 부위를 사진 찍어 문자로 보여주는데, 목부터 명치 부분까지 절개한 모습을 확인할 수 있었다.

그제야 필자는 가슴뼈 절개한 부분이 접착되면서 아무는 과정에서 통증이 수반된다고 판단을 하게 된다. 통증이 심각할 정도로 상당 기간 심하게 고통을 주고 있었다. 그 접착 부위를 생각하면서 산소 생성, 산소 생성되라고 30분정도 염력 확언을 보내주었다. 다음날 확인을 하니 상당히 통증이 줄어들었다고 한다. 크게 다행이었다. 수일을 생각날 때 염력을 준 결과 생활하는데 더 이상 불편함이 없다고 하였다. 산소가 통증과 직결된다는 사실을 절감하게 된 경험이었다.

그리고 암 환자의 종양은 저산소 상태에서 암세포가 증식한다고 하였다. 일테면 무산소 대사 상태에서 암세포가 활성화되기에 산소를 공급하여 대사를 못하게 한다는 이론이다. 무산소 상태에 산소를 공급하면, 더 이상 암세포가 증식하지 못하기에 이때 치료가 가능하게 될 것이다. 일테면 암세포가 생존할 수 없는 환경을 만들어 주면 암은 치료가 된다는 해석이다.

그 예로서 고농도 산소요법을 이용하여 치료에 적용하여 효과를 보고 있다는 연구결과를 의학은 말하고 있다. 역시 암에는 산소가 결정적 영향을 끼치고 있음은 확실해 보인다. 필자의 산소 생성 방법이 암 치유에도 어느 정도 가능성이 있으리라 기대를 해본다.

산소는 에너지를 만들기에 미토콘트리아 대사부터 우리 몸에 큰 영향을 주고 있다. 산소가 부족하면 항노화 성향이 약해진다고 한다. 산소 부족은 대부분의 질병에 악영향을 미칠 수밖에 없다. 특히 말초의 모세혈관이 막히면 혈액이 통과하지 못하게 되어 주변의 세포엔 영양분과 산소의 공급이 차단된다. 이때 세포들은 결정적 타격을 받아 이들 현상이 오래 지속이 되면 당연 여러 질병은 따르게 된다.

체내 세포의 영양분과 산소 공급은 오로지 혈액을 통해서만 전달되기 때문이다.

따라서 산소를 공급해준다는 사실은 신체의 모든 세포의 생존과 기능에 결정적 역할을 하고 있다. 더불어 신체의 활력과 질병의 예방과 치유에 핵심적 역할을 한다는 사실을 알 수 있다. 크게 관심을 가져야 할 사항임은 틀림없다.

필자의 사례들이 아직은 객관화되어 증명되어 진 것은 아니다. 그러나 필자는 우리에게 필요한 물질들이나 어떤 성분이 필요하면 필요한 물질을 생성되라고 반복 확언을 해주면 반드시 그와 상응하는 효과가 있음을 많은 경험을 통하여 익히 알고 있다. 예를 들어 황산화의 여왕이라는 "글루타치온" 생성이라고 확언하면 활성산소가 사라짐을 즉각적으로 몸을 통하여 알 수 있다.

염증을 줄이는 획기적인 물질인 "케르세틴" 생성이라고 확언을 해주면 역시 염증 반응이 수월하게 사라짐을 알고 있다. 케르세틴은 양파 등에 많은 성분이 함유되어 있다고 알려져 있다. 혈관의 확장이 요구될 때 산화질소(NO) 생성 확언을 해주면 일정한 효과가 따른다.

많은 요인들이 있지만 한 가지만 예를 더 들어보자. 밤에 자다가 깨어나 잠이 잘 들지 않는 불면증 증세가 있으면, 멜라토닌을 생각하면서 역시 멜라토닌 생성되라고 반복 확언을 해준다. 1분도 채 안돼서 비몽사몽 오락가락 하면서 어느새 잠에 빠져있음을 알게 된다.

필자는 마음 해독법(사기제어법)을 통하여 우리 몸에 불필요한 여러 독소나 이물질, 심리적 요인인 잘못된 믿음, 수치심, 콤플렉스, 트라우마 등도 얼마든지 제거 혹은 수정, 정화시킴으로서 그동안 수많은 질병을 치유한 사실을 필자의 저서들에서 진작 갈파하였다. 그렇다. 사라지라고 해서 어떤 불필요한 물질이 사라졌다면, 필요한 물질들도 당연히 생성되라고 말한다면 생성된다고 말할 수밖에 없을 것이다.

이런 사실들은 이미 성경이나 불경의 심오한 말씀에서 밝혀진 사실이다. 양자역학에서 이들은 해석되어 졌고, 100년 전에 증명을 하였던 사실을 조금만 관심을 가지면 알 수가 있다. 순수한 자연의 이치와 과학에서 적나라하게 증명하였던 원리이자 이치이기에 조금도 터부할 필요가 없는 것이다.

결국 우리 인간의 능력과 힘은 무한함 자체이고, 위대한 역량을 소유하고 있음을 말하고자 한다. 오로지 물질의 생성 소멸은 마음에 의하여만 가능해진다. 따라서 위의 내용 들은 인간이 지니고 있는 역량 중에 아주 소소한 한 부분일 것임은 자명하다.

c. 황산화의 여왕인 "글루타치온"을 생성하다.

활성산소는 노화의 주법이자 암에서부터 거의 모든 만성병의 원인이라는 사실은 대부분의 사람들이 인식하고 있다. 필자는 십 수 년 전부터 활성산소의 폐해를 경험하면서 분석하여 그의 처치법을 나름 강구를 하였다. 필자가 창안한 마음 해독법(사기제어법)을 적용하면 충분히 그로 인한 피해를 줄일 수 있었다.

#. 필자가 경험하였던 활성산소의 악영향의 사례를 간단히 들어보자.

a. 변비가 해소되다.

b.피곤이 해소되다.

c. 지겨움이 사라진다.

d. 숙취도 활성산소의 영향이다.

e. 속 쓰림 증세(역류성 식도염).

f. 과식후의 속이 부대낌.

g, 감기 증세 때 인후 부분의 통증,

h, 운동 후의 팔 다리 통증.

i, 공황 장애.

j. 중독 증상.

k. 구내염(잇몸 증상).

이들 증상이 발생할 때 각 증상마다 수분에서 수십 분 정도 활성산소 제어를 해주면 위의 증상들은 감쪽같이 사라진다. 한 가지 안타까운 점은 나이가 들면서 활성산소를 제어해주는 황산화 물질이 줄어든다는 안타까움이다. 이를 위해서 황산화 물질이 많이 함유되어 있는 식품이나 약품 등을 복용하여 보충을 하여야 한다는 점이다.

필자는 활성산소가 의식이 되어 불편함이 느껴지면 활성산소 사라지라고 반복 확언을 해주면서 활성산소를 제어해준다. 하지만 황산화 물질의 부족이라는 생각이 들어 아쉬울 때, 황산화의 여왕이라는 "글루타치온" 생성이라고 반복 확언을 해주면 소기의 성과를 거둘 수 있었다. 일테면 활성산소가 발생되어 어떤 불편함을 느낄 때, 글루타치온 생성이라고 확언을 해주면 불편함이 역시 사라진다. 활성산소가 제거된다는 이치다.

여기서 어떤 물질이 사라지라고 하면 사라진다는 이론은 대부분 거부감을 느낄 것이다. 더구나 어떤 물질을 생성되라고 하여 생성된다는 얘기는 사실상 모두는 허구라 여김은 분명하다. 하지만 필자는 십수 년 전부터 질병 치유나 통증 치유 시 사라지라는 확언을 하여 치유시켰다는 사실은 필자의 책 『마음이 통하는 치유의 기적』과 『내 마음은 인류 최고의 의사』에서 이미 누누이 설파되어 졌다. 그의 이치와 원리, 방법들이 자세히 수록되어있다. 그리고 블로그나 다른 매체를 통해서도 이들 내용은 얼마든지 확인이 가능하다.

반면 어떤 필요한 물질이 생성되라고 하면 생성된다는 이론은 수년 전에 우연히 깨달아 적용을 해오고 있다. 인체에 필요한 물질들은 어떤 식품이나 약품을 복용하지 않더라도 얼마든지 가능하다고 본다. 일테면 마음만으로 체내에 이들 물질을 끌어들여 나름 적용을 하고 있다.

우주 공간에는 인간에게 필요한 모든 질료가 이미 충만해 있기에 가능한 일이라 본다. 생명 생성의 이치를 살펴보자. 사람, 동물, 식물, 물고기 등 이들 생명체는 우리 주변에 즐비하다. 이들 생명체의 만들어진 과정에는 우주 공간에 준비되어 있는 질료를 이용함은 당연한 귀결이다.

그러기에 인간도 정자와 난자가 결합되어 어머니의 배속에서 잉태되어 10개월 후 생명체로 탄생된다. 이때 탄생에 필요한 모든 질료는 우주 공간의 질료를 이용하였음은 이론의 여지가 없을 것이다. 이같이 인간에 필요한 모든 질료는 이미 우주 공간에 충만해 있음을 알 수 있다.

그리고 생명체가 죽음을 맞이하면, 결국 그들 질료인 원소들은 분해되어 자연의 원소로 회귀되면서 합류하지 않는가? 다음 생을 위하여 준비하여야만 한다. 모든 물질의 생성 소멸은 우주의 섭리에 의하여 완벽히 순환 고리는 형성되어 진다.

이들 물질들도 창조주의 마음으로 만들어졌기에 물질 자체엔 분명 의식인 정보가 내재되어 있다는 사실이다. 그러기에 사람의 마음으로 이들이 생성되기를 염원하면 생성이 된다는 이치다. 조금도 거북함을 느낄 수 없는 자연의 순수한 이치라 말하고 싶다. 그래서 필요한 물질을 생성되라고 하면 생성이 된다는 논리를 말함이다.

양자역학에서도 분명 갈파를 하였다. 물질을 쪼개고 쪼개면, 분자를 지나 원자가 되고, 원자를 쪼개면 미립자가 된다. 더 이상 쪼갤 수 없는 최소단위의 물질의 상태다. 이들 미립자는 반드시 의식인 정보를 소유하고 있다. 그들 자체엔 사람의 마음을 알아채는 정보가 있음을 말이다. 세상의 모든 만물이 의식인 정보를 소유하고 있음을 1900년 초에 양자역학자들은 이미 발표를 하였다.

그의 반증으로 물을 사랑한다고 하면, 좋은 물 일테면 육각수로 변한다. 증오한다고 하면 형편없이 일그러진 물의 형태를 띤다는 사실은 익히 알고 있다. 꽃도 사랑한다고 하면 아름다운 꽃을 피우고, 미워하거나 증오한다고 하면 아름다운 꽃을 피우지 못한다. 수저도 구부러지라고 염력을 보내면 구부러진다. 시골의 농작물도 주인의 발자국 소리를 들으면서 자란다고 우리는 너무도 잘 아는 상식의 얘기다. 이렇듯 만물은 인간의 마음을 꿰뚫는 속성을 지니고 있음을 알 수 있다.

성경의 말씀이나 불경의 난해한 말씀이 여지없이 양자역학에 의해서 증명이 되었다는 사실을 알 수 있다. 필자는 이러한 이치를 근거로 하여 물질의 사라짐과 생성의 원리를 나름 적용하였다고 표현을 한다. 결국 자연의 이치와 과학이 증명한 사실 범위 내에서 이루어진 결과물임을 말하고 싶다.

그래서 황산화의 여왕인 글루타치온 생성이라고 하면 글루타치온이 생성된다는 사실을 말한다. 활성산소 사라지라는 확언보다 오히려 글루타치온 생성 확언을 해주면 효과는 더욱 좋다는 사실을 역력히 느낀다. 지금은 그루타치온 생성만을 적용하고 있음을 밝힌다.

이렇게 조금만 의식을 확장하면 상상하지 못할 일들이 확립되어 성립된다. 우리 인간은 누누이 말하지만 무한 능력과 힘을 소유한 무한한 역량의 존재다. 그대로 완전무결 완전 원만한 위대함을 지닌 세상의 가장 으뜸의 존재임이 틀림없다. 내 안의 능력을 찾아 잠재능력 아니 자연치유 능력을 개발함이 우리의 소명이자 책무라 말하고 싶다.

d. 염증 증상에 특효인 "게르스텐" 생성으로 발목 통증이 순간 사라지다.

얼마 전부터 걷다 보면 오른쪽 발목에 약하게나마 통증을 느끼곤 한다. 매번 느끼는 것은 아니고, 어쩌다 한 번씩 느끼게 된다. 그리 심하지 않기에 별반 신경이 쓰여지진 않는다. 사는 곳이 아파트 6층이기에 운동 삼아 엘리베이터는 가급적 삼가고 계단을 이용하여 오르내리곤 하였다. 집사람이랑 큰 아들은 내려갈 땐 걷지 말고, 엘리베이터를 이용하라고 성화를 댄다. 무릎에 영향이 가니 좋을 것이 없다는 말이다.

신경 쓰지 말라고 일축을 하였다. 괜찮다고 생각하면 괜찮을 테고, 안 좋다고 생각하면 안 좋은 결과가 올 것이 당연하다고 항시 생각하였다. 위대한 생명이 그까짓 계단을 걸어서 내려온다고 무릎이 상하진 않는다는 평상시의 필자의 강한 지론에서 비롯된 결과다. 찬 공기를 쐰다고 모두가 감기에 걸리나? 짠 음식을 먹는다고 해서 모두가 고혈압이 되나? 단 음식을 먹는다고 해서 모두가 당뇨 환자가 되는 것은 아니다.

위대한 생명이 그까짓 찬 공기, 짠 음식, 단 음식 정도에 쩔쩔맬 수는 없을 뿐이다. 이들을 가리고, 두려워하고, 무서워하는 나약한 마음이 문제가 될 뿐 다른 것은 없다. 괜찮다고 생각하면 괜찮은 것이다. 마음에 품고있 는 생각이 육체의 표면으로 나타난다는 필자의 오랜 경험에서 오는 지론이다.

찬 공기를 쐬지만 감기에 걸리지 않는 사람도 있다. 짠 음식을 즐겨 먹는 사람 중에 고혈압에 시달리지 않는 사람은 얼마든지 있다. 단 음식 역시 마찬가지다. 필자도 시골에서 커서 짠 음식이 몸에 배어서 지금까지도 비교적 맵고 짜게 음식을 섭취하지만 고혈압하고는 거리가 멀다.

담배는 피우지 않고 술은 약간씩 마시는 편이다. 당연 군것질을 즐기며 단 음식을 좋아한다. 아직 당뇨하곤 거리가 멀다. 그리고 하는 일 관계상 바깥에서 주로 활동을 하지만, 아직까지 감기는 4~5년 동안 한 번도 걸린 적이 없다. 그렇다 마음먹기에 따른 결과이지, 그들 사소한 미물들이 내 안의 위대한 생명에 위해를 줄 수 있을 정도의 힘은 없다. 그들은 아주 나약하고 미미한 존재들이다. 단지 우리가 그들 미물에 어떤 의미부여를 하기 때문에, 그들을 좀 더 경계의 대상으로 의식하고 있을 뿐이다.

우리 생명의 힘은 우주, 태양, 지구를 만들면서 이들을 일사분란하게 조율하는 힘과 같은 동질의 힘이다. 모든 생명체에 생명력을 불어넣어 존재케 하는 힘과 동일한 같은 힘이다. 창조주는 말씀으로 이 세상 만물(인간의 육체를 포함)을 만드셨다고 성경에는 분명 명시하고 있다. 불경에도 공즉시색 즉, 마음이 이 세상 만물(인간의 육체를 포함)을 모두 만들었다고 말하고 있다.

우리의 생명은 어차피 창조주로부터 비롯되었기에 창조주의 생명이나 우리의 생명은 하나로 같다는 의미이다. 창조주의 생명과 우리 생명이 성질, 성격, 성품이 똑같다는 뜻을 내포한다. 창조주는 어버이고 우리는 아들딸이기에 말이다. 부정할 수 없는 확고 불변의 진리일 수밖엔 없을 뿐이다.

그래서 생명은 위대하다고 말할 수 있는 것이다. 위대한 생명이 아파트 계단을 걸어서 내려온다고 무릎에 큰 무리가 온다는 것은 온당치 않는 사실이라 여겨진다. 물론 무리함은 피하는 것이 옳을 것이다.

무릎 통증의 원인이 어디서 비롯되는지는 정확히 알 수 없지만, 아파트 계단을 걸어서 내려온 결과 생기는 현상은 아닐지 하고, 약간의 우려도 해보는 것이 솔직한 심정이다.

점차 시간이 가면서 통증의 나타나는 빈도수가 많아지기에 은근히 염려되는 점도 있다. 통증의 단순히 염증에 의한 결과라면 문제 될 것은 전혀 없다. 왜냐면 염증만 제어하면 통증은 사라지기에 말이다.

그러나 이 통증이 트라우마와 관련된 통증이라면 염증만 통제해서는 효과는 없고, 트라우마를 정화해야지만 해결이 된다는 수 없는 경험을 하였기 때문이다.

그 예로 수년 전에 왼쪽 무릎이 아파서 아마 5년 이상을 고생하였었다. 단순히 염증만 처치해서는 결국 근본적인 뿌리를 뽑을 수 없기에 오랫동안 고생을 하는 우를 범하였다. 그 당시는 트라우마와의 인과 관계를 알지 못하였기에 전혀 트라우마는 적용을 못하였다. 한참 후에 거의 대부분의 만성병이나 만성 통증들은 심리인 스트레스 즉, 트라우마와 연결되어 있다는 세계적 석학들의 서적을 통하여 그 이치를 알게 되었다.

이미 앞부분에서 표현하였듯이 왼쪽 오십견으로도 수년간 고생하였고, 무좀 현상으로 10여 년을 고생한 경험이 있다. 13년 된 비염 증상도 마찬가지다. 본인뿐만 아니라 가족이나 타인들(원격염력을 적용)의 만성병이자 고질병들을 트라우마를 적용하여 수십 건의 사례를 통하여 완벽히 치유한 경험이 있다. 그것도 수일 내지 십 여일이면 치유는 이루어진다. 아마도 대부분의 고질병이자 만성병들이 이 트라우마와 관련되어져 치료가 어렵다는 사실을 모두는 모르고 있는 것이 현실이다.

각설하고 우선 트라우마는 생략하고 단순한 염증에 의한 결과 일지 모르니 염증만을 적용하였다. 염증을 줄이는 획기적인 성분이 있다고 말하였다. 이는 바로 "케르세틴"이라는 성분이다. 이 성분은 양파에 많이 포함되어 있다고 한다.

케르세틴을 적용하려면 양파를 많이 먹든지, 개발된 약을 복용하여야 할 것이다. 그러나 필자는 인체에 필요한 성분이 있으면 마음으로 체내에 얼마든지 끌어들이는 그런 경험을 하고 있다고 표현을 하였다. 우리에게 필요한 모든 물질들은 다 가능하다고 본다.

그래서 무릎 통증을 생각하면서 케르세틴 생성, 케르세틴 생성, 케르세틴 생성이라고 반복 확언을 하였다. 대략 30분 정도는 하였다. 그날은 의식을 못하다가 다음날 걸을 때 생각해보니 통증을 느끼지 못한다. 혹시 하고 더 주시하면서 그 다음날도 눈여겨보아도 통증은 완전히 사라진 듯하였다. 그래도 빨리 효과를 본 듯하니 다행이었다.

생각하길 이 통증은 그나마 트라우마와 연결이 안돼서 케르세틴만을 적용하여 염증만을 제어하니 통증이 사라진 결과를 나타낸다. 만약 통증이 사라지지 안했으면 트라우마를 적용해야 하였을 것이다. 트라우마는 비교적 복잡한 양상을 띤다고 앞서 서술하였기에 어느 정도 부담이 된다.

어찌하든 수일이 지나도 더 이상 통증 증상은 없었다. 이렇게 마음을 적용하면 통증이나 질병들은 정확히 원인만 파악된다면 크게 어려움 없이 통제를 할 수 있다. 이런 사실은 분명 팩트다. 통증이 생기고 병이 나면 단순히 약을 복용해야하고, 어떤 시술을 받아야만 한다고 모두는 한결같이 고정관념에 함몰되어 있다.

우리는 자연 치유능력이라는 말은 누구든지 쉽게 한다. 그러나 방법을 개발 하여 치유에 적용하는 사람들이 과연 얼마나 될까? 어차피 우리는 생명작용을 통하여 삶은 수행되어 진다. 생명은 생명으로 다스려야지 올바른 치유법이자 직접적인 치유라 판단된다.

생명의 본질은 마음이기에 마음으로 직접적 치유를 해야지만 가장 이상적인 방법이라고 말할 수 있을 것이다. 그러면 상상을 초월한 빠른 시간 안에 치유는 이루어지고, 부작용 전혀 없이 거의 모두 완벽히 극복되는 결과를 보여준다.

질병에 어떤 약물이나 시술을 대처한다는 사실은 단순히 보조적인 요법이자 간접적 치료라고 생각이 된다. 그러니 더디고 치료가 잘 안 된다는 사실은 누구든지 인정하는 부분일 것이다. 80억 인구의 모두 가 갖는 잘못된 인식에 함몰된, 공통된 의식이라 보여진다. 시각을 달 리할 필요는 충분하다고 본다.

e. 마음으로 "혈액"을 생성하자.

이런 얘기를 하면 사람들은 무슨 뜬금없는, 택도없는 궤변을 말하 느냐고 빈축을 받을지도 모를 일이다. 순수한 마음만을 이용하여 혈 액이 생성된다는 이론은 가당치 않다고 모두는 여길 것이다. 그러나 필자는 그동안 체내의 독(물질적 독, 정신적 독)을 마음만을 적용하여 해결한 많은 사례를 두 권의 책을 통하여, 다른 지면을 통하여, 혹은 블로그를 통하여 밝힌 바 있다. 그 결과 독이 원인이 되어 질병이 생 길 때, 원인인 독을 해독하면 자연 그 질병이 사라짐을 십여 년을 통 하여 많은 경험을 하였다.

그리고 더 나아가서 인체에 필요한 물질이 있을 때 약품이나 식품 을 이용하지 않고, 마음만으로 생성되라고 하면 생성됨을 수년 전부 터 터득하여 시행하고 있다. 이미 표현되어 졌지만 산소가 필요하면 산소 생성이라고 일정 시간 반복 확언을 해주면 산소가 생성되어, 통 증이나 그에 따른 질병은 치유가 된다. 황산화의 여왕으로 불리는 "그 루타치온"을 생성되라고 하면 활성산소가 즉석에서 제거되는 효과를 본다. 염증의 특효 성분으로 알려져 있는 "케르세틴"을 생성되라고 하면 염증 증상은 수월하게 해결된다.

세포의 미토콘트리아의 재생산을 꾀한다는 측면에서 "PQQ" 단백질의 생성을 생각하면 미토콘트리아가 정확히 생성되는지는 확인할 길이 없지만 인체에 활력을 불러오고, 어떤 신체의 이상 증상이 있을 때 적용하면 그 증상이 쉽사리 사라진다. 그리고 "코엔자임"단백질은 미토콘트리아의 활성을 돕는 성분이기에 이 역시 생성되라고 확언을 해주면 상응하는 효과를 보게 된다. 좀비 세포를 제거키 위하여 "피세틴" 생성이라고 하면 역시 신체에 그에 따른 반응이 나타난다.

혈관의 탄력이나 혈관의 이물질이 낄 때. 더불어 혈전을 제거키 위하여 "산화질소"를 생성되기를 원하여 산화질소 효소인 "NO"생성 확언을 해주면 산화질소가 생성됨을 알 수 있다. 그리고 인체에 필요한 무기물이나 비타민이 요구될 때, 일테면 칼슘, 마그네슘, 요오드. 아연, 비타민C, 비타민D 등등 필요할 때마다 생성되라고 요구하면 이들은 생성됨을 느낀다.

잠이 안 오면 "멜라토닌" 생성이라고 확언을 해주면 몽롱해지면서 어느새 잠이 든다. 비만의 경우 지방을 분해하는 효소인 핑거루트에서 추출되는 "판두라틴"생성을 요구하면 다이어트 효과가 나타난다.

이 밖에도 수없는 필요한 물질이 있을 때 생성되라고 반복 확언을 해주면 소기의 성과는 이루어진다.

이 같은 방법을 적용 한지는 수년이 되었다. 왜 이런 현상이 가능할까? 필자는 누누이 설명을 하였던바 성경에는 하느님(창조주) 말씀이

이 세상 모든 물질을 만들었다고 명시하고 있다. 우주, 태양, 지구를 만들었고, 모든 생명체를 존재케 하였으며 인간 또한 그 안에 포함된다.

불경 역시 "공즉 시색"이라고 하였다. 여기서 공은 마음을 뜻하고, 색은 물질을 의미한다. 즉, 마음이 모든 물질을 만들었다는 반야심경의 해석이다. 인간 역시 마찬가지로 마음으로 인하여 만들어졌다는 말씀이다. 모든 삼라만상이 마음으로 이루어진 존재물이라는 해석이 온당하다면, 우리는 이들 말씀의 존엄하고 고귀한 이치를 인정하고 믿음을 소유해야만 할 것이다. 모든 세상의 이치는 여기서부터 비롯되기 때문이다.

하지만 안타까운 현실은 어쩔 수가 없다. 필자도 오래전에 마음공부를 하기 전까지 이들 성경이나 불경의 말씀이 어떤 의미인지조차 알 수가 없었다. 단순히 학교에서 배웠으니 진리의 말씀 정도로 치부하였다. 대부분의 사람들이 같으리라 믿는다. 심지어는 종교 생활을 하는 사람들도 이들 심오한 말씀의 뜻을 제대로 분석하여 파악하는 사람은 별로 없음을 알 수 있다.

모든 물질은 마음으로 인하여 탄생되었기에 그들 물질의 근본 본원에는 이미 마음이라는 정보인 의식이 내재 돼 있음을 알 수 있다. 내재 된 마음의 정보가 존재하기에 물질은 사람의 마음을 알아듣는다는 이해하기 힘든 일들이 벌어진다.

따라서 주인인 마음이 사라지라고 하니 종이자 시녀인 독(사기)은 알아듣고서 사라진다는 사실은 세상의 이치의 범주에서 조금도 벗어남이 없는 진리다. 일테면 주인인 마음이 종인 독(사기)에 사라지라고 명령과 지시를 하니, 그에 따른 결과는 나타난다. 종교나 과학에서 이미 증명한 확고부동한 원리이자 이치이기 때문에 이를 거부할 수 있는 논리는 없는 것이다.

더불어 필요한 물질 역시 생성 안 될 이유가 없을 뿐이다. 그래서 필요한 물질의 생성을 추구하니 가능해진다는 사실이다. 얼마 전 운전하다가 고개를 돌리는데 갑자기 오른쪽 후두부가 뜨끔하는 현상이 빚어진다. 처음으로 느끼기에 이것이 무슨 현상인지! 한참 후에 또다시 간헐적으로 뜨끔하는 경험을 하게 되었다. 상당히 신경이 쓰여진다. 이 현상이 목 디스크는 아닌지! 염증의 결과는 아닌지! 머리 부분의 혈관 막힘 현상은 아닌지! 주의를 기울여도 정확한 판단은 서질 않는다.

목을 살살 돌려보니 목이 뻣뻣하여 돌리기가 상당히 불편함을 느낀다. 그동안 운동 부족이라는 생각이 들었고, 목 주위의 근육을 확인해보니 많이 굳어있음을 알 수 있었다. 그러기에 머리 부분의 혈관 청소를 해주었고, 목 디스크를 우려하여 경추를 의식하면서 오토파지의 일환인 "엠토아" 사라지라고 확언을 하였지만 효과는 없었다. 또 염증을 생각하여 케르세틴 생성이라는 확언도 하였지만 역시 효과는 없었다.

여러 날이 지났지만 후두부가 뜨끔하는 현상은 변화가 없었다. 다소 우려가 되어 유튜브를 확인하게 된다. 어느 유튜브를 보니 이 같은 현상은 혈액의 부족으로 온다는 내용을 말하고 있다. 대부분의 나이가 든 사람들이나, 질병을 앓고 있는 사람들은 혈액의 부족이 거의 수반 된다고 한다. 더불어 혈액 부족으로 여러 질병 현상이 나타난다라고 표현을 하고 있다. 그리고 목 주변, 어깨 부분의 굳는 현상도 혈액 부족 현상으로 기인된다는 설명을 하고 있다.

여기에 힘을 얻어 혈액생성을 꾀하고자 하는 생각을 하게 되었다. 앞서서도 인체에 필요한 물질들을 생성되라고 하여 생성되었다고 하였다. 그러나 혈액생성이 가능할까 하는 우려감이 솔직히 들었다. 그렇지만 뾰족한 대안이 없기에 적용이나 해보자 하는 마음으로 혈액생성을 시도하였다.

하긴 생명의 본질인 마음으로 인하여 우리 인체까지도 만들어졌는데, 혈액생성쯤이야 안되겠나 싶은 생각도 들었다. 그래서 혈액생성, 혈액생성이라고 반복 확언을 하였다. 한 번에 30분에서 1시간 정도 수차례를 확언하여 주었다.

처음엔 별로 변화가 없었는데, 후두부가 뜨끔해지는 강도가 다소 약해진 듯하였다. 여기에 힘을 얻어 더욱 관심을 두어 확언하였다. 자연 목을 돌리는데도 많이 부드러워짐을 느낀다. 그리고 굳어진 어깻죽지를 누르거나 손으로 꼬집듯이 잡아 당겨보면 통증이 상당히 심함을 느낀다. 이 현상도 서서히 줄어들어 통증이 경감됨을 알 수 있었다. 혈액생성이 급속히 이루어짐은 느낄 수가 없었고, 그나마 서서히 생성된다는 판단을 하게 되었다.

더불어 몸의 전반적 컨디션이 많이 호전된다는 느낌도 들었고, 특히 입안의 침이 많이 생성됨을 느낀다. 혈액생성 확언을 시간이 허락

되는 대로 십여 일은 시도를 하였다. 지금은 후두부의 뜨끔하는 현상은 완전히 사라졌다. 목도 많이 부드러워졌고, 어깨 굳음과 통증도 많이 가벼워졌다.

최근에 노안에 많은 집착을 하게 된다. 해볼 수 있는 방법은 다 적용해도 뾰쪽한 대안은 아직 찾지 못하였다. 어느 매체를 보니 눈으로 가는 에너지의 양이 부족해지면 노안이 발생된다는 내용도 확인할 수가 있었다. 그래서 오장육부 사기 사라지라는 확언도 수차례 해주었지만 역시 반응은 없었다. 오장육부의 기능이 원만해지면 자연 에너지 생성은 정상적으로 확보되어, 눈으로 에너지를 충분히 보낼 수 있기에 말이다. 체내의 에너지 발전소는 뭐니 뭐니 해도 오장육부일 수밖엔 없기 때문이다.

수일이 지났지만 역시 노안은 별반 반응이 없다. 더불어 글을 쓰고, 컴퓨터나 휴대폰을 많이 사용해서 그런지 다시 눈이 뻑뻑해지고 피곤한 느낌이 많이 든다. 이들 현상도 혈액 부족으로 인한 현상은 아닐까? 하는 생각이 들었다. 자연 혈액생성, 혈액생성이라고 확언을 생각 날 때마다 해주게 된다. 하루 이틀 확언을 해주니 눈의 뻑뻑함과 피곤함이 많이 해소가 되었다. 아! 이들 현상도 혈액 부족과 연관이 깊구나 하는 생각이 들었다.

나이가 들고, 어떤 일에 몰두하여 과잉으로 에너지를 소모 시키면, 혈액의 부족함은 자연스럽게 따라오는 현상은 아닐지? 여태까지 이런 생각은 해볼 수가 없었다. 의식조차 할 수 없는 일이기 때문이다. 또 다른 이색적 경험을 하는 셈이다. 어찌 되었든 혈액생성도 추구하면 가능하다는 사실을 알 수 있었다는 부분이 중요하다. 이런 것이 우리 몸의 메커니즘인가 하는 희망과 또 다른 비전을 품게 된다.

이렇게 다른 약품이나 식품 등은 배제하고 마음만으로 혈액생성을 추구하여, 혈액 부족으로 인한 신체 이상 증상을 해결할 수 있음은 커다란 축복이 아닐 수가 없다.

하긴 정확히 혈액이 생성되었는지는 수치상으로 확인할 수는 없다. 허나 결과적으로 혈액 부족의 현상으로 나타나는 통증이나 이상 현상이 사라짐은 많은 관심과 분석이 필요하다고 본다.

이같이 서술하였는바 이런 현상도 인간 능력의 한 부분이라면 커다란 희망이자 가능성이 될 것이다. 인간의 능력은 무한한 역량을 소유한다고 표현을 하였다.

하나의 예를 들어보자 우리가 우주 저편을 생각하면 우리의 마음은 순간 이미 그곳 우주 저편에 도달해있다.

이런 현상을 우리 모두는 그저 그런가 보다 하고 가볍게 여긴다. 마음의 힘과 속도가 엄청남을 볼 수 있다. 여기에는 인간이 알 수 없는 미지의 무한한 힘과 능력이 내포되어 있지 않나 하는 생각을 해본다.

사실 우주 저편까지 빛이 도달되려면 수 없는 억겁의 시간이 필요하다. 빛은 1초에 30만km를 간다. 1광년은 빛이 1년간 간 거리를 말한다. 빛이 우주저편까지 갈려면 적어도 수십억 광년은 걸릴 것이라 본다. 반면 마음은 순간 도달하는 성능을 지니고 있으니 말이다.

결과적으로 마음의 힘과 속도는 상상을 초월한 위대한 힘과 능력인 역량을 소유한다라고 볼 수밖엔 없다. 일테면 마음의 힘과 능력인 역량은 인간의 두뇌로선 감히 예측할 수 없는, 무한의 잠재력을 소유하고 있음은 틀림이 없을 것이다.

우리 모두에게는 똑같은 무한력이 잠재해있다는 고무적인 사실이다. 그래서 잠재능력을 말함이요, 자연치유력을 발휘하여 인간 능력의 무한한 가능성을 발휘하자는 취지다. 마음으로 혈액생성이 가능하다는 사실도 무한 잠재력의 조그만 한 부분이라고 말할 수 있다면 더 바랄 나위가 없을 뿐이다.

치유의 기적, 마음

인쇄일	2023년 12월 2일
발행일	2023년 12월 7일
저 자	박흥모 · 이상만
발행처	뱅크북
신고번호	제2017-000055호
주 소	서울시 금천구 가산동 시흥대로 123 다길
전 화	(02) 866-9410
팩 스	(02) 855-9411
이메일	san2315@naver.com